郁证古今辑录

主审◎陈宝田

主编◎谢 炜 赵云燕

广东科技出版社

全国优秀出版社

·广州·

图书在版编目（CIP）数据

郁证古今辑录 / 谢炜，赵云燕主编. —广州：广东科技出版社，2024.10

ISBN 978-7-5359-8301-5

Ⅰ.①郁⋯　Ⅱ.①谢⋯　②赵⋯　Ⅲ.①郁证—中医临床—经验—中国　Ⅳ.①R256

中国版本图书馆CIP数据核字（2024）第050443号

郁证古今辑录
Yuzheng Gujin Jilu

出 版 人：严奉强

责任编辑：曾永琳　王　珈

装帧设计：友间文化

责任校对：李云柯　杨　乐

责任印制：彭海波

出版发行：广东科技出版社

　　　　　（广州市环市东路水荫路11号　邮政编码：510075）

销售热线：020-37607413

https://www.gdstp.com.cn

E-mail: gdkjbw@nfcb.com.cn

经　　销：广东新华发行集团股份有限公司

印　　刷：广州一龙印刷有限公司

　　　　　（广州市增城区荔新九路43号1幢自编101房　邮政编码：511340）

规　　格：787 mm×1092 mm　1/16　印张29.25　字数795千

版　　次：2024年10月第1版

　　　　　2024年10月第1次印刷

定　　价：168.00元

编委会

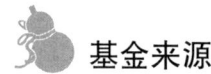 **基金来源**

陈宝田全国名中医传承工作室（G623291031）

广东省名中医传承工作室建设项目（穗卫中医〔2022〕3号）

第七批全国老中医药专家学术经验继承工作（G623291027）

中医药师承薪火工程（G623291019）

广东省中医药重点学科建设项目（中医脑病科）（20220105）

陈宝田，1938年生，二级教授，主任医师，博士研究生及中医师承制导师，全国名中医，享受国务院政府特殊津贴。推崇中医经典，善用经方合方，擅长治疗内科疑难病症，尤其在中医脑病的基础理论和临床研究方面取得了突出成绩。陈宝田教授研究头痛近五十年，总结传统中医治疗头痛的理论和实践，并结合自身临证体会，提出"头部多风，多瘀，多湿，多虚，四者杂合而致"的慢性头痛病因病机新理论，被引用于王永炎、严世芸主编的《实用中医内科学（第2版）》，并多次被重要文献引用。成功研制出"正天丸"，成为治疗慢性头痛的专药之一，该药被誉为头痛"克星"。主编《经方的临床应用》《时方的临床应用》《头面部疼痛诊断治疗学》等著作，发表科研论文50余篇。获军队科学技术进步奖二等奖2项、三等奖4项，广东省科技进步奖二等奖1项。除了"正天丸"外，他还成功研制了"泻必止""头痛新一号冲剂"等药物。

谢炜，1964年生，二级教授，主任医师，博士研究生导师，广东省名中医，国家中医药管理局中医脑病重点学科及重点专科带头人，国家中医药管理局陈宝田名老中医传承工作室负责人，中华中医药学会脑病分会常委，中国民族医药学会脑病分会头痛学组组长，广东省中西医结合学会综合医院中医专业委员会主任委员。在临床上，谢炜教授擅长中西医结合诊治各类头痛、癫痫、脑血管病、帕金森病、眩晕、颈椎病、抑郁焦虑障碍、不宁腿综合征、失眠及其他系统常见疾病等。科研方向主要包括"慢性头痛病因病机及规范化治疗的研究"和"癫痫的中医药防治及机制研究"，提出癫痫及癫痫共病抑郁"从肝论治"的学术观点,并应用自拟方"柴胡疏肝汤"对癫痫进行治疗,取得较好的疗效。作为主要研究人员研制了急性感染性腹泻的中药新药"连番止泻胶囊",获得国家新药证书;主持国家自然科学基金项目5项,省部级科研课题10余项,发表学术论文80余篇;获得发明专利2项;获省部级科技进步奖二等奖1项、三等奖3项。

赵云燕,1964年生,二级教授,硕士研究生导师,广东省名中医,二级主任医师,广东省、广州市优秀中医人才,全国老中医药专家学术传承人。现任广东省中西医结合学会疼痛专业委员会主任委员、广东省传统医学会副会长、广东省中医药学会疑难病专业委员会副主任委员、广东省中医药学会重症医学专业委员会副主任委员、广东省健康管理学会重症医学专业委员会副主任委员、广东省医学会重症医学分会常委等。赵云燕教授擅治多器官功能障碍重症及顽固性咳喘、失眠、抑郁焦虑障碍、眩晕、痛症、结节性疾病、口腔溃疡等疑难杂症,尤其擅长肿瘤术后消化功能障碍,胃肠溃疡性疾病,食管炎,胃炎,结肠炎,急、慢性肝炎和胰腺炎等消化系统疾病的中西医诊治。自拟"通腑泻肺汤"治疗急性胃肠损伤,取得了良好的临床疗效。主要科研领域为胃肠功能障碍性疾病等。主持广东省自然科学基金10余项,主编医学著作3部,副主编5部,发表论文30余篇,获广东省科技进步奖二等奖1项,广州市科技成果1项。

郁证概念最早源于《黄帝内经》，而郁证病名首见于《医学正传》，抑郁症、焦虑症、癔症皆属于本病范畴。其中，抑郁症是一类重要的心境障碍，以显著而持久的心境低落为主要临床特征。世界卫生组织（WHO）在2017年发布的报告中指出，全球抑郁症患者约有3.22亿，患病率为4.4%，我国抑郁症患病率约为4.2%。

中医认为郁证的病因主要是情志内伤，也存在脏气易郁的因素。郁证治疗首先要分清标本虚实。郁证初起多以气滞为主，进而引起化火、血瘀、痰结、食滞、湿停等病机变化，此时多为实证；郁证中的虚证，可以由实证久病转化而来，也可由忧思郁怒、情志过极等精神因素直接耗伤脏腑的气血阴精，在发病初期即出现。其治疗方法丰富多样，可采用疏肝解郁、养心安神等疗法，一般内治与外治结合，灵活多变。

受古籍启发，笔者在郁证的中医治疗中获益匪浅，并深刻意识到整理研究中医药古籍，可进一步为临床实践提供前人的宝贵经验；此外，整理中医药古籍还能为科学研究提供丰富的文献基础，为教学提供系统的参考资料。虽然以往做过某些阶段性或部分医著的整理和编纂，但显然不能满足今天的需要。有鉴于此，特编撰此书，以整理和总结从春秋战国至清代的古籍中关于郁证的描述，以及近现代中医与西医对郁证的研究进展，并汇总了一部分近现代医家的医案与临证经验，以便更好地服务中医临证者和广大群众。

目录

第九章 近现代研究进展

第十章 近现代名医经验

参考文献 / 453

第一章

春秋战国时期

　　郁证是以心情抑郁、情绪不宁、胸部满闷、胁肋胀痛，或易怒易悲，或咽中如有异物梗阻等症状为主要临床表现的一类病证。中国人对郁证的认识早在春秋战国时期就已开始，此时期对郁证的病因、病机、临床表现、诊断、治疗及预后在《黄帝内经》中就已有初步的论述，尤其在对郁证症状和发病机制的认识上积累了一定经验，特别是针灸等治疗方法的运用，大大地发挥了中医针灸在治疗郁证改善心理方面的特长和优势。但是，由于此时期有关郁证各个方面的认识刚刚开始，主要探究的是广义上的郁证，包括外邪、情志等各个因素所致之郁，后世医家和学子不能局限于前人的经验，更不能完全照搬。

　　《黄帝内经》中提出"五郁"，是对广义之郁最早的记载，其五行之郁并非情志之郁，是由于五运六气运行失常，加之外邪侵袭等各种病因致使脏腑功能失调，导致人体气血津液瘀滞不通和情志忧郁悲伤，所谓"因病而郁"，意在强调五行生克运行变化，但在此基础上可以产生心理、精神的病证，对后世病因病机和治疗方法的探究有指导作用。

《黄帝内经》

　　《黄帝内经》是一本综合性的医书，分为《灵枢》《素问》两部分，是中国最早的医学典籍，成书年代尚有争议，约成书于春秋战国至秦汉时期，作者亦非一人。《黄帝内经》的基本素材来源于中国古人对生命现象的长期观察、大量的临床实践及简单的解剖学知识，其从整体观来论述医学，呈现了自然、生物、心理、社会一体的"整体医学模式"，建立了中医学的阴阳五行、脉象、脏象、经络、病因病机、诊法、治则、养生等学说。《黄帝内经》奠定了中医学对人体生理、病理、诊断及治疗的认识基础，是一部对中国影响极大的医学著作，被称为"医之始祖"。其中，《素问》重点论述了脏腑、经络、病因、病机、病证、诊法、治疗原则及针灸等内容。《灵枢》是《素问》不可分割的姊妹篇，内容与之大体相同，除了论述脏腑功能、病因、病机之外，还重点阐述了经络腧穴、针具、刺法及治疗原则等。

　　《黄帝内经》中虽无郁证之病名，但已有"郁"之概念，系统地论述了郁证的病因病机、临床表现、诊断治疗，也有不少关于自然与情志致郁的论述，并强调通过防治郁证来治未病，以求健康长寿的养生思想。

1. 病因病机

【原文一】《黄帝内经·素问·举痛论篇第三十九》

　　思①则心②有所存③，神有所归，正气留而不行，故气结矣。

【按语】

　　脾主思，思则心神有所归存，若思虑太多，脏腑功能处于相对抑制的状态，此状态即为"正气留而不行"，也称为气结、气滞。郁证的发生与气的变化息息相关，《素问·举痛论篇第三十九》云："百病生于气也，怒则气上，喜则气缓，悲则气消，恐则气下，……惊则气乱……思则气结。"这说明情志不遂导致气机运转失常有多种类型。《杂病源流犀烛·诸郁源流》曰："诸郁，脏气病也。其原本由思虑过深，更兼脏气弱，故六郁之病生焉。"这提示气机变化和情志因素在郁证发病中有重要作用。

【原文二】《黄帝内经·素问·五常政大论篇第七十》

　　伏明之纪，是谓胜长。……阳气屈伏，蛰虫早藏。其气郁，其用暴，其动彰伏变易，其发痛，其脏心，……其病昏惑悲忘，从水化也，少徵与少羽同，上商与正商同，邪伤心也。

【按语】

　　伏明之纪即火运不及之年，水之藏气胜克火之长气，故曰"胜长"，火热之气受到抑制，故阳气屈意潜伏。火性发越，火气虽郁而不伸，但当其行用之时，其力更加横暴，在人体病发为痛，应于内脏为心，若病甚则为精神昏乱，悲哀易忘，是火运不及，水气来乘的关系。

---

① 思：指人之精神集中于某一事物，反复思考、联系、分析、理解的过程。
② 心：指神。
③ 存：指集中于某一事物而不放弃。

【原文三】《黄帝内经·素问·六元正纪大论篇第七十一》

太阳、太徵、太阴、戊辰、戊戌同正徵。其运热，其化暄暑郁燠，其变炎烈沸腾，其病热郁。

少阴、太徵、阳明、戊子天符、戊午太一天符。其运炎暑，其化暄曜郁燠，其变炎烈沸腾，其病上热，血溢。

【按语】

火运主热，其正常气化为气候温和或暑气炎热，其异常变化为水气熏蒸，炎暑沸腾，其病变为郁热，发为血热，迫血妄行，心中懊恼疼痛。戊年火运太过，若得司天寒水制之，则火得其平，故云"同徵"。

【原文四】《黄帝内经·素问·六元正纪大论篇第七十一》

凡此太阳司天之政，气化运行先天，天气肃、地气静。寒临太虚，阳气不令，水土合德，上应辰星镇星。……二之气，大凉反至，民乃惨，草乃遇寒，火气遂抑，民病气郁中满，寒乃始。

【按语】

太阳寒水司天的戊辰、戊戌年，其气太过，六气的气化及五运的运行均先于天时而至。二之气为阳明燥金当令，寒凉之气来临，火热之气被遏郁，阳气失其所用，寒水与湿土和合主事，草木受到气候的侵袭，人们自觉凄惨，则易患气郁不舒、腹部胀满等病。

【原文五】《黄帝内经·素问·六元正纪大论篇第七十一》

帝曰：善。五运之气，亦复岁乎？岐伯曰：郁极乃发，待时而作也。……木郁之发，太虚埃昏，云物以扰，大风乃至，屋发折木，木有变。故民病胃脘当心而痛，上支两胁，膈咽不通，食饮不下，甚则耳鸣眩转，目不识人，善暴僵仆。

【按语】

五运六气郁结到极点，则待时而发。木气郁而发作时，空中尘埃昏暗，云雾飘动，大风毁坏房屋草木，故人们易患胃脘当心处疼痛，气机郁结致两胁胀满，咽喉阻塞不通，饮食难以下咽，甚则耳鸣，头晕目眩，两眼视物模糊，突然僵直扑倒。肝属木，肝失条达，气机不畅，以致肝气郁结而成气郁，日久致心之血气不足，则心失所养，肾津亏耗，出现心肾亏虚之证。

【原文六】《黄帝内经·素问·至真要大论篇第七十四》

夫百病之生也，皆生于风寒暑湿燥火，以之化之变也。……审察病机，无失气宜，此之谓也。……诸气膹郁，皆属于肺。

【按语】

张景岳解释："膹，喘急也。郁，痞闷也。"肺主气，司呼吸，主肃降，因外感内伤造成肃降无权，气机上逆，郁结胸中，则出现胸部塞闷、呼吸急促的病症，故曰其病在肺，此处描述的症状类似以胸闷气急为主症的喘证，也可进一步发展为郁证。疾病所在的脏腑不同，病因病机亦不同，加之疾病性质的属虚属实、属寒属热的区别，治法迥异，临证须详为辨析。

2. 临床表现

【原文一】《黄帝内经·素问·气交变大论篇第六十九》

岁火不及，寒乃大行，长政不用，物荣而下。凝惨而甚，则阳气不化，乃折荣美，上应辰星。民病胸中痛，胁支满，两胁痛，膺背肩胛间及两臂内痛，郁冒朦昧，心痛暴喑，胸腹大，胁下与腰背相引而痛，甚则屈不能伸，髋髀如别，上应荧惑辰星，其谷丹。

【按语】

岁火之气不及，寒凉之气流行，阳气不能生化，与天上的水星相应，人们多患胸部、背部、肩胛疼痛，两胁胀满，气郁上冒，视物不清，心痛失音，胸腹胀大，胁下与腰背互相牵引而痛，甚至屈不能伸，髋股活动受限。此为阴寒凝滞，阳气不行，阴邪盛而心气伤，故为此诸病。

【原文二】《黄帝内经·素问·痿论篇第四十四》

志苦不畅，气郁故也，肺藏气，气郁不利故喘息有声，而肺热叶焦也。

【按语】

肺是诸脏之张，又是心脏的华盖，遇到失意之事，情志苦闷，则使肺气郁滞不畅，肺主气、司呼吸，于是出现喘息有声，进而气郁化热，导致肺叶枯焦，精气因此而不能散布于周身。《脾胃论·灵兰秘典论》云："凡怒、忿、悲、思、恐、惧，皆损元气。夫阴火之炽盛，由心生凝滞，七情不安故也。"若情志失调，就会使气机郁结，脏腑失其宣降，在肺则胸中满闷咳喘，进而出现热象。

【原文三】《黄帝内经·素问·痿论篇第四十四》

悲哀太甚，则胞络绝，胞络绝，则阳气内动，发则心下崩数溲血也。

【按语】

情志悲伤过极，使心之热气扰动于内，致使热迫血行，胞络中有火，发病时的症状可分为三方面的内容来理解："心"指心气热下移，即如"心移热于小肠"；"崩"指血下如崩；"数溲血"则是对"崩"的详细描述。换言之，"心下崩"是"数溲血"的动因；"数溲血"是"心下崩"的结果，二者皆是由于情志的悲哀引起。后世王清任提出了"血瘀致郁论"，其《医林改错》云："督闷，即小事不能开展，即是血瘀。……急躁，平素和平，有病急躁，是血瘀。"并运用血府逐瘀汤治疗，可获良效。

【原文四】《黄帝内经·素问·解精微论篇第八十一》

哭泣而泪不出者，若出而少涕，其故何也？……夫心者，五脏之专精也，目者其窍也，华色者其荣也。是以人有德也，则气和于目，有亡，忧知于色。是以悲哀则泣下，泣下水所由生。水宗者，积水也，积水者，至阴也，至阴者，肾之精也。宗精之水所以不出者，是精持之也，辅之裹之，故水不行也。夫水之精为志，火之精为神，水火相感，神志俱悲，是以目之水生也。故谚曰：心悲名曰志悲，……夫泣不出者，哭不悲也。不泣者，神不慈也。神不慈，则志不悲，阴阳相持，泣安能独来。

【按语】

　　有哭泣而泪不出者，有泪出而少有鼻涕者，这样的情况是怎么产生的？心为五脏之专精，两目是它的外窍，光华色泽是它的外荣。假如心有所失意，则表现为忧愁之色，因此悲哀就会哭泣，泣下的泪水来源于体内积聚的水液；积聚的水液，是至阴，即肾藏之精。来源于肾精的水液，平时所以不出，是由于精的约制，而水火相互交感，神志俱悲，因而泪水泣下。故"心悲名曰志悲"是因为肾志与心精同时上凑于目，心肾俱悲则神气传于心精，而不传于肾志，肾志独悲，水失精之约制，故而泪下。因此哭而泪不出，则是由于内心上并不悲伤，心神与肾志相持而不能交感，大凡志悲必有凄惨泪下的表现。

【原文五】《黄帝内经·素问·本病论篇第七十三》

　　是故寅申之年，阳明升天，主室天英，胜之不前；又或遇戊申戊寅，火运先天而至；金欲升天，火运抑之，升之不前。即时雨不降，西风数举，咸卤燥生。民病上热喘嗽，血溢；久而化郁，即白埃翳雾，清生杀气，民病胁满，悲伤，寒鼽嚏，嗌干，手坼皮肤燥。

【原文六】《素问·至真要大论篇第七十四》

　　岁阳明在泉，燥淫所胜，则霜雾清暝。民病喜呕，呕有苦，善太息，心胁痛，不能反侧，甚则嗌干，面尘，身无膏泽，足外反热。

【按语】

　　阳明燥热之气伤阴，阴虚为本，燥热为标。除典型的燥热症状外，由于肺为娇脏，喜润恶燥，若燥伤肺阴，肺失濡润则出现干咳少痰，咯血，胸闷短气；脾胃阴津受戕，津液不能上承则呃逆干呕，口苦纳呆，脘胁疼痛；肝主筋，肾主骨，肝肾之阴不足则关节疼痛，屈伸不利。在情志方面，由于气阴两虚，常见心悸失眠、善太息、悲伤欲哭等表现。

【原文七】《黄帝内经·素问·至真要大论篇第七十四》

太阳之复，厥气上行，水凝雨冰，羽虫乃死。心胃生寒，胸膈不利，心痛痞满，头痛善悲，时眩仆，食减，腰脽反痛，屈伸不便，地裂冰坚，阳光不治，少腹控睾，引腰脊，上冲心，唾出清水，及为哕噫，甚则入心，善忘善悲。神门绝，死不治。

【按语】

上文论述了太阳恢复导致的疾病。太阳寒气之复，则厥气上行，水汽凝结成雨与冰雹，民病发为心痛痞满、胃寒纳少、头痛频频、容易伤悲、眩晕昏仆、腰臀屈伸不利等。阳气衰退，少腹痛引睾丸并连腰脊，逆气上冲于心，以致唾出清水或呃逆嗳气，若寒邪入心，则患者善忘善悲。如果神门脉绝，多属不治之症。

3. 治疗原则

【原文一】《黄帝内经·素问·六元正纪大论篇第七十一》

终之气，地气正，湿令行。阴凝太虚，埃昏郊野，民乃惨凄，寒风以至，反者孕乃死。故岁宜苦以燥之温之，必折其郁气，先资其化源，抑其运气，扶其不胜，无使暴过而生其疾。食岁谷以全其真，避虚邪以安其正。

【按语】

终之气为在泉的太阴湿土当令，地气发挥作用，湿气流行，寒风来临，阴气凝聚，尘埃昏蒙，人们感觉凄惨不乐，妇人虽能怀孕，但多致胎损。在治疗时，若想减轻郁结之气，首当资助生化的本源，抑制其太过的运气，扶助其不胜的脏气，并食用与岁气相合的青色、黄色的谷类，从而保全人体真气，避开致病的邪气，安定人体正气，因而本年内多用苦味药以燥湿，用甘温药以温里。

【原文二】《黄帝内经·素问·六元正纪大论篇第七十一》

帝曰：善。郁之甚者，治之奈何？岐伯曰：木郁达之，火郁发之，土郁夺之，金郁泄之，水郁折之，然调其气，过者折之，以其畏也，所谓泻之。

【按语】

上文论述了风火湿燥寒五气郁发所致病症的治疗方法。肝气郁滞之候，治疗当用疏肝理气之法；火盛郁闭之候，治疗当以发散火邪；湿郁脾土、脾气壅滞之证，治疗当以祛湿除邪，消导滞气；燥气盛行、肺气郁闭之证，治疗当以宣泄肺气；水寒之气盛行，郁滞于内之候，治当调理脏腑功能，温阳蠲寒，除湿利水。凡气太过，当折服其气。所谓泻法，虽是阐述五运之气因受其克气影响而郁滞，但同样适用于脏腑气机郁阻的治疗。

4. 针灸治疗

【原文一】《黄帝内经·素问·刺法论篇第七十二》

黄帝问曰：升降不前，气交有变，即成暴郁，余已知之。如何预救生灵，可得却乎？岐伯稽首再拜对曰：昭乎哉问！臣闻夫子言，既明天元，须穷刺法，可以折郁扶运，补弱全真，泻盛蠲余，令除斯苦。

【按语】

上文明确了针灸刺法可以预防和治疗郁证。气机不得升降，变化反常，即可形成暴烈的邪气，若要退却郁气，需明白天地五运六气的变化，还须深知刺法，针刺可以折减郁气，扶助运气，补助虚弱，保全真气，泻其盛气，除去余邪，消除疾苦。

【原文二】《黄帝内经·素问·刺法论篇第七十二》

升之不前，即有甚凶也。木欲升而天柱窒抑之，木欲发郁亦须待时，当刺足厥阴之井。火欲升而天蓬窒抑之，火欲发郁亦须待时，君火相火同刺包络之荥。土欲升而天冲窒抑之，土欲发郁亦须待时，当刺足太阴之俞。金欲升而天英窒抑之，金欲发郁亦须待时，当刺手太阴之经。水欲升而天芮窒抑之，水欲发郁亦须待时，当刺足少阴之合。

【按语】

人生气交之内，天地之气郁则人应之而病。木郁不升，气交有变，则人病在肝，故当针刺足厥阴肝经之井穴，即大敦穴（足大趾内侧趾甲处），以解其木郁之气，预治木郁之病。同理火郁、土郁、金郁、水郁之病在人者，针刺法亦与此相似，《黄帝八十一难经》云："春刺井者，邪在肝；夏刺荥者，邪在心；季夏刺俞者，邪在脾；秋刺经者，邪在肺；冬刺合者，邪在肾，故也。"

第二章

秦汉时期

秦汉时期关于郁证的认识在春秋战国时期的基础上更加丰富，尤其在郁证的临床表现和治疗方面积累了丰富的经验，记录了多种临床实用的中药和医方，大大发挥了中医中药在治疗郁证等情志疾病方面的特长和优势。对此，后世医家和学子可取其精华，并在其基础上不断探索对于郁证的认识和治疗方法。同时，对待前人的认识和经验一定要批判地看待，要因人、因时、因地进行辨证施治，不可盲从。

在此时期，《黄帝八十一难经》进一步分析了郁证的发病机制和临床表现。抑郁属于木、属于肝，肝气宜舒展条达，若肝气郁滞不畅，情志不伸，郁郁寡欢，郁久则转变为郁证。同时，病邪侵入肺则发为哭泣，侵入心则发为谵语，五脏之气易郁，则六郁之病易生。

根据"木郁达之"的治疗理论，《神农本草经》中记载了徐长卿、茯苓、合欢、大枣等治疗悲伤恍惚，润泽皮肤，温和心志的药物。郁证的治疗以疏肝理气，温运开郁为原则，木郁解而诸郁愈，临床可根据具体证候采用疏肝、利气、化痰、通阳、开郁、和营诸法，在药物治疗的同时，不能缺少心理纾解，注意"以情解郁"。

《伤寒杂病论》中提到了"脏躁"与"梅核气"等女性常见的疾病，将主要症状概括为精神、躯体、饮食、睡眠、语言、行为、感觉等方面的失调，均可与现代抑郁症的临床症状相对应，并提出了相应的治疗方剂——甘麦大枣汤和半夏厚朴汤，经历代临床验证疗效可靠，一直沿用至今。

一、《黄帝八十一难经》

《难经》为《黄帝八十一难经》的简称，或称《八十一难》，旧题秦越人撰，大约成书于西汉末期至东汉之间。全书共3卷（一说5卷），分81难，将《黄帝内经》中深奥的中医学理论，归纳为81个问题进行释疑解难。内容包括脉诊、脏腑、阴阳、五行、病能、营卫、腧穴、针灸，以及三焦、命门、奇经八脉等理论疑难问题，涉及人体正常生理、解剖、疾病、证候、诊断、针灸与治疗、阴阳五行学说等种种疑难问题的论述。内容十分丰富，在阐述中医学基本理论方面占有重要的地位。

《难经》中将五脏与自然五行生克学说相结合，对于情志的病因再区分为内外禀赋，禀赋特质导致的内源性情志改变是郁证的真正内因。另外，书中对于治疗情志疾病强调察体还需观心，四诊合参。

1. 病因病机

【原文】《难经·论病·四十九难》

曰：有正经自病，有五邪所伤，何以别之？

然：经言忧愁思虑则伤心；形寒饮冷则伤肺；恚怒气逆，上而不下则伤肝；饮食劳倦则伤脾；久坐湿地，强力入水则伤肾。是正经之自病也。

……

何以知伤寒得之？

然：当谵言妄语。何以言之？肺主声，入肝为呼，入心为言，入脾为歌，入肾为呻，自入为哭。故知肺邪入心，为谵言妄语也。其病身热，洒洒恶寒，甚则喘咳，其脉浮大而涩。

【按语】

郁证的形成，有因脏腑本经自病，也有为外邪侵袭所伤。"正经自病"，如过度的忧愁思虑，则伤于心；怨恨愤怒情绪激动，则伤于肝。"五邪所伤"，如肺金主五声，可从声音察知五脏受病的情况，病邪侵入肺则发出哭泣声，而侵入心则会出现胡言乱语，故伤于寒而引起的肺邪侵入心，才会出现谵语，在证候方面可兼见属于心病的身热和属于肺病的恶寒喘咳，在脉象方面也兼有心脉的浮大和肺脉的涩象。张景岳在《景岳全书·郁证》云："凡五气之郁，则诸病皆有，此因病而郁也；至若情志之郁，则总由乎心，此因郁而病也。"在辨证论治时应从临床表现出发，仔细分析病因病机，不可以偏概全。

2. 临床表现

【原文一】《难经·论脉·十六难》

曰：脉有三部九候，有阴阳，有轻重，有六十首，一脉变为四时，离圣久远，各自是其法，何以别之？……假令得肺脉，其外证：面白，善嚏，悲愁不乐，欲哭；其内证：脐右有动气，按之牢若痛；其病：喘咳，洒淅寒热。有是者肺也，无是者非也。

【按语】

上文结合五脏病变的内外症状说明了舍脉从症的诊断原则。诊脉有三部九候的区别，在部位、形象等方面有阴阳的属性，在指法上有轻重的不同，一脉还要随四时出现不同的变化等，要根据疾病所表现的内外症状来辨证。假使诊得肺脉，患者外部表现为面色苍白、喷嚏频繁、情志愁闷不乐、悲愁欲哭，其体内症状是脐右部有动气，用手触按有坚硬感或疼痛；患者自诉有气喘咳嗽、恶寒发热等。当诊得某脏的脉象时，须结合该脏在色味情志等方面出现的症状，才可以作为确定该脏病变的依据，不可单以脉象辨证。

【原文二】《难经·论经络·三十四难》

曰：五脏各有声、色、臭、味、液，皆可晓知以不？

然：《十变》言肝色青，其臭臊，其味酸，其声呼，其液泣；心色赤，其臭焦，其味苦，其声言，其液汗；脾色黄，其臭香，其味甘，其声歌，其液涎；肺色白，其臭腥，其味辛，其声哭，其液涕；肾色黑，其臭腐，其味咸，其声呻，其液唾。是五脏声、色、臭、味、液也。

【按语】

五脏各有其所主的声音、颜色、臭（通"嗅"）气、味道、津液。肝脏所主的颜色是青；在五气中属臊膻气；在五味之中，酸味先入于肝；在病时发为呼叫的声音；它所化生的是泪液。肺脏所主的颜色是白；在五气中属腥气；在五味之中，辛味先入于肺；在病时发为哭泣的声音；它所化生的是涕液。郁证的病因与机体自身的"脏气弱"有密切的关系，脏气易郁，则六郁之病易生。

【原文三】《难经·论针法·七十四难》

其肝、心、脾、肺、肾，而系于春、夏、秋、冬者，何也？

然：五脏一病，辄有五也（色）。假令肝病，色青者肝也，臊臭者肝也，喜酸者肝也，喜呼者肝也，喜泣者肝也。其病众多，不可尽言也。四时有数，而并系于春、夏、秋、冬者也。针之要妙，在于秋毫者也。

【按语】

五脏中的任何一脏发生病变，往往随其相应的季节，把这些时令气候的五行属性同井、荥、输、经、合各穴的五行属性联系起来，可以指导临床针刺的补泻。以肝病举例，肝属木，木旺于春，凡面现青色，臊臭，喜食酸味，常发出呼叫声，时时悲伤流泪，都是肝病的特征。《医碥》曰："百病皆生于郁。……而木郁是五郁之首，气郁乃六郁之始，肝郁为诸郁之主。"肝失疏泄，则易发为郁证，首当理气开郁。

二、《神农本草经》

《神农本草经》实成书于汉代，是中医四大经典著作之一，是现存最早的中药学著作。全书分为三卷，载药365种（植物药252种，动物药67种，矿物药46种），至今仍是临床常用药；全书以三品分类法将药物分为上、中、下三品，文字简练古朴，是对中药的第一次系统总结。此外，《神农本草经》还提出药物学的一些初步理论问题，如组方的君、臣、佐、使原则，药物的七情和合与四气五味等，也提出了辨证用药的思想，为药物学和方剂学的发展奠定了基础。

在郁证方面，《神农本草经》中列举了十几种可用于治疗悲伤恍惚，养精神、和颜色的药物，并按照三品分类法将药物进行上、中、下三品的细致分类，便于后世医家在用药时进行参考。

1. 治疗原则

【原文一】《神农本草经·序录》

药有酸咸甘苦辛五味，又有寒热温凉四气，及有毒无毒，阴干曝干，采造时月，生熟，土地所出，真伪陈新，并各有法。

【按语】

四气五味为中药药性理论的基本内容之一。《神农本草经》中记载药物的基本格式是先说明五味、四气，后列主治病症，最后列异名及生长环境，以罗列药效为主，药性描述较简略。后世医家在注释时常增加五味属性，甚至是改易原书对五味的记载，以方便解释药性与功效之间的对应关系。

【原文二】《神农本草经·序录》

凡欲治病，先察其源，先候病机。五脏未虚，六腑未竭，血脉未乱，精神未散，服药必活。若病已成，可得半愈。病势已过，命将难全。

【按语】

选方用药是辨证论治的关键环节。医师当以"治未病"作为目标，在临床诊疗中根据患者病情有针对性地对处方进行加减化裁，灵活用药。孙思邈在《备急千金要方·论诊候第四》中亦提到："夫欲理病，先察其源，候其病机，五脏未虚，六腑未竭，血脉未乱，精神未散，服药必活。"这提示了各代医家对"未病先防，既病防变，瘥后防复"的追求。

2. 治疗药物

【原文一】《神农本草经·草部上品》

赤芝　味苦平。主治胸中结，益心气，补中，增智慧，不忘。久食轻身不老，延年神仙。一名丹芝。生山谷。

【按语】

赤芝具有增益心气、补益脏腑、增长智慧、增强记忆力的功效，主治胸中的郁结不舒。现代药理研究表明，赤灵芝破壁孢子粉、赤灵芝孢子粉可增强巨噬细胞吞噬能力，灵芝三萜类化合物可改善衰老模型小鼠的学习记忆能力。灵芝多糖具有广泛的免疫调节活性，能提高机体免疫活性并清除多种自由基、调节免疫功能、抗肿瘤、抗衰老。治疗神经衰弱，心悸头晕，夜寐不宁时，灵芝用量为1.5~3克。煎水后服用，日服两次。

【原文二】《神农本草经·草部中品》

石下长卿　味咸平。主治鬼疰精物，邪恶气，杀百精蛊毒，老魅注易，亡走啼哭，悲伤恍惚。一名徐长卿。生池泽。

翘根　味甘寒平。主下热气，益阴精，令人面悦好，明目。久服轻身耐老。生平泽。

【按语】

《神农本草经》中卷列出徐长卿、翘根等为治疗悲伤恍惚，令人颜面气色姣好的药品。下药一百二十五种为佐使，主治病以应地，多毒，不可久服。欲除寒热邪气，破积聚愈疾者，本下经。下品药性，直主攻击，毒烈之气，倾损中和，不可常服。

【原文三】《神农本草经·木部上品》

茯苓　味甘平。主胸胁逆气，忧恚，惊邪，恐悸，心下结痛，寒热烦满，咳逆，口焦舌干，利小便。久服安魂养神，不饥延年。一名茯菟。生山谷。

菌桂　味辛温。主百病，养精神，和颜色，为诸药先聘通使。久服轻身不老，面生光华，媚好常如童子。生山谷。

【按语】

《神农本草经》上卷列出茯苓、肉桂等为对治疗情志忧愤惊恐有效、养精神、和颜色且无毒副作用或副作用极小的草木药物。上药一百二十种为君，主养命以应天，无毒，多服久服不伤人。欲轻身益气不老延年者，本上经。上品药性，亦皆能遗疾，但其势力和浓，不为仓促之效。然岁月常服，必获大益。

【原文四】《神农本草经·木部上品》

女贞实　味苦平。主补中，安五脏，养精神，除百疾。久服肥健，轻身不老。生山谷。

【原文五】《神农本草经·木部中品》

合欢　味甘平。主安五脏，利心志，令人欢乐无忧。久服轻身明目，得所欲。生山谷。

【按语】

《神农本草经》中卷列出女贞实、合欢等对安养五脏，温和心志比较有效，是有毒或无毒的草类药物。中药一百二十种为臣，主养性以应人，无毒有毒，斟酌其宜。欲遏病补虚羸者，本中经。中品药性，疗病之辞渐深，轻身之说渐薄，服之者祛患为速，而延龄为缓。

【原文六】《神农本草经·虫鱼部中品》

伏翼　味咸平。主目暝，明目，夜视有精光。久服，令人喜乐，媚好无忧。一名蝙蝠。生川谷。

【按语】

蝙蝠屎干燥后即得中药夜明砂，具有清热明目、散血消积、久服喜乐无忧等功效。中品药无毒或有毒，斟酌其宜。

【原文七】《神农本草经·果菜部上品》

蓬蘽　味酸平。主安五脏，益精气，长阴令坚，强志，倍力有子。久服轻身不老。一名覆盆。生平泽。

大枣　味甘平。主心腹邪气，安中养脾助十二经，平胃气，通九窍，补少气，少津液，身中不足，大惊，四肢重，和百药。久服轻身长年，叶覆麻黄，能令出汗。生平泽。

藕实茎　味甘平。主补中养神，益气力，除百疾。久服，轻身耐老，不饥延年。一名水芝。生池泽。

瓜子　味甘平。主令人悦泽，好颜色，益气不饥。久服轻身耐老。

【按语】

《神农本草经》上卷列出蓬蘽、大枣、藕实茎、瓜子等为补益五脏精气、悦泽精神、滋润皮肤的药食同源类果菜药物。古代医家将中药的"四气五味"理论运用到食物之中，"药食同源"意指中药与食物是同时起源的。《淮南子·修务训》称："神农尝百草之滋味，水泉之甘苦，令民知所避就。当此之时，一日而遇七十毒。"可见神农时代药与食不分，无毒者可就，有毒者当避。

三、《伤寒杂病论》

《伤寒杂病论》是我国最早的理论联系实际的临床诊疗专书，主要论述了传染病与内科杂病。书中系统地分析了伤寒的原因、症状、发展阶段和处理方法，创造性地确立了对伤寒病"六经分类"的辨证施治原则，奠定了理、法、方、药的理论基础。全书以六经（太阳、少阳、阳明、太阴、少阴、厥阴）来分析归纳疾病在发展过程中的演变和转归，以八纲（阴阳、表里、寒热、虚实）来辨别疾病的属性、病位、邪正消长和病态表现；提出以整体观念为指导、调整阴阳、扶正祛邪的治则，以及汗、吐、下、和、温、清、消、补诸法，并在此基础上创立了一系列卓有成效的方剂；还提出了"舍脉从证、舍证从脉"的灵活辨证方法。后世称《伤寒杂病论》为"方书之祖"，该书所列方剂被称为"经方"。

《伤寒杂病论》中所论主要为广义之郁证，涵盖了病机与症状，描述的是一种滞而不通，结而不散的病理状态，对郁证病位、性质和症状的诊断和鉴别诊断具有重要意义。其中所提到的"脏躁"与"梅核气"等为狭义的郁证概念，作者张仲景专设了甘麦大枣汤和半夏厚朴汤来治疗这两种病证。

1. 临床表现

【原文一】《伤寒杂病论·平脉法第一》

病人长叹声，出高入卑者，病在上焦；出卑入高者，病在下焦；出入急促者，病在中焦有痛处；声唧唧而叹者，身体疼痛；问之不欲语，语先泪下者，必有忧郁；问之不语，泪下不止者，必有隐衷；问之不语，数问之而微笑者，必有隐疾。

【按语】

《伤寒杂病论》非常重视脉诊，全书以寸口诊法为主，多论脉象，少谈脉位，日本著名汉方医学家大冢敬节（1900—1980），特著有《伤寒论·辨脉法平脉法讲义》复兴汉方医学。"平脉法"章节中张仲景以声音辨病位与病性，在郁证的表现上，医者问诊时患者不欲言语或语先泪下，则说明患者心中必有郁结；若患者心有苦衷，则表现为问之不语且泪流不止；郁滞日久可见喜怒无常等心神失养的表现，临床当结合患者的综合表现诊断郁证。

【原文二】《伤寒杂病论·平脉法第二》

寸口诸微亡阳，诸濡亡血，诸弱发热，诸紧为寒。诸乘寒者则为厥，郁冒不仁，以胃无谷气，脾涩不通，口急不能言，战而栗也。

【按语】

寸口脉诸微主阳气虚，微者薄也，为亡阳；诸脉濡软无力，血脱则脉濡也，为亡血；诸脉弱为血虚，沉而无力为阴虚，阴血虚则阳气易动，出现阴虚发热；诸脉紧主寒、主痛、主实，脉紧则阴盛而生寒也，凡寒邪为病都见紧脉。寒水旺盛，而诸脏诸腑乘之，因乘而愈盛，寒气发作，侵侮脾胃则手足厥冷，佛郁昏冒，麻木不仁，以胃无谷气，水邪莫畏，脾土寒湿，气塞不通，故一身顽昧而弗用，口急不能言语，战摇而寒栗也，一是因为正气虚，二是由于寒邪盛。

2. 治疗方药

【原文一】《伤寒杂病论·杂病例第五》

夫治未病者，见肝之病，知肝传脾，当先实脾，四季脾旺不受邪，即勿补之。中工不晓其传，见肝之病，不解实脾，惟治肝也。

【按语】

此理论来源于《素问·四气调神大论篇第二》中的"圣人不治已病治未病"，即未病先防，已病防传的观点。郁证病位主要在肝，但在疾病早期往往表现为腹胀、腹痛、纳呆、便溏、乏力、精神倦怠等脾虚症状，而后出现胸胁胀满、精神抑郁等症状。肝为刚脏，体阴而用阳，肝得脾所输布的水谷精微滋养，才能使疏泄功能正常运行，脾运健旺，生血有源，统摄有权，则肝有所藏。"实脾法"有利于防止疾病的传变、蔓延，保护未病之脏腑。

【原文二】《伤寒杂病论·寒病脉证并治第十二》

寒病，胸胁支满，膺背肩胛间痛，甚则喜悲，时发眩，仆而不知人，此寒邪乘心也，通脉四逆汤主之；其着也，则肘外痛，臂不能伸，甘草泻心汤主之。

通脉四逆汤方

甘草二两（炙）　附子大者一枚（生用，破）　干姜三两　人参二两

右四味，以水三升煮取一升二合，去滓，分温再服。

甘草泻心汤方

甘草四两（炙）　黄芩三两　干姜三两　半夏半升（洗）　人参三两
黄连一两　大枣十二枚（劈）

右七味，以水一斗，煮取六升，去滓，再煎取三升，温服一升，日三服。

【按语】

寒邪乘于心脉，则出现胸胁胀满、肩背疼痛、喜悲无常、眩晕昏仆等症状，可服通脉四逆汤，急用干姜、生附子祛寒邪，人参、甘草扶正气。兼见肘臂疼痛屈伸不利，以及神疲乏力，默默不欲饮食，心烦干呕，卧起不安，可服甘草泻心汤清热利湿，消痞降逆。

【原文三】《伤寒杂病论·辨太阳病脉证并治下》

心脏结，则心中痛，或在心下郁郁不乐，脉大而涩，连翘阿胶半夏赤小豆汤主之。若心中热痛而烦，脉大而弦急者，此为实也，黄连阿胶半夏桃仁茯苓汤主之。

连翘阿胶半夏赤小豆汤方

连翘二两　阿胶一两半　半夏半升（洗）　赤小豆三两

右四味，以水四升，先煮三物，取二升，去滓，纳胶烊消，温服七合，日三服。

黄连阿胶半夏桃仁茯苓汤方

　　黄连三两　阿胶二两　半夏半升（洗）　桃仁二十枚（去皮尖）　茯苓三两

　　右五味，以水五升，先煮四味，取二升，去滓，纳胶烊消，温服一升，日再服。

　　肺脏结，胸中闭塞，喘，咳，善悲，脉短而涩，百合贝母茯苓桔梗汤主之。

　　百合贝母茯苓桔梗汤方

　　百合七枚（洗去沫）　贝母三两　茯苓三两　桔梗二两

　　右四味，以水七升，煮取三升，去滓，温服一升，日三服。

【按语】

　　脏结者，五脏各具，寒热攸分，宜求血分，虽有气结，皆血为之。《难经》曰："心之积，名曰伏梁，起脐上，大如臂，上至心下。久不愈，令人病烦心。"心脏结除心中痛外，还易牵扯到情志，或在心下郁郁不乐，或心中热痛而烦。故治疗郁闷不乐组方用连翘泻血热，赤小豆祛湿行血，半夏祛痰散结，阿胶滋阴养血。肺脏结则胸中闭塞不通，喘咳肿满，情志善悲，故用百合滋阴清肺，桔梗利咽化痰，贝母清热安神定惊，茯苓健脾化湿益气，共奏清热润肺、宁心安神、散结消郁之功。

【原文四】《伤寒杂病论·辨妇人各病脉证并治》

　　妇人咽中如有炙脔者，半夏厚朴茯苓生姜汤主之。

　　半夏厚朴茯苓生姜汤方

　　半夏一升　厚朴三两　茯苓四两　生姜五两　苏叶二两

　　右五味，以水一斗，煮取四升，去滓，分温四服，日三服，夜一服，苦痛者，去苏叶，加桔梗二两。

【按语】

　　炙者，烧烤之谓；脔者，即切成小块的肉。此处仅简述"妇人咽中如有炙脔"，未提及脉象和其他症状，故以方测证，原文谓"半夏厚朴茯苓生姜汤主之"，方中半夏、厚朴、生姜辛以散结，苦以降逆；茯苓健脾渗湿，佐半夏化饮祛痰；紫苏叶芳香行气解郁。从全方行气散结、降饮化痰之功效看，此证当为七情怫逆，气滞痰凝，阻塞咽嗌之痰气郁结证，即后世俗称之"梅核气"。七情怫郁，气机不畅，肺胃宣降失常，聚液为痰，痰气交阻，故阻滞于咽，吞吐不得，咽干不适，进而加重愁虑少寐、疑惧不安、胸脘胀满等情志郁结之证。

【原文五】《伤寒杂病论·辨妇人各病脉证并治》

妇人脏躁，悲伤欲哭，数欠伸，象如神灵所作者，甘麦大枣汤主之。

甘草小麦大枣汤方

甘草三两　小麦一升　大枣十枚（劈）

右三味，以水六升，煮取三升，去滓，分温三服。

【按语】

妇人由于子宫血虚，内脏阴液不足，加之情志郁结以致发为脏躁。甘草小麦大枣汤之病理，为胃肠之津液不得入三焦，津液不足则不得濡养精神，故在神志方面可见神疲乏力、心烦、失眠、多梦、精神失常、悲伤欲哭或笑不止，在运动神经方面其人可见坐卧不安，四肢欠伸。方用甘草安肠补液，大枣合胃生血，小麦安养心神，补津液而濡养神经，为清心方之祖，不独脏躁宜之。

第三章

三国两晋南北朝时期

三国两晋南北朝时期，战争连绵，社会动荡，民族融合，文化频繁交流，人民群众和许多医家有更多的机会进行大量医治伤病疾苦的实践，从而使临床医学迅速发展，各科临证经验进一步充实，诊断水平明显提高，治法丰富多样，诊、治均有新的创造和发现。诊断学和针灸学的基础理论和实践不断规范化，在总结和整理前代成就的基础上有重大发展，西晋王叔和的《脉经》，魏晋间皇甫谧的《针灸甲乙经》等著作为其卓越代表，并对后世产生了深远影响。汉代至魏晋时期，现存有关医籍中鲜有专述郁证的篇章。其所记载的"郁证"描述大多在脏腑或经络、阴阳气血、四时之病中，而几乎没有关于郁证的专属分类。在这个时期里，因有《脉经》《针灸甲乙经》《肘后备急方》《名医别录》等书，虽无专篇论述，但因此等书籍分主脉象、针灸、药方、中药等多方面，故而对于郁证的整体辨证论治体系论述也显得明晰，使人能从体象、针灸与中药方剂治疗方面全面地认识郁证。

一、《脉经》

《脉经》为脉学著作，西晋王叔和撰于公元3世纪，全书共10卷。集汉代以前脉学之大成，选录《黄帝内经》《难经》《伤寒杂病论》《金匮玉函要略方》及扁鹊、华佗等有关脉学之论说，阐析脉理、脉法，结合临床实际，详辨脉象及其主病。《脉经》是我国现存较早的脉学专书，首次系统归纳了24种脉象，对其性状作出具体描述，初步肯定了有关三部脉的定位诊断，为后世脉学发展奠定了基础，并有指导临床实践之意义；同时，《脉经》还保存了大量古代中医文献资料；其对于郁证的方药及病因病机阐述相对不及其他古籍，但在脉象及针灸治法方面却格外详尽。此外，《脉经》还从经络方面将郁证与有相似症状的癫证、狂证与小柴胡证辨别开来，在针灸治法上提出了按时制宜的观点。

1. 临床表现

【原文一】《脉经·卷二·平人迎神门气口前后脉第二》

病苦胁下坚，寒热，腹满，不欲饮食，腹胀，悒悒不乐，妇人月经不利，腰腹痛。

病苦心下坚满，常两胁痛，自恚恚如怒状。

【按语】

悒悒，即忧郁，愁闷的样子。恚恚，即生气的样子。文述肝虚者关上脉阴虚，肝实者关上脉阴实等脉象。二者皆为"足厥阴经也"，共同表现为胁下痛、情志变化等症状。其中肝虚者以忧郁情志占主导，而肝实者情志急躁易怒。二者完全符合郁证虚实分型的典型表现。

【原文二】《脉经·卷六·肝足厥阴经病证第一》

肝病者，必两胁下痛引少腹，令人善怒。虚则目䀮䀮无所见，耳无所闻，善恐，如人将捕之。若欲治之，当取其经。

【按语】

《康熙字典》解释："䀮，《玉篇》目不明也。"文中描述肝病者常常会有两胁下疼痛，可牵引至少腹部，并伴有急躁易怒等情绪改变。肝虚者还会有目视不明，耳朵失聪的表现。文中更是论述病在肝者容易感到惊恐，像是有人要把他抓捕入狱，并提出了治肝病"当取其经"的从经论治观点。

【原文三】《脉经·卷六·肝足厥阴经病证第一》

肝病，胸满胁胀，善恚怒，叫呼，身体有热，而复恶寒，四肢不举，面目白，身体滑。其脉当弦长而急，今反短涩，其色当青，而反白者，此是金之克木，为大逆，十死不治。

【按语】

"恚怒"意为生气，发怒。"叫呼"，即呼喊，此处指大喊大叫貌。厥阴肝病者性格暴躁易怒，喜爱大喊大叫。因其体内本就有热，又复感外来寒邪，寒性收引，热邪不得外泄，郁于胸胁，气机不畅，故胸满胁胀。文中描述肝病者有胸胁胀满，脾气变得急躁易怒，常有叹气、大声叫唤等症状。而肝主疏泄，在体合筋，在志为怒。故有"恚怒""身体有热""四肢不举"等症状。文中还提到肝病者本脉应为长而急数，面色应为青。患者反而为短涩脉，面色为白，是由肺金逆克肝木，有此表现者"十死不治"。

【原文四】《脉经·卷六·胆足少阳经病证第二》

胆胀者，胁下痛胀，口苦，太息。

足少阳之脉，起于目兑，……合缺盆，以下胸中，贯膈，络肝，属胆，循胁里，出气街，绕毛际，横入髀厌中。其直者，从缺盆下腋，循胸中，过季胁，……是动则病口苦，善太息，心胁痛，不能反侧，甚则面微尘，体无膏泽，足外反热，是为阳厥。

【按语】

上文论述了"胆胀者"具有"胁下痛胀，口苦，太息"等看起来为肝病的缘由。除肝与胆相表里外，还与胆经"少阳之脉"走行相关。胆经络肝，属胆，循胁里。其直者，从缺盆下腋，循胸中，过季胁，故有胁下疼痛胀满、口苦、常叹气等症。其中甚者会表现为面色有轻微的尘土色，身体的皮肤和面部一样没有光泽，足外侧胆经脉所过之处出热，这是阳厥的表现。

2. 脉诊法

【原文】《脉经·卷二·平人迎神门气口前后脉第二》

左手关上脉阴实者，足厥阴经也。病苦心下坚满，常两胁痛，自恚恚如怒状。

左手关上脉阴虚者，足厥阴经也。病苦胁下坚，寒热，腹满，不欲饮食，腹胀，悒悒不乐，妇人月经不利，腰腹痛。

【按语】

"恚恚"的意思是愤怒不平貌，"悒悒"的意思是忧郁，愁闷。文中论述了左手关上处脉象为"阴实""阴虚"者属足厥阴经病，并分别描述了其不同的症状。其中"阴实"者心下苦满，常有两胁疼痛，情绪易怒。而"阴虚"者除了胸胁下苦满而坚、寒热往来、腹部膨满、不欲饮食等症状外，还伴有情绪忧郁等症状。妇人还伴有月经不利、腰腹疼痛等肝气不足症。此上两种恰好符合郁证之实证与虚证的表现。实证者症见精神抑郁、胸胁胀痛、咽中梗塞、时欲太息、脉弦或滑。虚证者症见精神不振、心神不宁、虚烦不寐、悲忧善哭。

3. 治疗

【原文一】《脉经·卷二·平三关阴阳二十四气脉第一》

左手关上阴实者，肝实也。苦肉中痛，动善转筋。刺足厥阴经，治阴。

【按语】

文中记载了阴实者（亦为肝实）用针灸治疗法。具体为刺足厥阴经，从阴治之。而上文已描述阴实者有"病苦心下坚满，常两胁痛，自恣恣如怒状"等郁证实者的表现。而足厥阴经属肝，络胆，本经经气不利则巅顶痛，咽干，眩晕；肝主疏泄，肝气郁结，郁而化火则口苦，情志抑郁或易怒；并且本经一侧为十四穴，有大敦、行间、太冲、中封、蠡沟、中都、膝关、曲泉、阴包、足五里、阴廉、急脉、章门、期门穴。其共同作用皆为疏肝理气、调理肝胆等。此文为后世针灸郁证提供了思路。

【原文二】《脉经·卷六·肝足厥阴经病证第一》

肝病，其色青，手足拘急，胁下苦满，或时眩冒，共脉弦长，此为可治。宜服防风竹沥汤、秦艽散。春当刺大敦，夏刺行间，冬刺曲泉，皆补之；季夏刺太冲，秋刺中都，皆泻之。又当灸期门百壮，背第九椎五十壮。

【按语】

文中记载了肝病者用针灸与汤药的治疗方法。其中，肝病可治者表现为"其色青，手足拘急，胁下苦满，或时眩冒，共脉弦长"，当服防风竹沥汤、秦艽散。肝病者的针灸治疗方法较为独特。按四时而治，体现出中医因时制宜的特点。春应当针刺大敦穴，大敦穴位于足大趾（靠第二趾一侧）甲根边缘约两毫米处，属足厥阴肝经，有疏肝行气止痛的功效。而行间、曲泉等穴同属于足厥阴肝经，均有调理肝肾、息风等功效。因其功效多为调理，故作补用。另外具有"泻"作用的穴位，虽亦属于足厥阴肝经，但其功效为疏肝利胆、通经活络等，被归于泻用。而四时中，春生、夏长，冬藏，皆宜补。而季夏，即为长夏，秋，则宜泻。这提示了治肝病郁证应从时而治的理念。

二、《针灸甲乙经》

《针灸甲乙经》，又称《黄帝甲乙经》《黄帝三部针经》《黄帝针灸甲乙经》，西晋皇甫谧撰。本书总结了魏晋以前的针灸学成就，吸收了《素问》《针经》《明堂孔穴针灸治要》的精华，删其浮辞，除其重复，做了十分繁重的选材整理工作，并加入了自己的实践经验而著成本书。全书分为12卷，共128篇，成书于公元282年。前六卷论述基础理论，后六卷记录各种疾病的临床治疗，包括病因、病机、症状、诊断、取穴、治法和预后等。此书采用分部和按经分类法，厘定了腧穴，详述了各部穴位的适应证和禁忌证、针刺深度与灸的壮数，是我国现存最早的一部理论联系实际的针灸学专著。除传统经络学说外，该书另辟蹊径，从脏腑本身出发，讨论疾病。书中详细论述了郁证情志变化的脏腑基础——胆主决断功能异常。此书在对症治疗方面也极为详尽。

1. 病因病机

【原文一】《针灸甲乙经·卷一·五脏大小六腑应候第五》

肝小则安，无胁下之病；肝大则逼胃迫咽，迫咽则善（一作苦）膈中，且胁下痛；肝高则上支贲加胁下急，为息贲；肝下则逼胃，胁下空，空则易受邪；肝坚则脏安难伤；肝脆则善病消瘅易伤；肝端正则和利难伤；肝偏倾则胁下偏痛。

【按语】

贲，同坟，意为隆起状。这里讲述了肝的正常生理状态，即为下文中的正"形"。正常的肝应为小、坚、端正。而反观郁证，除有精神情志改变与胁肋部不适外，其中的痰气郁结证型还兼有"咽中如有异物梗塞，吞之不下，咯之不出"的描述，除肝经循咽喉部外，也可能与文中所述肝大者咽喉被肝间接压迫有关，即"肝大则逼胃迫咽，迫咽则善膈中，且胁下痛"。这也是另辟蹊径，启发人们从脏腑异常之形探讨病症。

【原文二】《针灸甲乙经·卷一·营气第十》

合足厥阴上行至肝，从肝上注鬲上，循喉咙入颃颡之窍，究于畜门（一作关）。

【按语】

现代医学中确诊郁证"以心情抑郁、情绪不宁、善太息、胁肋胀满疼痛为主要临床表现，或有易怒易哭，或有咽中如有异物感、吞之不下、咯之不出的特殊症状"。但其咽部异物感机制尚未明确，现仍将其归于神经症。中医将咽部异物感等类似症状如梅核气等多归于痰气郁结，为壅于咽部所致。而另外一部分人则认为郁证所起必与肝有关，故而郁证多伴有咽部不适。文中正是从肝经走行进行论述。

【原文三】《针灸甲乙经·卷二·十二经脉络脉支别第一（上）》

肝足厥阴之脉，起于大指丛毛之际，上循足跗上廉，去内踝一寸，上外踝八寸，交出太阴之后，上腘内廉，循股阴入毛中，环阴器，抵小腹，侠胃属肝络胆，上贯膈，布胁肋，循喉咙之后，上入颃颡，连目系，上出额，与督脉会于巅。其支者，从目系下颊里，环唇内。其支者，复从，面尘脱色（一云：其支者，从小腹与太阴、少阳结于腰髁夹脊下第三第四骨孔中）。是主肝所生病者，胸满呕逆，洞泄，狐疝，遗精癃闭。为此诸病。盛者则寸口大一倍于人迎，虚者则寸口反小于人迎也。

【按语】

《针灸甲乙经》中经常可见有"胁下楷满""怒欲杀人"等同出于肝经，并与郁证似乎相同的症状，但却多为"疝""胸满呕逆"或其他与肝相关的症状。如下文"主丈夫瘄疝"中的"胁下楷满，闭癃阴痿，后时泄，四肢不收，实则身疼痛汗不出，目眽眽然无所见，怒欲杀人"，但郁证或虚或实，主证皆为"心情抑郁、情绪不宁、善太息""胁肋胀满疼痛""咽中异物感"等。这一系列的症状皆因其经络所过部位不同导致，文中详细列举了足厥阴肝经走行的经络及体表投影，这也为后文的郁证病状描述做了铺垫。

2. 临床表现

【原文】《针灸甲乙经·卷八·五脏六腑胀第三》

（黄帝）曰：愿闻胀形？

（岐伯）曰：心胀者，烦心短气，卧不得安。肺胀者，虚满而喘咳。肝胀者，胁下满而痛引少腹。……胆胀者，胁下痛胀，口苦，好太息。

【按语】

胀形在此处指脏腑"胀"后的临床表现，即体征之"形"。与传统的医学著作相同，《针灸甲乙经》中也常常出现以对话为载体的知识陈述。"胀"者，"以脉象至大坚直以涩者，胀也"；且脏腑之"胀"，是由于"气"所导致，这也对应了郁证与"气"息息相关的特点。正如上文中所描述，"夫气之令人胀也"。其中胆腑受外邪，因胆主决断，肝胆相济，则人之情志和调稳定。胆气受损者生性多疑，文中描述其为"善恐，如人将捕之"。而肝胆相表里，肝病及胆，故郁证（肝/胆胀）者常有肝病者"胁下满"等症状，还兼有胆腑受邪导致的情志等问题。

3. 针灸治疗

【原文一】《针灸甲乙经·卷八·五脏六腑胀第三》

凡此诸胀，其道在一，明知逆顺，针数不失。泻虚补实，神去其室，致邪失正，真不可定，粗工所败，谓之夭命。补虚泻实，神归其室，久塞其空，谓之良工。

肝胀者，肝俞主之，亦取太冲。……胆胀者，阳陵泉主之。

【按语】

关于上文诸脏腑"胀"所致疾病，岐伯在与黄帝的对话中提出，凡是属于"胀"范畴的疾病，治疗的方法往往统一，在知道胀病气行的顺逆前提下，保证针刺方法正确即可。如果虚证用泻法，实证用补法，就会使神气离散，导致邪气侵入，正气减弱，真气不能安定，出现这种情况就是由医术粗陋的医生所致败的，称为夭命（指死亡是由于意外所致）。如果虚证用补法，实证用泻法，就会使神气安藏，正气充塞人身孔穴，达到此种疗效的可称为医术高明。肝胀的患者，肝俞穴主之，也可以从太冲穴所论治（肝俞穴与太冲穴皆属于肝经，其中肝俞穴反映了肝脏的虚实盛衰，而太冲穴则为肝经的原穴）。胆胀者要从阳陵泉下针。这里讲述了肝胀与胆胀病的针灸疗法，以中医理论为基础，从经论治。

【原文二】《针灸甲乙经·卷九·肝受病及卫气留积发胸胁满痛第四》

邪在肝，则病两胁中痛，寒中，恶血在内，胻节时肿善瘈，取行间以引胁下，补三里以温胃中，取血脉以散恶血，取耳间青脉，以去其瘈。

……

胸中满，不得息，胁痛骨疼，喘逆上气，呕吐烦心，玉堂主之。

胸胁榰满，痛引膺，不得息，闷乱烦满，不得饮食，灵墟主之。

……

伤忧悁思气积，中脘主之。

【按语】

悁的意思为忧闷貌，忿怒貌，恳切貌。文中按症状分类讨论了"邪在肝"的诸多情况，并分别列举了其针灸治法。病邪在肝，就会使两胁里面疼痛，寒气在中焦，瘀血在内，小腿关节部经常肿胀，容易抽筋。治疗应取行间穴来导引胁下邪气下行，补三里穴来温中焦，针刺瘀血脉络来散除瘀血，取耳朵间的青脉，来消除小腿关节部的抽筋。其中胸中满闷、喘息不能，并伴有肋骨疼痛、喘逆嗳气、呕吐心烦等症状，需针刺玉堂穴。玉堂穴，因居处为堂，玉指肺言，穴居心位，为心主之居处，加之该穴主治胸中满，不得卧，喘逆上气，呕吐烦心，此皆属肺疾，因名玉堂。而胸胁支满，痛处牵引至前胸，同样疼痛喘息不能，心中烦乱满闷，饮食不能者，针刺其灵墟穴。灵墟穴有宽胸利气，止呕的功效，因此处脾胃症状明显，故取灵墟穴。而患者有情志异常，如忧伤忿怒、忧思，肝中有气积攒不得疏泄，针刺其中脘穴。

三、《肘后备急方》

《肘后备急方》，古代中医方剂著作，是中国第一部临床急救手册，中医治疗学专著。全书共8卷，73篇，东晋时期葛洪著。原名《肘后救卒方》，简称《肘后方》。系作者摘录其原著《玉函方》（共100卷）中可供急救医疗、实用有效的单验方及简要灸法汇编而成。经梁代陶弘景增补录方101首，改名《补阙肘后百一方》。此后又经金代杨用道摘取《证类本草》中的单方作为附方，名《附广肘后方》，即现存《肘后备急方》。该书主要记述各种急性病症或某些慢性病急性发作的治疗方药、针灸方法、外治法等，并略记个别病的病因、症状等。书中对天花、恙虫病、脚气病及恙螨等的描述都属于首创，尤其是倡用狂犬脑组织治疗狂犬病，被认为是中国免疫思想的萌芽。因该书为记载方剂类的书籍，故其中对于古今郁证记载多为治疗所用方。

中药治疗

【原文一】《肘后备急方·卷二·治伤寒时气温病方第十三》

治胸胁痞满，心塞，气急，喘急方，人参，白术各一两，枳实二两，干姜一两，捣蜜和丸，一服一枚，若嗽，加栝蒌二两，吐，加牡蛎二两，日夜服五六丸，不愈更服。

【按语】

人参，补脾益肺；白术，健脾燥湿化痰；枳实，破气，散痞，泻痰消积；干姜，止呕温肺化饮。此为治疗胸胁部痞闷烦满，心塞，气促气急，喘息急促的方子。由症状可知，与郁证一致，患者多由邪壅胸胁，气机不畅，郁而发病。而所对方中人参、白术益气健脾化痰，枳实破气消积、化痰散痞，加之干姜可温肺化饮，治疗患者喘急症状。初患者仅为气机不畅，而后并有肺脾症状。故炼为蜜丸，有健脾之效，这也体现出中医药方因剂型不同对其药效有影响的理念。全方功效为疏肝理气，健脾化痰散结。如果患者咳嗽剧烈，可加入栝蒌，宽胸散结，涤痰；待患者将痰吐出后，另加牡蛎，牡蛎味咸归肾，有培元固本，益阴潜阳，防药伤肾的作用。而郁证的心脾两虚证型所用方药与此大致相同。

【原文二】《肘后备急方·卷三·治卒得惊邪恍惚方第十八》

心中客热，膀胱间连胁下气妨，常旦忧愁不乐，兼心忪者。

取莎草根二大斤，切，熬令香，以生绢袋贮之，于三大斗无灰清酒中浸之，春三月浸一日即堪服，冬十月后，即七日，近暖处乃佳。每空腹服一盏，日夜三四服之，常令酒气相续，以知为度。若不饮酒，即取莎草根十两，加桂心五两，芜荑三两，和捣为散，以蜜和为丸，捣一千杵，丸如梧子大。每空腹以酒及姜蜜汤饮汁等下二十丸，日再服，渐加至三十丸，以瘥为度。

【按语】

妨，阻碍，这里引申为壅滞。忪，惊恐。莎草根，即今香附，归肝经、脾经和三焦经，功效为理气解郁。桂心，《神农本草经》曰"主上气咳逆，结气喉痹吐吸，利关节，补中益气"。芜荑，《食疗本草》曰："散腹中气痛。"心中有热邪寄宿者，在膀胱到胁下部分壅滞，经常整日心情忧愁不乐，心惊胆怯。此处由起病原因至临床表现皆符合郁证气郁化火型胁痛、情志的表现。此方取来莎草根两斤，切后熬至香味出来，用生绢袋贮存着，泡在无灰的清酒中。春季三月份的时候泡足一天即可服用，冬天十月份以后则要泡足七天，泡酒的地方靠近暖处为佳。需空腹服用，一天三到四次，保证体内一直有酒气存在，程度为感觉到有所醉意即可。对于不爱饮酒的人则需服用莎草根、桂心、芜荑，一起捣成散，并炼为蜜丸，空腹时用酒及姜蜜汤饮汁送服，第二天再服用，渐渐加到三十丸，直至康复。以酒送服，药借酒力，可以更好地发挥疗效。

【原文三】《肘后备急方·卷四·治胸膈上痰诸方第二十八》

膈中有结积，觉駃，駃不去者。

藜芦一两，炙末之，巴豆半两，去皮心熬之，先捣巴豆如泥，入藜芦末，又捣万杵，蜜丸如麻子大，服一丸至二三丸。

膈中之病，名曰膏肓，汤丸经过。针灸不及，所以作丸含之。令气势得相熏染，有五膈丸方。……此疾有十许方，率皆相类，此丸最胜，用药虽多，不合五膈之名，谓忧膈，气膈，恚膈，寒膈，热膈其病各有诊别，在大方中，又有七气方，大约与此大同小别耳。

【按语】

藜芦、巴豆，藜芦归肝、肺经，可吐风痰，巴豆逐痰。服用可治疗胸膈痰郁气结，并常常感到害怕不能自已等"郁"在胸中的表现。《肘后备急方》将此型归于"胸膈上痰"，诸药可排痰祛邪。

而上文中提及的"五膈"包括忧膈、气膈、恚膈、寒膈、热膈。其中的"忧膈"及"气膈"，其症状皆与今郁证一致：气膈在本书卷四中被描述为"多因恼怒太过，肝木乘脾所致"，《诸病源候论·五膈气候》曰："气膈之为病，胸胁逆满，咽塞，胸膈不通，恶闻食臭。"或见大小便闭涩、不时吐逆等。忧膈，《诸病源候论·五膈气候》曰："忧膈之病，胸中气结烦闷，津液不通，饮食不下，赢瘦不为气力。"可以看出，气膈与忧膈皆属于郁证，只是其发病原因不同，前者由气滞胸胁而起，后者由情志不畅而起。

【原文四】《肘后备急方·卷四·治胸膈上痰诸方第二十八》

王氏《博济》，治三焦气不顺，胸膈壅塞，头昏目眩，涕唾痰涎，精神不爽。

利膈丸，牵牛子（四两，一半生，一半熟）　不蛀皂角（涂酥，炙令香熟用，二两）。

上二味为末，以生姜自然汁煮，糊丸如梧桐子大。每服二十丸，荆芥汤下。

【按语】

牵牛子可消痰涤饮，治疗痰气积聚；皂角，《雷公炮炙论》言"凡使皂荚，须要赤腻肥并不蛀者"，可通窍，涤痰，搜风。经络学说中，足少阳胆经与足厥阴肝经相接续，而肝胆相为表里，肝主疏泄，故三焦气不顺可导致胸膈气机壅滞不畅；三焦通调水道，痰气交错，壅于胸膈，清阳不升，故头昏目眩，精神不爽。而后生姜汁与荆芥皆助药化有形与无形之痰。

【原文五】《肘后备急方·卷四·治卒胃反呕方第三十》

《金匮玉函方》，治五噎心膈气滞。烦闷吐逆，不下食。

芦根五两，锉，以水三大盏，煮取二盏，去滓，不计时，温服。

【按语】

《诸病源候论·否噎病诸候》曰："夫五噎，谓一曰气噎，二曰忧噎，三曰食噎，四曰劳噎，五曰思噎。虽有五名，皆由阴阳不和，三焦隔绝，津液不行，忧恚嗔怒所生。"又有按气滞、血瘀、火炎、痰凝、食积五者所分致噎者。《证治汇补·卷五》曰："有气滞者，有血瘀者，有火炎者，有痰凝者，有食积者，虽分五种，总归七情之变。"可以看出，虽病因各有不同，但大体都为情志所引起，与郁证"多因郁怒、忧思、恐惧等七情内伤，使气机不畅，出现湿、痰、热、食、瘀等病理产物，进而损伤心、脾、肾，致使脏腑功能失调，加之机体脏气易郁，最终发为本病"的描述一致。芦根，《玉楸药解》中写道："清降肺胃，消荡郁烦，生津止渴，除呕下食，治噎哕懊侬。"

四、《名医别录》

《名医别录》，药学著作，简称《别录》，全书共3卷，辑者佚名（一作陶氏）。其约成书于汉末，由秦汉医家对除《神农本草经》（下简称《本经》）一书中药物的药性、功用、主治等内容有所补充之外，又补记了365种新药物而成书。由于本书系历代医家陆续汇集，故被称为《名医别录》。

《名医别录》中对于郁证治疗的有效药物多有论述，对癫痫治疗的中药体系起到了承前启后的作用。

1. 上品药

【原文一】《名医别录·上品·卷第一·人参》

微温，无毒。主治肠胃中冷，心腹鼓痛，胸胁逆满，霍乱吐逆，调中，止消渴通血脉破坚积，令人不忘。一名神草，一名人微，一名土精，一名血参。如人形者有神。生上党辽东。二月、四月、八月上旬采根，竹刀刮，曝干，无令见风。（茯苓为之使，恶溲疏，藜芦。）

《本经》原文：人参，味甘，微寒。主补五脏，安精神，定魂魄，止惊悸，除邪气，明目，开心益智。久服。

【原文二】《名医别录·上品·卷第一·牡桂》

无毒。主治心痛，胁风，胁痛，温筋通脉，止烦，出汗。生南海。

《本经》原文：牡桂，味辛，温。主上气咳逆结气，喉痹吐吸，利关节，补中益气。久服通神，轻身不老。

【原文三】《名医别录·上品·卷第一·桂》

味甘、辛，大热，有毒。主温中，利肝肺气，心腹寒热，冷疾，霍乱，转筋，头痛，腰痛，出汗，止烦，止唾、咳嗽、鼻齆，能堕胎，坚骨节，通血脉，理疏不足，宣导百药，无所畏。久服神仙，不老。生桂阳。二月、七八月、十月采皮，阴干。（得人参、麦冬、甘草、大黄、黄芩调中益气，得柴胡、紫石英、干地黄治吐逆。）

【原文四】《名医别录·上品·卷第一·细辛》

无毒。主温中，下气，破痰，利水道，开胸中，除喉痹，齆鼻风痫，癫疾，下乳结，不出，血不行，安五脏，益肝胆，通精气。生华阴。二月、八月采根，阴干。（曾青、桑白皮为之使，反藜芦、恶野狼毒、山茱萸、黄芪，畏滑石、硝石。）

《本经》原文：细辛，味辛，温。主咳逆，头痛脑动，百节拘挛，风湿痹痛死肌。久服，明目利九窍，轻身。

【原文五】《名医别录·上品·卷第一·柴胡》

微寒，无毒。主除伤寒，心下烦热，诸痰热结实，胸中邪逆，五脏间游气，大肠停积胀，及湿痹拘挛，亦可作浴汤。一名山菜，一名茹草。叶，一名芸蒿，辛香可食。生洪农及宛朐。二月、八月采根，曝干。（得茯苓、桔梗、大黄、石膏、麻子仁、甘草、桂，以水一斗煮，取四升，入硝石三方寸匕，治伤寒寒热、头痛、心下烦满。半夏为之使，恶皂荚，畏女菀、藜芦。）

《本经》原文：柴胡，味苦，平。主心腹去肠胃中结气，饮食积聚，寒热邪气，推陈致新。久服，轻身明目。

【原文六】《名医别录·上品·卷第一·枸杞》

根大寒，子微寒，无毒。主治风湿，下胸胁气，客热头痛，补内伤，大劳、嘘吸，坚骨，强阴，利大小肠。久服耐寒暑。一名羊乳，一名却暑，一名仙人杖，一名西王母杖。常山及诸丘陵阪岸上。冬采根，春夏采叶，秋采茎实。阴干。

《本经》原文：枸杞，味苦，寒。主五内邪气，热中消渴，周痹。久服，坚筋骨，轻身不老。

【原文七】《名医别录·上品·卷第一·兰草》

无毒。除胸中痰癖。生大吴。四月、五月采。

《本经》原文：兰草，味辛，平。主利水道，杀蛊毒，辟不祥。久服，益气轻身不老，通神明。

【原文八】《名医别录·上品·卷第一·屈草》

微寒，无毒。生汉中。五月采。

《本经》原文：屈草，味苦。主胸胁下痛邪气，肠间寒热阴痹。久服，轻身益气耐老。生川泽。

【原文九】《名医别录·上品·卷第一·蕤核》

微寒，无毒。主治目肿眦烂，鼽鼻，破心下结痰痞气。生函谷及巴西。七月采实。

《本经》原文：蕤核，味甘，温。主心腹邪结气，明目，目赤痛伤泪出。久服，轻身益气，不饥，生函谷川谷及巴西。

【原文十】《名医别录·上品·卷第一·荠》

味甘，温，无毒。主利肝气，和中。其实，主明目，目痛。

【原文十一】《名医别录·上品·卷第一·菘》

味甘，温，无毒。主通利肠胃，除胸中烦，解酒渴。

2. 中品药

【原文一】《名医别录·中品·卷第二·银屑》

味辛，平，有毒。主安五脏，定心神，止惊悸，除邪气，久服轻身长年。生永昌，无时。

【原文二】《名医别录·中品·卷第二·长石》

味苦，无毒。主治胃中结气，止消渴，下气，除胁肋肺间邪气。一名土石，一名直石理如马齿，方而润泽玉色。生长子及太山及临淄，采无时。

《本经》原文：长石，味辛，寒。主身热四肢寒厥，利小便，通血脉，明目去翳眇，下三虫杀蛊毒。久服不饥。一名方石。生山谷。

【原文三】《名医别录·中品·卷第二·钢铁》

味甘，平，无毒。主治金创，烦满热中，胸膈气塞，食不化。一名跳铁。

【原文四】《名医别录·中品·卷第二·桔梗》

味苦，有小毒。主利五脏肠胃，补血气，除寒热风痹，温中，消谷，治喉咽痛，下蛊，一名利如，一名房图，一名白药，一名梗草，一名荠苨。生嵩高及宛朐。二月采根，曝干。（节皮为之使，得牡蛎、远志治恚怒；得硝石、石膏治伤寒。畏白及、龙眼、龙胆。

《本经》原文：桔梗，味辛，微温。主胸胁痛如刀刺，腹满肠鸣幽幽，惊恐悸气。生山谷。

【原文五】《名医别录·中品·卷第二·麻黄》

微温，无毒。主治五脏邪气缓急，风胁痛，字乳余疾，止好唾，通腠理，疏伤寒头痛解肌，泄邪恶气，消赤黑斑毒。不可多服，令人虚。一名卑相，一名卑盐。生晋地及河东立秋采茎，阴干令青。（浓朴为之使，恶辛夷、石苇。）

《本经》原文：麻黄，味苦，温。主中风伤寒头痛，温疟，发表出汗，去邪热气，止咳逆上气，除寒热，破癥坚积聚。一名龙沙。

【原文六】《名医别录·中品·卷第二·葛根》

无毒。主治伤寒中风头痛，解肌发表出汗，开腠理，疗金疮，止痛，胁风痛。生根汁，大寒，治消渴，伤寒壮热。一名鹿藿，一名黄斤。生汶山，五月采根，曝干。

《本经》原文：葛根，味甘，平。主消渴，身大热，呕吐，诸痹，起阴气，解诸毒。葛谷，主下利，十岁以上。

【原文七】《名医别录·中品·卷第二·前胡》

味苦，微寒，无毒。主治痰满，胸胁中痞，心腹结气，风头痛，去痰实，下气。治伤寒热，推陈致新，明目，益精。二月、八月采根，曝干。（半夏为之使，恶皂荚，畏藜芦。）

前胡似柴胡而柔软，为疗殆欲同。而《本经》上品有柴胡而无此。晚来医乃用之，亦有畏恶，明畏恶非尽出《本经》也。此近道皆有，生下湿地，出吴兴者为胜。

【原文八】《名医别录·中品·卷第二·知母》

无毒。主治伤寒久疟烦热，胁下邪气，膈中恶，及风汗内疸。多服令人泄。一名女雷，一名女理，一名儿草，一名鹿列，一名韭逢，一名儿踵草，一名东根，一名水须，一名沈燔，一名荨。生河内。二月、八月采根，曝干。

《本经》原文：知母，味苦，寒。主消渴热中，除邪气，肢体浮肿，下水，补不足，益气。一名货母，一名蝭母。生川谷。

【原文九】《名医别录·中品·卷第二·玄参》

味咸，无毒。主治暴中风、伤寒，身热支满，狂邪、忽忽不知人，温疟洒洒，血瘕，寒血，除胸中气，下水，止烦渴，散颈下核，痈肿，心腹痛，坚癥，定五脏。久服补虚，目，强阴，益精。一名玄台，一名鹿肠，一名正马，一名咸，一名端。生河间及宛朐。三月、四月采根，曝干。（恶黄芪、干姜、大枣、山茱萸，反藜芦。）

《本经》原文：玄参，味苦，微寒。主腹中寒热积聚，女子产乳余疾，补肾气，令人目明。一名重台。生川谷。

【原文十】《名医别录·中品·卷第二·枳实》

味酸，微寒，无毒。主除胸胁淡癖，逐停水，破结实，消胀满、心下急、痞痛、逆气胁风痛，安胃气、止溏泄，明目。生河内。九月、十月采，阴干。

《本经》原文：枳实，味苦，寒。主大风在皮肤中，如麻豆苦痒，除寒热结，止利，长肌肉，利五脏，益气，生川泽。

【原文十一】《名医别录·中品·卷第二·白芷》

无毒。主治风邪，久渴，吐呕，两胁满，风痛，头眩，目痒。可作膏药面脂，润颜色。一名白茝，一名䖀，一名莞，一名苻蓠，一名泽芬。叶名蒚麻。可作浴汤。生河东下泽。二月、八月采根，曝干。（当归为之使，恶旋覆花。）

《本经》原文：白芷，味辛，温。主女人漏下赤白，血闭阴肿，寒热，风头侵目泪出，长肌肤润泽，可作面脂。一名芳香。生川谷。

【原文十二】《名医别录·中品·卷第二·杜若》

无毒。主治眩倒，止痛，除口臭气。久服令人不忘。一名杜莲，一名白连。

《本经》原文：杜若味辛，微温。主胸胁下逆气，温中风入脑户，头肿痛，多涕泪出。久服，益精明目轻身。一名杜衡（艺文类聚引作蘅，非）。生川泽。

【原文十三】《名医别录·中品·卷第二·合欢》

无毒。生益州。

《本经》原文：合欢，味甘，平。主安五脏，利心志，令人欢乐无忧。久服，轻身明目，得所欲。生山谷。

【原文十四】《名医别录·中品·卷第二·紫菀》

味辛，无毒。主治咳唾脓血，止喘悸，五劳体虚，补不足，小儿惊痫。一名紫茜，一名青苑。生房陵及真定、邯郸。二月、三月采根，阴干。（款冬为之使；恶天雄、瞿麦、雷远志。畏茵陈蒿。）

《本经》原文：紫菀，味苦，温。主咳逆上气，胸中寒热结气，去蛊毒，痿蹶，安五脏。生山谷。

【原文十五】《名医别录·中品·卷第二·白前》

味甘，微温，无毒。主治胸胁逆气，咳嗽上气。

【原文十六】《名医别录·中品·卷第二·莎草根》

味甘，微寒，无毒。主除胸中热，充皮毛。久服利人，益气，长须眉。一名薃，一名侯莎，其实名缇。生田野，二月、八月采。

【原文十七】《名医别录·中品·卷第二·船虹》

味酸，无毒。主下气，止烦满。可作浴汤，药色黄。生蜀郡，立秋取。

【原文十八】《名医别录·中品·卷第二·黄秫》

味苦，无毒。主止心烦，汗出。生如桐，根黄。

【原文十九】《名医别录·中品·卷第二·羊心》

止忧恚膈气。

【原文二十】《名医别录·中品·卷第二·牡狗阴茎》

无毒。六月上伏取，阴干百日。胆，主痂疡，恶疮。心，治忧恚气，除邪。脑、痹痛，鼻中息肉。齿，治癫痫，寒热，卒风痱，伏日取之。头骨，主金血。四脚蹄，煮饮之，下乳汁。白狗血，味咸，无毒。治癫疾发作。肉，味咸、酸，安五脏，补绝伤，轻身益气。屎中骨，治寒热，小儿惊痫。又，狗骨灰，主下痢，生肌，敷马疮。乌狗血，主产难横生，血上荡心者。

《本经》原文：牡狗阴茎，味咸，平。主伤中，阴痿不起，令强热大，生子，除女子带下十二疾。一名狗精。

【原文二十一】《名医别录·中品·卷第二·海蛤》

味咸，无毒。主治阴痿。生东海。（蜀漆为之使，畏狗胆、甘遂、芫花。）

《本经》原文：海蛤，味苦，平。主咳逆上气，喘息烦满，胸痛寒热。一名魁蛤。

【原文二十二】《名医别录·中品·卷第二·文蛤》

味咸，平，无毒。主治咳逆胸痹，腰痛胁急，鼠瘘，大孔出血，崩中漏下。生东海，有文，取无时。

《本经》原文：文蛤，主恶疮，蚀五痔。

【原文二十三】《名医别录·中品·卷第二·蟹》

有毒。解结散血，愈漆疮，养筋益气。爪，主破胞，堕胎。生伊芳洛诸水中，取无时。（莨菪毒。）

《本经》原文：蟹，味咸，寒。主胸中邪气，热结痛，喝僻面肿，败漆，烧之致鼠。生池泽。

【原文二十四】《名医别录·中品·卷第二·葱实》

无毒。葱白，平。主治寒伤，骨肉痛，喉痹不通，安胎，归目，除肝邪气，安中，利脏，益目精，杀百药毒。葱根，主治伤寒头痛。葱汁，平，温。主溺血，解藜芦毒。

《本经》原文：葱实，味辛，温。主明目，补中不足。其茎，可作汤，主伤寒寒热，出汗，中风面目肿。

【原文二十五】《名医别录·中品·卷第二·豉》

味苦，寒，无毒。主治伤寒、头痛、寒热、瘴气、恶毒、烦躁、满闷、虚劳、喘吸、两脚疼冷，又杀六畜胎子诸毒。

3. 下品药

【原文一】《名医别录·下品·卷第三·石》

味甘，生温、熟热，有毒。主明目，下气，除膈中热，止消渴，益肝气，破积聚、瘤腹痛，去鼻中息肉。久服令人筋挛。火炼百日，服一刀圭，不炼服，则杀人及百兽。一名石，一名大白石，一名泽乳，一名食盐。生汉中山谷及少室，采无时。（得火良，棘针之使，恶毒公、鹜矢、虎掌、细辛，畏水也。）

《本经》原文：礜石，味辛，大热。主寒热，鼠瘘，蚀疮，死肌，风痹，腹中坚癖邪气，除热。一名青分石，一名立制石，一名固羊石（《御览》引云：除热，杀百兽，《大观本》，作黑字），出山谷。

【原文二】《名医别录·下品·卷第三·卤咸》

味咸，无毒。去五脏肠胃留热，结气，心下坚，食已呕逆，喘满，明目，目痛，生河盐池。

【原文三】《名医别录·下品·卷第三·大盐》

味甘、咸，寒，无毒。主肠胃结热，喘逆，吐胸中病。生邯郸及河东。（漏芦为之使。）

《本经》原文：卤咸，味苦，寒。主大热、消渴、狂烦，除邪及下蛊毒，柔肌肤。戎盐，主明目目痛，益气，坚肌骨，去毒蛊。大盐，令人吐。生池泽。

【原文四】《名医别录·下品·卷第三·锻灶灰》

主治癥瘕坚积，去邪恶气。

【原文五】《名医别录·下品·卷第三·巴豆》

生温熟寒，有大毒。主治女子月闭，烂胎，金创脓血，不利丈夫阴，杀斑蝥毒。可练之，益血脉，令人色好，变化与鬼神通。生巴郡。八月采实，阴干，用之去心皮。（芫花之使，恶蘘草，畏大黄、黄连、藜芦。）

《本经》原文：巴豆，味辛，温。主伤寒温疟寒热，破癥瘕结聚坚积，留饮痰癖，大腹水胀，荡练五脏六腑，生川谷。

【原文六】《名医别录·下品·卷第三·芫花》

味苦，微温，有小毒。消胸中痰水，喜唾，水肿，五水在五脏皮肤，及腰痛，下寒毒肉毒。久服令人虚。一名毒鱼，一名杜芫。其根名蜀桑根，治疥疮，可用毒鱼。生淮源。三月三日采花，阴干。（决明为之使，反甘草）

《本经》原文：芫花，味辛，温。主咳逆上气，喉鸣喘，咽肿短气，蛊毒鬼疟，疝瘕痈肿。杀虫鱼。一名去水。生川谷。

【原文七】《名医别录·下品·卷第三·旋覆花》

味甘，微温，冷利，有小毒。消胸上痰结唾如胶漆，心胁痰水，膀胱留饮，风气湿痹，皮间死肉，目中眵，目蔑，利大肠，通血脉，益色泽。一名戴椹。根，主风湿，生平泽。五花，晒干，廿日成。

《本经》原文：旋覆花，味咸，温。主结气，胁下满，惊悸，除水，去五脏间寒热，补中，下气。一名金沸草，一名盛椹。生川谷。

【原文八】《名医别录·下品·卷第三·钩吻》

有大毒。破癥积，除脚膝痹痛，四肢拘挛，恶疮疥虫，杀鸟兽。折之青烟出者，名其热一宿，不入汤。生傅高及会稽东野。秦钩吻，味辛。治喉痹，咽中塞，声变，咳温中。一名除辛，一名毒根。生寒石山，二月、八月采。（半夏为之使，恶黄芩。）

【原文九】《名医别录·下品·卷第三·野狼毒》

有大毒。主治胁下积癖。生秦亭及奉高。二月、八月采根，阴干，陈而沉水者良。（豆为之使，恶麦句姜。）

《本经》原文：野狼毒，味辛，平。主咳逆上气，破积聚饮食，寒热水气，恶疮鼠瘘疽蚀，鬼精蛊毒，杀飞鸟走兽。

【原文十】《名医别录·下品·卷第三·商陆》

味酸，有毒。主治胸中邪气，水肿，痿痹，腹满洪直，疏五脏，散水气。如人形者，神。生咸阳。

《本经》原文：商陆，味辛，平。主水胀疝瘕痹，熨除痈肿，杀鬼精物。一名葛根，一名夜呼。生川谷。

【原文十一】《名医别录·下品·卷第三·射干》

微温，有毒。主治老血在心肝脾间，咳唾，言语气臭，散胸中气。久服令人虚。一名乌扇，一名乌蒲，一名乌，一名乌吹，一名草姜。生南阳田野。三月三日采根，阴干。

【原文十二】《名医别录·下品·卷第三·蜀漆》

微温，有毒。主治胸中邪结气吐出之。生江林山及蜀汉中，恒山苗也。五月采叶，阴干。（栝蒌为之使，恶贯众。）

《本经》原文：蜀漆，味辛，平。主疟及咳逆寒热，腹中癥坚痞结，积聚邪气，蛊毒鬼注。生川谷。

【原文十三】《名医别录·下品·卷第三·半夏》

生微寒、熟温，有毒。主消心腹胸中膈痰热满结，咳嗽上气，心下急痛坚痞，时气呕消痈肿，胎堕，治痿黄，悦泽面目。生令人吐，熟令人下。用之汤洗，令滑尽。一名守，一名示姑。生槐里。五月、八月采根，曝干。（射干为之使，恶皂荚，畏雄黄、生姜、秦皮、龟甲，反乌头。）

《本经》原文：半夏，味辛，平。主伤寒寒热，心下坚，下气，喉咽肿痛，头眩，胸胀咳逆，肠鸣，止汗。

【原文十四】《名医别录·下品·卷第三·藜芦》

味苦，微寒，有毒。主治哕逆，喉痹不通，鼻中息肉，马刀烂疮。不入汤。一名葱苒，一名山葱。生太山。三月采根，阴干。（黄连为之使，反细辛、芍药、五参，恶大黄。）

《本经》原文：藜芦，味辛，寒。主蛊毒咳逆，泄利，肠澼，头疡，疥瘙，恶疮，杀诸虫毒，去死肌。一名葱苒，生山谷。

【原文十五】《名医别录·下品·卷第三·白芨》

味甘，无毒。主下赤白，杀火毒。一名白根，一名昆仑。生衡山。二月、八月采根，曝干。（代赭为之使，反乌头。）

《本经》原文：白芨，味苦，平、微寒。主痈肿疽疮，散结气，止痛除热，目中赤，小儿惊痫温疟，女子阴中肿痛。一名菟核，一名白草。生山谷。

【原文十六】《名医别录·下品·卷第三·恒山》

味辛，微寒，有毒。主治鬼蛊往来，水胀，洒洒恶寒，鼠瘘。生益州及汉中。八月采，阴干。（畏玉札。）

《本经》原文：常山，味苦，寒。主伤寒寒热，热发温疟鬼毒，胸中痰结吐逆。一名互草。生川谷。

【原文十七】《名医别录·下品·卷第三·秘恶》

味酸，无毒。主治肝邪气。一名杜逢。

【原文十八】《名医别录·下品·卷第三·马陆》

有毒。主治寒热痞结，胁下满。一名马轴。生玄菟。

《本经》原文：马陆，味辛，温。主腹中大坚癥，破积聚息肉，恶疮白秃。一名百足。生川谷。

【原文十九】《名医别录·下品·卷第三·马刀》

有毒。除五脏间热，肌中鼠鼷，止烦满，补中，去厥痹，利机关。用之当炼，得水肠，又云得水良。一名马蛤。生江湖及东海。取无时。

《本经》原文：马刀，味辛，微寒。主漏下赤白，寒热，破石淋，杀禽兽，贼鼠。生池泽。

第四章

隋唐五代时期

　　繁荣昌盛的经济文化，进步的科学技术，频繁的中外交流及隋唐统治者对医学的重视都为医学的发展和进步创造了良好的机遇和条件，医学在隋唐五代时期得到了全面的发展，医药学术和疾病防治的研究趋向深入细致，其中对郁证及其证候的病因、病理、临床表现在更深的层次中提高了认识，治疗的针对性更强，也更为有效。

　　与前朝相比较，隋唐五代对于疾病病因病机的研究达到了高峰，《诸病源候论》《备急千金要方》皆对郁证的病因病机、脉诊与治疗有较为详尽的描述，但可惜的是，这两本书虽有对诸气郁病的专篇描述，但对于郁证疾病并无独立章节。值得一提的是，《诸病源候论》中除方药与针刺疗法外，剩余的大多数治疗方法为《养生方》中气功操等保健疗法，这既顺应了中医"天人合一"的思想，又为后世保健防范与治疗疾病提供了思路。《千金翼方》与《名医别录》类似，同为中药的记载书籍。但不同的是，《千金翼方》中对于中药的分类更为详尽，其对郁证治疗的参考价值更大。

一、《诸病源候论》

　　《诸病源候论》，证候学专著，又名《诸病源候总论》《巢氏病源》，共50卷。隋代巢元方等撰于大业六年（公元610年），为我国第一部论述各种疾病病因、病机和证候之专著。全书分67门、1720候。卷1～27论内科诸病，卷28～30论五官科诸病，卷31～36论外伤科诸病，卷37～44论妇产科诸病，卷45～50论小儿科疾病。此书继《黄帝内经》《难经》及张仲景《伤寒杂病论》等著作之后，使中医理论更为丰富，其在病因方面尤多创见，使中医病因学说趋于系统、全面。全书以《黄帝内经》为基本理论，对内、外、妇、儿各科67类疾病的病因与病机、病变与证候作了具体阐述，是我国现存第一部论述病因证候学的专书。

　　文中记载郁证较为详尽，对于其具体描述从脏腑功能、阴阳血气平衡、经络行经等方面进行，颇为细致。此外，全文除郁证治疗除传统方药外，还有不少如《嵇康养生论》等气功保健方面的治病内容。

1. 病因病机

【原文一】《诸病源候论·卷之一·风病诸候上（凡二十九论）·二十六、风惊邪候》

风惊邪者，由体虚，风邪伤于心之经也。心为手少阴之经，心气虚，则风邪乘虚伤其经，入舍于心，故为风惊邪也。其状，乍惊乍喜，恍惚失常是也。

【按语】

郁有广义和狭义之分。广义的郁，包括外邪、情志等因素所致之郁。狭义的郁，单指情志不舒之郁。此处描述的正是脏腑本虚者，易受外感之邪，邪沿经络入脏腑，郁闭于心，故导致一惊一喜，精神恍惚失常。

【原文二】《诸病源候论·卷之一·风病诸候上（凡二十九论）·二十七、风惊悸候》

风惊悸者，由体虚，心气不足，心之腑为风邪所乘；或恐惧忧迫，令心气虚，亦受于风邪。风邪搏于心，则惊不自安。惊不已，则悸动不定。其状，目精不转，而不能呼。

诊其脉，动而弱者，惊悸也。动则为惊，弱则为悸。

【按语】

此文同上所述，皆因体虚为基础，而复感外邪，外邪壅滞脏腑。抑或患者时常恐惧忧郁，导致心气不足，后受外邪侵扰，表现为心惊不自安。心悸不定则表现为目视四周不止，甚者不能呼吸。脉诊时脉象表现为数而弱。

【原文三】《诸病源候论·卷之一·风病诸候上（凡二十九论）·二十八、风惊恐候》

风惊恐者，由体虚受风，入乘脏腑。其状，如人将捕之。心虚则惊，肝虚则恐。足厥阴为肝之经，与胆合；足少阳为胆之经，主决断众事。心肝虚而受风邪，胆气又弱，而为风所乘，恐如人捕之。

【按语】

患者体虚卫外不固，使得风邪有机可乘。但邪不仅入心，邪同时寄宿在心肝两脏，而胆与肝相为表里，主决断。心肝俱为邪扰，患者终日惶恐，似有人想要将他抓捕入狱一般。胆主决断，指胆在精神意识思维活动过程中，具有判断事物、作出决定的作用。胆主决断，对于防御和消除某些精神刺激（如大惊大恐）的不良影响以维持和控制气血的正常运行，对于确保脏器之间的协调关系有着重要的作用。

【原文四】《诸病源候论·卷之二·风病诸候下（凡三十论）·三十三、风经五脏恍惚候》

五脏处于内，而气行于外。脏气实者，邪不能伤；虚则外气不足，风邪乘之。然五脏，心为神，肝为魂，肺为魄，脾为意，肾为志。若风气经之，是邪干于正，故令恍惚。

【按语】

本条文讲述了邪气郁闭于脏腑导致郁证的生理基础，因五脏各主其志，外邪壅滞导致患者出现不同的情感变化。在此基础上，由于不同脏腑郁可衍生出不同的病理产物，朱震亨在《丹溪心法·六郁》中提出了气、血、火、食、湿、痰的"六郁"论。此皆提示相同的致郁因素皆可由于所侵脏腑不同，所侵邪气不同而导致不同的情志改变。

【原文五】《诸病源候论·卷之二·虚劳病诸候上（凡三十九论）·二十、虚劳惊悸候》

心藏神而主血脉。虚劳损伤血脉，致令心气不足，因为邪气所乘，则使惊而悸动不定。

夫风寒湿三气合为痹。病在于阴，其人苦筋骨痿枯，身体疼痛，此为痿痹之病，皆愁思所致，忧虑所为。

诊其脉，尺中虚小者，是胫寒痿痹也。

【按语】

心主神明、血脉。虚劳可导致血脉受损，从而损伤心，心气不足，邪气易乘，使患者惊悸不安。风寒湿三气合为痹病，属阴分，患者苦于筋骨萎缩而显得干枯，四肢疼痛，称为痿痹，皆由于愁思和忧虑导致。脉诊显示尺部虚而脉小，为胫寒导致的痿痹。神明，指精神、意识、思维等高级中枢神经活动，是由心所主持；因而对其他脏腑的功能活动，也起着主导作用。心主神明的功能正常，则精神健旺，神志清楚；反之，则可导致精神神志异常，出现惊悸、健忘、失眠、癫狂等证候，也可引起其他脏腑的功能紊乱。

【原文六】《诸病源候论·卷之七·伤寒病诸候上（凡三十三论）·二十、伤寒烦候》

此由阴气少，阳气胜，故热而烦满也。少阴病，恶寒而拳，时自烦，欲去其衣被者，可治也。病脉已解，而反发烦者，病新瘥又强与谷，脾胃气尚弱，不能消谷，故令微烦，损谷即愈。少阴病，脉微细而沉，但欲卧，汗出不烦，欲自吐，五六日，自利后，烦躁不得卧寐者死。发汗后下之，脉平而小烦，此新虚不胜谷气故也。

【按语】

虽本文开始时烦满由阴虚阳气浮越导致，但后者病已去又复发烦着，究其缘由，是因脾胃气虚，无法消谷导致，这与"六郁"中的"食郁"相符合。而后自利者，《伤寒杂病论》277条记载"自利不渴者，属太阴"，太阴病"自利"是太阴湿土之气犯脾所致，"脾胃为后天之本"，脾阳是运化水谷的动力，在太阴病初起阶段，患者脾阳受损不重，湿多寒少，属于湿邪自病，故治湿为其正治。这属于郁者"湿"也。

【原文七】《诸病源候论·卷之九·时气病诸候（凡四十三论）·十一、时气烦候》

夫时气病，阴气少，阳气多，故身热而烦。其毒气在于心而烦者，则令人闷而欲呕；若其人胃内有燥粪而烦者，则谵语，时绕脐痛，腹为之满，皆当察其证候也。

【按语】

上文中"阳气多，阴气少"与此皆有烦，少阴经常少血多气，故阴气过盛者少有，而此处时气病者，热毒气寄宿于心，故而使人烦躁，胸胁满闷欲吐。若患者伴有胃内燥屎内结，可发为谬语。因为胃属中焦，故有绕脐痛，腹满。

【原文八】《诸病源候论·卷之十二·冷热病诸候（凡七论）·二、客热候》

客热者，由人腑脏不调，生于虚热。客于上焦，则胸膈生痰实，口苦舌干；客于中焦，则烦心闷满，不能下食；客于下焦，则大便难，小便赤涩。

【按语】

此文中"热"者指的是虚热，是由于脏腑功能不调而导致的阴阳失衡所衍生而来。根据热郁的上中下三焦不同，而有不同的临床表现。上焦为肺失宣降，通调水道功能失衡，故而水蒸而化痰，口苦口干。中焦因脾胃肝胆所居，肝火上炎，肝疏泄不能，脾胃运化失司，故而烦心闷满，饮食不能。下焦为大小肠，其分别主小便和大便，故而二便失常。

【原文九】《诸病源候论·卷之十三·气病诸候（凡二十五论）·九、结气候》

结气病者，忧思所生也。心有所存，神有所止，气留而不行，故结于内。其汤熨针石，别有正方，补养宣导，今附于后。

《养生方》云：哭泣悲来，新哭讫，不用即食，久成气病。

《养生方·导引法》云：坐，伸腰，举左手，仰其掌，却右臂，覆右手，以鼻纳气，自极七息。息间，稍顿右手。除两臂背痛、结气。

又云：端坐，伸腰，举左手，仰掌，以右手承右胁，以鼻纳气，自极七息。除结气。

又云：两手拓肘头，拄席，努肚上极势，待大闷始下，来去上下五七。去脊背体内疼、骨节急强、肚肠宿气。行忌太饱，不得用肚编也。

【按语】

文中表述了忧思导致的结气，郁证多因郁怒、忧思、恐惧等七情内伤，使气机不畅，出现湿、痰、热、食、瘀等病理产物，进而损伤心、脾、肾，致使脏腑功能失调，加之机体脏气易郁，最终发为本病。本文论述"心"气不通，神明不得而表达，气郁在于内，故而气结。治疗方法附于后文。引文一完善了除"忧思"外，仍有"哭泣悲"等可导致气结。值得一提的是，《养生方》中所用方法为通过气功养生方法治疗疾病。

【原文十】《诸病源候论·卷之十三·气病诸候（凡二十五论）·十一、七气候》

七气者，寒气、热气、怒气、恚气、忧气、喜气、愁气。凡七气积聚，牢大如杯若，在心下、腹中，疾痛欲死，饮食不能，时来时去，每发欲死，如有祸状，此皆七气所生。

寒气则呕吐、恶心；热气则说物不章，言而谬；怒气则上气不可忍，热痛上抢心，短气欲死，不得气息也；恚气则积聚在心下，心满不得饮食；忧气则不可极作，暮卧不安席；喜气即不可疾行，不能久立；愁气则喜忘，不识人语，置物四方，还取不得去处，若闻急，即手足筋挛不举。

【按语】

遑，即惶惶态。"七气"者易致脏腑郁，按部位不同，可分为心下、腹中等气病常侵扰的部位，病发伴随病灶处坚牢膨大如杯，时发时停，发作时剧烈欲死。按"七气"不同，所引发病症亦不同，但七者皆引起情志改变，而郁证的发生也与情志内伤密切相关，基本病机为气机郁滞，脏腑功能失调。

【原文十一】《诸病源候论·卷之十三·气病诸候（凡二十五论）·十四、五膈气候》

五膈气者，谓忧膈、恚膈、气膈、寒膈、热膈也。忧膈之病，胸中气结，烦闷，津液不通，饮食不下，羸瘦不为气力。恚膈之为病，心下苦实满，噫辄酢心，食不消，心下积结，牢在胃中，大小便不利。气膈之为病，胸胁逆满，咽塞，胸膈不通，噫闻食臭。寒膈之为病，心腹胀满，咳逆，腹上苦冷，雷鸣，绕脐痛，食不消，不能食肥。热膈之为病，脏有热气，五心中热，口中烂，生疮，骨烦，四肢重，唇口干燥，身体头面手足或热，腰背皆疼痛，胸痹引背，食不消，不能多食，羸瘦少气及癖也。此是方家所说五膈形证也。

经云：阳脉结，谓之膈。言忧恚寒热，动气伤神；而气之与神，并为阳也。伤动阳气，致阴阳不和，而腑脏生病，结于胸膈之间，故称为膈气。众方说五膈，互有不同，但伤动之由有五，故云五膈气。

【按语】

酢心，证名，即醋心，指吐酸证，古称醋为酢。此文为"五膈"，即忧、恚、气、寒、热五类。忧膈，同郁。忧，《灵枢·口问》云"忧思则心系急，心系急则气道约，约则不利，故太息以伸出之"，忧思过度致心系拘急，则束缚气道，气道受到管束便会导致胸中气行不畅，引起水道不通，饮食不能，气不畅则不能荣四肢百骸，故而倦怠乏力。恚则气积，气积于心下，心下苦满，反酸嗳气，胃坚实，二便异常。气膈，肝主疏泄，肺主气司呼吸，气郁不畅，肝肺功能失常，故而胸胁逆满，肝经络咽，故而咽塞。且余下病者，其病症皆同引发"膈"的致病因素相关，同时伴有脏腑失调等伴随症。文中最后论述了"膈"病之具体病因病机和情绪及外邪损伤脏腑相关。

【原文十二】《诸病源候论·卷之十三·气病诸候（凡二十五论）·十八、游气候》

夫五脏不调，则三焦气满，满则气游于内，不能宣散，故其病但烦满虚胀。

【按语】

五脏失调，三焦首先出现气机不畅，气满而游于五脏六腑，无法宣散，因此气病者多烦满虚胀。《中藏经·论三焦虚实寒热生死逆顺脉证之法》对三焦通行元气的生理作用作了更为具体的描述："三焦者，人之三元之气也，号曰中清之府，总领五脏六腑、营卫、经络、内外、左右、上下之气也。三焦通，则内外左右上下皆通也，其于周身灌体，和内调外，营左养右，导上宣下，莫大于此也。"因为三焦通行元气于全身，是人体之气升降出入的通道，亦是气化的场所，故称三焦有主持诸气，总司全身气机和气化的功能。如果元气虚弱，三焦通道运行不畅或衰退，就会导致全身或某部位的气虚现象。

【原文十三】《诸病源候论·卷之十三·气病诸候（凡二十五论）·十九、胸胁支满候》

肺之积气，在于右胁；肝之积气，在于左胁。二脏虚实不和，气蓄于内，故胸胁支满。

春脉不及，令人胸痛引背，下则两胁胀满。寸口脉滑为阳实，胸中逆满也。

【原文十四】《诸病源候论·卷之十三·气病诸候（凡二十五论）·二十、上气胸胁支满候》

寒冷在内，与脏腑相搏，积于胁下，冷乘于气，气则逆上，冲于胸胁，故上气而胸胁支。

【原文十五】《诸病源候论·卷之十三·气病诸候（凡二十五论）·二十一、久寒胸胁支满候》

阴气积于内，久而不已，则生寒，寒气与脏气相搏，冲于胸胁，故支满。

【按语】

《素问·玉机真藏论篇第十九》曰："春脉如弦，……故其气来软弱轻，虚而滑，端直以长，故曰弦。"上文曰胸胁支满是由不同致病原因及脏腑位置与功能等生理基础所致。

【原文十六】《诸病源候论·卷之十五·五脏六腑病诸候（凡十三论）·一、肝病候》

肝象木，旺于春；其脉弦，其神魂，其华在爪，其充在筋，其声呼，其臭臊，其味酸，其液泣，其色青，其藏血；足厥阴其经也。与胆合，胆为腑而主表，肝为脏而主里。

　　肝气盛，为血有余，则病目赤，两胁下痛引小腹，善怒。气逆则头眩，耳聋不聪，颊肿，是肝气之实也，则宜泻之。肝气不足，则病目不明，两胁拘急，筋挛，不得太息，爪甲枯，面青，善悲恐，如人将捕之，是肝气之虚也，则宜补之。

　　于四时：病在肝，愈于夏；夏不愈，甚于秋；秋不死，待于冬；起于春。于日：愈在丙丁；丙丁不愈，加于庚辛；庚辛不死，待于壬癸；起于甲乙。于时：平旦慧，下晡甚，夜半静。禁当风。

　　肝部，左手关上是也。平肝脉来，绰绰如按琴瑟之弦，如揭长竿末梢，曰肝平。春以胃气为本。春，肝木王，其脉弦细而长，是平脉也。反得微涩而短者，是肺之乘肝，金之克木，大逆，十死不治；反得浮大而洪者，是心乘肝，子之扶母，虽病当愈；反得沉濡滑者，是肾乘肝，母之归子，虽病当愈；反得大而缓者，是脾之乘肝，为土之陵木，土之畏木，虽病不死。病肝脉来，盛实而滑，如循长竿，曰肝病；死肝脉来，急益劲，如新张弓弦，曰肝死；真肝脉至，中外急，如循刀刃赜赜然，如新张弓弦。色青白不泽，毛折乃死。

　　《养生方》云：春三月，此谓发陈，天地俱生，万物以荣。夜卧早起，阔步于庭。被发缓形，以使春志生。生而勿杀，与而勿夺，赏而勿罚，此春气之应也；养生之道也。逆之则伤于肝，夏变为寒，则奉长生者少。

　　《养生方·导引法》云：肝脏病者，愁忧不乐，悲思嗔怒，头眩眼痛，呵气出而愈。

【按语】

　　文中讲述了肝脏在中医里的生理功能，侧面解释了"肝气盛"与"肝气不足"等的基础。"过怒则气上伤肝"，因为肝主疏泄、肝藏血，过度发怒就会出现肝失疏泄、肝阳上亢、肝火犯胃、木火刑金等病证，表现为胸胁胀痛、头昏目眩、面红目赤、呕血、咯血等症。肝喜条达，伸展，春季天气上升，万物伸展，与肝性吻合，有益于肝脏的恢复。而夜半亥子时正是肝经主事，也是肝脏自行修复、恢复功能的最佳时间。那么早上正是肝脏经过修复以后的状态。接下来文中叙述了肝脉正常与病理状态下的改变。而后紧接着提及了春日养肝的思想，体现了中医天人合一的思想。最后加以对上文总结"肝主情志"，郁证肝病者多有情志改变的缘由。

【原文十七】《诸病源候论·卷之十五·五脏六腑病诸候（凡十三论）·二、心病候》

心象火，旺于夏。其脉如钩而洪大，其候舌，其声言，其臭焦，其味苦，其液汗，其养血，其色赤，其藏神；手少阴其经也。与小肠合，小肠为腑而主表，心为脏而主里。

心气盛，为神有余，则病胸内痛，胁支满，胁下痛，膺、背、髆胛间痛，两臂内痛，喜笑不休，是心气之实也，则宜泻之。心气不足，则胸腹大，胁下与腰背相引痛，惊悸，恍惚，少颜色，舌本强，善忧悲，是为心气之虚也，则宜补之。

【按语】

上文首先论述了心脏所主，而后叙述心气盛者，即"神有余"的表现，同上文"肝病"篇，皆为因果顺序论述。而反观郁证，病因情志过极而伤于心，致心之气不足，或心阴亏虚，或心火亢盛，日久损伤心神，致心神失养。郁火伤阴，肾阴亏耗，心失所养，则出现心肾阴虚之证，与此条恰好对应。

【原文十八】《诸病源候论·卷之十六·心腹痛病诸候（凡七论）·七、辛苦烦满又胸胁痛欲死候》

此由手少阳之络脉虚，为风邪所乘故也。手少阳之脉，起小指次指之端，上循入缺盆，布中，散络心包。风邪在其经，邪气迫于心络，心气不得宣畅，故烦满；乍上攻于胸，或下引于胁，故烦满而又胸胁痛也。若经久，邪气留连，搏于脏则成积，搏于腑则成聚也。

【按语】

手少阳三焦经虚，故外邪易乘，因其走行，故而有烦满、胸胁痛等表现，若邪气长时间未出，继而乘虚积聚。三焦主气道，故有邪不得出，气不畅而郁于体内，表现为气滞等症，符合郁证表现。

【原文十九】《诸病源候论·卷之二十·痰饮病诸候（凡十六论）·一、痰饮候》

痰饮者，由气脉闭塞，津液不通，水饮气停在胸腑，结而成痰。又其人素盛今瘦，水走肠间，漉漉有声，谓之痰饮。其为病也，胸胁胀满，水谷不消，结在腹内两肋，水入肠胃，动作有声，体重多唾，短气好眠，胸背痛，甚则上气咳逆，倚息，短气不能卧，其形如肿是也。

脉偏弦为痰，浮而滑为饮。其汤熨针石，别有正方，补养宣导，今附于后。

《养生方·导引法》云：左右侧卧，不息十二通，治痰饮不消。右有饮病，右侧卧；左有饮病，左侧卧。又有不消，以气排之，左右各十有二息。治痰饮也。

【按语】

痰饮者是由气脉不同、津液不行导致。因患者患病后，肠内漉漉如泉，故而为痰饮。痰饮多好发于胸胁，结于胸背腹部而起病。痰饮者脉搏多弦，脉滑者多为水湿水饮。治疗亦取《养生方》之气功保健。郁证脾虚失运者可表现为咽中如有异物梗塞，吞之不下，咯之不出之感。而此病好发于胸胁，在脾虚的同时又有痰扰胸膈等症状。

【原文二十】《诸病源候论·卷之二十·痰饮病诸候（凡十六论）·五、痰结实候》

此由痰水积聚，在于胸腑，遇冷热之气相搏，结实不消，故令人心腹痞满，气息不安，头眩目暗，常欲呕逆，故言痰结实。

【按语】

与"痰饮候"相同，此文亦为脾虚型痰郁。但此痰未表现出"饮"，而是结合寒热之邪气，故而称痰实。又因其导致气机失调，表现为"结"的症状，故而称为痰结实。

【原文二十一】《诸病源候论·卷之二十·痰饮病诸候（凡十六论）·十三、诸饮候》

诸饮者，皆由荣卫气痞涩，三焦不调，而因饮水多，停积而成痰饮。其为病也，或两胁胀满，或心胸烦闷，或眼暗口干，或呕逆短气，诸候非一，故云诸饮。其汤熨针石，别有正方，补养宣导，今附于后。

《养生方·导引法》云：行左之右之侧卧，闭目，气不息十二通，治诸饮不消。右有饮病，右不息，排下消之。

又云：行气，低头倚壁，不息十二通，以意排之，痰饮宿食从下部出，自愈。行气者，身直颈曲，排气下行而一通，愈宿食。久行自然能出，不须孔塞也。

【按语】

患者本有荣卫气不足，水之气化作用降低，而后饮水过度，三焦失司，水郁而化痰，则发为本病，可导致两胁胀满等症状。后方以运气排饮为主。

【原文二十二】《诸病源候论·卷之二十·痞噎病诸候（凡八论）·一、八痞候》

夫八痞者，荣卫不和，阴阳隔绝，而风邪外入，与卫气相搏，血气壅塞不通，而成痞也。痞者，塞也，言腑脏痞塞不宣通也。由忧恚气积，或坠堕内损所致。其病腹内气结胀满，时时壮热是也。其名有八，故云八痞。而方家不的显其证状，范汪所录华佗太一决疑双丸方云，治八痞、五疝、积聚、伏热、留饮、往来寒热，亦不说八痞之名也。

【按语】

继五痞七气后，本书还记载了八痞候。八痞者荣卫不和，阴阳隔绝。脏腑虚弱之时，复感外邪，血气运行不畅，故而成痞，痞意为闭塞不通，即脏腑郁闭不通。此病多由情志不畅或脏腑虚损所致。腹满气结，气郁而发热。因其症状可大致分为八种，故称为八痞。所用方药不能覆盖所有症状，其他所用方药也没有与八痞对症。

【原文二十三】《诸病源候论·卷之二十·痞噎病诸候（凡八论）·二、诸痞候》

诸痞者，荣卫不和，阴阳隔绝，腑脏痞塞而不宣通，故谓之痞。但方有八痞、五痞或六痞，以其名状非一，故云诸痞。其病之候，但腹纳气结胀满，闭塞不通，有时壮热，与前八痞之势不殊，故云诸痞。其汤熨针石，别有正方，补养宣导，今附于后。

《养生方·导引法》云：正坐努腰，胸仰举头，将两手指相对，向前捺席使急，身如共头胸向下，欲至席还起，上下来去二七。去胸肋痞、脏冷、疼闷、腰脊闷也。

【按语】

与上文承接，本条讲述了"诸痞"——即除八痞外其他痞证的症状，但因其与气郁致病的原因相同，故而同为郁证范畴。文末以《养生方》所去"诸痞"为结尾。

【原文二十四】《诸病源候论·卷之二十·痞噎病诸候（凡八论）·三、噎候》

夫阴阳不和，则三焦隔绝，三焦隔绝，则津液不利，故令气塞不调理也，是以成噎。此由忧恚所致，忧恚则气结，气结则不宣流，使噎。噎者，噎塞不通也。

【按语】

阴阳不合，三焦无法作为水道而行，津液不行，气也因此阻塞无法宣散，因此成为噎证。噎证由情志不畅所致，忧恚导致气结，故而噎。这和痰气交阻型郁证的症状相同，表现为精神抑郁，胸部满闷，胁肋胀满，咽中如有异物梗塞，吞之不下、咯之不出，苔白腻，脉弦滑。

【原文二十五】《诸病源候论·卷之二十·痞噎病诸候（凡八论）· 四、五噎候》

夫五噎，谓一曰气噎，二曰忧噎，三曰食噎，四曰劳噎，五曰思噎。虽有五名，皆由阴阳不和，三焦隔绝，津液不行，忧恚嗔怒所生，谓之五噎。噎者，噎塞不通也。

【按语】

五噎者，虽症状不同，但究其缘由，皆在阴阳不和、三焦阻隔的病理基础上，加情志不畅而引发。

【原文二十六】《诸病源候论·卷之二十四·注病诸候（凡三十四论）·二十一、哭注候》

注者住也，言其病连滞停住，死又注易傍人也。人有因哭泣悲伤，情性感动，腑脏致虚，凶邪之气因入腹内，使人四肢沉重。其后若自哭及闻哭声，怅然不能自禁持，悲感不已，故谓之哭注。

【按语】

上文讲述了情绪不畅，具体为哭泣悲伤，情性感动而引发的脏腑虚弱。脏腑虚弱，邪气入内，使患者四肢沉重（为水湿敷布于四肢所致）。若后面患者会自发哭泣，怅然若失、感到悲伤，则表现为哭注。

【原文二十七】《诸病源候论·卷之二十四·注病诸候（凡三十四论）·二十六、血注候》

注者住也，言其病连滞停住，死又注易傍人也。人血气虚，为邪所乘故也。心主血脉，心为五脏之主，血虚受邪，心气亦不足。其状：邪气与血并心，心守虚，恍惚不定。邪并于血，则经脉之内，淫奕沉重，往来休作有时，连注不瘥，故谓之血注。

【按语】

淫奕，即淫裔，注者，声音延绵不绝，意为停驻，也就是说病性停驻，重病又容易傍上人体。人的血气空虚，是邪气寄宿于内所致。心主血脉，统筹五脏，血虚受外邪，心气也受到影响。患者表现为心神失守，精神恍惚不定。邪与血相伴，在经络之内缓缓流动。往来休止和发作按时，发作为注病，故称为血注。

【原文二十八】《诸病源候论·卷之二十七·血病诸候（凡九论）·一、吐血候》

夫吐血者，皆由大虚损及饮酒、劳损所致也。但肺者，五脏上盖也，心肝又俱主于血。

上焦有邪，则伤诸脏，脏伤血下入于胃，胃得血则闷满气逆，气逆故吐血也。

但吐血有三种：一曰内衄，二曰肺疽，三曰伤胃。内衄者，出血如鼻衄，但不从鼻孔出，是近心肺间津出，还流入胃内。或如豆汁，或如衄血，凝停胃里，因即满闷便吐，或去数升乃至一斗是也。肺疽者，言饮酒之后，毒满便吐，吐以后有一合二合，或半升一升是也。

伤胃者，是饮食大饱之后，胃内冷，不能消化，则便烦闷，强呕吐之，所食之物与气共上冲蹙，因伤损胃口，便吐血，色鲜正赤是也。

凡吐血之后，体恒，奄奄然，心里烦躁，闷乱纷纷，颠倒不安。

寸口脉微而弱，血气俱虚，则吐血。关上脉微而芤，亦吐血。脉细沉者生，喘咳上气，脉数浮大者死。久不瘥，面色黄黑，无复血气，时寒时热，难治也。

《养生方》云：思虑伤心，心伤则吐衄，发则发焦也。

【按语】

文中讲述了上焦郁邪，血郁于胃中，故胃满气逆，发为吐血。根据血的来源可分为三种：内衄、肺衄、伤胃。其中胃伤者因脏腑受损，表现为心理烦躁，闷乱纷纷，其脉象微弱，关上脉芤，为出血后的脉象。《养生方》中将此归为思虑所致。

【原文二十九】《诸病源候论·卷之二十七·血病诸候（凡九论）·三、呕血候》

夫心者，主血；肝者，藏血。愁忧思虑则伤心，患怒气逆，上而不下则伤肝。肝心二脏伤，故血流散不止，气逆则呕而出血。

【按语】

向来郁证为忧思入肝，致气机不畅，从而进一步损伤其他脏腑，发为各脏腑的郁证。此文中反从心入肝，因忧思伤心，气逆伤肝。肝心皆伤，血流不止，气逆者伴有呕血。这也解释了上一条文中呕血的缘由。

【原文三十】《诸病源候论·卷之三十七·妇人杂病诸候一（凡三十二论）·二、风邪惊悸候》

风邪惊悸者，是风乘于心故也。心藏神，为诸脏之主。若血气调和，则心神安定；若虚损，则心神虚弱，致风邪乘虚干之，故惊而悸动不定也。其惊悸不止，则变恍惚而忧惧。

【按语】

受到风邪而惊悸的患者，病因是风邪趁心虚而寄宿于内。心藏神，统筹五脏。若血气调和，则心神安定无扰；若血气虚损，则心神虚弱，导致风邪有机可乘。因此，患者惊悸不定，情志恍惚忧郁。

【原文三十一】《诸病源候论·卷之三十八·妇人杂病诸候二（凡一十九论）·四十九、八瘕候》

其八瘕者，黄瘕、青瘕、燥瘕、血瘕、脂瘕、狐瘕、蛇瘕、鳖瘕也。

燥瘕者，妇人月水下，恶血未尽，其人虚惫，而已夏月热行疾走，若举重移轻，汗出交流，气力未平，而卒以患怒，致猥咽不泄，经脉挛急，内结不舒，烦满少气，上达胸膈背脊，小腹为急，月水与气俱不通，而反以饮清水快心，月水横流，衍入他脏不去，有热，因生燥瘕之聚。大如半杯，上下腹中苦痛，还两胁下，上引心而烦，害饮食，欲吐，胸及腹中不得大息，腰背重，喜卧盗汗，足酸疼痛，久立而痛，小便失时，居然自出若失精，月水闭塞，大便难。病如此者，其人少子。

狐瘕者，妇人月水当月数来，而反悲哀忧恐，以远行逢暴风疾雨，雷电惊恐，衣被沉湿，疲倦少气，心中未定，四肢懈惰，振寒，脉气绝，精神游亡，邪气入于阴里不去，生狐瘕之聚。食人脏，令人月水闭不通，小腹瘀滞，胸胁腰背痛，阴中肿，小便难，胞门子户不受男精。五脏气盛，令嗜食，欲呕，喜唾，多所思，如有娠状，四肢不举。有此病者，终身无子。其瘕有手足成形者，杀人也；未成者可治。

【按语】

此处讲述了"八瘕"，而其中燥瘕与狐瘕者，皆由脏腑虚守，而后由情绪不畅所引起。其发病症状皆有情志改变，而郁证者恰由情志所起，同样引起胸胁苦满、咽痹与情志改变等症。

【原文三十二】《诸病源候论·卷之三十九·妇人杂病诸候三（凡四十论）·六十一、烦满候》

烦满者，由体虚受邪，使气血相搏而气逆，上乘于心胸，气痞不宣，故令烦满。烦满者，心烦、胸间气满急也。

【按语】

此处论述的烦满候更为贴切郁证之气郁，皆为先有体虚，后由脏腑自郁而成。此条中所郁为心胸，故而心烦胸满。

【原文三十三】《诸病源候论·卷之三十九·妇人杂病诸候三（凡四十论）·六十六、咽中如炙肉脔候》

咽中如炙肉脔者，此是胸膈痰结，与气相搏，逆上咽喉之间，结聚，状如炙肉之脔也。

【按语】

郁证痰气郁结者精神抑郁，胸部满闷，胁肋胀满，咽中如有异物梗塞，吞之不下，咯之不出。而此条文中如咽有物，为痰结胸膈，痰气交阻所致。

皆与郁证相同。

【原文三十四】《诸病源候论·卷之四十一·妇人妊娠病诸候上（凡二十论）·二、妊娠恶阻候》

恶阻病者，心中愦闷，头眩，四肢烦疼，懈惰不欲执作，恶闻食气，欲啖咸酸果实，多睡少起，世云恶食，又云恶字是也。乃至三四月日以上，大剧者，不能自胜举也。此由妇人元本虚羸，血气不足，肾气又弱，兼当风饮冷太过，心下有痰水挟之，而有娠也。经血既闭，水渍于脏，脏气不宣通，故心烦愦闷，气逆而呕吐也；血脉不通，经络痞涩，则四肢沉重；挟风则头目眩。故欲有胎，而病恶阻。所谓欲有胎者，其人月水尚来，而颜色皮肤如常，但苦沉重愦闷，不欲食饮，又不知其患所在，脉理顺时平和，即是欲有胎也。如此经二月日后，便觉不通，则结胎也。

【按语】

《诸病源候论》认为怀孕期的劳逸适度非常重要，主张孕妇应适当劳作，以强气血，长精神，充养小儿。现代医学研究发现产伤和缺氧是儿童癫痫的主要病因，怀孕期间孕妇适当活动，有利于胎儿的良好发育，孕妇分娩时产力正常，体力充足，对预防难产致胎儿损伤、减少儿童癫痫的发生，具有重要意义。

【原文三十五】《诸病源候论·卷之四十二·妇人妊娠病诸候下（凡四十一论）·三十二、妊娠子烦候》

脏虚而热气乘于心，则令心烦；停痰积饮，在于心胸，其冲于心者，亦令烦也。若虚热而烦者，但烦热而已；若有痰饮而烦者，则呕吐涎沫。妊娠之人，既血饮停积，或虚热相搏，故亦烦。以其妊娠而烦，故谓之子烦也。

【按语】

脏腑虚弱而热邪趁机而入，令患者心烦不已。心胸中停聚痰饮，气冲于心，故而烦躁。若只是虚烦，仅仅是烦热；但烦伴有痰饮时，患者可表现为口吐泡沫。妊娠的患者还伴有血饮停积，有时伴有虚热，因此也可表现为烦，医生以为其烦由妊娠，实则由此。

【原文三十六】《诸病源候论·卷之四十二·妇人妊娠病诸候下（凡四十一论）·三十七、妊娠胸痹候》

胸痹者，由寒气客于脏腑，上冲胸心，如满，噎塞不利，习习如痒而痹痛，胸中栗栗然，饮食不下，谓之胸痹出。而脾胃渐弱，乃至毙人。妊娠而病之，非直妊妇为患，亦伤损于胎也。

【按语】

胸痹者由寒郁于脏腑，邪气上扰心胸，患者胸部膨大如满，吞咽不利，像羽毛吹拂一样痒，痹痛不已，胸中常感到惊悚，难以进食，谓之胸痹所致。脾胃因此日渐衰弱，直至患者死亡。孕妇患病，还会影响腹中胎儿。

【原文三十七】《诸病源候论·卷之四十三·妇人产后病诸候上（凡三十论）·一、产后血运闷候》

运闷之状，心烦气欲绝是也。亦去血过多，亦有下血极少，皆令运。若产去血过多，血虚气极，如此而运闷者，但烦闷而已。若下血过少，而气逆者，则因随气上掩于心，亦令运闷，则烦闷而心满急。二者为异。亦当候其产妇血下多少，则知其产后应运与不运也。然烦闷不止，则毙人。凡产时当向坐卧，若触犯禁忌，多令运闷，故血下或多或少。是以产处及坐卧，须顺四时方面，避五行禁忌，若有触犯，多招灾祸也。

【按语】

产后运闷，表现为心烦欲绝，是由血脱引起，血脱少也会导致患者运闷。对于失血过多的证型，也仅仅是由血虚过度导致的虚烦。但由下血过少者，因其随气上，蒙蔽心神，表现为烦闷心胸，闷满急迫，二者不同。要根据产妇出血多少判断产后的运闷与否。若产妇烦闷不止，则容易死亡。产时姿势正确，若触犯禁忌，多会导致运闷。故要注意产时方位与四时五行等禁忌。此处记载了血虚血瘀类型，属六郁之类。

【原文三十八】《诸病源候论·卷之四十三·妇人产后病诸候上（凡三十论）·十七、产后虚烦候》

产血气俱伤，脏腑虚竭，气在内不宣，故令烦也。

【按语】

此条文讲述了产后血气损伤，脏腑虚衰，气在内郁闭不得外宣，故而烦。此为六郁中的气郁。

【原文三十九】《诸病源候论·卷之四十三·妇人产后病诸候上（凡三十论）·二十五、产后中风候》

产则伤动血气，劳损腑脏，其后未平复，起早劳动，气虚而风邪乘虚伤之，致发病者，故曰中风。若风邪冷气，初客皮肤经络，疼痹不仁，若乏少气；其人筋脉挟寒，则挛急僻挟湿则强，脉缓弱；若入伤诸脏腑，恍惚惊悸。随其所伤腑脏经络，而为诸疾。

【按语】

此属广义郁证，源于产后动血气，脏腑虚损，加之劳作复感外邪，风气郁于脏腑所发。若风夹寒，则客于皮肤导致肌肤麻木不仁，少气。经脉中有寒气，则患者挛急。夹湿则肌肉坚大肿满，脉缓弱。如果邪气郁闭于脏腑，则会导致患者精神失常。

【原文四十】《诸病源候论·卷之四十六·小儿杂病诸候二（凡三十四论）·五十二、寒热往来五脏烦满候》

风邪外客于皮肤，内而痰饮渍于腑脏，致令血气不和，阴阳交争，故寒热往来。而热乘五脏，气积不泄，故寒热往来而五脏烦满。

【按语】

风邪客于肌肤，内有痰饮存于脏腑，令血气不和，阴阳交争，寒热往来，其中热乘五脏六腑，气机疏泄不得，故伴有五脏烦满的感觉。此为气郁者。

【原文四十一】《诸病源候论·卷之四十六·小儿杂病诸候二（凡三十四论）·五十四、寒热结实候》

外为风邪客于皮肤，内而痰饮渍于腑脏，使血气不和，阴阳交争，则发寒热。而脏气本实，复为寒热所乘，则积气在内，使人胸胁心腹烦热而满，大便苦难，小便亦涩，是为寒热结实。

【按语】

此条同上，属于郁证，但患者脏气不虚，故积气在内，胸胁心腹苦满烦热，二便困难，属于外感实证。

2. 治疗

【原文一】《诸病源候论·卷之一·风病诸候上（凡二十九论）·二十七、风惊悸候》

《养生方》云：唯欲嘿气养神，闭气使极，吐气使微。又不得多言语、大呼唤，令神劳损。亦云：不可泣泪，及多唾涕。此皆为损液漏津，使喉涩大渴。

又云：鸡鸣时，叩齿三十六通讫，舐唇漱口，舌聊上齿表，咽之三过。杀虫，补虚劳，令人强壮。

又云：两足跟相对，坐上，两足指向外扒；两膝头拄席，两向外扒使急；始长舒两手，两向取势，一一绵急三七。去五劳、腰脊膝疼、伤冷脾痹。

又云：跪一足，坐上，两手髀内卷足，努向下。身外扒，一时取势，向心来去二七，左右亦然。去五劳、足臂疼闷、膝冷阴冷。

又云：两足相踏，令足掌合也；蹙足极势，两手长舒，掌相向脑项之后，兼至膊，相挽向头膊，手向席，来去七；仰手，合手七。始两手角上极势，腰正，足不动。去五劳。七伤，齐下冷暖不和。数用之，常和调适。

又云：一足踏地，一足屈膝，两手抱犊鼻下，急挽向身极势。左右换易四七。去五劳、三里气不下。

又云：蛇行气，曲卧以，正身复起，踞，闭目随气所在，不息，少食裁通肠，服气为食，以舐为浆，春出冬藏，不财不养。以治五劳七伤。

又云：虾蟆行气正，动摇两臂，不息十二通。以治五劳、七伤、水肿之病也。

又云：外转两足，十遍引。去心腹诸劳。内转两足，十遍引，去心五息止。去身一切诸劳疾疹。

【按语】

此文为上文"风惊悸候"所附治疗手段，《养生方》内容主要为男性治疗或保养、女性治疗或保养、房中术和一般的养生补益等养生药方，是世界上现存最古老的有关养生学的专科文献之一。

【原文二】《诸病源候论·卷之六·解散病诸候（凡二十六论）·一、寒食散发候》

紫石英对人参，其治主心肝，通至腰脚。人参动紫石英，心急而痛，或惊悸不得眠卧；或恍惚忘误，失性狂发；或黯黯欲眠，或愦愦喜，或瘥或剧，乍寒乍热；或耳聋目暗。又，防风虽不对紫石，而能动紫石，紫石由防风而动人参。人参动，亦心痛烦热，头项强。始觉，便宜服麻黄汤。

【按语】

紫石英，主治心悸，怔忡，惊痫，肺寒咳逆上气，女子宫寒不孕。《药对》云：（紫石英）得茯苓、人参、芍药共疗心中结气；人参主治心肝疾病，通治从腰到脚的症状。人参加紫石英，可治疗心急而痛，惊悸不得睡眠；或者恍惚易忘，性情发狂；也可以治疗昏昏沉沉想要睡觉，或者是心里惊而喜，病情转归不定，忽寒忽热；又或者是耳聋、视力不好。防风虽然与紫石英功效不相为药对，但能帮助紫石英的药性，因此紫石英与防风又能共同促进人参的药效。人参发动太过，患者亦心痛烦热，头项强痛。身体不适才有所发觉，于是应当服用麻黄汤。

二、《备急千金要方》

　　《备急千金要方》，又称《千金要方》《千金方》，唐朝孙思邈所著，约成书于永徽三年（公元652年），共30卷。该书集唐代以前诊治经验之大成，对后世医家影响极大。《备急千金要方》奠定了中医伦理学和宋代妇科、儿科独立的基础；其治内科病提倡以"五脏六腑为纲，寒热虚实为目"，并开创了脏腑分类方剂的先河；其中将飞尸鬼疰（类似肺结核病）归入肺脏证治，提出霍乱因饮食而起，以及对附骨疽（骨关节结核）好发部位的描述、消渴（糖尿病）与痈疽关系的记载，均显示了相当高的认识水平；针灸孔穴主治的论述，为针灸治疗提供了准绳，阿是穴的选用、"同身寸"的提倡，对针灸取穴的准确性颇有帮助。

　　《备急千金要方》对于郁证相关内容主要以脏腑进行分类，但对比其他书籍，在经产、针灸、食治、养生等方面集唐代以前之大成，均作了详细论述。同时，该书有关五脏的介绍对郁证的诊断与治疗具有较大的参考价值。

1. 脏腑论治

【原文一】《备急千金要方·卷第一·绪论》

　　夫百病之本，……又有冷热劳损，伤饱房劳，惊悸恐惧，忧恚怵惕，又有产乳落胎，堕下瘀血，又有贪饵五石，以求房中之乐。此皆病之根源，为患生诸枝叶也。

【按语】

　　本段指出情志内伤亦可作为疾病之本。人能不劳五脏之气，则五神各守其脏，故曰神脏也。贼郎反。若怵惕思虑，悲哀动中，喜乐无极，愁忧不解，盛怒不止，恐惧不息，躁动不已，则五神消灭，伤脏者也。《黄帝内经太素·阴阳杂说》论述了五神脏的概念，言及情志内伤可损伤脏腑之气："人能不劳五脏之气，则五神各守其脏，故曰神脏也。若怵惕思虑，悲哀动中，喜乐无极，愁忧不解，盛怒不止，恐惧不息，躁动不已，则五神消灭，伤脏者也。"

【原文二】《备急千金要方·卷十一·肝脏》

肝病胸满胁胀，善恚怒叫呼，身体有热而复恶寒，四肢不举，面白，身体滑，其脉当弦长而急，今反短涩，其色当青而反白者，此是金之克木，……角音人者，主肝声也，肝声呼，其音琴，其志怒，其经足厥阴。

【按语】

肝脏病症对应情志恚怒，其气郁化火是郁证的病因之一，肝脏对应角声，对应的音乐可以作为治疗方法之一。《神农本草经疏·肝实（五证）》有言："善怒，怒则气上逆，甚则呕血及飧泄，忌补、升、热燥、闭气……善太息，忽忽不乐，忌宜俱同善怒；胁痛呕血，属肝气逆，肝火盛，忌宜俱同善怒。"即过怒伤肝，肝系病证的表现，证治也多从火、从热。《备急千金要方》在后方"养性篇"中亦提及："肝脏病者，忧愁不乐，悲思喜头眼疼痛。"

【原文三】《备急千金要方·卷十三·心脏方（凡八类）》

心藏脉，脉舍神，怵惕思虑则伤神，神伤则恐惧自失，破目脱肉，毛悴色夭，死于冬。

【按语】

本段阐述了忧思伤神，而心藏神，因而情志内伤对于心脏的损伤严重，神伤的预后较差。《备急千金要方·卷十三·心脏方》中还指出"心在声为笑，在变动为忧，在志为喜，喜伤心，精气并于心则喜，心虚则悲，悲则忧，实则笑，笑则喜"以及"愁忧思虚则伤心，心伤则苦惊，喜忘，善怒"。上述文字阐明了忧思伤心神，然五脏为一整体，君主之官受损，波及肝脾肺肾，重则预后不良。

【原文四】《备急千金要方·卷十五·脾脏方（凡十类）》

论曰：脾主意，脾脏者，意之舍，意者存忆之志也。为谏论大夫，并四脏之所受，心有所忆谓之意，意之所存谓之志，因志而存变谓之思，因思而远慕谓之虑，因虑而处物谓之智。

脾藏营，营舍意，忧愁不解则伤意，意伤则闷乱，四肢不举，毛悴色夭，死于春。

【按语】

本段阐述了五脏中的"脾"，脾藏意，以及与脾相关情志的疾病。脾主意出自《素问·宣明五气篇第二十三》。《三因极一病证方论》阐述了脾病多导致健忘："脾主意与思，意者记所往事，思则兼心之所为也。……今脾受病，则意舍不清，心神不宁，使人健忘，尽心力思量不来者，是也。"扁鹊认为："脾有病则色萎黄，实则舌本强直，虚则多癖善吞注利，其实若阳气壮，则梦饮食之类。脾在声为歌，在变动为噫，在志为思，思伤脾。"

【原文五】《备急千金要方·卷十九·肾脏方（凡八类）》

肾藏精，精舍志，盛怒不止则伤志，志伤则善忘其前言，腰脊痛不可以俯仰屈伸，毛悴色夭，死于季夏。

【按语】

本段阐述了五脏神中的"肾"，肾藏志，以及与肾相关的情志疾病。《备急千金要方·卷十九·肾脏方》中还指出"肾在声为呻，在变动为栗，在志为恐。恐伤肾，精气并于肾则恐，脏主冬病，在脏者取之井"以及"是故五脏主藏精者也，不可伤，伤则守失而阴虚，虚则无气，无气则死"。上述文字阐明了过恐伤肾，致肾系病证，多伴随腰脊酸痛等表现，若肾精亏损至极，肾阴失守无以制约，则预后不良。

【原文六】《备急千金要方·卷十九·肾脏方（凡八类）》

凡远思强虑伤人，忧恚悲哀伤人，喜乐过度伤人，忿怒不解伤人，汲汲所愿伤人，戚戚所患伤人，寒暄失节伤人。

【按语】

本段介绍了七伤的众多病因，古籍中七伤的分类各不相同。《金匮要略·血痹虚劳病脉证并治》将其分为："食伤、忧伤、饮伤、房室伤、饥伤、劳伤、经络营卫气伤。"《诸病源候论·虚劳候》认为："一曰大饱伤脾，二曰大怒气逆伤肝，三曰强力举重，久坐湿地伤肾，四曰形寒，寒饮伤肺，五曰忧愁思虑伤心，六曰风雨寒暑伤形，七曰大恐惧，不节伤志。"

2. 临床表现

【原文一】《备急千金要方·卷十三·心脏方（凡八类）》

左手寸口人迎以前脉阴虚者，手少阴经也。病苦悸恐不乐，心腹痛难以言，心如寒恍惚，名曰心虚寒也。

【按语】

本段指出心虚寒的脉诊及临床表现。《五脏论》阐述："心气若不足，衄血眼中黄，悲愁及喜怒，烦闷即慌忙，梦寐不自觉，心热须水浆，咽喉中满痛，舌强口夸张，冷汗出不止，妄语忽惊忙，此为损心气，不疗转加伤。"《太平圣惠方》阐述："夫心虚则生寒，寒则阴气盛，阴盛则血脉虚少而多恐畏，情绪不乐，心腹暴痛，时唾清涎，心膈胀满，好忘多惊，梦寐飞扬，精神离散，其脉浮而虚者，是其候也。"

【原文二】《备急千金要方·卷十五·脾脏方（凡八类）》

右手寸口气口以前脉阴阳俱虚者，手太阴与阳明经俱虚也。病苦耳鸣嘈嘈，时妄见光明，情中不乐或如恐怖，名曰肺与大肠俱虚也。

【按语】

本段阐述了肺与大肠俱虚的临床表现。扁鹊认为："肺有病则鼻口张，实热则喘逆胸凭仰息，其阳气壮则梦恐惧等。虚寒则咳息下利少气，其阴气壮则梦涉水等。肺在声为哭，在变动为咳，在志为忧。忧伤肺，精气并于肺则悲也。"

【原文三】《备急千金要方·卷十七·肺脏方（凡八类）》

论曰：七气者，寒气、热气、怒气、恚气、喜气、忧气、愁气。凡七种气积聚坚大如杯，若积在心下腹中，疾痛不能饮食，时来时去，每发欲死如有祸祟，皆七气所生。寒气即呕逆恶心。热气即说物不竟而迫。怒气即上气不可忍，热痛上抢心，短气欲死不得息。恚气即积聚在心下不得饮食。喜气即不可疾行，不能久立。忧气即不可剧作，暮卧不安。愁气即喜忘不识人语，置物四方还取不得，去处若闻，急即四肢浮肿，手足筋挛，捉不能举如得病。

【按语】

本段阐述了"七气"的临床表现。《诸病源候论·七气候》阐述了七气严重的临床表现："七气者，寒气、热气、怒气、恚气、忧气、喜气、愁气。凡七气积聚，牢大如杯，若在心下腹中疾痛欲死，饮食不能，时来时去，每发欲死，如有祸状，此皆七气所生。"《证治要诀·诸气门》阐述了七气产生的病理产物："喜怒忧思悲恐惊，谓之七气所伤。有小疾，在咽喉间，如棉絮相似，咯不出，咽不下，并宜四七汤，未效，进丁沉透膈汤。"

【原文四】《备急千金要方·卷十九·肾脏方（凡八类）》

凡肾病之状，必腹大胫肿痛。喘咳身重，寝汗出。憎风虚，即胸中痛，大腹小腹痛，清厥，意不乐，取其经足少阴太阳血者。

【按语】

本段引用《素问》阐述了肾病的临床表现。《脉经》阐述肾病证候为："肾病，其色黑，其气虚弱，吸吸少气，两耳苦聋，腰痛，时时失精，饮食减少，膝以下清。"

3. 脉诊

【原文一】《备急千金要方·卷十三·心脏方（凡八类）》

左手关前寸口阴实者，心实也。是心下有水气，忧恚发之，刺手心主治阴。

心脉沉之小而紧，浮之不喘，苦心下聚气而痛，食不下，喜咽唾，时手足热烦满，时忘不乐，喜太息，得之忧思。

心病其色赤，心痛短气，手掌烦热，或啼笑骂詈，悲思愁虑，面赤身热，其脉实大而数，此为可治，宜服（阙宜服者药）。

【按语】

本段阐述了心实忧恚等疾病的脉诊特征。《诸病源候论》阐述了各种心病的脉诊特点："反得弦而长，是肝乘心，母归子，虽病当愈；反得大而缓，是脾乘心，子之扶母，虽病当愈；反得微涩而短，是肺之乘心，金之陵火，为微邪，虽病不死。病心脉来，喘喘连属，其中微曲，曰心病。"

【原文二】《备急千金要方·卷二十八·脉法（凡十六类）》

寸口脉沉细者，名曰阳中之阴，病苦悲伤不乐，恶闻人声，少气，时汗出，阴气不通（不通一作并），臂不能举。

【按语】

《诸病源候论》作臂偏不举。

【原文三】《备急千金要方·卷三十·针灸下（凡八类）》

大杼、心俞，主胸中郁郁。

【原文四】《备急千金要方·卷三十·针灸下（凡八类）》

商丘，主心下有寒痛。又主脾虚，令人病不乐，好太息。凡卒心痛，汗出，刺大敦出血立已。内关，主凡心实者，则心中暴痛，虚则心烦，惕然不能动，失智。

【原文五】《备急千金要方·卷三十·针灸下（凡八类）》

巨阙、上脘，主腹胀，五脏胀，心腹满。中脘　主腹胀不通痉大便坚，忧思损伤气积聚，腹中甚痛，作脓肿往来上下。

4. 舌诊等望诊

【原文一】《备急千金要方·卷十三·心脏方（凡八类）》

心主舌，舌是心之余，……若髑骭小短薄弱而下则心下，下则虚，虚则伤寒，病忧恚，内损心暴痛，而好唾清涎，口臭，虫齿痛侵唇齿。

【按语】

本段阐述了心虚寒的舌诊特征。《灵枢·脉度》认为心有滋养舌的功能："心气通于舌，心和则舌能知五味矣。"《灵枢·五阅五使》指出："心病者，舌卷短。"

【原文二】《备急千金要方·卷十三·心脏方（凡八类）》

凡面赤目白，忧恚思虑，心气内索面色反好，急求棺椁，不过十日死。

【按语】

本段引用《脉经》，指出忧恚思虑的人发生上述情况预后极差。《黄帝内经》指出："凡相五色之奇脉，面黄目青，面黄目赤，面黄目白，面黄目黑者，皆不死也。面青目赤，面赤目白，面青目黑，面黑目白，面赤目青，皆死也。"

5. 针灸

【原文】《备急千金要方·卷十七·肺脏方（凡八类）》

心腹诸病，坚满烦痛，忧思结气，寒冷霍乱，心痛吐下，食不消，肠鸣泄利，灸太仓百壮。（太仓穴，一名胃募，在心下四寸，乃胃脘下一寸是。）

6. 食治

【原文一】《备急千金要方·卷二十六·食治方（凡五类）》

蒲桃，味甘辛平无毒，主筋骨湿痹，益气倍力强志，令人肥健。作酒常饮益人，逐水利小便。

大枣，味甘辛热滑无毒，主心腹邪气，安中养脾气，助十二经，平胃气，通九窍，和百药，补中益气，强志，治肠。生枣，多食令人热渴，气胀，苦寒热羸瘦者，弥不可食，伤人。

鸡头实，味甘平无毒，主湿痹腰脊膝痛，补中，除暴疾，益精气，强志意，耳目聪明。

樱桃，味甘平涩，调中益气，令人好颜色，美志意。

【原文二】《备急千金要方·卷二十六·食治方（凡五类）》

人乳汁，味甘平无毒，补五脏，令人肥白悦泽。

青羊胆汁，冷无毒，主诸疮，治青盲，明目。肺，治嗽止渴。肝，补肝明目。心，主忧恚，膈中逆气。肾，补肾气虚弱，益精髓。肉，味苦甘大热无毒，主暖中止痛，补中益气力。

7. 养性

【原文一】《备急千金要方·卷二十七·养性（凡八类）》

天有四时五行，以生长收藏，以寒暑燥湿风。人有五脏，化为五气，以生喜怒悲忧恐，故喜怒伤气，寒暑伤形，暴怒伤阴，暴喜伤阳。故喜怒不节，寒暑失度，生乃不固，人能根据时摄养，故得免其夭枉也。

【按语】

本段阐述了情志损伤可致疾病，论述了养性对于预防疾病的重要性。《黄帝内经》强调："恬淡虚无，真气从之，精神内守，病安从来。是以志闲而少欲，心安而不惧，形劳而不倦，气从以顺，各从其欲，皆得所愿。"抱朴子阐述了不得养生之术的严重后果："不得其术者，古人方之于凌杯以盛汤，羽苞之蓄火，又且才所不逮而强思之伤也，力所不胜而强举之伤也，深忧重恚伤也，悲哀憔悴伤也，喜乐过度伤也，汲汲所欲伤也，戚戚所患伤也，……欢呼哭泣伤也。"

【原文二】《备急千金要方·卷二十七·养性（凡八类）》

仍莫强食，莫强酒，莫强举重，莫忧思，莫大怒，莫悲愁，莫大惧，莫跳踉，莫多言，莫大笑。勿汲汲于所欲，勿怀忿恨，皆损寿命。

【按语】

本段引用孙思邈的养生理论，阐述了情绪平和对于预防疾病的重要性，同时论述诸多日常细节，例如："卧讫勿留烛灯，令人魂魄及六神不安，多愁怨。"

8. 其他

【原文】《备急千金要方·卷二·妇人方上》

然而女人嗜欲多于丈夫，感病倍于男子，加以慈恋、爱憎、嫉妒、忧恚，染着坚牢，情不自抑，所以为病根深，疗之难瘥。

【按语】

本段指出情志失常的女子多于男子，因而患病率更高且预后效果更差。

9. 方剂

（1）《备急千金要方·卷四·妇人方下（凡四类）》。

①方名：钟乳泽兰丸。

主治：妇人久虚羸瘦、弱甚，肢体烦痛，脐下结冷，不能食，面目黯黑，忧恚不乐，百病。

组成：钟乳（三两）　泽兰（三两六铢）　防风（四十二铢）　人参　柏子仁　麦冬　干地黄　石膏　石斛（各一两半）　川芎　甘草　白芷　牛膝　山茱萸　薯蓣　当归　藁本（各三十铢）　细辛

服法：一十八味为末，蜜丸如梧子，酒服二十丸，加至四十丸，日二服。

②方名：大平胃泽兰丸。

主治：男子女人五劳七伤诸不足，定志意，除烦满，手足虚冷羸瘦，及月水往来不调，体不能动等病。

组成：泽兰　细辛　黄芪　钟乳（各三两）　柏子仁　干地黄（各二两半）　大黄　前胡　远志　紫石英（各二两）　川芎　白术　川椒（各一两半）　白芷　丹参　枳实（一作栀子）　芍药　桔梗　秦艽　沙参　桂心　浓朴　石斛　苦参　人参　麦冬　干姜（各一两）　附子（一枚）　吴茱萸　麦（各五合）　陈曲（一升）　枣（五十枚作膏）

服法：上三十二味为末，蜜丸梧子大，酒服二十丸，加至三十丸，令人肥健。

按：一本无干姜，有当归三两。

（2）《备急千金要方·卷十二·胆腑方（凡七类）》。

①方名：生地黄汤。

主治：忧恚呕血烦满少气胸中痛。

组成：生地黄（一斤）　大枣（五十枚）　阿胶　甘草（各三两）

服法：上四味，咀，以水一斗煮取四升，分四服，日三夜一。

②方名：仙人玉壶丸方。

组成：雄黄　藜芦　丹砂　矾石　巴豆　八角附子（各二两）

服法：上六味，先捣巴豆三千杵，次纳矾石又捣三千杵，次纳藜芦三千杵，次纳附子三千杵，辄治五百杵，纳少蜜恐药飞扬。治药用王相吉日良时，童子斋戒为良，天晴明无云雾，白昼药成封密器中，勿泄气，着清洁处。

按：治忧恚气结在胸心，苦连噎及咳，胸中刺痛，服如麻子大三丸，日三。其他主治服用剂量各不相同。

（3）《备急千金要方·卷十三·心脏方（凡八类）》。

①方名：茯苓补心汤。

主治：心气不足，善悲愁恚怒，衄血，面黄烦闷，五心热，或独语不觉，咽喉痛，舌本强，冷涎出（一作汗出）。

组成：茯苓（四两）　桂心　甘草（各二两）　紫石英　人参（各一两）　麦冬（三两）　大枣（二十枚）　赤小豆（一十四枚）

服法：上八味，㕮咀，以水七升煮取二升半，分三服。

②方名：半夏补心汤。

主治：心虚寒，心中胀满悲忧，或梦山丘平泽者。

组成：半夏（六两）　宿姜（五两）　茯苓　桂心　枳实　橘皮（各三两）　白术（四两）　防风　远志（各二两）

服法：上九味，㕮咀，以水一斗煮取三升，分三服。

（4）《备急千金要方·卷十五·脾脏方（凡十类）》。

方名：槟榔散。

主治：脾寒饮食不消，劳倦气胀，噎满忧恚不乐。

组成：槟榔（八枚，皮子并用）　人参　茯苓　陈曲　麦蘖　浓朴　白术　吴茱萸（各二两）

服法：上八味治，下筛，食后酒服二方寸匕，日再服。

按：一方用橘皮一两半。

（5）《备急千金要方·卷十七·肺脏方（凡八类）》。

①方名：半夏汤。

主治：逆气心腹满，气上冲胸胁痛，寒冷，心腹痛，呕逆及吐不下食，忧气结聚。

组成：半夏（一升）　生姜　桂心（各五两）　橘皮（四两）

服法：上四味，咀，以水七升，煮取三升，分四服，日三夜一。

按：人强者作三服。亦治霍乱后，吐逆腹痛。

②**方名：**五膈丸。

主治：忧膈、食膈、饮膈、气膈、劳膈五病，同主咸以忧、恚、思、虑、饮食得之，若冷食及生菜便发。其病苦心满，不得气息，引背痛如刺之状，食则心下坚大如粉絮，大痛欲吐，吐即瘥。饮食不得下，甚者及手足冷，上气咳逆喘息短气。

组成：麦冬　甘草（各五两）　人参（四两）　川椒　远志　桂心　细辛（各三两）　附子（一两半）　干姜（二两）

服法：上九味为末蜜丸，微使淖，先食含如弹丸一枚，细细咽之。喉中胸中当热，药力稍尽，复含一丸，日三夜二。服药十日愈。

按：《延年方》云：若不能含者，可分一大丸作十小丸尽服之。夏月宜增麦冬、甘草、人参。胡洽云：亦可作梧子大十丸酒服之。《经心录》以吴萸代桂心，酒下如梧子五丸，空腹服之。治寒冷则心痛，咽中有物，吐之不出，咽之不下，食饮少者，治结气冷症积在胁下，脚气上入小腹，腹中胀满百病方：大蒜去心皮三升，捣令极熟，以水三升和令调，绞取汁更捣，余滓令熟，更以水三升和令调，绞取汁更捣，余滓令熟，更以水三升和令调，绞取汁合得九升，所得滓可桃颗大，弃之。以微火煎取三升，下牛乳三升，合煮取三升，旦起空腹一顿温服令尽，至申时食，三日服一剂，三十日服十剂止。

（6）《备急千金要方·卷十九·肾脏方（凡八类）》。

①**方名：**麻黄根粉。

主治：肾劳虚冷，干枯忧恚内伤，久坐湿地则损肾。

组成：秦艽　牛膝　川芎　防风　桂心　独活　茯苓（各四两）　干姜（一作干地黄）　麦冬　地骨皮（各三两）　侧子　杜仲（各五两）　石斛（六两）　丹参（八两）　五加皮（十两）　薏苡仁（一两）　大麻子（二升）

服法：上十七味，咀，以酒二斗渍七日，每服七合，日三服。

②方名：建中汤。

主治：愦愦不乐，胸中气急逆不下食饮，茎中策策痛，小便黄赤，尿有余沥，梦与鬼神交通，去精，惊恐虚乏。

组成：饴糖（八两）　黄芪　远志　当归（《千金翼方》无）　泽泻（各三两）　芍药　甘草　人参　龙骨

服法：上九味，咀，以水一斗，煮取二升半，去滓，纳饴糖令烊，一服八合，消息又一服。

按：深师无饴糖、远志、泽泻、龙骨，有桂心六两，半夏一升，附子一枚。

③方名：小建中汤。

主治：男女因积劳虚损，或大病后不复常苦四肢沉滞，骨肉酸疼，吸吸少气，行动喘，或小腹拘急，腰背强痛，心中虚悸，咽干唇燥，面体少色，或饮食无味，阴阳废弱，悲忧惨戚，多卧少起，久者积年，轻者百日，渐至瘦削，五脏气竭。

组成：甘草（一两）　桂心　生姜（各三两）　芍药（六两）　胶饴（一升）　大枣（十二枚）

服法：上六味，咀，以水九升，煮取三升，去滓，纳胶饴，每服一升，日三服，间三日，复作一剂，后可与诸丸散。

按：仲景云：呕家不可服。《肘后备急方》云：加人参、黄芪各二两佳。

④方名：五补汤。

主治：五脏虚竭短气，咳逆伤损，悒郁不足，下气通津液。

组成：五味子　桂心　人参　甘草（各一两）　麦冬　小麦（各一升）　生姜（八两）　粳米（三合）　薤白　枸杞根　白皮（各一升）

服法：上十一味，咀，以水一斗二升，煮取三升，每服一升，日三。

按：口燥先煮竹叶一把，水减一升，去叶纳诸药，煮之。（《千金翼方》无生姜）。

⑤方名：石斛散。

主治：子精虚，脉寒，阴下湿茎消，令人不乐恍惚时悲。此方除风轻身益气，明目强阴，令人有子补不足。

组成：石斛（十分）　牛膝（二分）　杜仲　附子（各四分）　柏子仁　松脂　石龙芮　云母粉　芍药

服法：上九味治下筛，酒服方寸匕，日二。阴不起倍菟丝子、杜仲。腹中痛倍芍药。膝中痛倍牛膝。背痛倍萆薢。腰中风倍防风。少气倍柏子仁。蹶不能行倍泽泻。随病所在倍三分。

（7）《备急千金要方·卷二十四·解毒杂治方（凡八类）》。

方名：瘿瘤。

主治：石瘿、气瘿、劳瘿、土瘿、忧瘿等。

组成：海藻　海蛤　龙胆　通草　昆布　石（一作矾石）　松萝（各三分）　麦曲（四分）　半夏（二分）

服法：上九味，治下筛，酒服方寸匕，日三。禁食猪、鱼、五辛、生菜，诸难消之物。十日知，二十日愈。

三、《千金翼方》

《千金翼方》由唐代医学家孙思邈撰，约成书于永淳元年（公元682年）。作者晚年集近三十年之经验，以补早期巨著《千金要方》之不足，故名翼方。孙思邈认为生命的价值贵于千金，而一个处方能救人于危殆，以千金来命名此书极为恰当。

《千金翼方》记载的治疗郁证的中药可大致分为玉石部、草部、木部、人兽部、虫鱼部等，除对药物分类不同，具体中药及所用方剂皆与名医别录大体类似。值得一提的是，本书还兼具了针灸及患者自身通过保健运动来治愈疾病的方式。

药物

【原文一】《千金翼方·卷第二·本草上·玉石部中品》

银屑。

味辛，平，有毒。主安五脏，定心神，止惊悸，除邪气。久服轻身长年。生永昌，采无时。

孔公孽。

味辛，温，无毒。主伤食不化，邪结气恶，疮疽痔，利九窍。下乳汁，男子阴疮，女子阴蚀，及伤食，病常欲眠睡。一名通石，殷孽根也，青黄色。生梁山山谷。

长石。

味辛苦，寒，无毒。主身热，胃中结气，四肢寒厥，利小便，通血脉，明目，去翳眇，下三虫，杀蛊毒，止消渴，下气除胁肋肺间邪气。久服不饥。一名方石，一名土石，一名直石。理如马齿，方面润泽玉色。生长子山谷及太山临淄，采无时。

【原文二】《千金翼方·本草上·玉石部下品》

石。

味辛甘，大热。生温；熟热，有毒。主寒热鼠，蚀疮，死肌风痹，腹中坚气，除热，明目，下气，除膈中热，止消渴，益肝气，破积聚，痼冷腹痛，去鼻中息肉。久服令人筋挛。火炼百日，服一刀圭。不炼服则杀人及百兽。一名青分石，一名立制石，一名固羊石，一名白石，一名太白石，一名泽乳，一名食盐。生汉中山谷及少室，采无时。

方解石。

味苦辛，大寒，无毒。主胸中留热结气，黄疸，通血脉，去蛊毒。一名黄石。生方山，采无时。

卤咸。

味苦咸，寒，无毒。主大热，消渴狂烦，除邪，及下蛊毒，柔肌肤，去五脏肠胃留热，结气，心下坚，食已呕逆，喘满，明目，目痛。生河东盐池。

【原文三】《千金翼方·本草上·草部上品之上》

赤芝。

味苦，平。主胸腹结，益心气，补中，增智能，不忘。久食轻身不老，延年神仙。一名丹芝。生霍山。

麦冬。

味甘，平，微寒，无毒。主心腹结气，伤中伤饱，胃络脉绝，羸瘦短气，身重目黄，心下支满，虚劳客热，口干燥渴，止呕吐，愈痿蹶，强阴益精，消谷调中，保神，定肺气，安五脏。令人肥健，美颜色，有子。久服轻身，不老不饥。秦名羊韭，齐名爱韭，楚名马韭，越名羊蓍，一名禹葭，一名禹余粮。叶如韭，冬夏长生。生函谷川谷及堤肥土石间久废处，二月、三月、八月、十月采，阴干。

远志。

味苦，温，无毒。主咳逆伤中，补不足，除邪气，利九窍，益智能，耳目聪明，不忘，强志倍力，利丈夫，定心气，止惊悸，益精，去心下膈气，皮肤中热，面目黄。久服轻身不老，好颜色，延年。叶：名小草，主益精，补阴气，止虚损，梦泻。一名棘苑，一名绕，一名细草。生太山及宛句川谷，四月采根叶，阴干。

泽泻。

味甘咸，寒，无毒。主风寒湿痹，乳难，消水，养五脏，益气力，肥健，补虚损，除五脏痞满，起阴气，止泻精，消渴，淋沥，逐膀胱三焦停水。久服耳目聪明，不饥，延年，轻身，面生光，能行水上。扁鹊云：多服病患眼。一名水泻，一名及泻，一名芒芋，一名鹄泻。生汝南池泽，五月、六月、八月采根，阴干。

人参。

味甘，微寒，微温，无毒。主补五脏，安精神，定魂魄，止惊悸，除邪气，明目，开心，益智。疗肠胃中冷，心腹鼓痛，胸胁逆满，霍乱吐逆，调中，止消渴，通血脉，破坚积，令人不忘。久服轻身延年。一名人衔，一名鬼盖，一名神草，一名人微，一名土精，一名血参。

如人形者有神，生上党山谷及辽东，二月、四月、八月上旬采根，竹刀刮，曝干，无令见。

细辛。

味辛，温，无毒。主咳逆头痛，脑动，百节拘挛，风湿痹痛，死肌，温中下气，利水道，开胸中，除喉痹鼻，风痫癫疾，下乳结，汁不出，血不行，安五脏，益肝胆，通精气。久服明目，利九窍，轻身长年。一名小辛，生华阴山谷，二月、八月采根，阴干。

茈胡。

为君，味苦，平，微寒，无毒。主心腹，去肠胃中结气，饮食积聚，寒热邪气，致新，除伤寒心下烦热，诸痰热结实，胸中邪逆，五脏间游气，大肠停积水胀，及湿痹拘挛，亦可作浴汤。久服轻身，明目益精。一名地熏，一名山菜，一名茹草。叶名芸蒿，辛香可食。生弘农川谷及宛句，二月、八月采根，曝干。

【原文四】《千金翼方·本草上·草部上品之下》

蒺藜子。

味苦辛，温，微寒，无毒。主恶血，破癥结积聚，喉痹，乳难，身体风痒，头逆，伤肺肺痿，止烦下气，小儿头疮，痈肿阴 。可作摩粉。其叶：主风痒，可煮以浴。久服长肌肉，明目轻身。一名旁通，一名屈人，一名止行，一名豺羽，一名升推，一名即梨，一名茨。生冯翊平泽或道旁，七月、八月采实，曝干。

沙参。

味苦，微寒，无毒。主血积惊气，除寒热，补中，益肺气。疗胃痹，心腹痛，结气，头痛，皮间邪热，安五脏，补中。久服利人。一名知母，一名苦心，一名志取，一名虎须，一名白参，一名识美，一名文希。生河内川谷，及宛句般阳续山，二月、八月采根，曝干。

【原文五】《千金翼方·本草上·草部中品之上》

麻黄。

味苦，温，微温，无毒。主中风，伤寒头痛，温疟，发表出汗，去邪热气，止咳逆上气，除寒热，破癥坚积聚，五脏邪气，缓急风，胁痛，字乳余疾，止好唾，通腠理，疏伤寒头疼，解肌，泻邪恶气，消赤黑斑毒，不可多服，令人虚。一名卑相，一名龙沙，一名卑盐。生晋地及河东，立秋采茎，阴干令青。

前胡。

味苦，微寒，无毒。主疗痰满，胸胁中痞，心腹结气，风头痛，去痰实，下气，治伤寒寒热，推陈致新，明目益精，二月、八月采根，曝干。

知母。

味苦，寒，无毒。主消渴热中，除邪气，肢体浮肿，下水，补不足，益气，疗伤寒久疟，烦热，胁下邪气，膈中恶，及风汗内疸，多服令人泻。一名母，一名连母，一名野蓼，一名地参，一名水参，一名水浚，一名货母，一名女雷，一名女理，一名儿草，一名鹿列，一名韭逢，一名儿踵草，一名东根，一名水须，一名沉燔。生河内川谷，二月、八月采根，曝干。

玄参。

味苦咸，微寒，无毒。主腹中寒热，积聚，女子产乳余疾，补肾气，令人目明。主暴中风伤寒，身热支满，狂邪忽忽不知人，温疟洒洒，血瘕，下寒血，除胸中气，下水，止烦渴，散颈下核，痈肿，心腹痛，坚癥，定五脏。久服补虚明目，强阴益精。一名重台，一名玄台，一名鹿肠，一名正马，一名咸，一名端。生河间川谷及宛句，三月、四月采根，曝干。

苦参。

味苦，寒，无毒。主心腹结气，癥瘕积聚，黄胆，溺有余沥，逐水，除痈肿，补中明目，止泪，养肝胆气，安五脏，定志益精，利九窍，除伏热肠，止渴，醒酒，小便黄赤，疗恶疮，下部疮，平胃气。令人嗜食，轻身。一名水槐，一名苦，一名地槐，一名菀槐，一名桥槐，一名白茎，一名虎麻，一名禄茎，一名禄白，一名陵郎。生汝南山谷及田野，三月、八月、十月采根，曝干。

白芷。

味辛，温，无毒。主女子漏下赤白，血闭，阴肿，寒热风头，侵目泪出。长肌肤，润泽，可作面脂。疗风邪，久渴，吐呕，两胁满，风痛头眩，目痒，可作膏药面脂,润颜色。一名芳香,一名白,一名莔,一名茝,一名苻离,一名泽芬。叶名麻,可作浴汤。生河东川谷下泽,二月、八月采根,曝干。

紫菀。

味苦辛,温,无毒。主咳逆上气,胸中寒热结气,去蛊毒,痿蹶,安五脏。疗咳唾脓血,止喘悸,五劳体虚,补不足,小儿惊痫。一名紫,一名青菀。生房陵山谷及真定、邯郸,二月、三月采根,阴干。

酸浆。

味酸,平,寒,无毒。主热烦满,定志益气,利水道。产难,吞其实立产。一名醋浆。生荆楚川泽及人家田园中,五月采,阴干。

【原文六】《千金翼方·本草中·草部下品之上》

桔梗。

味辛苦,微温,有小毒。主胸胁痛如刀刺,腹满,肠鸣幽幽,惊恐悸气,利五脏肠胃,补血气,除寒热风痹,温中消谷,疗喉咽痛,下蛊毒。一名利如,一名房图,一名白药,一名梗草,一名荠苨。生蒿高山谷及宛句,二月、八月采根,曝干。

旋覆花。

味咸甘,温,微温,冷利,有小毒。主结气胁下满,惊悸,除水,去脏间寒热,补中下气,消胸上痰结,唾如胶漆,心胁痰水,膀胱留饮,风气湿痹,皮间死肉,目中眵,利大肠,通血脉,益色泽。一名戴椹,一名金沸草,一名盛椹。其根:主风湿。生平泽川谷,五月采花,晒干,二十日成。

射干。

味苦,平,微温,有毒。主咳逆上气,喉痹咽痛,不得消息,散结气,腹中邪逆大热,疗老血在心脾间,咳唾、言语气臭,散胸中热气。久服令人虚。一名乌扇,一名乌蒲,一名乌翣,一名乌吹,一名草姜。生南阳川谷田野,三月三日采根,阴干。

半夏。

味辛,平,生微寒;熟温,有毒。主伤寒寒热,心下坚,下气,喉咽肿痛，胸胀咳逆，肠鸣，止汗，消心腹胸膈痰热满结，咳嗽上气，心下急痛坚痞，时气呕逆，消肿，堕胎，疗痿黄，悦泽面目。生令人吐；熟令人下。用之汤洗令滑尽。一名守田，一名文，一名水玉，一名示姑。生槐里川谷，五月、八月采根，曝干。

蜀漆。

味辛，平，微温，有毒。主疟及咳逆寒热，腹中癥坚痞结，积聚邪气，蛊毒鬼疰。疗胸中邪结气，吐出之。生江林山川谷，及蜀汉中。常山苗也，五月采叶，阴干。

鬼臼。

味辛，温，微温。有毒。主杀蛊毒，鬼疰精物，辟恶气不祥，逐邪，解百毒。疗喉结，风邪，烦惑，失魄妄见，去目中肤翳。杀大毒，不入汤。一名爵犀，一名马目毒公，一名九臼，一名天臼，一名解毒。生九真山谷及宛句，二月、八月采根。

【原文七】《千金翼方·本草中·木部上品》

茯苓。

味甘，平，无毒。主胸胁逆气，忧恚惊邪，恐悸，心下结痛，寒热烦满，咳逆，口焦舌干，利小便，止消渴，好唾，大腹淋沥，膈中痰水，水肿淋结，开胸腑，调脏气，伐肾邪，长阴，益气力，保神守中。久服安魂养神，不饥延年。一名伏菟，其有木根者名茯神。

茯神。

平。主辟不祥，疗风眩风虚，五劳口干，止惊悸。多恚怒，善忘，开心益智，安魂魄，养精神，生太山山谷松下，二月、八月采，阴干。

柏实。

味甘，平，无毒。主惊悸，安五脏，益气，除风湿痹，疗恍惚虚损，呼吸历节腰益血止汗。久服令人润泽美色，耳目聪明，不饥不老，轻身延年。生太山山谷，柏叶尤良。

牡桂。

味辛，温，无毒。主上气咳逆，结气喉痹，吐吸心痛，胁风胁痛，温筋通脉，止烦出汗，利关节，补中益气。久服通神，轻身不老。生南海山谷。

桂。

味甘辛，大热，有小毒。主温中，利肝肺气，心腹寒热，冷疾，霍乱转筋，头痛腰出汗，止烦止唾，咳逆鼻，能堕胎，坚骨节，通血脉，理疏不足。宣导百药，无所畏。久服神仙不老，生桂阳，二月、八月、十月采皮，阴干。

【原文八】《千金翼方·本草中·木部中品》

浓朴。

味苦，温，大温，无毒。主中风，伤寒，头痛寒热，惊悸，气血痹，死肌，去三虫温中益气，消痰下气。疗霍乱及腹痛胀满，胃中冷逆，胸中呕不止，泻痢，淋露，除惊，去留热心烦满，浓肠胃。一名浓皮，一名赤朴。其树名榛，其子名逐折，疗鼠，明目益气。生交趾宛句，三月、九月、十月采皮，阴干。

淡竹叶。

味辛，平，大寒。主胸中痰热，咳逆上气。沥，大寒，疗暴中风，风痹，胸中大热，止烦闷。

枳实。

味苦酸，寒，微寒，无毒。主大风在皮肤中，如麻豆苦痒。除寒热结，止痢，长肌肉，利五脏，益气轻身，除胸胁痰，逐停水，破结实，消胀满，心下急，痞痛逆气，胁风痛，安胃气，止溏泻，明目，生河内川泽，九月、十月采，阴干。

栀子。

味苦，寒，大寒，无毒。主五内邪气，胃中热气，面赤酒鼻，白癞赤癞疮疡。疗目热赤痛，胸心大小肠大热。心中烦闷，胃中热。一名木丹，一名越桃。生南阳川谷，九月采实，曝干。

【原文九】《千金翼方·本草中·木部下品》

巴豆。

味辛，温，生温；熟寒，有大毒。主伤寒温疟寒热，破癥瘕结聚，坚积，留饮痰癖，大腹水胀，荡涤五脏六腑，开通闭塞，利水谷道，去恶肉，除鬼毒蛊疰邪物，杀虫鱼。疗女子月闭烂胎，金疮脓血。不利丈夫阴。杀斑蝥毒。可炼饵之，益血脉，令人色好，变化，与鬼神通。一名巴椒。生巴郡川谷，八月采，阴干。用之去心皮。

【原文十】《千金翼方·本草中·人兽部》

龙骨。

味甘，平，微寒，无毒。主心腹鬼疰，精物老魅，咳逆，泻痢脓血，女子漏下，癥瘕坚结，小儿热气惊痫，疗心腹烦满，四肢痿枯汗出，夜卧自惊恚怒，伏气在心下，不得喘息，肠痈内疽阴蚀，止汗，缩小便，溺血，养精神，定魂魄，安五脏。

羊心。

止忧恚膈气。

牡狗心。

主忧恚气，除邪。

卵白。

微寒，疗目热赤痛，除心下伏热，止烦满咳逆，小儿下泻，妇人产难，胞衣不出。醯渍之一宿，疗黄疸，破大烦热。

【原文十一】《千金翼方·本草下·虫鱼部》

牡蛎。

味咸，平，微寒，无毒。主伤寒寒热，温疟洒洒，惊恚怒气，除拘缓鼠，女子带下赤白，除留热在关节，荣卫虚热去来不定，烦满，止汗，心痛气结，止渴，除老血，涩大小肠，止大小便，疗泻精，喉痹，咳嗽，心胁下痞热。久服强骨节，杀邪鬼，延年。一名蛎蛤，一名牡蛎。生东海池泽，采无时。

海蛤。

味苦咸，平，无毒。主咳逆上气，喘息烦满，胸痛寒热，疗阴痿。一名
魁蛤。生。

蚖虫。

味苦，微寒，有毒。主逐瘀血，破下血积，坚痞，癥瘕寒热，通利血脉
及九窍，女子月水不通，积聚，除贼血在胸腹五脏者，及喉痹结塞。生江夏
川谷，五月取，腹有血者良。

蛴螬。

味咸，微温，微寒，有毒。主恶血，血瘀，痹气，破折血在胁下，坚满
痛，月闭，目中淫肤，青翳白膜。疗吐血在胸腹不去，及破骨折，血结，金
疮内塞，产后中寒，下乳汁。一名蟦，一名齐，一名勃齐。生河内平泽，及
人家积粪草中，取无时，反行者良。

鲮鲤甲。

微寒。主五邪惊啼悲伤，烧之作灰，以酒或水和方寸匕，疗蚁。

马陆。

味辛，温，有毒。主腹中大坚癥，破积聚，息肉恶疮，白秃。疗寒热痞
结，胁下满。一名百足，一名马轴。生玄菟川谷。

【原文十二】《千金翼方·本草下·果部》

大枣。

味甘，平，无毒。主心腹邪气，安中养脾，助十二经，平胃气，通九
窍，补少气少津液，身中不足，大惊，四肢重，和百药，补中益气，强力，
除烦闷，疗心下悬，肠澼。久服轻身，长年不饥，神仙。一名干枣，一名美
枣，一名良枣。八月采，曝干。

梅实。

味酸，平，无毒。主下气，除烦满，安心，肢体痛，偏枯不仁，死肌，
去青黑志，恶疾，止下痢，好唾口干。生汉中川谷，五月采，火干。

【原文十三】《千金翼方·本草下·菜部》

白瓜子。

味甘，平，寒，无毒。主令人悦泽，好颜色，益气不饥。久服轻身耐老，主除烦满不乐。

久服寒中。可作面脂，令面悦泽。一名水芝，一名白瓜（则绞切）子。生嵩高平泽，冬瓜仁也，八月采。

【原文十四】《千金翼方·本草下·有名未用》

俳蒲木。

味甘，平，无毒。主少气止烦。生陵谷，叶如柰，实赤，三核。

秘恶。

味酸，无毒。主疗肝邪气。一名杜逢。

河煎。

味酸。主结气，痈在喉颈者。生海中，八月、九月采。

【原文十五】《千金翼方·本草下·唐本退》

船虹。

味酸，无毒。主下气，止烦满。可作浴汤。药色黄，生蜀郡，立秋取。

屈草。

味苦，微寒，无毒。主胸胁下痛，邪气，肠间寒热，阴痹。久服轻身，益气耐老，生汉中川泽，五月采。

【原文十六】《千金翼方·妇人一·妇人积聚第二》

乌头丸。

主心腹积聚，膈中气闷胀满，疝瘕，内伤瘀血，产乳众病及诸不足方：乌头（炮去皮）　巴豆（去心皮，熬，各半两）　人参　硝石（各一两）　大黄（二两）　戎盐（一两半）　苦参　黄芩　虫（熬）　半夏

（洗）　桂心（各三分）

上一十一味，捣筛为末，纳蜜、青牛胆汁拌和，捣三千杵，丸如梧桐子大。宿不食，酒服五丸。卧须臾当下，黄者心腹积也，青如粥汁者，膈上邪气也，下崩血如腐肉者，内伤也。

赤如血者，乳余疾也。如蛊刺者，虫也，下已必渴，渴饮粥，饥食酥糜，三日后当温食，食必肥浓，四十日平复。

炭皮丸。

主妇人忧恚，心下支满，膈气腹热，月经不利，血气上抢心，欲呕不可多食，懒怠不能动方：川芎（各一分）　桂心　干姜　干漆（熬）　白术（各一分半）　蜀椒（汗）　黄芩　芍药　土瓜根　大黄（炙令烟出）　虻虫（各半两，去翅足，熬）

上一十二味，捣筛为末，炼蜜为丸如梧桐子。饮服五丸，日三，不知稍增之。

七气丸。

主妇人劳气、食气、胸满气、吐逆大下气，其病短气，胸胁满，气结痛，小便赤黄，头重方：葶苈子（熬）　半夏（各一两，洗）　大黄　玄参　人参　苦参　麦冬（去心）　黄芩　干姜　川芎　远志（去心，各一两半）　硝石（一两）　瞿麦（一两半）

上一十三味，捣筛为末，炼蜜和丸如梧桐子。以酒服六丸，日一服，亦理呕逆，破积聚。

半夏汤。

主妇人胸满心下坚，咽中贴贴，如有炙腐，咽之不下，吐之不出方：半夏（一升，洗）　生姜（五两）　茯苓　浓朴（各四两）

上四味，咀，以水六升，煮取三升，分三服。（《千金要方》有苏叶二两）

【原文十七】《千金翼方·妇人二·产后虚烦第二》

人参当归汤。

主产后烦闷不安方：人参　当归　芍药　麦冬（去心）　粳米（一升）　干地黄　桂心（各一两）　大枣（二十枚，去核）　淡竹叶（切，三升）

上九味，咀，以水一斗二升，先煎竹叶及米取八升，去滓，纳药煮取三升，适寒温分三服，若烦闷不安者，当取豉一升，以水三升煮取一升，尽服之甚良。

知母汤。

主产后乍寒乍热，通身温热，胸心烦闷方：知母（三两）　黄芩　芍药（各二两）　桂心　甘草（各一两）

上五味，咀，以水五升，煮取二升五合，分为三服。（一方不用桂心，加生地黄。）

竹叶汤。

主产后心烦闷不解方：生淡竹叶（切）　麦冬（去心）　小麦（各一升）　大枣（十四枚，擘）　茯苓　生姜（各三两，切）　甘草（二两，炙）

上七味，咀，以水一斗，先煮竹叶小麦取八升，纳诸药，煮取三升，分为三服。若心中虚悸者，加人参二两；若其人食少无气力者，可更加白粳米五合；气逆者加半夏二两。

淡竹茹汤。

主产后虚烦，头痛短气欲死，心中闷乱不起方：生淡竹茹（一升）　麦冬（五合，去心）　小麦（五合）　大枣（十四枚，一方用石膏）　生姜（三两，切，一方用干姜）　甘草（炙，一两）

上六味，咀，以水八升煮竹茹小麦，减一升，仍纳诸药，更煮二升，分为二服，羸人分为三服，若有人参，纳一两，若无人参，纳茯苓一两半亦佳。人参茯苓皆治心烦闷及心惊悸，安定精神，有即为良，无自依本方服一剂，不瘥，更作服之。若逆气者加半夏二两，洗去滑。

单行白犬骨散。

主产后烦闷不食方：白犬骨烧之捣筛，以水服方寸匕。

单行小豆散。

治产后烦闷不能食虚满方：小豆三七枚，烧作屑，以冷水和顿服之。

单行蒲黄散。

治产后苦烦闷方：蒲黄。

上一味，以东流水和服方寸匕，极良。

治产后虚热往来，心胸中烦满，骨节疼及头痛，壮热，晡时辄甚，又似微疟方：蜀漆叶　黄芩　桂心　甘草（炙，各一两）　生地黄（一斤）　蒲黄　知母（各三两）　芍药（二两）

上八味，咀，以水一斗，先煮地黄取七升，去滓，下诸药，煮取二升五合，分三服，汤治寒热不损人。

鹿角屑豉汤。

主妇人堕身，血不尽去，苦烦闷方：鹿角（屑，一两）　香豉（一升半）

上二味，以水三升，先煮豉三沸，去滓，纳鹿角屑，搅令调，顿服，须臾血下。

【原文十八】《千金翼方·妇人二·腹痛第六》

干地黄汤。

主产后两胁满痛兼除百病。

干地黄　芍药（各二两）　生姜（五两）　当归　蒲黄（各三两）　桂心（六两）　大枣（二十枚，擘）　甘草（炙，一两）

上八味，咀，以水一斗，煮取二升半，分三服。

【原文十九】《千金翼方·妇人三·虚乏第一》

大补益当归丸。

治产后虚羸不足，胸中少气，腹中拘急疼痛，或引腰背痛，或产后所下过多不止，虚竭乏气，腹中痛，昼夜不得眠，及崩中，面目失色，唇口干燥。亦主男子伤绝，或从高堕下，内有所伤之处，或损血吐下及金疮等方：当归　川芎　续断　干姜　阿胶（炙）　甘草（炙，各四两）　附子（炮去皮）　白芷　吴茱萸　白术（各三两）　干地黄（十两）　桂心（二

两）　赤芍药（二两）

上一十三味，捣筛为末，炼蜜和丸如梧子，酒服二十丸，日三夜一，渐加至五十丸，若有真蒲黄，可加一升为善。

甘草丸。

主妇人产后心虚不足，虚悸少气，心神不安，或若恍恍惚惚不自觉方：甘草（三两，炙）　人参　泽泻　桂心（各一两）　大枣（五枚）　远志（去心）　茯苓　麦冬（去心）　菖蒲　干姜（各二两）

上一十味，捣筛为末，炼蜜和丸如大豆许，酒服二十丸，日四五服，夜二服，不知稍增，若无泽泻，用术代之，若胸中冷增干姜。

大远志丸。

主妇人产后心虚不足，心下虚悸，志意不安，时复愦愦，腹中拘急痛，夜卧不安，胸中吸吸少气。药内补伤损，益气，安志定心，主诸虚损方：远志（去心）　茯苓　桂心　麦冬（去心）　泽泻　干姜　人参　当归　独活　阿胶（炙）　菖蒲　甘草（炙）　白术（各三两）　干地黄（五两）　薯蓣（二两）

上一十五味，捣筛为末，炼蜜和丸如梧子。空腹温酒服二十丸，日三服，不知稍加至三十丸。大虚身体冷少津液，加钟乳三两为善，钟乳益精气，安心镇志，令人颜色美，至良。

人参丸。

主产后大虚，心悸，志意不安，恍惚不自觉，心中畏恐，夜不得眠，虚烦少气方：人参　茯苓　麦冬（去心）　甘草（炙，各三两）　桂心（一两）　大枣（五十枚，作膏）　菖蒲　泽泻　薯蓣　干姜（各二两）

上一十味，捣筛为末，炼蜜枣膏和丸如梧子大。空腹酒下二十丸，日三夜一服，不知稍增至三十丸。若有远志得二两纳之为善。气绝纳当归独活各三两更善。此方亦治男子虚心悸不定，至良。

【原文二十】《千金翼方·妇人三·心悸第五》

治产后忽苦，心中冲悸，或志意不定，恍恍惚惚，言语错谬，心虚所

致方：人参　茯苓（各三两）　茯神（四两）　大枣（三十枚，擘）　生姜（八两）　芍药　当归　桂心　甘草（各二两）

上九味，咀，以水一斗，煮取三升，分服日三。

治产后忽苦心中冲悸不定，志意不安，言语误错，惚惚愦愦不自觉方：远志（去心）　人参　麦冬（去心）　当归　桂心　甘草（炙，各二两）　茯苓（五两）　芍药（一两）　生姜（六两）　大枣（二十枚，擘）

上一十味，咀，以水一斗，煮取三升。分三服，日三，羸者分四服。产后得此是心虚所致。无当归，用芎。若其人心胸中逆气，则加半夏三两，洗去滑。

治产后暴苦心悸不定，言语谬误，恍恍惚惚，心中愦愦，此是心虚所致方：茯苓（五两）　芍药　桂心　当归　甘草（炙，各三两）　生姜（六两）　大枣（三十枚，擘）

上七味，咀，以水一斗，煮取三升。分三服。无当归，用芎代。若苦心不定，加人参、远志各二两；若苦烦闷短气，加生竹叶一升，先以水一斗三升煮竹叶取一斗，纳药；若有微风加独活三两，麻黄二两，桂心二两，用水一斗五升；若颈项苦急背中强者，加独活、葛根。

治产后心冲恐悸不定，恍恍惚惚，不自知觉，言语错误，虚烦短气，志意不定，此是心虚所致方：远志（去心，二两）　人参　茯神　当归　芍药　甘草（炙，各三两）　大枣（三十枚，擘）

上七味，咀，以水一斗，煮取三升，分三服。若苦虚烦短气者，加生淡竹叶一升，以水一斗二升，煮取一斗，乃用诸药；胸中少气者，益甘草一两为善。

【原文二十一】《千金翼方·妇人四·崩中第一》

方三十六首。

治妇人五崩，身体羸瘦，咳逆烦满少气，心下痛，面上生疮，腰大痛不可俯仰，阴中肿如有疮之状，毛中痒，时痛，与子脏相通，小便不利，常头眩，颈项急痛，手足热，气逆冲急，心烦不得卧，腹中急痛，食不下，吞酢噫苦，肠鸣漏下赤白黄黑汁大臭如胶污衣状，热即下赤，寒即下白，多饮即下黑，多食即下黄，多药即下青，喜怒心中常恐，一身不可动摇。

切痛不止方。

治妇人崩中下血，切痛不止方：桑耳（赤色）　牡蛎（熬令变色，各三两）　龙骨（二两）　黄芩　芍药　甘草（炙，各一两）

上六味，捣筛为散。酒服方寸匕，日三服，稍增，以知为度。

治妇人伤中崩中绝阴，使人怠惰，不能动作，胸胁心腹四肢满，而身寒热，甚溺血。

【原文二十二】《千金翼方·伤寒上·少阳病状第九》

九证。

少阳之为病，口苦咽干目眩也。

少阳中风，两耳无所闻，目赤，胸中满而烦，不可吐下，吐下则悸而惊。

伤寒病，脉弦细，头痛而发热，此为属少阳。少阳不可发汗，发汗则谵语，为属胃。胃和即愈，不和烦而悸。

太阳病不解，转入少阳，胁下坚满，干呕不能食饮，往来寒热，而未吐下，其脉沉紧，可与小柴胡汤。若已吐下发汗温针，谵语，柴胡证罢，此为坏病。知犯何逆，以法治之。

三阳脉浮大，上关上，但欲寐，目合则汗。

伤寒六七日，无大热，其人躁烦，此为阳去入阴故也。

伤寒三日，三阳为尽，三阴当受其邪，其人反能食而不呕，此为三阴不受其邪。

伤寒三日，少阳脉小，欲已。

少阳病，欲解时，从寅尽辰。《千金翼方》卷第九。

【原文二十三】《千金翼方·伤寒下·厥阴病状第三》

伤寒热少微厥，稍头寒（一作指头），嘿嘿不欲食，烦躁，数日，小便利，色白者，热除也，得食，其病为愈；若厥而呕，胸胁烦满，其后必便血。病者手足厥冷，言我不结胸，少腹满，按之痛，此冷结在膀胱关元也。

　　大汗出，若火，下利而厥，四逆汤（方并见阳明门）主之。病者手足逆冷，脉乍紧者，邪结在胸中，心下满而烦，饥不能食，病在胸中，当吐之，宜瓜蒂散（方见疗痞中）。伤寒厥而心下悸，先治其水，当与茯苓甘草汤，却治其厥，不尔，其水入胃，必利，茯苓甘草汤主之。方：茯苓（二两）　甘草（炙，一两）　桂枝（二两）　生姜（三两）　上四味，以水四升，煮取二升，去滓，分温三服。

【原文二十四】《千金翼方·补益·叙虚损论第一》

　　五劳者，一曰志劳，二曰思劳，三曰心劳，四曰忧劳，五曰疲劳。即生六极，一曰气极。气极令人内虚，五脏不足，外受邪气，多寒湿痹，烦满吐逆，惊恐头痛。二曰血极，血极令人无色泽，恍惚喜忘，善惊少气，舌强喉干，寒热，不嗜食，苦睡，眩冒喜。

　　……七伤者，一曰阴寒，二曰阴痿，三曰里急，四曰精连连而不绝，五曰精少囊下湿，六曰精清，七曰小便苦数，临事不卒，名曰七伤。七伤为病，令人邪气多，正气少，忽忽喜忘而悲伤不乐，面色黧黑，饮食不生肌，肤色无润泽，发白枯槁，牙齿不坚，目黄泪出，远视𥄳𥄳，见风泪下，咽焦消渴，鼻衄唾血，喉中介介不利，胸中噎塞，食饮不下。

　　……又复失精。喜气为病，则不能疾行，不能久立。怒气为病，则上气不可当，热痛上冲心，短气欲死，不能喘息。忧气为病，则不能苦作，卧不安席。恚气为病，则聚在心下，不能饮食。

　　愁气为病，则平居而忘，置物还取，不记处所，四肢浮肿，不能举止。五劳六极，力乏气蓄，变成寒热气痒，发作有时，受邪为病。凡有十二种风，风入头则耳聋。风入目则远视𥄳𥄳。风入肌肤则身体瘾疹筋急。风入脉则动，上下无常。风入心则心痛烦满悸动，喜腹胀。

　　……五劳六极七伤，七气积聚变为病者，甚则令人得大风缓急，湿痹不仁，偏枯筋缩，四肢拘挛，关节隔塞，经脉不通，便生百病。羸瘦短气，令人无子。病欲及人，便即夭逝。

劳伤血气，心气不足所致也。若或触劳风气，则令人角弓反张，举身皆动，或眉须顿落。

恶气肿起，魂气不足，梦与鬼交通，或悲哀不止。恍惚恐惧。不能饮食，或进或退，痛无常处，至此为疗，不亦难乎。（十二种风元不足。）

【原文二十五】《千金翼方·补益·大补养第二》

甘草寒食散。

治心腹胁下支满，邪气冲上。又心胸喘悸不得息，腹中漉漉雷鸣，吞酸噫，生食臭，食不消化，时泄时闭，心腹烦闷，不欲闻人声，好独卧，常欲得热，恍惚喜忘，心中怵惕如恐怖状，短气呕逆，腹中防响。五脏不调。如此邪在于内，而作众病，皆生于劳苦。若极意于为乐，从风寒起，治之皆同。服此药，旦未食时，以淳美酒服二方寸匕，不耐者减之。去巾帽薄衣力行方：钟乳（炼）　附子（炮去皮）　栝蒌根　茯苓　牡蛎（各一分，熬）　桔梗　干姜　人参　防风（各一两）　细辛　桂心（各五分）　白术（三两半）

上一十二味，各捣筛治千杵，以酒服之二匕，建日服之至破日止，周而复始。

又方：说状所主同前。

钟乳（炼粉）　人参　茯苓　附子（炮，各三分）　栝蒌根　牡蛎（熬）　细辛（各半两）　干姜　桂心（各五分）　白术　防风　桔梗（各一两）

上一十二味，捣筛为散，服之一如前方，有冷加椒，有热加黄芩各三分。

【原文二十六】《千金翼方·补益·补五脏第四》

补心汤。

主心气不足，惊悸汗出，心中烦闷短气，喜怒悲忧，悉不自知，咽喉痛，口唇黑，呕吐，舌本强，水浆不通方：紫石英　紫苏　茯苓　人参　当归　茯神　远志（去心）　甘草（炙，各二两）　赤小豆（五合）　大枣

（三十枚，擘）　麦冬（一升，去心）

上一十一味，咀，以水一升，煮取三升，分四服。日二夜一。

补心汤。

主心气不足，多汗心烦，喜独语，多梦不自觉，喉咽痛，时吐血，舌本强方：麦冬（三两，去心）　茯苓　紫石英　人参　桂心　大枣（三十枚，擘）　赤小豆（二十枚）　紫菀　甘草（炙，各一两）

上九味，咀，以水八升，煮取二升五合，分为三服，宜春夏服之。

远志汤。

主心气虚，惊悸喜忘，不进食补心方：远志（去心）　黄芪　铁精　干姜　桂心（各三两）　人参　防风　当归　川芎　紫石英　茯苓　茯神　独活　甘草（炙，各二两）　五味子（三合）　半夏（洗）　麦冬（各四两，去心）

上一十七味，咀，以水一斗三升，煮取三升五合，分为五服，日三夜二。

定志补心汤。

主心气不足，心痛惊恐方：远志（去心）　菖蒲　人参　茯苓（各四两）

上四味，咀，以水一斗，煮取三升，分三服。

镇心丸。

主男子女人虚损，梦寐惊悸失精，女人赤白注漏，或月水不通，风邪鬼疰，寒热往来，腹中积聚，忧恚结气，诸疾皆悉主之方：紫石英　茯苓　菖蒲　苁蓉　远志（去心）　麦冬（去心）　当归　细辛　卷柏　干姜　大豆卷　防风　大黄（各五分）　䗪虫（十二枚，熬）　大枣（五十枚，擘）　干地黄（三两）　人参　泽泻　丹参　秦艽（各一两半）　芍药　石膏（研）　乌头（炮，去皮）　柏子仁　桔梗　桂心（各三分）　半夏（洗）　白术（各二两）　铁精　白蔹　银屑　前胡　牛黄（各半两）　薯蓣

上三十四味，捣筛为末，炼蜜及枣膏和之。更捣五千杵，丸如梧子。饮服五丸，日三。

稍稍加至二十丸，以瘥为度。

大镇心丸。

所主与前方同。凡是心病皆悉服之方：干地黄（一两半）　牛黄（五分）　杏仁（去皮尖、两仁，熬）　蜀椒（去目闭口者汗，各三分）　桑螵蛸（十二枚）　大枣（三十五枚）　白蔹　当归（各半两）　泽泻　大豆卷　黄铁精　柏子仁　前胡　茯苓（各一两）　独活　秦艽　川芎　桂心　人参　麦冬（去心）　远志（去心）　丹参　阿胶（炙）　防风　紫石英　干姜　银屑　甘草（炙，各一两）

上二十八味，捣筛为末，炼蜜及枣膏和，更捣五千杵，丸如梧子，酒服七丸，日三，加至二十丸。（《备急千金要方》有薯蓣、茯神，为三十一味。）

补肺汤。

主肺气不足，病苦气逆，胸腹满，咳逆上气呛喉，喉中闭塞，咳逆短气，气从背起，有时而痛，惕然自惊，或笑或歌，或怒无常，或干呕心烦，耳闻风雨声，面色白，口中如含霜雪，言语无声，剧者吐血方：五味子（三两）　麦冬（四两，去心）　白石英（二两九铢）　粳米（三合）　紫菀　干姜　款冬花（各二两）　桑白皮　人参　钟乳（研）　竹叶（切，各一两）　大枣（四十枚，擘）　桂心

上一十三味，以水一斗二升，煮桑白皮及八升，去滓，纳药煮取三升，分三服。

胃胀汤。

主胃气不足，心气少，上奔胸中，愦闷，寒冷腹中绞痛，吐痢宿汁方：人参（一两）　茯苓　橘皮　干姜　甘草（炙，各二两）

上五味，捣筛为末，炼蜜和，要捣五百杵，丸如梧子，以水二升铜器中火上煮二十丸一沸，不能饮者服一升，日三，可长将服。一名胃服丸，又名补脏汤。

和胃丸。

主胃痛，烦噫逆，胸中气满，腹胁下邪气寒壮积聚，大小便乍难，调六腑安五脏，导达肠胃，令人能食，并主女人绝产方：大黄　细辛　黄连　蜀椒（去目、闭口者，汗）　皂荚（炙，去皮子）　当归　桂心（各一

分）　杏仁（去皮尖双仁，熬）　黄芩（各一两半）　葶苈（熬）　阿胶（炙）　芒硝（各半两）　浓朴（二分，炙）　甘遂（一两）　半夏（五分，洗）

上一十五味，捣筛为末，炼蜜和丸如梧子，空腹酒服五丸，日三，稍加至十丸。

试和丸。

主呕逆，腰以上热，惕惕惊恐，时悲泪出，时复喜怒妄语，梦寤洒洒淅淅，头痛少气，时如醉状，不能食，噫闻食臭欲呕，大小便不利，或寒热，小便赤黄，恶风，目视，耳中凶凶方：防风　泽泻　白术　蛇床子　吴茱萸　细辛　菖蒲　乌头（炮，去皮）　五味子（各一分）　当归　远志（去心）　桂心（各半两）　干姜（三分）

上一十三味，捣筛为末，炼蜜和丸，空腹吞五丸如梧子，日三，加至十丸，华佗方。

【原文二十七】《千金翼方·补益·五脏气虚第五》

五补汤。

主五脏内虚竭，短气咳逆伤损，郁郁不足，下气复通津液方：麦冬（去心）　小麦（各一升）　粳米（三合）　地骨皮　薤白（各一斤）　人参　五味子

上七味，咀，以水一斗二升，煮取三升，分三服。口干先煮竹叶一把减一升，去滓，纳药煮之。

人参汤。

主男子五劳七伤，胸中逆满，害食乏气，呕逆，两胁下胀，少腹急痛，宛转欲死，调中平脏气理伤绝方：人参　茯苓　芍药　当归　白糖　桂心　甘草（炙，各二两）　蜀椒（去目及闭口汗）　生姜　前胡　橘皮　五味子（各一两）　枳实（三分，炙）　麦冬（三合，去心）　大枣（十五枚，擘）

上一十五味，咀，以东流水一斗五升渍药半日，以三岁陈芦微微煮取四升，去滓，纳糖令消。二十以上六十以下服一升，二十以下六十以上服七八

合，久羸者服七合，日三夜一。

治手足厥寒，脉为之细绝，其人有寒者，当归茱萸四逆汤方：当归　芍药　桂心（各三两）　吴茱萸（二升）　生姜（半斤，切）　细辛　通草　甘草（各二两，炙）　大枣（二十五枚，擘）

上九味，咀，以酒水各四升，煮取三升，分四服。

治下痢清谷，内寒外热，手足厥逆，脉微欲绝，身反恶寒，其人面赤，或腹痛干呕，或咽痛，或痢止，脉不出，通脉四逆汤方：甘草（一两，炙）　大附子（一枚，生去皮破八片）　干姜（三两，强人可四两）

上三味，咀二味，以水三升，煮取一升二合，分再服，脉即出也。面赤者，加葱白九茎；腹痛者，去葱白，加芍药二两；呕者，加生姜二两；咽痛者，去芍药，加桔梗一两；痢止脉不出者，去桔梗，加人参二两。

大建中汤。

主五劳七伤，小肠急，脐下彭亨，两胁胀满，腰脊相引，鼻口干燥，目暗，愦愦不乐，胸中气逆，不下食饮，茎中策然痛，小便赤黄，尿有余沥，梦与鬼神交通失精，惊恐虚乏方：人参　龙骨　泽泻　黄芪（各三两）　大枣（二十枚）　芍药（四两）　远志（去心）　甘草（炙，各二两）　生姜（切）　饴糖（各八两）

上一十味，咀，以水一斗，煮取二升半，去滓，纳饴糖令消，一服八合。相去如行十里久。（《备急千金要方》有当归三两。）

小建中汤。

所主与前方同。

芍药（六两）　桂心（三两）　生姜（三两，切）　饴糖（一升）　甘草（二两，炙）　大枣（二十枚，擘）

上六味，咀，以水七升，煮取三升，去滓，纳饴糖，一服一升，日三服。已载伤寒中，此再见之。

【原文二十八】《千金翼方·中风上·心风第五》

补心汤。

主奄奄忽忽，朝瘥暮剧，惊悸，心中憧憧，胸满不下食饮，阴阳气衰，脾胃不磨，不欲闻人声，定志下气方：人参　茯苓　龙齿（炙）　当归　远志（去心）　甘草（炙，各三两）　桂心　半夏（洗，各五两）　生姜（六两，切）　大枣（二十枚，擘）　黄芪（四两）　枳实（炙）　枳梗　茯神（各二两半）

上一十四味，咀，以水一斗二升，先煮粳米五合。令熟，去滓纳药，煮取四升，每服八合，日三，夜二服。

镇心丸。

主风虚劳冷，心气不足，喜忘恐怖，神志不定方：防风（五分）　甘草（二两半，炙）　干姜（半两）　当归（五分）　泽泻（一两）　紫菀（半两）　桂心（三两）　白蔹（一两）　远志（去心，二两）　附子（二两，炮，去皮）　桔梗（三分）　大豆卷（四两）　薯蓣（二两）　石膏（三两，研）　茯苓（一两）　人参（五分）　大枣（五十枚，擘）　麦冬（去心，五两）

上一十八味，末之，炼蜜和为丸，酒服如梧子大十丸，日三服，加至二十丸。

镇心丸。

治胃气厥实，风邪入脏，喜怒愁忧，心意不定，恍惚喜忘，夜不得寐，诸邪气病悉主之方：秦艽　柏实　当归　干漆（熬）　白蔹　杏仁（去皮尖双仁，熬）　川芎（各三分）　泽泻（一两）　干地黄（六分）　防风　人参（各四分）　甘草（一两，炙）　白术　薯蓣　茯苓　干姜（各二分）　麦冬（去心，二两）　前胡（四分）

上一十八味，捣下筛，炼蜜和为丸，如梧子，先食，饮服十丸，日三，不知稍增之。忌海藻、菘菜、芜荑、桃李、雀肉、酢物等。

定志小丸。

主心气不定，五脏不足，忧悲不乐，忽忽遗忘，朝瘥暮极，狂眩方：远志（去心）　菖蒲（各二两）　茯苓　人参（各三两）

上四味，捣筛为末，炼蜜和丸如梧子，饮服二丸，日三，加茯神为茯神丸，散服亦佳。

补心治遗忘方：菖蒲　远志（去心）　茯苓　人参　通草　石决明（各等分）

上六味，捣筛为散，食后水服方寸匕，日一服，酒亦佳。

槐实益心智方：以十月上辛日，令童子于东方采两斛槐子，去不成者，新瓦盆贮之，以井华水渍之，令淹合头密封七日，去黄皮，更易新盆，仍以水渍之，密封二七日，去其黑肌，择取色黄鲜者，以小盆随药多少，以密布次其黄夏密布其上，以盆合头密封，纳暖马粪中三七日，开视结成，捣丸如梧子，日服三丸，大月加三丸，小月减三丸，先斋二七日乃服，三十日有验，百日日行二百里，目明视见表里，白发更黑，齿落再生，面皱却展，日记千言，寻本知末，除六十四种风，去九漏冷，癖虫毒魇魅。

开心肥健方：人参（五两）　大猪肪（八枚）

上二味，捣人参为散，猪脂煎取凝，每服以人参一分、猪脂十分，以酒半升和服之，一百日骨髓充溢，日记千言，身体润泽，去热风冷风头心风等，月服二升半，即有大效。

孔子枕中散方：龟甲（炙）　龙骨　菖蒲　远志（去心，各等分）

上四味，为散，食后水服方寸匕，日三，常服不忘。

镇心省睡益智方：远志（五十两，去心）　益智子　菖蒲（各八两）

上三味捣筛为散，以淳糯米酒服方寸匕，一百日有效，秘不令人知。

止睡方：龙骨　虎骨（炙）　龟甲（炙）

上三味，捣筛为散，水服方寸匕，日二，以睡定为止。

治多睡欲合眼则先服以止睡方：麻黄（去节）　白术（各五两）　甘草（一两，炙）

上三味，以日中时南向捣筛为散，食后以汤服方寸匕，日三服。

【原文二十九】《千金翼方·万病·阿伽陀丸主万病第二》

诸心惊战悸，以水一升，切茯苓、牡蒙、远志各二分，煮取汁半升，分三服，一服研一丸服之，五服止。

诸多忘恍惚，以水煮人参，取汁半合，研一丸服之，五服止。亦可七服，慎如前。

【原文三十】《千金翼方·色脉·诊气色法第一》

病患本色赤，欲如鸡冠之泽，有光润者佳，面色不欲赤如赭土。若面赤目白，忧恚思虑，心气内索，面色反好，急求棺椁，不过十日死。

【原文三十一】《千金翼方·色脉·诊寸口脉第四》

寸口浮大而疾者，名曰阳中之阳病，苦烦满、身热、头痛、腹中热。

寸口沉细者，名曰阳之阴病，苦悲伤不乐，恶闻人声，少气时汗出，阴气不通，臂不能举。

【原文三十二】《千金翼方·针灸中·肝病第一》

烦闷忧思，灸大仓百壮。

烦热头痛，针虎口入三分。

烦躁恍惚，灸间使三十壮，针入三分。

骨热烦，胸满气闷，针三里入五分。

【原文三十三】《千金翼方·针灸中·心病第三》

心俞，各灸二七壮，主心病，老小减之。不能食，胸中满，膈上逆气，闷热，皆灸之。

健忘忽忽，针间使入五分，掌后三寸。

心中懊恢，彻背痛，烦逆，灸心俞百壮。

心痛，胸胁满，灸期门，随年壮。

心痛坚烦，气结，灸大仓百壮。

第五章

两宋时期

两宋时期，人们对多因情志内伤郁证的认识有了进一步的发展，更加注重忧思对于机体的损伤。《太平圣惠方》《圣济总录》两部北宋的官方著作涵盖了多个郁证的相关症状，并论述了病因病机、详细临床表现及诸多方药。《圣济总录》中亦有针灸一门以经脉分类作以汇总。《三因极一病证方论》中提出了多因素致病的新理论，并详细阐述了病因病机，对于多因七情内伤致病的郁证区分与学习运用更为方便。《证类本草》中涵盖了庞大的药物种类，不乏拥有情志调畅功用的药物，对于不同的兽品、酒品均有详细阐述，但是其中对于郁证相关的药物没有完全清晰的分类，需要与疾病的病因病机进行联系，方可充分利用。

两宋时期对于产后抑郁及半产相关的忧思亦有详细阐述，《太平圣惠方》阐述："产后脏虚心神惊悸者，由体虚心气不足，心之经为风邪所乘也。或恐惧忧迫，令心气受呼。"这指出产后疾病要考虑机体生理与情志因素的相关性。《圣济总录》对于产后惊悸的方药有更加详细的举例。两宋时期多本古籍中均涉及养生介绍，运用道家的方法调畅情志，《圣济总录》曰："凡为道者，当净盥漱，勿任情性，节减滋味，不欲劳形疲体，高声叫呼，嗔怒喜乐忧悲，触冒寒暑，乃可返老还童。"这指出了"守中"的重要性。

但是郁证多以不同的脏腑病机进行分类，多散在于各个脏腑或症状的方药举例之中，与风邪入侵等外邪共同阐述，在"郁"的阐述中，多为广义的气郁、痰郁等。在狭义郁证中，对于西方抑郁症、躁狂症、焦虑症也并没有进行详细的区分，本书对此多为抑郁症的摘录。两宋时期在方药及针灸方面亦有较大的发展，《圣济总录》记载郁证的方药方法众多，不同症状的郁证皆有相对应的方药治疗，但大量由民间收集的方药今日在借鉴使用前仍需检验其真实药效，谨慎用药。载方虽多，但个别方药记录有所缺失，方剂还有待实践。

一、《太平圣惠方》

《太平圣惠方》，简称《圣惠方》，全书共100卷，由北宋王怀隐、王祐等奉敕编写，是我国现存的公元10世纪以前最大的官修方书，汇录两汉以来迄于宋初各代名方16 834首。首叙脉法和处方用药，分述五脏病证、伤寒、时气、热病，以及内、外、骨伤、金创、妇、儿各科诸病的病因证治，以及神仙、丹药、药酒、食治、补益、针灸等内容；每门之前均冠以隋代巢元方《诸病源候论》有关的病因论述，其后分列处方及各种疗法；每方列主治、药物及炮制、剂量、服法、禁忌等。本书录方宏富，堪称"经方之渊薮"（《经籍访古志补遗》）。

《太平圣惠方》以方药为主体，以五脏病症进行分类，阐释不同病因病机所致郁证的临床表现、预后效果、治疗方法。对于中医产后抑郁症的诊治及郁证脉诊特点，该书亦有所阐述。

1. 病因病机

【原文一】《太平圣惠方·卷第四》

夫人脏腑充实，气血和平，荣卫通流，阴阳调顺，则心神安静，疾无所生也。若血脉虚损，神性劳伤，则多恐畏，喜怒，心烦，咽痛口干，精神恍惚。此皆心气不足之所致也。

【按语】

心气不足，即心气虚，为郁证的病因之一。心主神明、心气不足则心神失养、情志不畅。《脉经》中已有概括："心气虚，则悲不已。"《诸病源候论·卷之十五·五脏六腑病诸候·心病候》论及临床表现："心气不足，则胸腹大、胁下与腰背相引痛，惊悸恍惚、少颜色，舌本强，善忧悲。"《医法圆通·卷一·各症辨认阴阳用药法眼》解释了病因与临床表现之间的联系："气，阳也。气衰则血必旺……言者，心之声也。汗者，血之液也。多言、劳力及用心太过，则心气耗。气耗则不能统血，故自汗出。"

【原文二】《太平圣惠方·卷第七》

夫肾脏者，元气之根，神精所舍。若其气虚弱，则阴气有余，阳气不足，故令心悬少气。

【按语】

上文揭示了肾脏虚衰导致情志不畅的原因。《脉经·卷二》将经络与临床症状联系起来："肾虚，左手尺中神门以后脉阴虚者，足少阴经也。病苦心中闷，下重，足肿不可以按地。"

【原文三】《太平圣惠方·卷第二十》

夫风惊悸者，由体虚心气不足故也。心之经为风邪所乘，则恐惧忧迫，令心惊不得自安。

【按语】

上文揭示了脏气虚是郁证的内因。郁证的发生，除了与情志内伤有关外，亦与机体自身的状况有着极为密切的关系。《诸病源候论·卷之一·风惊候》对此有更加具体的阐释："风惊者，由体虚、心气不足，为风邪所乘也。心藏神而主血脉，心气不足则虚，虚则血乱，血乱则气并于血，气血相并，又被风邪所乘，故惊不安定，名为风惊。"本文为《诸病源候论》的概括。《严氏济生方》引用《黄帝内经》中的"心者，君主之官也，神明出焉。……胆者，中正之官，决断出焉"，将惊悸归因为"心虚胆怯"。《三因极一病证方论·卷之十·惊悸证治》则认为惊悸的病因病机在于"或因事有所大惊，或闻虚响，或见异相，登高陟险，惊忤心神，气与涎郁，遂使惊悸"，同时提出治法为"宁其心以壮胆气"。

【原文四】《太平圣惠方·卷第二十六》

五畏苦六极者。一曰气极，令人内虚。五脏气不足，邪气多，正气少，不欲言。二曰血极，令人无颜色，眉发堕落，忽忽喜忘。……五脏气不足，鬓发毛落，悲伤喜忘。

又一曰大饱则伤脾，脾伤则喜噫，欲卧面黄。二曰大怒气逆则伤肝，肝伤则少血目暗。……五曰忧愁思虑则伤心，心伤则苦惊，喜忘喜怒。……七曰大恐惧不节则伤志，志伤则恍惚不乐。

【按语】

上文揭示了七情与脏腑之间的互相影响。《黄帝内经·调经论》提及："心藏神，神有余则笑不休，神不足则悲。……肝藏血，血有余则怒，血不足则恐。"《诸病源候论》解释："夫虚劳者，五劳七伤六极是也。"分别为

"志劳、思劳、心劳、忧劳、瘦劳"。《备急千金要方》对此概括为："肝伤善梦、心伤善忘、脾伤善饮、肺伤善痿、肾伤善唾、骨伤善饥、脉伤善嗽。"强调情志对于人体的损伤："凡远思强虑伤人，忧恚悲哀伤人，喜乐过度伤人，忿怒不解伤人，汲汲所愿伤人，戚戚所患伤人，寒暄失节伤人。"

【原文五】《备急千金要方·卷二·妇人方上》

妇人者，众阴所集，常与湿居，十四以上，阴气浮溢，百想经心，内伤五脏，外损姿颜。

【按语】

本段引用了《备急千金要方》对于妇科疾病的总论，解释了"妇人感病倍于男子"的原因，揭示了女子更易因情志不畅损伤机体。《女科精要》进一步说明："尼姑寡妇独阴无阳，悒郁而伤心脾，尤非草木易于奏功也。"

【原文六】《妇人大全良方·卷之十九·产后脏虚心神惊悸方论第二》

夫产后脏虚，心神惊悸者，由体虚心气不足，心之经为风邪所乘也。或恐惧忧迫，令心气受于风邪。

【按语】

本段引用《妇人大全良方》阐述了产后脏虚心神惊悸的病因病机，也是对于产后抑郁症的中医阐述之一。《证治准绳·卷之五·产后门·惊悸》也对此病因病机有所阐述："按人之所主者心，心之所主者血，心血一虚，神气不守。"《诸病源候论·卷之一·风惊悸候》也有相关论述，并且详细说明了惊与悸脉诊的不同："风邪搏于心，则惊不自安。惊不已，则悸动不定。其状，目睛不转，而不能呼。诊其脉，动而弱者，惊悸也。动则为惊，弱则为悸。"

2. 临床表现

【原文】《太平圣惠方·卷第四》

夫心虚则生寒，寒则阴气盛，阴盛则血脉虚少，而多恐畏，情绪不乐，心腹暴痛。时唾清涎，心膈胀满，好忘多惊，梦寐飞扬，精神离散，其脉浮而虚者，是其候也。

【按语】

上文揭示了郁证的病因病机为心气虚，心神失养，并且说明了心气虚的临床表现及脉诊特点。《备急千金要方》对于"心虚寒"的解释为"病苦悸恐不乐，心腹痛，难以言，心如寒，恍惚"。《脉经卷第二·平三关阴阳二十四气脉第一》详细阐述了"心虚"的脉诊特点："左手关前寸口阴绝者，无心脉也，苦心下毒痛，掌中热，时时善呕，口中伤烂。"《本草经疏》对于"心虚"进行了更加细致的划分，分为"心虚八证"："惊邪，属心气虚；癫痫，属心气虚，有热；不得眠，属心血虚，有热；心烦，属心家有热；怔忡，属心血不足；心澹澹动；盗汗，属心血虚，汗者，心之液也；伏梁，属心经气血虚，以致邪留不去。"

3. 诊法

【原文】《普济方·卷二》

寸口脉沉细者，名曰阳中之阴。病苦悲伤不乐，恶闻人声，少气，时时汗出，阴气不通，两臂不举。

【按语】

此为寸关尺三部脉位法，本卷在此之前曾提及："寸口者人身之本。"《难经·难一》亦有提及："寸口者，五脏六腑之所终始，故法取于寸口也。"

4. 治疗

【原文】《太平圣惠方·卷第九十六》

夫风热者，由肤腠虚。风热之气，先伤皮毛，而入于肺。风在胸膈、心肺壅滞，则令人头面浮热，心神昏闷，故谓之风热也，宜以食治之。

【按语】

此段阐述了风热的致病机制及临床表现，并且提出食治为宜。《备急千金要方》有食治门，搜集《黄帝内经》至唐代以前用食物治疗疾病的记述。孟诜《食疗本草》记载了可供食用的药物，是较早的食疗药物学专著。

5. 方剂

（1）《太平圣惠方·卷第四》：治心虚补心诸方。

①**方名**：远志散方。

主治：心气虚，惊悸喜忘，不思饮食。

组成：远志（半两，去心）　菖蒲（半两）　铁精（半两）　桂心（三分）　黄芪（一两，锉）　防风（三分，去芦头）　地黄（三分）　五味子（半两）　麦冬（三分）

服法：捣粗罗为散，每服三钱，以水一中盏，入生姜半分，枣三枚。煎至六分，去滓，每于食后温服。

②**方名**：熟干地黄散方。

主治：心气虚，忧恐恍惚，心腹痛，胀满，食少。

组成：熟干地黄（三分）　远志（半两，去心）　菖蒲（一两）　桂心（半两）　陈橘皮（三分，汤浸去白瓤焙）　川芎（半两）　人参（一两，去芦头）　白茯苓（一两）　白芍药（半两）

服法：捣粗罗为散，每服三钱，以水一中盏，煎至六分，去滓，不计时候，温服。

③**方名**：紫石英散。

主治：心气虚，苦悲恐、惊悸恍惚，谬忘，心中烦闷，面目或赤、黄，羸瘦。

组成：紫石英（二两，细研如粉）　桂心（二两）　白茯苓（一两）　人参（一两，去芦头）　白术（半两）　黄芪（半两，锉）　熟干地黄（一两）　甘草（半两，炙微赤，锉）　麦冬（一两，去心）

服法：捣粗罗为散，每服三钱，以水一中盏，入枣三枚，煎至六分，去滓，不计时候，温服。

④**方名**：白茯苓散方。

主治：心气虚寒，心膈胀满，悲思忧愁。

组成：白茯苓（一两）　人参（一两，去芦头）　防风（半两，去芦头）　桂心（三分）　远志（半两，去心）　桔梗（三分，去芦头）　半夏（三分）

服法：捣粗罗为散，每服三钱，以水一中盏，入生姜半分，枣三枚，煎至六分，去滓，不计时候，温服。

（2）《太平圣惠方·卷第四》：治心气不足诸方。

①**方名**：茯神散方。

主治：心气不足，或喜或悲，时时嗔怒烦闷，或鼻衄，眼目黄赤，或独言语，不自觉知。

组成：人参（一两，去芦头）　白茯苓（一两）　子芩（半两）　桂心（半两）　白术（半两）　麦冬（一两，去心）　射干（半两）　川升麻（一两）　甘草（半两，炙微赤，锉）　紫石英（一两，细研如粉）

服法：捣粗罗为散，每服三钱，以水一中盏，煎至六分，去滓，每于食后温服。忌炙爆热面。

②**方名**：紫石英散方。

主治：心气不足，虚悸恐畏，悲怒恍惚，心神不定，惕惕而惊。

组成：紫石英（一两，细研，水飞过）　远志（去心）　赤小豆（炒熟）　附子（炮裂，去皮脐）　桂心　地黄

服法：捣细罗为散，每于食前，以温酒调下二钱。

（3）《太平圣惠方·卷第二十》：治风邪诸方。

①**方名**：人参散方。

主治：风邪入心，神思恍惚，悲愁不乐，喜怒无常。

组成：人参（三分，去芦头）　防风（半两，去芦头）　桂心（半两）　细辛（半两）　石菖蒲（半两）　杨上箭（半两）　茯神（三分）　甘草（半两，炙微赤，锉）

服法：捣粗罗为散，每服三钱，以水一中盏，煎至六分。去滓，不计时候，温服。

②**方名**：杨上寄生散方。

主治：风邪所攻，志意不乐，身体拘急。

组成：杨上寄生（一两）　白术（一两）　桂心（半两）　茵芋（半两）　防风（半两，去芦头）　柏子仁（半两）　羌活（半两）

服法：捣粗罗为散，每服三钱，以水一中盏，煎至六分。去滓，不计时

候，温服。

③方名：犀角散方。

主治：风惊悸，心神不安。

组成：犀角屑（半两）　防风（三分，去芦头）　枳壳（三分，麸炒微黄，去瓤）　独活（三分）　茯神（一两，锉）

服法：捣粗罗为散，每服三钱，以水一中盏，煎至六分。去滓，不计时候，温服。

（4）《太平圣惠方·卷第二十六》：治肝劳诸方。

①方名：半夏散方。

主治：肝劳实热，易怒，精神不守，恐畏不能独卧，目视不明，胸中满闷。

组成：半夏（一两，汤洗七遍，去滑）　前胡（一两，去芦头）　人参（三分，去芦头）　赤芍药（二分）　枳实（炙微赤，锉）

服法：捣粗罗为散，每服三钱，以水一中盏，入生姜半分，煎至六分。去滓，空腹温服。

②方名：白茯苓丸方。

主治：肝劳热，恐畏不安、精神闷怒，不能独卧，志气错乱。

组成：白茯苓（一两）　白龙骨（一两）　远志（一两，去心）　防风（一两，去芦头）　人参（一两，去芦头）

服法：捣罗为末，入枣肉二两。炼蜜相和捣三二百杵，丸如梧桐子大。每日空腹，以粥饮。

③方名：生干地黄丸方。

主治：肝脏风劳，头眩多忘，忧恚不足，面目青黄。

组成：生干地黄（一两）　防风（一两，去芦头）　薯蓣（一两）　茯神（一两）　山茱萸（一两）　桂心（一目及闭口者，微赤，锉）

服法：捣罗为末，炼蜜和捣三五百杵，丸如梧桐子大。每服食前，以温酒下二十丸。

（5）《太平圣惠方·卷第七十八》：治产后脏虚心神惊悸诸方。

①**方名**：茯神散方。

主治：产后脏虚，心中惊悸，志意不安，言语错乱，不自觉知。

组成：茯神　远志　人参（去芦头）　麦冬（去心，焙）　甘草（炙微赤，锉）　当归（锉，炒）　桂心　羚羊

服法：捣粗罗为散，每服三钱，以水一中盏，入生姜半分，枣三枚。煎至六分，去滓，不计时候温服。

②**方名**：熟干地黄散方。

主治：产后心虚惊悸，神思不安。

组成：熟干地黄（一两）　人参（三分，去芦头）　茯神（三分）　龙齿（一两）　羌活（三分）　桂心（半两）　甘草（半两，炙微赤，锉）

服法：捣粗罗为散，每服三钱，以水一中盏，入生姜半分，枣三枚。煎至六分，去滓，不计时候温服。

③**方名**：丹砂丸方。

主治：产后脏虚，心神惊悸，或时烦闷，志意不安。

组成：丹砂（一两，细研，水飞过）　龙齿（三分，细研）　铁精（三分，细研）　金箔（三十一片，细研）　牛黄（珀，半两细）

服法：捣粗罗为末，入研了药令匀。炼蜜和捣三五百杵，丸如梧桐子大，每服不计时候。

（6）《太平圣惠方·卷第九十六》：食治风热烦闷诸方。

①**方名**：茯苓粥方。

主治：心胸结、气烦闷，恐悸风热，惊邪口干。

组成：赤茯苓（一两）　麦冬（一两，去心）　粟米（二合）

服法：细锉。先以水二大盏半，煎至一盏半，去滓，下米煮作粥，温食之。

②**方名**：煮梨汤方。

主治：风热攻心，烦闷恍惚，神思不安。

组成：梨（三枚，切）　砂糖（半两）

服法：以水一大盏，煎至六分，去滓，食后分温二服。

二、《证类本草》

《经史证类备急本草》，简称《证类本草》，共31卷。北宋唐慎微约撰于绍圣四年至大观二年（公元1097—1108年）。本书系将《嘉祐本草》《本草图经》两书合一，予以扩充调整编成，共载药1 748种。药物分类大体沿袭《新修本草》旧例，仅将禽兽部细分为人、兽、禽3部。《证类本草》为宋代本草集大成之作，对后世本草发展影响深远，《本草纲目》即以此书为蓝本。

《证类本草》以中药为主体，收集《图经本草》《日华子本草》《简要济众》等诸多中药著作，并汇集众多医方，各注出处。同时引用柳宗元《与崔连州论石钟乳书》等经史百家典籍240余种，从药物药性、产地、采摘、形态、功效主治、医方医案等多个角度介绍中药，更有对于不同观点的勘误。其中不乏郁证治疗的相关药物，亦阐述了药物质量与药性有关，多食误用可以导致情志不畅。

1. 病因病机

【原文一】《证类本草·卷第一·新添本草衍义序》

夫人之生，以气血为本，人之病，未有不先伤其气血者。世有童男室女，积想在心，思虑过当，多致劳损。男则神色先散，女则月水先闭。何以致然？盖愁忧思虑则伤心，心伤则血逆竭，血逆竭，故神色先散，而月水先闭也。

【按语】

上文揭示了忧思伤心致气血紊乱，临床表现为男则神色先散，女则月水先闭。后世妇科《寿世保元》引用此解释情志所致虚劳损伤。《黄帝内经》在阐述病因病机的时候着重强调了心与脾："二阳之病发心脾，有不得隐曲，故女子不月，其传为风消。"

《灵素节注类编·外感内伤总论阴阳发病总论》注释："其有不得于隐情委曲之事，忧思郁结。"

【原文二】《证类本草·卷第一·新添本草衍义序》

如是则根据方合药，一概而用，亦以疏矣。且如贵豪之家，形乐志苦者也，衣食足则形乐，心虑多则志苦。

【按语】

上文揭示了富贵之家多有情志不畅的原因。《类经·十二卷·论治类（十、形志苦乐病治不同）》对此有所概括："形乐者，身无劳也。志苦者，心多虑也。"

2. 药物

【原文一】《证类本草·卷第三·石钟乳》

其粗疏而下者，则奔突结涩，乍大乍小，色如枯骨，或类死灰，淹悴不发，丛齿积颗，重浊顽璞，食之使偃塞壅郁，泄火生风，戟喉痒肺，幽关不聪，心烦喜怒，肝举气刚，不能平和。

【按语】

石钟乳味甘，性温，无毒。本文出自《与崔连州论石钟乳书》，阐述名产地产的石钟乳质量不一定全部优良，质地粗疏的石头中产出的石钟乳反而会让人烦躁善怒。《图经本草》介绍了石钟乳的产地及形态："石钟乳，生少室山谷及泰山，今道州江华县及连、英、韶、阶、峡州山中皆有之。生岩穴阴处，溜山液而成，空中相通，长者六、七寸，如鹅翎管状，碎之如爪甲，中无雁齿，光明者善，色白微红。"《太清石壁记》记录了提炼石钟乳的方法，"炼钟乳法，太清经云：取好细末，置金银瓯器中，瓦一片密盖瓯上，勿令泄气，蒸之自然化作水。"

【原文二】《证类本草·卷第五·铅霜》

冷，无毒。消痰，止惊悸，解酒毒，疗胸膈烦闷，中风痰实，止渴。

【按语】

铅霜可以除胸中烦闷。《简要济众方》运用铅霜："治室女月露滞涩，心烦恍惚。铅白霜细研为散，每服一钱，温地黄汁一合调下。生干地黄煎汤调服亦得。"

【原文三】《证类本草·卷第七·丹参》

味苦，微寒，无毒。主心腹邪气，肠鸣幽幽如走水，寒热积聚，破癥除瘕，止烦满，益气，养血，去心腹痼疾，结气，腰脊强，脚痹，除风邪留热。久服利人。

【按语】

本文说明丹参可以祛除心腹邪气，止烦满，治疗郁证。《日华子本草》也指出丹参可以"养神定志""调妇人经脉不匀，血邪心烦"。对于丹参的采摘时节，《蜀本草》介绍为："此药冬采良，夏采虚恶。"

【原文四】《证类本草·卷第八·苦参》

味苦，寒，无毒。主心腹结气，癥瘕积聚，黄疸，溺有余沥，逐水，除痈肿，补中，明目止泪，养肝胆气，安五脏，定志益精，利九窍，除伏热肠，……平胃气，令人嗜食、轻身。

【按语】

本文说明苦参可以治疗心腹结气，养肝胆气，安五脏，用于治疗郁证实证。刘禹锡依照《药性论》阐述苦参能除体闷，治心腹积聚，且不入汤用。

【原文五】《证类本草·卷第八·贝母》

味辛、苦，平、微寒，无毒。主伤寒烦热，淋沥、邪气、疝瘕，喉痹，乳难，金疮风痉，疗腹中结实，心下满，洗洗恶风寒，目眩项直，咳嗽上气，止烦热渴，出汗，安五脏，利骨髓。

【按语】

本文说明贝母可以治疗腹中结实，心下满，可以止烦渴、安五脏。《本草别说》强调贝母能散心胸郁结之气，"今用以治心中气不快多愁郁者"。且《诗经》所谓言采其虻者是也。《药性论》介绍："贝母，臣，微寒。""主胸胁逆气，疗时疾、黄疸。与连翘同主项下瘤瘿疾。"

【原文六】《证类本草·卷第九·莎草根》

谨按《天宝单方药图》载水香棱，功状与此颇相类，但味差不同。……其心中客热，膀胱间连胁下气妨，常日忧愁不乐，兼心忪者，取根二大斤，切，熬令香，以生绢袋盛贮，于三大斗无灰清酒中浸之。春三月浸一日即堪服，冬十月后即七日，近暖处乃佳。每空腹服一盏，日夜三四服之，常令酒气相续，以知为度。若不饮酒，即取根十两，加桂心五两，芜荑三两，和捣为散，以蜜和为丸，捣一千杵，丸如梧子大。每空腹，以酒及姜蜜汤饮汁等，下二十丸，日再服，渐加至三十丸，以瘥为度。

【按语】

本文引用《天宝单方药图》，从莎草根引出水香棱，介绍了水香棱在治疗"心中客热，……兼心忪者"时的使用方法，并有不饮酒的替代方法。水香棱，味辛，性微寒，无毒；采摘方法为：春收苗及花，阴干。入冬采根，切，贮于风凉处。

【原文七】《证类本草·卷第十一·闾茹 》

味辛、酸，寒、微寒，有小毒。主蚀恶肉败疮死肌，杀疥虫，排脓恶血，除大风热气，善忘不乐，去热痹，破癥瘕，除息肉。一名屈据，一名离娄。生代郡川谷。

【按语】

闾茹可以除大风热气，善忘不乐。本书也涉及了采摘时节及药物七情："五月采根，阴干，黑头者良。""甘草为之使，恶麦冬。"《图经本草》对于产地形态介绍为："闾茹，生代郡川谷，今河阳、淄、齐州亦有之。二月生苗，叶似大戟，而花黄色。"

【原文八】《证类本草·卷第十一·萱草根》

图经曰：萱草，俗谓之鹿葱，处处田野有之。味甘而无毒。主安五脏，利心志，令人好欢乐，无忧，轻身明目。五月采花，八月采根用。今人多采其嫩苗及花跗作菹。云：利胸膈甚佳。

【按语】

萱草根，凉，无毒。本文引用了《图经本草》对于萱草根的介绍，可以安定五脏，利心志，使人心情愉悦。《嵇康养生论》将合欢与萱草类比："合欢蠲忿，萱草忘忧。"萱草根还可以"治沙淋，下水气，主酒疸，黄色通身者"。

【原文九】《证类本草·卷第十二·枸杞》

日华子云：地仙苗，除烦益志，补五劳七伤，壮心气，去皮肤、骨节间风，消热毒，散疮肿，即枸杞也。

【按语】

枸杞，味苦，寒。根大寒，子微寒，无毒。本文引用了《日华子本草》对于枸杞的介绍，可以除烦益智，补五劳七伤，壮心气。对于质量、药性，《药性论》提及："白色无刺者良，与乳酪相恶。"《图经本草》中有关于枸杞和枸棘的辨认："其实形长而枝无刺者，真枸杞也。圆而有刺者，枸棘也。枸棘不堪入药。"《本草衍义》中有对于枸杞不同部位的区分："枸杞当用梗皮，地骨当用根皮，枸杞子当用其红实，是一物有三用。其皮寒，根大寒，子微寒，亦三等。"

【原文十】《证类本草·卷第十二·茯苓》

味甘，平，无毒。主胸胁逆气，忧恚、惊邪、恐悸，心下结痛，寒热，烦满，咳逆，焦舌干，利小便，止消渴，好睡，大腹淋沥，膈中痰水，水肿淋结，开胸腑，调脏气，伐中。久服安魂养神，不饥延年。

【按语】

本文介绍了茯苓可以治疗忧恚、恐悸、烦满等，久服可以安魂养神。《图经本草》介绍了茯苓与茯神的区分及采摘："如有茯苓，则锥固不可拔，于是掘土取之。其拨大者，茯苓亦大。皆自作块，不附着根上。其抱根而轻虚者为茯神。然则假气而生者，其说胜矣。二月、八月采者良，皆阴干。"《本草衍义》也有对二者的区分:"其津气盛者,方发泄于外,结为盖苓,故不抱根而成物,既离其本体,则有苓之义。茯神者,其根但有津气而不甚盛,故只能伏结于本根。既不离其本,故曰:茯神。"

【原文十一】《证类本草·卷第十三合欢》

味甘、平,无毒。主安五脏,利心志,令人欢乐无忧。久服轻身明目,得所欲。生益州山谷。

【按语】

本文介绍了合欢可以使人欢愉。陶弘景依照《嵇康养生论》与萱草相比:"合欢蠲忿,萱草忘忧也。诗人又有萱草,皆即今鹿葱。"《日华子本草》对于合欢各部位的药效有所介绍:"夜合皮,杀虫,煎膏消痈肿,并续筋骨。叶可洗衣垢,又名合欢树。"崔豹的《古今注》中也有对于合欢除忧的介绍:"欲蠲人之忧,则赠以丹棘。丹棘一名忘忧。欲蠲人之忿,则赠以青裳。青裳,合欢也。"

【原文十二】《证类本草·卷第十七羊心》

止忧恚,膈气。

【按语】

本文介绍了羊心的功效。刘禹锡根据《日华子本草》强调羊心的禁忌:"心有孔者杀人。"《太平圣惠方·卷第七十八·治产后脏虚心神惊悸诸方》中有关于方剂白羊心汤的介绍:"主治产后内虚,心神惊悸,志意不定,皆为风邪所致,宜服白羊心汤方。"

【原文十三】《证类本草·卷第十七狗心》

主忧恚气,除邪。

【按语】

本文介绍了狗心的功效。刘禹锡根据《日华子本草》具体阐述了狗心的功效:"心治狂犬咬,除邪气,风痹,疗鼻衄及下部疮。"

【原文十四】《证类本草·卷第二十三藕实茎》

衍义曰：藕实，就莲中干者为石莲子，取其肉，于砂盆中干，擦去浮上赤色，留青心为末，少入龙脑为汤点，宁心志，清神。然亦有粉红千叶、白千叶者皆不实。如此是有四等也。其根惟白莲为佳。今禁中又生碧莲，亦一瑞也。

【按语】

本文引用《本草衍义》中对于藕实功效和质量鉴别的介绍。藕实与藕实茎不同，"藕实茎，味甘，平、寒，无毒。主补中养神，益气力，除百疾。久服轻身耐老，不饥延年"。

【原文十五】《证类本草·卷第二十五酒》

臣禹锡等谨按陈藏器云：酒，本功外，杀百邪，去恶气，通血脉，浓肠胃，润皮肤，散石气，消忧发怒，宣言畅意。书曰：若作酒醴尔，唯曲。苏恭乃广引葡萄、蜜等为之。

【按语】

本文引用刘禹锡依照陈藏器著作的阐述，介绍了酒的功效，其中可以消忧。酒，味苦、甘、辛，性大热，有毒。主行药势，杀百邪恶毒气。《蜀本草》对于酒的不同种类及其功效有所介绍："酒，有葡萄、秫、黍、粳、粟、曲、蜜等，作酒醴以曲为。而葡萄、蜜等，独不用曲。饮葡萄酒能消痰破癖。诸酒醇不同，唯米酒入药用。"

《食疗本草》中也有相关介绍："紫酒，治角弓风。姜酒，主偏风中恶。桑椹酒，补五脏，明耳目。葱豉酒，解烦热，补虚劳。蜜酒，疗风疹。地黄、牛膝、虎骨、淫羊藿、通草、大豆、牛蒡、枸杞等，皆可和酿酒，益气调中，耐饥强志，取藤汁酿酒亦佳，狗肉汁酿酒，大补。"

【原文十六】《证类本草·卷第二十七白瓜子》

味甘，平、寒，无毒。主令人悦泽，好颜色，益气不饥。久服轻身耐老。主除烦满不乐，久服寒中。可用面脂，令面悦泽。

【按语】

本文介绍了白瓜子的药性，功效为除烦满不乐，但是久服寒中，一般用以养颜。《备急千金要方》中补肝散使用了白瓜子："治男子五劳七伤，明目。白瓜子七升，绢袋盛，绞沸汤中，三遍讫，以酢五升，渍一宿，曝干，捣下筛，酒服方寸匕，日三，久服瘥。"《日华子本草》《神农本草经》《本草别录》中均有白瓜子令面悦泽的介绍。

【原文十七】《证类本草·卷第三十石下长卿》

味咸，平，有毒。主鬼疰，精物，邪恶气，杀百精，蛊毒，老魅注易，亡走，啼哭，悲伤，恍惚。一名徐长卿。生陇西池泽山谷。

【按语】

本文介绍了石下长卿的药性功效。但陶弘景对此评价："此又名徐长卿，恐是误尔，方家无用。此处俗中皆不复识也。"

三、《圣济总录》

《圣济总录》，又名《政和圣济总录》，宋徽宗时期赵佶敕编，成书于北宋政和至宣和年间（公元1111—1125年）。该书是北宋朝廷征集民间及医家所献医方，结合内府所藏整理编纂而成，是继《太平圣惠方》后宋代官修的又一部大型方书。该书共200卷，录方近2万首，主要按病证分为66门。卷1至卷4为总论性质，其余为临床各科病证的论治方药。本书以病分门，门各有方，亦包括食治门、针灸门、符禁门、神仙服饵门，内容极其丰富。

《圣济总录》指出了对于郁证应当治本、治神；对于痞、膈气、瘿瘤、瘰等多因忧思的症状分别有详细的阐述；对于产后抑郁、郁证食疗、针灸治法均有详细的阐述；同时，强调了养生对于调畅情志、预防疾病的重要性，是北宋关于郁证收录编纂地较为详细的一本著作。

1. 治法

【原文一】《圣济总录·卷第四·治法》

诸血皆属于心，气之升降舒结，又因乎喜怒悲忧恐之变，病有至于持久不释，精气弛坏，营泣卫除者，岂特外邪之伤哉，神不自许也，是以黄帝论气之行着，必分勇怯，论病之苦乐，必异形志，论芳草石药，必察缓心和人。

【按语】

本段论述神志及其所处脏腑——心，对于疾病的重要影响。郁证也是七情内伤所致疾病之一，论治之时不可忽略此。《黄帝内经》指出："心者君主之官，神明出焉。"诸多名医均重视"治神"："扁鹊华佗治病，忌神明之失守；叔和论脉，辨性气之缓急；孙思邈之用药，则以精神未散为必活；褚澄之问证，则以苦乐荣悴为异品，治目多矣；而张湛以减思虑专内视，为治目之神方；至若陈藏器草木之论，又以和养志意，以禳去祟，以言笑畅情怀，以无为驱滞着，岂专于药石针艾之间哉。"

【原文二】《圣济总录·卷第四·治法》

然邪气所伤，如风雨寒暑之类，本自外至，腑脏生病，如喜怒忧惧之类，本由内生，及病成而变，有先表后里者，治法皆当治其本。

【按语】

本段论述了疾病标本及其治疗顺序，郁证多为七情内伤，治法当治其本。但《素问·标本病传论篇第六十五》也提及："唯先病而后中满，及大小不利之病，则治其标，此无他，以救里为急故也。"《立斋医案疏》举例疮疡的治则："疮疡之作，当审其标本虚实，邪正缓急而治之。若病急而元气实者，先治其标；病缓而元气虚者，先治其本；或病急而元气又虚者，必先于治本而兼以治标。"

【原文三】《圣济总录·卷第四·治法》

一气盈虚，与时消息。万物壮老，由气盛衰，人之有是形体也。因气而荣，因气而病，喜怒乱气，情性交争，则壅遏而为患，炼阳消阴，以正遣邪，则气行而患平。

【按语】

本段论述了导引的理论依据，郁证病因之一即为情志内伤所致气郁化火，久病则损耗阴液。导引一词最早见于《庄子·刻意》："吹呴呼吸，吐故纳新，熊经鸟伸，为寿而已矣。此导引之士，养形之人，彭祖寿考者之所好也。"战国时期的《行气玉佩铭》是现存最早的导引学史料。《诸病源候论》亦在诸证之末辑录了多达289条的"养生方导引法"。

【原文四】《圣济总录·卷第四·治法》

形乐志苦，病主于脉，治以灸刺，明九针之用，经络补泻之法也。

【按语】

本段指出了形乐志苦之病当用经络补泻之法。治疗之时需要注意："九针异体，取病有殊，十二节异法，用有轻重，必明日月星辰四时八正之在天，寒暑燥湿经水盈虚之在地，肥瘦壮弱虚实盛衰之在人，然后呼吸补泻，出入迎随，惟意之从。"

2. 病因病机

【原文一】《圣济总录·卷第四十三·心脏门》

在脏为神，在志为喜，在变动为忧，在液为汗，是故心气虚则悲不已。

【按语】

本段指出了心脏所致疾病。对于梦境，该书指出："心气虚则梦救火阳物，得其时则梦燔灼，心气盛则梦喜笑恐畏，厥气客于心，则梦丘山烟火。"《素问·举痛论篇第三十九》指出："喜则气和志达，营卫通利。"《黄帝内经太素》阐述"心在变动为忧"的原因为："脾为四脏之本，意主愁忧。故心在变动。"

【原文二】《圣济总录·卷第六十二·膈气门》

论曰胸中者气之府，呼吸升降之道也。阴阳升降顺理。则气道通调。胸中乃治，喜怒寒热不调。则气聚于胸而为膈气，夫膈气有五。忧膈恚膈气膈寒膈热膈是也。……忧思恚怒寒热食饮，悉能伤之，致阴阳不和，腑脏生病，气痞于胸府之间，故曰膈气。

【按语】

本段论述了膈气的病因病机，且忧思恚怒列在其中。《黄帝内经》首先指出："三阳结，谓之膈。"《肘后备急方》认为五膈为忧膈、恚膈、气膈、寒膈、热膈；《三因极一病证方论》认为五膈为忧膈、思膈、怒膈、恐膈、喜膈。

【原文三】《圣济总录·卷第六十二·膈气门》

论曰膈气噎塞者，由忧思过甚，气结不通，肺胃虚弱，气留肓膜，则结滞于胸膈，故升降痞塞。盖喉咙者、气之所以上下。若气塞不通，则咽喉噎闷，状若梅核，咽纳有妨，故谓之膈气咽喉噎塞也。况肺气上通于喉咙，胃脉外连于咽嗌，若使上下升降，肺胃和平，则阴阳调顺，膈气自散矣。

【按语】

本段论述了膈气噎塞的病因病机及治法。《普济方》中举例"安息香煎丸"等方药进行治疗。《诸病源候论》认为："忧恚则气结，气结则津液不宣流，使噎。"《医学心悟》认为："凡噎膈症，不出胃脘干槁四字。"

【原文四】《圣济总录·卷第六十七·诸气门》

心多愁虑，则气散而无归，此忧所以气乱也。内外烦劳，则气喘而且汗，此劳所以气耗也。身心有止，则气留而不行，此思所以气结也。嗔恚伤甚，则气上而呕血，此怒所以气逆也。

【按语】

本段论述了情志与气机的关系。《黄帝内经》指出："余知百病生于气也。怒则气上，喜则气缓，悲则气消，恐则气下，寒则气收，炅则气泄，……"

【原文五】《圣济总录·卷第七十一·积聚门》

瘕者为瘕聚推之流移不定也，癖者僻侧在于胁肋。结者沉伏结强于内，然有得之于食，有得之于水，有得之于忧思，有得之于风寒，凡使血气沉滞留结而为病者，治须渐磨溃削，使血气流通，则病可愈矣。

【按语】

本段指出了情志不畅可致积聚。《杂病广要》对此有所收录。《普济方》指出："阳浮而动。气之所积名曰积。气之所聚名曰聚。故积者五脏所生。聚者六腑所成也。"

【原文六】《圣济总录·卷第八十七·虚劳门》

论曰气劳者，由喜怒不节，忧思过甚，荣泣卫除，谷气不治，故气血为之干涸，不能荣养肌肉，形体瘦悴，面色萎黄，胸胀痞满，饮食减少，赢瘦困乏，故谓之气劳。

【按语】

本段阐述了气劳的病机及临床表现。《药性论》中提到可以用知母治疗："主治心烦躁闷，骨热劳往来，生产后蓐劳，肾气劳，憎寒虚损，患人虚而口干，加而用之。"

【原文七】《圣济总录·卷第一百二十四·咽喉门》

论曰，咽者胃之系，故咽主咽物，天气通于肺，故喉主通气，咽喉中妨闷，如有物者，乃肺胃壅滞，风热客搏，结于咽喉使然。

【按语】

本段论述咽喉中如有物妨闷的病机。故《太平圣惠方》谓："忧愁思虑，气逆痰结，皆生是疾也。"

【原文八】《圣济总录·卷第一百二十五·瘿瘤门》

论曰：瘿病咽喉噎塞者，由忧恚之气，在于胸膈，不能消散，搏于肺脾故也，咽门者，胃气之道路，喉咙者，肺气之往来，今二经为邪气所乘，致经络否涩，气不宣通，结聚成瘿，在于咽下，噎郁滞留，则为之出纳者，噎塞而不通，病瘿者以是为急也。

【按语】

本段论述咽瘿病咽喉噎塞的病机。《金匮要略》所谓咽中如有炙脔；《太平圣惠方》中提及："夫咽者胃之系，喉者肺气之所通，若阴阳和平，荣卫调适，则气道宣畅也。若脏腑不和，亦有治咽喉中如有物。"

【原文九】《圣济总录·卷第一百二十五·瘿瘤门》

论曰：石瘿泥瘿劳瘿忧瘿气瘿，是为五瘿，石与泥则因山水饮食而得之，忧劳气则本于七情，情之所至，气则随之，或上而不下，或结而不散是也。

【按语】

本段论述五瘿分别的病因。

【原文十】《圣济总录·卷第一百二十六·瘰门》

论曰：瘰者，其本多因恚怒气逆忧思恐惧，或饮食有虫鼠余毒，或风热邪气，客于肌肉，随虚处停结，或在颈项，或在胸腋，累累相连是也。

【按语】

本段论述了瘰的病因。《辨证录》中阐述为："盖瘰之症，多起于痰，而痰块之生，多起于郁，未有不郁而能生痰，未有无痰而能成瘰者也。故治瘰之法，必须以开郁为主。"

3. 临床表现

【原文一】《圣济总录·卷第四十一·肝脏门》

故目赤，两胁下痛引少腹，善怒。甚者气逆头眩，耳聩颊肿，皆肝实之证也。

论曰肝实之状，苦心下坚满，常两胁痛，或引小腹，忿忿如怒，头目眩痛，赤生息肉是也。其脉见于左手关上阴实者，乃足厥阴经有余之候。盖肝实则生热，热则阳气盛，故其证如此。

【按语】

本段论述了肝实的临床表现，第二段引用了《备急千金要方》。论曰肝与胆合，故足厥阴之经与足少阳之经为表里，其象木，其王春，其脉弦，其神魂，其养筋，其候目，其声呼，其臭臊，其液泣，其味酸，气盛，则为血有余。

【原文二】《圣济总录·卷第四十二·胆门》

论曰足少阳经不足者，胆虚也。虚则生寒，寒则其病恐畏，不能独卧，口苦善太息，呕宿汁，心下淡淡，如人将捕之。

【按语】

本段论述了胆虚的临床表现，引用了《诸病源候论·五脏六腑病诸候》的内容。《普济方》提出："治胆虚。穴三阴交。灸各三十壮。"

【原文三】《圣济总录·卷第四十三·心脏门》

论曰心虚之状，气血衰少，面黄烦热，多恐悸不乐，心腹痛难以言，时出清涎，心膈胀满，善忘多惊，梦寝不宁，精神恍惚，皆手少阴经虚寒所致。其脉见于左手寸口人迎以前阴虚者，乃其候也。

【按语】

本段论述了心虚的临床表现。《脉经》描述其症："病苦悸恐不乐，心腹痛难以言，心如寒状，恍惚。"《本草经疏》详细阐述了"心虚有八证"。

【原文四】《圣济总录·卷第四十八·肺脏门》

开窍于鼻，故其液为涕，涕者继泣而先泗也，在声为哭，故其志为忧，忧者阴肃而情惨也。

论曰肺为华盖，复于诸脏，若肺虚则生寒，寒则阴气盛，阴气盛则声嘶，语言用力，颤掉缓弱，少气不足，咽中干无津液，虚寒乏气，恐怖不乐，咳嗽及喘，鼻有清涕，皮毛焦枯，诊其脉沉缓，此是肺虚之候，虚则宜补也。

【按语】

本段论述了肺脏相关情志与肺虚的临床表现。郁证中肺虚的病因并不多见，但是肺在志为忧，需要酌情考虑。

【原文五】《圣济总录·卷第六十二·膈气门》

忧膈之病，胸中气结烦闷，津液不通，饮食不下，羸瘦无力。恚膈之病，心下苦实满，噎辄醋心，食不消，心下痞涩，积结在于胃中，大小便不利。

【按语】

本段论述了忧膈与恚膈的临床表现，本文引用了《诸病源候论·五膈气候》。《普济方》曰："治五膈气喘息不止。刺任脉中脘一穴。一名太仓。胃之募也。"扁鹊治结气胸中膈气，第四椎下两旁各一寸半，名厥阴俞，灸随年壮。

【原文六】《圣济总录·卷第八十六·虚劳门》

论曰虚劳之病，感五脏则为五劳，因七情则为七伤，劳伤之甚，身体疲极，则为六极。所谓七伤者，一曰，大饱伤脾，脾伤则善噫，欲卧面黄，二曰，大怒气逆伤肝，肝伤则少血目暗，三曰，强力举重，久坐湿地伤肾，肾伤则少精，腰背痛，厥逆下冷，四曰，形寒饮冷伤肺，肺伤则少气，咳嗽鼻鸣，五曰，忧愁思虑伤心，心伤则苦惊喜忘善怒，六曰，风雨寒暑伤形，形伤则肤发枯夭，七曰，大恐惧不节伤志，志伤则恍惚不乐，此七者，劳伤之因也，故名七伤。

【按语】

本段详细阐述了七情内伤的临床表现。《金匮要略·血痹虚劳病脉证并治第六》首先提出了虚劳的病名。《济生方·诸虚门》认为："五劳六伤之证……多由不能摄生，始于过用。"《灵枢·大惑论》认为过度用脑会引起精神心理方面的疲劳："故神劳则魂魄散，志意乱。"情绪变化无常，则易损及脾胃功能，使水谷精华失运，中气升降失常，食欲差。元代李东垣在《脾胃论》中也说："少气，不足以息，倦怠无力，默默不语，寝不寐，食不知味，恶热，动则烦扰。"

【原文七】《圣济总录·卷第八十六·虚劳门》

其候令人喜忘不乐，大便鸭溏口疮，久不瘥，耳枯而鸣，不能听远，及毛焦色夭者，死于冬。

【按语】

本段具体阐述了心劳的临床表现，内含对于《诸病源候论·虚劳病诸候》的引用。《三因极一病证方论·五劳证治》提及"心劳虚寒，惊悸，恍惚多忘，梦寐惊魇，神志不定"，可用定心汤等。《医醇剩义·劳伤》云："心劳者，营血日亏，心烦神倦，口燥咽干，宜调补营卫，安养心神，宅中汤主之。"

4. 食治

【原文一】《圣济总录·卷第一百六十七·小儿门》

乳母以血气为乳汁，五情善恶血气所生，凡择乳母，欲其喜怒不妄，情性和善而已，他亦不可求备，形色不恶，相貌稍通，无胡臭瘿疮疥癣白秃疡切唇耳聋鼻颠眩等疾，便可饮儿。

【按语】

本段具体阐述了乳母情志对于小儿健康的重要性。《饮膳正要》指出："凡生子择于诸母，必求其年壮，无疾病，慈善，性质宽裕，温良详雅，寡言者，使为乳母。"《婴童类萃》认为："凡择乳母，须要婉静寡欲，无痼疾并疮疥者。"

【原文二】《圣济总录·卷第一百八十八·食治门》

论曰天产动物，地产植物，阴阳禀贷，气味浑全，饮和食德，节适而无过，则入于口，达于脾胃，入于鼻，藏于心肺，气味相成，神乃自生，平居暇日，赖以安平者，兼足于此，一有疾，资以治疗者，十去其九，全生永年，岂不有余裕哉，是以别五肉五果五菜，必先之五谷，以夫生生不穷，莫如五谷为种之美也，辨为益为助为充，必先之为养，以夫五物所养，皆欲其充实之美也，非特如此，精顺五气以为灵，若食气相恶，则为伤精，形受五味以成体，若食味不调，则为损形，阴胜阳病，阳胜阴病，阴阳和调，人乃平康，故曰，安身之本，必资于食，不知食宜，不足以存生，又曰，食有成败，百姓日用而不知，苟明此道，则安腑脏，资血气，悦颜爽志，平去疾，夫岂浅浅耶，孙思邈谓医者先晓病源，知其所犯，以食治之，食疗不愈，然后命药，又以药性刚烈，犹兵之猛暴，信斯言也，今对病药剂，悉已条具，兹复别叙食治，盖先食后药，食为民天之谓也。

【按语】

本段具体论述了食治的重要性。唐代孙思邈《备急千金要方》有食治门，搜集《黄帝内经》至唐代以前的食物治疗学说，并叙述了多种食物的性味和治疗作用，是著名的食治专著之一。

5. 针治、灸刺

【原文一】《圣济总录·卷第一百九十一·针灸门》

商丘二穴，金也，在足内踝下微前陷中，足太阴脉之所行也，为经。治腹中鸣不便，脾虚令人不乐，身寒善太息，心悲气逆，痔疾骨疽蚀，绝子厌梦，可灸三壮。针入三分。

【原文二】《圣济总录·卷第一百九十一·针灸门》

少府二穴，火也，在小指本节后陷中，直劳宫，手少阴脉之所流也，为荥。治烦满少气，悲恐畏人，掌中热，肘腋挛急，胸中痛，手卷不伸，针入二分，可灸七壮。

【原文三】《圣济总录·卷第一百九十一·针灸门》

大钟二穴，在足跟后冲中，别走太阳，足少阴络，治实则小便淋闭洒洒，腰脊强痛，大便秘涩，嗜卧口中热，虚则呕逆多寒，欲闭户而处，少气不足，胸张喘息舌干，咽中食噎不得下，善惊恐不乐，喉中鸣，咳唾血，可灸三壮，针入二分，留七呼。

照海二穴，阴跷脉所生，在足内踝下，治嗌干，四肢懈惰，善悲不乐，久疟猝疝少腹痛，呕吐嗜卧，大风偏枯，半身不遂，女子淋沥阴挺出，针入三分，可灸七壮。

【原文四】《圣济总录·卷第一百九十二·针灸门》

阳维维于阳，其脉起于诸阳之会，与阴维皆维络于身，溢蓄不能环流溉灌诸经者也，若不能相维，故为病则怅然失志，溶溶不能自收持，其脉气所发，别于金门（在足外踝下太阳之隙），以阳交为（在外踝上七寸），与手足太阳及跷脉，会于俞（挟肩后胛上廉陷中），……凡此阳维脉气所发，二十四穴也。

【原文五】《圣济总录·卷第一百九十二·针灸门》

论曰：内经谓形乐志苦，病生于血脉，其治宜灸刺，特用针灸之大略。

【原文六】《圣济总录·卷第一百九十二·针灸门》

刺足阳明脚跗上，足太阴疟，令人不乐，好太息，不嗜食，多寒热，汗出病至则呕，呕已乃衰，即取之。

【原文七】《圣济总录·卷第一百九十三·针灸门》

腰清脊强，四肢解惰，善怒咳少气，郁郁然不得息，厥逆肩不可举，马刀身，章门主之。

6. 养生

【原文一】《圣济总录·卷第二百·神仙服饵门》

诸行气，无令意中有忿怒愁忧，忿怒愁忧则气乱，气乱则逆，惟精思则正气来至。正气来至则口中甘香，口中甘香则津液自生，而鼻息微长，鼻息微长则五脏安，五脏安则气各顺理，如法为之，长生久视也。

【按语】

本段具体阐述了忿怒愁忧则气乱，鼻息微长则五脏安。

【原文二】《圣济总录·卷第二百·神仙服饵门》

凡为道者，当净盥漱，勿任情性，节减滋味，不欲劳形疲体，高声叫呼，嗔怒喜乐忧悲，触冒寒暑，乃可返老还童。

凡初服气，必须心意坦然，勿疑勿畏，若有畏惧，气即难行，若四体调和，意自欣乐，不羡一切事，即日胜一日，快乐无极，不得思食，若忽思食，必须抑捺，如不在意抑捺，即邪干矣，可用薜荔煮汤，入生姜少许，更煮一两沸服，其饥渴即姜蜜汤亦得，若能自抑捺，终日对嘉馔，亦无所苦。

【按语】

本段具体阐述了道家服气对于疾病预防的重要性。"服气"是以调息行气为主的一类气功功法，又称为"食气"。长沙马王堆汉墓出土的《却谷食气》中有"食（气）者为（日句）炊，则以始卧与始兴"的记述。服气功法可包括调气、淘气、咽气、行气、散气、委气、炼气、闭气等环节，又有导引、按摩、咽津等辅助手段。服气在六朝隋唐时颇为盛行，其后渐见衰减。

7. 方剂

（1）《圣济总录·卷第四十二·胆门》：治胆虚诸方。

①**方名**：天雄丸方。

主治：胆虚生寒，气溢胸膈，头眩口苦，常喜太息，多呕宿水。

组成：天雄（炮裂，去脐皮）　人参　山芋　桂心（去粗皮，各一两）　黄芪（锉）　白茯苓（去黑皮）　防风（去叉）

服法：上七味，捣罗为细末，与柏子仁和匀，炼蜜为剂，杵五百下，丸如梧桐子。每服三十丸，温酒下，空心食前。

②**方名**：沉香汤方。

主治：足少阳经不足，目眩痿厥，口苦太息，呕水多唾。

组成：沉香（锉）　白茯苓（去黑皮）　黄芪（锉）　白术（各一两）川芎　熟干地黄（切焙）　五味子

服法：上七味。粗捣筛，每服三钱匕，水一盏，入生姜二片，同煎至七分，去滓温服不计时。

（2）《圣济总录·卷第四十三·心脏门》：治心虚诸方。

①**方名**：人参汤方。

主治：心脏虚烦，恍惚多忘，神思不宁。

组成：人参（半两）　远志（去心）　石菖蒲（各一两）

服法：上三味，粗捣筛，每服三钱匕，水一盏，生姜三片，薄荷三叶，煎至七分，去滓温服，不拘时。

②方名：人参远志丸方。

主治：思虑过多，心气不安，惊悸恍惚烦倦，神思不清。

组成：人参　远志（去心）　黄芪（薄切）　酸枣仁（各一两）　桂心（去粗皮）　桔梗（去芦头，炒）　丹砂（别研，各半两）

服法：上七味，为细末，炼蜜丸如梧桐子大。每服十五丸至二十丸，米饮下不拘时。

③方名：茯苓散方。

主治：心虚惊悸。

组成：白茯苓（去黑皮，三分）　远志（去心）　人参　麦冬（去心，焙）　白僵蚕（炒）　羚羊角（镑）　菊花（各半两）　甘草（炙，锉）　牛黄（研）　铁粉（研，各一分）

服法：上一十味。捣研为散，每服二钱匕，食后煎竹沥汤调下，或薄荷熟水下。

④方名：镇心丸方。

主治：心虚惊悸，或因忧虑，神气不安。

组成：茯神（去木）　人参　甘草（炙，锉）　龙齿（各一两半）　升麻　枳壳（去瓤麸，炒，各一两）　银箔（二两）

服法：上七味，捣罗为末，炼蜜和丸，如梧桐子大。每服十五丸至二十丸，米饮下，早晚食后服。

⑤方名：补心汤方。

主治：心气不足，或喜或悲，或嗔或怒，或时鼻衄，眼目黄赤，言语颠倒，咽喉痛，唇口干燥，冷汗自出，惊悸心忪。

组成：人参　白茯苓（去黑皮）　桂心（去粗皮）　紫菀（去苗土）　麦冬（去心，焙，各二两）　紫石英（研，一两）

服法：上六味。粗捣筛，每服五钱匕，水一盏半，大枣二枚劈，赤小豆三十粒，煎至八分，去滓食后温服。

（3）《圣济总录·卷第五十四·三焦门》。

方名：茹散方。

主治：中焦热痹，善忘不乐。

组成：竹茹（三两）　甘草（炙，二两）　硝石（研，一两）

服法：上三味，捣罗为散，于初更时及鸡鸣后，各用温酒调下一钱匕，稍增至二钱匕，以知为度。

（4）《圣济总录·卷第五十一·肾脏门》。

方名：秦艽酒方。

主治：肾劳虚冷干枯，忧恚内伤。久坐湿地则损。

组成：秦艽　牛膝　川芎　防风　桂心　独活　茯苓（各一两）　杜仲　丹参（各八两）　侧子（炮裂，去皮脐）　石斛（去梢黑者）　干姜（炮）　麦冬（去心）　地骨皮（各一两半）　五加皮（五两）　薏苡仁（一两）　大麻仁（一合，炒）。

服法：上一十七味，细锉，以生绢袋盛，酒一斗浸，春秋七日、夏三日、冬十日成。每日空腹温服半盏、日再服。

（5）《圣济总录·卷第五十七·心腹门》。

方名：半夏补心汤方。

主治：心虚寒，心中胀满，悲忧不乐，或梦山丘平泽。

组成：半夏（六两）　宿姜（五两）　茯苓　桂心　橘皮（各三两）　白术（四两）　防风　远志（各二两）

服法：上八味，锉如麻豆，拌匀，每服三钱匕，水一盏，煎取七分，去滓温服，不拘时候。

（6）《圣济总录·卷第六十二·膈气门》：治膈气噎塞诸方。

①方名：槟榔汤方。

主治：诸膈气，心胸烦结，噎塞不通，饮食日减。

组成：槟榔（锉）　诃黎勒皮（炒）　荜澄茄　赤茯苓（去黑皮）　人参　青橘皮（汤浸去白，焙）　甘草（炙，锉）　沉香（锉）　麦冬（炒）　浓朴（去粗皮，生姜汁炙）　京三棱（炮锉）　白术（等分）

服法：上一十二味，粗捣筛。每服三钱匕，水一盏，生姜二片，大枣二枚劈。煎取七分，去滓温服，日三夜一。

②方名：人参汤方。

主治：膈气咽塞。忧结不散。

组成：人参　赤茯苓（去黑皮）　白术　桂心（去粗皮）　诃黎勒皮（炒）　京三棱（炮锉）　陈橘皮（汤浸去白，焙）　枳壳（去瓤，麸炒）　甘草（炙锉）　槟榔（锉，各一两）　木香（半两）　草豆蔻（去皮，半两）

服法：上一十二味，粗捣筛。每服三钱匕，水一盏。煎取七分，去滓温服，日二夜一。

（7）《圣济总录·卷第八十六·虚劳门》：治肝劳诸方。

①方名：补肝汤方。

主治：肝劳胁痛气急，忧恚不常，面青肌瘦，筋脉拘急。

组成：天冬（去心，焙）　酸枣仁（微炒）　柴胡（去苗）　当归（切，焙）　羌活（去芦头）　防风（去叉）　桂心（去粗皮）　细辛（去苗叶）　赤茯苓（去黑皮）　升麻　秦艽（去苗土）　黄芪（锉）　杜仲（去粗皮，炙，锉）　鳖甲（去裙，醋炙，锉）　鹿茸（去毛酥，炙）　牛膝（酒浸，切，焙）　天麻　黄明胶（炙燥）　山茱萸

服法：上一十九味，等分，粗捣筛，每服三钱匕，水一盏，入生姜二片，枣一枚劈，煎至七分，去滓温服食前。

②方名：茯苓丸方。

主治：肝劳热，恐畏不安，精神闷怒，不能独卧，志气错越。

组成：白茯苓（去黑皮）　远志（去心）　防风（去叉）　人参　柏子仁（微炒，研）　牡蛎（烧令赤）　甘草（炙，锉，各半两）　龙骨（三分）

服法：上八味，捣罗为末，炼蜜并煮枣肉同和丸，如梧桐子大，每服空腹温酒。下二十丸，渐加至三十丸，夜卧再服。

（8）《圣济总录·卷第八十六·虚劳门》：治心劳诸方。

①方名：人参汤方。

主治：心劳，因多言喜乐过度伤心，或愁忧思虑而伤血，血伤即不欲视听。心烦惊悸。

组成：人参（一两半）　木通（锉，一两半）　茯神（去木，一两）麦冬（去心，焙，一两半）　百合（一两）　龙齿（一两半）　柴胡（去苗，一两）

服法：上七味，粗捣筛，每五钱匕，用水一盏半，入枣三枚劈，煎至一盏，去滓分温二服，食后相次服之。

②方名：补心麦冬丸方。

主治：心劳多惊悸，心气不足。

组成：麦冬（去心，焙，一两半）　石菖蒲（一两）　远志（去心，一两半）　人参（一两）　白茯苓（去黑皮，一两）　熟干地黄（一两半）　桂心（去粗皮，半两）　天冬（去心，焙，一两半）　黄连（去须，一两半）　升麻（一两半）

服法：上一十味，捣罗为末，炼蜜为丸，如梧桐子大，每日食后夜卧时，用熟水下二十丸，兼开心气，使人多记不忘。

③方名：朱雀汤方。

主治：心气劳伤。

组成：雄雀（一只取肉，炙）　赤小豆（一合）　赤茯苓（去黑皮）　人参　大枣（去核）　紫石英（炙，锉，各一分）

服法：上六味，细锉拌匀，每服三钱匕，用水一盏，煎取六分，去滓温服。

④方名：王不留行汤方。

主治：忧愁思虑，过伤心经，舌本肿强。

组成：王不留行　桂心（去粗皮）　桔梗（炒）　大黄（锉炒）　当归（切焙）　甘草（炙，锉，各一两）　雷丸　延胡索　白及　天雄（炮裂，去皮脐）　槟榔（半生半煨熟，各一两半）　桑根白皮（半两）

服法：上一十二味，咀如麻豆，每服三钱匕，生姜三片，水一盏，同煎至七分，去滓温服。

⑤方名：麦冬饮方。

主治：心虚劳损，喜忘不乐。

组成：麦冬（去心，焙）　白茯苓（去黑皮，各二两半）　人参（二两）　防风　远志（去心，一两一分）

服法：上五味，锉如麻豆，每服五钱匕，水一盏半，煎取八分，去滓温服，日二服。

（9）《圣济总录·卷第八十六·虚劳门》。

方名：七伤散方。

主治：脾劳腹胀，忧恚不乐，大便滑泄，不思饮食，肌肉羸瘦。

组成：香子（炒）　白术　人参　白茯苓（去黑皮）　陈橘皮（汤浸去白）　芍药　桔梗（炒）　紫菀（去苗土）　白芷（各一两）　苍术（去黑皮，米泔浸，切，焙，五两）　柴胡（去苗，一两半）　干姜（炮）

服法：上一十二味，捣罗为散，每服三钱匕，用猪肾一对，去皮膜，批作片子，入盐一钱，与药拌匀，掺在猪肾内，湿纸裹，灰火内煨令香熟为度。细嚼米饮下。

（10）《圣济总录·卷第九十·虚劳门》：治虚劳惊悸诸方。

①方名：犀角汤方。

主治：虚劳羸瘦，愁忧思虑，神情不乐，善忘惊悸，小便秘难。

组成：犀角屑（一两）　黄芪（锉，三分）　龙胆（去芦头，半两）　赤茯苓（去黑皮）　人参（各一两）　枳实（去瓤，麸炒，三分）　槐实（炒香，半两）

服法：上七味，粗捣筛，每用五钱匕。用水一盏半，入竹叶五片细锉。煎至一盏，去滓分温二服，每服更调丹砂末半钱匕。早食后及夜卧时服。

②方名：补心麦冬丸方。

主治：虚劳惊悸，心气不足。

组成：麦冬（去心，焙，一两半）　菖蒲（石上者）　远志（去心）　人参　白茯苓（去黑皮，各一两）　熟干地黄（焙，一两半）　桂（去粗皮，半两）　天冬（去心，焙）　黄连（去须）　升麻（各一两）

服法：上一十味，捣罗为末，炼蜜为丸，如梧桐子大。每服早食后及夜卧时，用熟水下二十丸。

③方名：石膏汤方。

主治：虚劳心热，惊梦恐悸，畏惧不安。

组成：石膏（碎，四两） 人参 知母（焙） 赤石脂 栀子（去皮） 芍药 白术 白茯苓（去黑皮）

服法：上八味，粗捣筛，每五钱匕，用水一盏半，煎至一盏，去滓下竹沥少许，及生地黄汁一合，更煎一两沸，分温二服，早晚食后服之。

（11）《圣济总录·卷第九十·虚劳门》。

方名：麦冬汤方。

主治：虚劳热气乘心，忧惧不安，不得眠睡。

组成：麦冬（去心，焙，一两半） 榆白皮（锉） 苦参 黄连（去须） 地骨皮 黄芩（去黑心） 龙齿

服法：上七味，粗捣筛，每服五钱匕，水一盏半，煎至七分，去滓入地黄汁半合，食后顿服。

（12）《圣济总录·卷第一百五十一·妇人血气门》。

方名：土瓜根丸方。

主治：妇人忧悒、心下支满，气胀腹热，月水不利，血气上攻，心痛欲呕。

组成：土瓜根 大黄（锉，炒令烟尽） 芍药 当归（切，焙，各半两） 蜀椒（去目并闭口，炒汗出） 黄芪。

服法：上六味，捣罗为末，炼蜜和丸，如梧桐子大，空腹服五丸酒下，日二服。

（13）《圣济总录·卷第一百五十七·妊娠门》。

方名：羚羊角饮方。

主治：半产后，心烦闷倦。

组成：羚羊角屑（半两） 芍药（一两） 枳实（去瓤，麸炒，三分） 人参（一两） 麦冬（去心，焙，半两）

服法：上五味，粗捣筛，每服三钱匕，水一盏，煎至七分，去滓不拘时候温服。

（14）《圣济总录·卷第一百六十三·产后门》：治产后惊悸诸方。

①**方名**：远志汤方。

主治：产后心虚惊悸，梦寐不安。

组成：远志　龙齿　人参　茯神（去木）　桂心（去粗皮）　芍药（锉）　黄芪（锉）　麦冬

服法：上八味，粗捣筛，每服二钱匕，水一盏，煎七分，去滓温服，不拘时候。

②**方名**：人参汤方。

主治：产后虚惊，心神恍惚。

组成：人参（锉，一两）　麦冬（去心，半两）　木通（锉）　芍药（各二两）　甘草（炙，一两）

服法：上五味，粗捣筛，每用水三盏，先煮羊肉三两，取汁一盏，去肉入药末三钱匕，再煎至七分，去滓温服，不拘时候。

③**方名**：羊心汤方。

主治：产后血虚惊悸，神志不宁。

组成：羊心（一枚以水五盏煎取三盏汁用）　甘草（炙，一两）　远志（去心，半两）　防风（去叉，一两）　羊角（镑屑，半两）

服法：上五味，将八味粗捣筛，每服三钱匕，以煮羊心汁一盏，煎至七分，去滓温服，不拘时候。

④**方名**：麦冬汤方。

主治：产后心虚惊悸，恍惚不安。

组成：麦冬（去心，焙，半两）　熟干地黄（焙，一两）　白茯苓（去黑皮）　甘草（炙，锉，各一两）　芍药

服法：上五味，粗捣筛，每服三钱匕，水一盏，入生姜五片，枣一枚擘破，煎至七分，去滓温服，不拘时候。

（15）《圣济总录·卷第一百八十七·补益门》。

方名：蓬莪术丸方。

主治：元脏虚冷，脾胃不和，不进饮食，肌肤瘦瘁，面黄腹胀，四肢怠

惰，精神不乐。兼疗膀胱积冷气痛。

组成：蓬莪术　京三棱（各四两，同煨，乘热椎碎捣罗为末，以米醋于银石器煮入）　猪胰（一枚，去脂膜烂研细，与砂末半两同熬成膏醋不拘多少约药末为数）　朱砂（飞研，半两）　楝实（炮）　舶上香子（炒）　山芋　槟榔（煨，锉）　附子（炮裂，去皮脐）　枳壳（去瓤炒，各二两）

服法：上十味。除前三味制了外，六味捣罗为末，以前膏和捣三五百杵，丸如梧桐子大，每服二十丸至三十丸，温酒或盐汤下，空心食前服。

（16）《圣济总录·卷第一百九十·食治门》。

方名：竹沥粥方。

主治：妊娠常苦烦闷，此名子烦。

组成：淡竹沥（三合）　粟米（三合）

服法：上二味。以水煮粟米成粥，临熟下竹沥更煎，令稀稠得所，食之。

四、《三因极一病证方论》

《三因极一病证方论》，原名《三因极一病源论粹》，由南宋陈言编撰，成书于淳熙元年（公元1174年）。该书共18卷，分为180门，收方1 050余首。书中首论脉诊、习医步骤及致病三因，次以三因为据载列临床各科病证的方药治疗。陈氏"三因学说"将病因归为3类，把六淫致病归于外因，七情致病归于内因，不能归入内外病因的一律归于不内外因，使病因学说更加系统化，成为后世论说病因的规范。《三因极一病证方论》中郁证相关内容多归为内因，作者精选相关方药，加以自身心得，并且详细阐述了内因所致脉诊位置与脉象。

1. 脉诊

【原文一】《三因极一病证方论·卷之一·总论脉式》

释曰：切脉动静者，以脉之潮会，必归于寸口。三部诊之，左关前一分为人迎，以候六淫，为外所因；右关前一分为气口，以候七情，为内所因；推其所自，用背经常，为不内外因。

【按语】

本段具体阐释了《素问·脉要精微论篇第十七》"切脉动静"中不同病因的诊脉位置。郁证多为内因，三部脉诊时切脉位置为右关前一分。《黄帝内经》已经说明三部脉法的依据："故人有三部，部有三候，以决死生，以处百病，以调虚实，而除邪疾。"《类经》中张景岳阐述："以天地人言上中下，谓之三才。以人身而言上中下，谓之三部。于三部中而各分其三，谓之三候。三而三之，是谓三部九候。"

【原文二】《三因极一病证方论·卷之一·总论脉式》

以此推明，若人迎浮盛则伤风，虚弱沉细为暑湿，皆外所因；喜则散，怒则激，忧涩思结，悲紧恐沉惊动，皆内所因。

【按语】

本段为《黄帝内经》的阐释。《黄帝内经》中强调："切脉动静，而视精明，察五色，观五脏有余不足，六腑强弱，形之盛衰，以此参伍，决死生之分。"同时，本文参考汉论中"人迎紧盛伤于寒"，推断不同内因导致的不同脉象。

【原文三】《三因极一病证方论·卷之一·五脏所属》

前布六经，乃候淫邪外入，自经络而及于脏；后说六脏，乃候情意内郁，自脏腑出而应于经。

【按语】

本段阐述了六经六脏与三部脉诊的关系，同时指出六脏与六经的关系。本书强调："内外所因，颖然明白，学诊之道，当自此始。外因虽自经络而入，必及于脏，须识五脏部位；内因郁满于中，必应于经，亦须徇经说证，不可偏局。"诊脉是六经六脏相互关联，不可因病因内外而有所偏颇。

【原文四】《三因极一病证方论·卷之一·五脏传变病脉》

又人之五脏，配木火土金水，以养魂神意魄志，生怒喜思忧恐。故因怒则魂门弛张，木气奋激，肺金乘之，脉必弦涩；因喜则神廷融泄，火气赫羲，肾水乘之，脉必沉散；因思则意舍不宁，土气凝结，肝木乘之，脉必弦弱；因忧则魄户不闭，金气涩聚，心火乘之，脉必洪短；因恐则志室不遂，水气旋却，脾土乘之，脉必沉缓。此盖五情动不以正，侮所不胜，既不慕德，反谓能胜而乘之，侮反受邪，此之谓也。

【按语】

本段阐述了五脏传变所致疾病的脉象特征。《金匮要略》举例说明利用五脏传变的原理可以治未病："夫治未病者，见肝之病，知肝传脾，当先实脾，四季脾旺不受邪，即勿补之。中工不晓相传，见肝之病，不解实脾，惟治肝也。"《三因极一病证方论》亦强调："一日一夜五分，则可以占死者之早暮，此病之次也；然卒发者不必治于传，或其传化不以次，不以次入者；忧恐怒喜思，令不得以其次，故令人有大病矣。此五脏传变之大要，学人幸留神焉。"

【原文五】《三因极一病证方论·卷之一·九道病脉》

细为气血俱虚，为病在内，为积，为伤湿，为后泄，为寒，为神劳，为忧伤过度，为腹满。

【按语】

本段阐述了细脉的病因。其中，神劳、忧伤过度皆可导致细脉。《濒湖脉学》引用《脉经》所述，对细脉的解释为"细脉，小大于微而常有，细直而软，若丝线之应指"，且对病因病机阐述为："细为血少气衰。有此证则顺，否则逆。故吐衄得沉细者生。忧劳过度者，脉亦细。"

2. 病机病因

【原文一】《三因极一病证方论·卷之二·三因论》

内则精神魂魄志意思，喜伤七情。七情者，喜怒忧思悲恐惊是。

【按语】

本段阐述了内因的具体内容。本书将病因分为三种：外因、内因、不内外因，郁证多属于内因。《医宗金鉴》中对于内因经病的阐述为："妇人从人不专主，病多忧忿郁伤情，血之行止与顺逆，皆由一气率而行。"本书强调，在学医之时："若于三因推明，外曰寒热风湿，内曰喜怒忧思，不内外曰劳逸作强，各有证候，详而推之，若网在纲，有条不紊。"对于内因推究，《三因极一病证方论》指明："然内所因惟属七情交错，爱恶相胜而为病，能推而明之，此约而不滥，学人宜留神焉。"

【原文二】《三因极一病证方论·卷之八·五积证治》

五积者，五脏之所积，皆脏气不平，遇时相逆而成其病。如忧伤肺，肺以所胜传肝，遇长夏脾旺，传克不行，故成肝积，名曰肥气；肥气者，以其积气藏于肝木之下，犹肥遁于山林也。失志伤肾，肾以所胜传心，遇秋肺旺，传克不行，故成心积，名曰伏梁；伏梁者，以其积气横架于肓原也。怒则伤肝，肝以所胜传脾，遇冬肾旺，传克不行，故成脾积，名曰痞气者；以积气痞塞中脘也。喜则伤心，心以所胜传肺，遇春肝旺，传克不行，故成肺积，名曰息贲；息贲者，以积气喘息贲溢也。思则伤脾，脾以所胜传肾，遇夏心旺，传克不行，故成肾积，名曰奔豚；奔豚者，犹水蓄奔冲于心火也。

【按语】

本段阐述了七情内伤所致脏气不平，加之五脏传变以及四季影响导致的五积。《难经》所述："以肥气成于戊己，伏梁成于庚辛，以至奔豚成于丙丁者，正合阴阳施化，休旺乘克之大义也。"

【原文三】《三因极一病证方论·卷之八·五积证治》

五劳者，皆用意施为，过伤五脏，使五神不宁而为病，故曰五劳。以其尽力谋虑则肝劳，曲运神机则心劳，意外致思则脾劳，预事而忧则肺劳，矜持志节则肾劳。是皆不量禀赋，临事过差，遂伤五脏。

【按语】

本段阐述了五劳的病机，以及五劳分别对应的情志与脏腑。《三因极一病证方论》特意强调："以脏气本有虚实，因其虚实而分寒热。世医例以传尸骨蒸为五劳者，非也。彼乃瘵疾，各一门类，不可不知。"《黄帝内经·素问》论五劳："久视伤血，久卧伤气，久坐伤肉，久立伤骨，久行伤筋。"《金匮要略》论五劳："肺劳损气，心劳损神，脾劳损食，肝劳损血，肾劳损精。"以上皆为《三因极一病证方论》中的"瘵疾"，非本书所论的七情内伤所致。

【原文四】《三因极一病证方论·卷之八·五劳证治》

五劳者，皆用意施为，过伤五脏，使五神不宁而为病，故曰五劳。以其尽力谋劳。是皆不量禀赋，临事过差，遂伤五脏。

【按语】

本段阐述了五劳的病机，以及五劳分别对应的情志与脏腑。《三因极一病证方论》特意强调"劳损精"皆为"瘵疾"，非本书所论的七情内伤所致。

【原文五】《三因极一病证方论·卷之八·七气叙论》

夫五脏六腑，阴阳升降，非气不生。神静则宁，情动则乱，故有喜怒忧思悲恐惊，七者不同，各随其本脏所生所伤而为病。故喜伤心，其气散；怒伤肝，其气击；忧伤肺，其气聚；思伤脾，其气结；悲伤心胞，其气急；恐伤肾，其气怯；惊伤胆，其气乱。虽七诊自殊，无逾于气。

【按语】

本段阐述了七情与七气的关系，最后强调："虽七诊自殊，无逾于气。"郁证病因之一亦为气郁。对于奇恒之腑与情志的关系，黄帝解释："余知百病生于气也。但古论有寒热忧恚，而无思悲恐惊，似不伦类，于理未然。然六腑无说，惟胆有者，盖是奇恒净腑，非转输例，故能蓄惊而为病。"《黄帝内经》具体阐述：忧则气聚，思伤脾者，气留不行，积聚在中脘，不得饮食，腹胀满，四肢怠惰，故经曰思则气结。悲伤心胞者，善忘，不识人，置物在处，还取不得，筋挛，四肢浮肿，故经曰悲则气急。

【原文六】《三因极一病证方论·卷之八·五噎证治》

夫五噎者，即气噎、忧噎、劳噎、思噎、食噎。虽五种不同，皆以气为主。

皆由喜怒不常，忧思过度，恐虑无时，郁而生涎，涎与气搏，升而不降，逆害饮食，与五膈同，但此在咽嗌，故名五噎。

【按语】

本段阐述了五噎及其病机。《诸病源候论·痞噎病诸候》认为"五噎"："皆由阴阳不和，三焦隔绝，津液不行，忧恚嗔怒所生。"

【原文七】《三因极一病证方论·卷之八·五膈证治》

病有五膈者，胸中气结，津液不通，饮食不下，羸瘦短气，名忧膈；中脘实满，噫则醋心，饮食不消，大便不利，名曰思膈。

此皆五情失度，动气伤神，致阴阳不和，结于胸膈之间，病在膻中之下，故名五膈；若在咽嗌，即名五噎。

【按语】

本段阐述了五噎病机及临床表现，之后揭示了五膈与五噎的区别在于病理位置不同。对于五膈的治疗，《三因极一病证方论》指出："治之，五病同法。"五膈为病证名，包括忧膈、恚膈、气膈、寒膈等，出自《肘后备急方》。《诸病源候论·五膈气候》对于忧膈的论述为："忧膈之病，胸中气结烦闷，津液不通，饮食不下，羸瘦不为气力。"《圣济总录》中有与《三因极一病证方论》相似阐述："若寒温失节，忧恚不时，饮食乖宜，思虑不已，则阴阳拒隔，胸脘痞塞，故名膈气，曰忧曰恚曰气曰寒曰热。五种虽殊，其为膈病则一。"

【原文八】《三因极一病证方论·卷之九·虚烦证治》

虚烦者，方论中所谓心虚烦闷是也。大抵阴虚生内热，阳盛生外热，外热曰燥，内热曰烦，此不分而分也。伤寒大病不复常，霍乱吐泻之后，皆使人心虚烦闷，妇人产蓐，多有此病。其证内烦，身不觉热，头目昏疼，口干咽燥，不渴，清清不寐，皆虚烦也。方例有虚烦近伤寒之说，不可不辨。又平人自汗，小便频并，遗泄白浊，皆忧烦过度之所致。伤寒属外因，忧烦属内因，霍乱兼不内外因，学人当辨析而调治。

【按语】

本段阐述了虚烦及其病因、临床表现，强调了虚烦一症可由不同病因所致。郁证所属多为其中内因忧烦所致，应为心肾阴虚。《辨证录》认为虚烦是"阴阳偏胜之故，火有余而水不足也"，并且特意说明"虚烦是心火之热，非胆木之寒矣""胆寒既怯，何敢犯火热之心"。

【原文九】《三因极一病证方论·卷之十·惊悸证治》

惊悸，则因事有所大惊，或闻虚响，或见异相，登高涉险，梦寐不祥，惊忤心神，气与涎郁，遂使惊悸，名曰心惊胆寒，在心胆经，属不内外因，其脉必动。

【按语】

本段阐述了惊悸及其病机病因，并阐释了其中一种心惊胆寒者属心胆经不内外因。《三因极一病证方论》强调："夫惊悸与忪悸，二证不同。""忪悸，则因汲汲富贵，戚戚贫贱，久思所爱，遽失所重，触事不意，气郁涎聚，遂致忪悸，在心脾经，意思所主，属内所因。"另有饮悸与外邪亦可致忪悸。

【原文十】《三因极一病证方论·卷之十一·胀满叙论》

原其胀满之端，皆胃与大肠二阳明为二太阴之表，大抵阴为之主，阳与之正，或脏气不平，胜克乘克，相感相因，致阴阳失序，遂有此证。假如怒伤肝，肝克脾，脾气不正，必胀于胃，名曰胜克；或怒乘肺，肺气不传，必胀于大肠，名曰乘克。忧思聚结，本脏气郁，或实或虚，推其感涉，表里明之，皆内所因。

【按语】

本段详细阐述了胀满病机及内因所在。《黄帝内经》将其命名为鼓胀，《黄帝内经太素》命名为谷胀，详细论述了治疗方法，但是没有将其按照病因进行分类。《黄帝内经》阐述："治之以鸡矢醴，一剂知，二剂已。"

《类经》将其解释为："一剂可知其效，二剂可已其病。凡鼓胀由于停积及湿热有余者，皆宜用之。"对于胀满的脉诊，《三因极一病证方论》认为："须以人迎气口分其内外，脉息虚实审其温利，详而调之，无失机要；不尔，则为腹心痼疾，坐受困踣，不可不谨。"

3. 方剂

（1）《三因极一病证方论·卷之八·心小肠经虚实寒热证治》。

方名：茯苓补心汤。

主治：心虚寒，病苦悸恐不乐，心腹痛，难以言，心寒恍惚，喜悲愁恚怒，衄血面黄，烦闷，五心热渴，独语不觉，咽喉痛，舌本强，冷汗出，善忘恐走。及治妇人怀妊恶阻，吐呕眩晕，四肢怠惰，全不纳食。

组成：白茯苓　人参　前胡　半夏（汤洗七次，去滑）　川芎（各三分）　橘皮　枳壳（麸炒，去瓤）　紫苏　桔梗　甘草（炙）　干姜（各半两）　当归（一两三分）　白芍药（二两）　熟地黄（一两半）

服法：上锉散。每服四大钱，水盏半，姜五片，枣一枚，煎七分，去滓，食前服。

（2）《三因极一病证方论·卷之八·心小肠经虚实寒热证治》。

方名：分气补心汤。

主治：心气郁结，怔悸噎闷，四肢浮肿，上气喘急。

组成：大腹皮（炒）　香附（炒去毛）　白茯苓　桔梗（各一两）　木通　甘草（炙）　川芎　前胡（去苗）　青橘（炒）　枳壳（麸炒，去瓤）　白术（各三分）　细辛（去苗）　木香（各半两）

服法：上锉散。每服四大钱，水一盏，姜三片，枣一枚，煎七分，去滓，食前温服。

（3）《三因极一病证方论·卷之八·五劳证治》。

方名：定心汤。

主治：心劳虚寒，惊悸，恍惚多忘，梦寐惊魇，神志不定。

组成：茯苓（四两）　桂心　甘草（炙）　白芍药　干姜（炮）　远志（去心炒）　人参（各二两）

服法：上锉散。每服四钱，水盏半，枣两枚，煎七分，去滓，食前温服。

（4）《三因极一病证方论·卷之八·七气证治》。

方名：七气汤。

主治：脏腑神气不守正位，为喜怒忧思悲恐惊忤郁不行，遂聚涎饮，结积坚牢，有如坏块，心腹绞痛，不能饮食，时发时止，发则欲死。

组成：半夏（汤洗去滑，五两）　人参　桂心　甘草（炙，各一两）

服法：上锉散。每服四钱，水盏半，姜七片，枣一枚，煎七分，去滓，食前服。

（5）《三因极一病证方论·卷之八·七气证治》。

方名：大七气汤。

主治：喜怒不节，忧思兼并，多生悲恐，或时振惊，致脏气不平，憎寒发热，心腹胀满，傍冲两胁，上塞咽喉，有如炙脔，吐咽不下，皆七气所生。

组成：半夏（汤洗七次，五两）　白茯苓（四两）　浓朴（姜制炒，三两）　紫苏（二两）

服法：上锉散。每服四钱，水盏半，姜七片，煎七分，去滓，食前服。

（6）《三因极一病证方论·卷之九·健忘证治》。

方名：小定志丸。

主治：心气不定，五脏不足，甚者忧愁不乐，忽忽喜忘，朝瘥暮剧，暮瘥朝发；及因事有所大惊，梦寐不祥，登高涉险，致神魂不安，惊悸恐怯。

组成：菖蒲（炒）　远志（去心，姜汁淹，各二两）　茯苓　茯神　人参（各三两）　辰砂（为衣）

服法：上为末，蜜丸，如梧子大。每服五十丸，米汤下。

按：一方，去茯神，名开心散，饮服二钱匕，不以时。

（7）《三因极一病证方论·卷之九·虚烦证治》。

方名：淡竹茹汤。

主治：心虚烦闷，头疼短气，内热不解，心中闷乱；及妇人产后心虚惊悸，烦闷欲绝。

组成：麦冬（去心）　小麦（各二两半）　甘草（炙，一两）　人参　白茯苓（各一两半）　半夏（汤洗七次，二两）

服法：上锉散。每服四大钱，水二盏，姜七片，枣三枚，淡竹茹一块如指大，煎七分，去滓，食前服。

（8）《三因极一病证方论·卷之十·惊悸证治》。

方名：温胆汤。

主治：心胆虚怯，触事易惊，或梦寐不祥，或异象惑，遂致心惊胆慑，气郁生涎，涎与气搏，变生诸证，或短气悸乏，或复自汗，四肢浮肿，饮食无味，心虚烦闷，坐卧不安。

组成：半夏（汤洗七次）　竹茹　枳实（麸炒，去瓤，各二两）　橘皮（三两，去白）　甘草（炙，一两）　白茯苓（一两半）

服法：上锉散。每服四大钱，水一盏半，姜五片，枣一个，煎七分，去滓，食前服。

（9）《三因极一病证方论·卷之十·惊悸证治》。

方名：寒水石散。

主治：因惊心气不行，郁而生涎，涎结为饮，遂为大疾，怔悸损慑，不自胜持。

组成：寒水石　滑石（水飞，各一两）　甘草（生，一分）

服法：上为末。每服二钱，热则新汲水下，怯寒则煎姜枣汤下。入龙脑少许尤佳，小儿量岁与之。

按：少小遇惊，尤宜服之，但中寒者不宜服。心气不行、痰气郁结为郁证病因之一。

（10）《三因极一病证方论·卷之十一·胀满证治》。

方名：附子粳米汤。

主治：忧怒相乘，神志不守，思虑兼并，扰乱脏气，不主传导，使诸阳不舒，反顺为逆，中寒气胀，肠鸣切痛，胸胁逆满，呕吐不食。

组成：附子（一个，生去皮脐，虚人略炮）　半夏（汤洗七次）　粳米（各三钱半字）　甘草（炙，一钱一字）　干姜（一分，《备急千金要方》

如此）

服法：上锉散。每服四大钱，水二盏，枣三个，煎七分，去滓，食前服。

（11）《三因极一病证方论·卷之十一·胀满证治》。

方名：《备急千金要方》温胃汤。

主治：忧思聚结，脾肺气凝，阳不能正，大肠与胃气不平，胀满冲咳，食不得下，脉虚而紧涩。

组成：附子（炮去皮脐）　当归　浓朴（去皮生用）　人参　橘皮　白芍药　甘草（炙，各一两）　干姜（一两一分）　川椒（炒出汗，去合口者，三分）

服法：上锉散。每服四大钱，水二盏，煎七分，去滓，食前服。

（12）《三因极一病证方论·卷之十三·虚损证治》。

方名：菟丝子丸。

主治：肾气虚损，五劳七伤，小腹拘急，四肢酸疼，面色黧黑，唇口干燥，目暗耳鸣，心忪气短，夜梦惊恐，精神困倦，喜怒无常，悲忧不乐，饮食无味，举动乏力，心腹胀满，腰膝缓弱，小便滑数，房室不举，股内湿痒，水道涩痛，小便出血，时有遗沥。

组成：菟丝子（酒浸）　桂心（不焙）　鹿茸（去毛，切，酥炙）　附子（炮，去皮脐）　泽泻　石龙芮（去土，各一两）　苁蓉（酒浸）　杜仲（去皮切，姜汁制，炒丝断）　茯苓　熟地黄　巴戟（去心）　山茱萸　荜澄茄　沉香　茴香（炒）　补骨脂（炒）　石斛　牛膝（酒浸）　续断　川芎　五味子　覆盆子　桑螵蛸（酒浸炒，各半两）

服法：上为末，酒糊丸，如梧子大。每服三十丸，温酒、盐汤任下；脚膝无力，木瓜汤下；淋闭，木通汤下。

（13）《三因极一病证方论·卷之十三·虚损证治》。

方名：十四友丸。

主治：补心肾虚，怔忪昏愦，神志不宁，睡卧不安。

组成：当归（洗）　熟地黄　白茯苓　白茯神（去木）　人参　黄芪　阿胶（蛤粉炒）　酸枣仁（炒）　柏子仁（别研）　紫石英（别

研）　肉桂（各一两）　远志（酒浸洗，去心，酒洒，蒸炒干）　辰砂（一分，别研）　龙齿（二两，别研）

服法：上为末，别研五味，蜜丸，如梧子大。每服三十丸，食后枣汤下。

按：故《（黄帝内）经》曰：脏有所伤，情有所倚，人不能悬，其病则卧不安。

（14）《三因极一病证方论·卷之十八·虚烦证治》。

方名：人参当归汤。

主治：产后烦闷不安。

组成：人参　当归　麦冬（去心）　干地黄　桂心（各一两）　芍药（二两）

服法：上锉散。每服四大钱，水二盏，先将粳米一合，淡竹叶十片，煎至一盏，去米、叶，入药并枣三枚，煎七分，去滓，食前服。

按：地黄宜用生干者，虚甚则用熟。

（15）《三因极一病证方论·卷之十八·妇人女子众病论证治法》。

方名：小麦汤。

主治：妇人脏躁，喜悲伤欲哭，状若神灵所作，数欠呻。

组成：小麦（一升）　甘草（三两）

服法：上锉散。每服半两，水二盏，枣四枚，煎至六分，去滓，空心温服，亦补脾气。

五、《严氏济生方》

《严氏济生方》，又名《济生方》，共10卷，由南宋严用和（子礼）撰，于南宋宝祐元年（公元1253年）成书。分类辑录内、外、妇科方论，凡医论80则，医方433首（据玉枝轩本统计）。本书持论较谨慎，不轻攻，亦不轻补。所收诸方，或采自《太平惠民和剂局方》《三因极一病证方论》等书，或辑民间单验方，为后世医家广泛采用。吴澄的《古今通变仁寿方序》

称严氏诸方："不泛不繁，用之辄有功。"本书明代以后散佚，清乾隆年间纂修《四库全书》时，据《永乐大典》辑佚，得医论56则，方240余首，厘为8卷。

《严氏济生方》以方药为主体，以病症分类，其中五脏门、诸虚门、胀满门、惊悸怔忡健忘门等均有郁证相关内容，引用较多前人典籍，对于病因病机进行了较为详细的阐述，并且举例多个方药做以辅助。

1. 病因病机

【原文一】《严氏济生方·心腹痛门胁痛评治》

夫胁痛之病，医经曰：两胁者，肝之候。又云：肝病者，两胁下痛。多因疲极嗔怒，悲哀烦恼，谋虑惊忧，致伤肝脏。肝脏既伤，积气攻注，攻于左，则左胁痛；攻于右，则右胁痛；移逆两胁，则两胁俱痛。久而不愈，流注筋脉，或腰脚重坠，或两股筋急，或四肢不举。

【按语】

上文揭示了胁痛的病因多为情志所致肝病，并且介绍其久病症状。《灵枢·五邪》指出："邪在肝，则两胁中痛。"《医方考·胁痛门》曰："胁者，肝胆之区也。"《景岳全书·胁痛》将胁痛病因分为外感与内伤两大类，并提出以内伤为多见。《临证指南医案·胁痛》对胁痛之属久病入络者，善用辛香通络、甘缓补虚、辛泄祛瘀等法，立方遣药，颇为实用，对后世医家影响较大。

【原文二】《严氏济生方·癥瘕积聚门积聚论治》

夫积有五积，聚有六聚。积者生于五脏之阴气也；聚者成于六腑之阳气也。此由阴阳不和，……有如忧、思、喜、怒之气，人之所不能无者，过则伤乎五脏，逆于四肢，传克不行，乃留结而为五积。故在肝曰肥气，在心曰伏梁，在脾曰痞气，在肺曰息贲，在肾曰奔豚。其名不同，其证亦异。

【按语】

上文介绍了五积及其形成机制。其中肝积的"肥气"症状及脉诊为："在左胁下，大如覆杯，肥大而似有头足，是为肝积，诊其脉弦而细，其色青，其病两胁下痛，牵引小腹，足寒转筋，男子为积疝，女子为瘕聚。"《三因极一病证方论》将肥气与五行自然联系："肥气者，以其积气藏于肝木之下，犹肥遁于山林也。"

【原文三】《严氏济生方·呕吐翻胃噎膈门五噎五膈论治》

阳脉结，谓之膈。盖气之与神并为阳也。逸则气神安，劳则气神耗。倘或寒温失宜，食饮乖度，七情伤感，气神俱扰，使阳气先结，阴气后乱，阴阳不和，脏腑生病，结于胸膈，则成膈。气流于咽嗌，则成五噎。五膈者，忧、恚、寒、热、气也；五噎者，忧、思、劳、食、气也。

【按语】

本文引用了《素问》中介绍的五膈及五噎的形成原因，与情志相关联。《三因极一病证方论》具体阐述了五膈各自的临床表现，其中"忧膈"的症状为："胸中气结，津液不通，饮食不下，羸瘦短气。"《外台秘要》载"五膈要丸"等五膈方八首。《圣济总录》对于膈气也有所阐述："若寒温失节，忧恚不时，饮食乖宜，思虑不已，则阴阳拒隔，胸脘痞塞，故名膈气。"

【原文四】《严氏济生方·惊悸怔忡健忘门惊悸论治》

夫惊悸者，心虚胆怯之所致也。……治之之法，宁其心以壮胆气，无不瘥者矣。

【按语】

本文指出了惊悸的原因及治法。《黄帝内经》对于心和胆的阐述："心者，君主之官也，神明出焉。……胆者，中正之官，决断出焉。"《杂病广要·脏腑类·惊悸》有关于心虚胆怯的进一步阐述："有因怒气伤肝，有因惊气入胆，母能令子虚，因而心血不足；又或嗜欲繁冗，思想无穷，则心神耗散而心君不宁，此其所以有从肝胆出治也。"

【原文五】《严氏济生方·惊悸怔忡健忘门虚烦论治》

夫虚烦者，心虚烦闷是也。且人之有血气，分为荣卫，别乎阴阳，荣卫通适，然后阴平阳秘，精神乃治，摄养乖方，荣卫不调，使阴阳二气有偏胜之患，或阴虚而阳盛，或阴盛而阳虚。

【按语】

本文解释了虚烦的原因。《古今医鉴·卷之八·虚烦》指出："夫虚烦者。心胸烦扰而不宁也。"《活人论》针对伤寒与虚烦作以区别，并有方药的阐述："虚烦似伤寒，非伤寒也。……但独热者，虚烦也。诸虚烦热，与伤寒相似，但不恶寒，身不疼痛，故知非伤寒也，不可发汗。头不痛，脉不紧数，故知非里实也，不可下。病此者，内外皆不可攻，攻之必遂烦渴，当与竹叶汤。若呕者，与陈皮汤一剂，不愈，再与之。"

2. 临床表现

【原文】《严氏济生方·五脏门心小肠虚实论治》

夫若忧愁思虑伤之，因暴痛，时唾清涎，心膈胀闷，好忘多惊，梦寐飞扬，精神离散，其脉浮而虚者，是虚寒之候也。

【按语】

本文揭示了情志失常致心虚寒的临床表现。《脉经·卷二》阐述其症："病苦悸恐不乐，心腹痛难以言，心如寒状，恍惚。"《圣济总录·卷四十三》阐述其症："心虚之状，气血衰少，面黄烦热，多恐悸不乐，心腹痛难以言，时出清涎，心膈胀满，善忘多惊，梦寝不宁，精神恍惚，皆手少阴经虚寒所致。"

3. 方剂

（1）《严氏济生方·五脏门心小肠虚实论治》。

方名：补心丸。

主治：忧愁思虑过度，心血虚寒，悸恐不乐，舌强话难，恍惚、喜忘、愁悲、面黄多汗，不进饮食。

组成：紫石英（火，研细）　熟地黄（洗）　菖蒲　茯神（去木）　当归（去芦）　附子（炮，去皮脐）　黄芪（去芦）　远志（去心炒）　川芎　桂心（不见火）　龙齿（各一两）　人参（半两）

服法：右为细末，炼蜜为丸，如梧桐子大，每服七十丸，不拘时候，用枣汤下。

（2）《严氏济生方·五脏门心小肠虚实论治》。

方名： 心丹（又名法丹）。

主治： 主男子、妇人心气不足，神志不宁，忧愁思虑，谋用过度；或因惊恐伤神失志，耗伤心气，恍惚振悸，差错健忘，梦寐惊魇，喜怒无时，或发狂，眩晕，不省人事，及治元气虚弱，唇燥咽干，潮热盗汗；或肺热上壅，痰唾稠粘，咳嗽烦渴；或大病后心虚烦躁，小儿心气虚弱，欲发惊痫，或直视发搐。

组成： 朱砂（五十两）　新罗人参　远志（去心，甘草煮）　柏子仁　白术　熟地黄（洗净，酒蒸焙）　石菖蒲　当归（去芦，酒浸，焙）　麦冬（去心）　黄芪（去芦）　茯苓（去皮）　茯神（去木）　木鳖仁（炒，去壳）　石莲肉（去心，炒）　益智仁

服法： 右加人参等十五味，各如法修制，锉碎拌匀，次将此药滚和，以夹生绢袋盛贮，用麻线紧系袋口于尖上，……如豌豆大，阴干，每服十粒至二十粒，食后，参汤、枣汤、麦冬汤任下。

按：《严氏济生方》建议："应是一切心疾并宜服之。"此丹颗粒辰砂加心药煮炼，常服养心益血，安魂定魄，宁心志，止惊悸，顺三焦，和五脏，助脾胃，进饮食，聪明耳目，悦泽颜色，轻身耐老，不僭不燥，神验不可具述。

（3）《严氏济生方·诸虚门虚损论治》。

方名： 芡实丸。

主治： 思虑伤心，疲劳伤肾，心肾不交，精元不固，面少颜色，惊悸健忘，梦寐不安，小便赤涩，遗精白浊，足胫酸疼，耳聋目昏，口干脚弱。

组成： 芡实（蒸，去壳）　莲花须（各二两）　茯神（去木）　山茱萸（取肉）　龙骨　五味子　枸杞子　熟地黄（酒蒸，焙）　韭子（炒）　肉苁蓉（酒浸）　川牛膝（去芦，酒浸，焙）　紫石英（煅七次）（各一两）

服法： 右为细末，酒煮山药糊为丸，如桐子大，每服七十丸，空心，盐酒盐汤任下。

（4）《严氏济生方·诸虚门虚损论治》。

方名：茸朱丹。

主治：心虚血少，神志不宁，惊惕恍惚，夜多异梦，睡卧不安。

组成：鹿茸（去毛，酒蒸，一两）　朱砂（半两，研细，水飞，蜜炒尤佳）

服法：上为细末，煮枣圈肉为丸，如梧桐子大，每服四十丸，炒酸枣仁煎汤送下，午前临卧服之。

（5）《严氏济生方·诸虚门虚损论治》。

方名：茸附汤。

主治：精血俱虚，荣卫耗损，潮热自汗，怔忡惊悸，肢体倦乏。

组成：鹿茸（去毛，酒蒸，一两）　附子（炮，去皮脐，一两）

服法：上咀，分作四服，水二盏，生姜十片，煎至八分，去滓，食前，温服。

按：《严氏济生方》特说明："一切虚弱之证，皆宜服之。"

（6）《严氏济生方·诸虚门五劳六极论治》。

方名：远志饮子。

主治：心劳虚寒，惊悸恍惚，多忘不安，梦寐惊魇。

组成：远志（去心，甘草煮干）　茯神（去木）　桂心（不见火）　人参　酸枣仁（炒，去壳）　黄芪（去芦）　当归（去芦，酒浸）（各一两）甘草（炙，半两）

服法：右㕮咀，每服四钱，水一盏半，姜五片，煎至七分，去滓，温服，不拘时候。

（7）《严氏济生方·诸虚门五劳六极论治》。

方名：白术汤。

主治：脾劳虚寒，呕吐不食，腹痛泄泻，胸满喜噫，多卧少起，情思不乐，肠鸣体倦。

组成：白术　人参　草果仁　干姜（炮）　浓朴（姜制，炒）　肉豆蔻（面裹煨）　橘皮（去白）　木香

服法：右㕮咀，每服四钱，水一盏半，姜五片，枣一枚，煎至七分，去

滓，食前温服。

（8）《严氏济生方·惊悸怔忡健忘门惊悸论治》。

方名：温胆汤。

主治：心虚胆怯，触事易惊，梦寐不祥，异象感惑，遂致心惊胆怯，气郁生涎，涎与气搏，复生诸证，或短气悸乏，或复自汗，四肢浮肿，饮食无味，心虚烦闷，坐卧不安。

组成：白术　人参　草果仁　干姜（炮）　浓朴（姜制，炒）　肉豆蔻（面裹煨）　橘皮（去白）　木香

服法：右哎咀，每服四钱，水一盏半，生姜五片，枣子一枚，煎至七分，去滓，温服，不拘时候。

（9）《严氏济生方·妇人门子烦论治》。

方名：麦冬汤。

主治：妊娠心惊胆怯烦闷，名曰子烦。

组成：麦冬（去心）　防风　白茯苓（去皮，各一两）　人参（半两）

服法：右哎咀，每服四钱，水一盏半，生姜五片，入淡竹叶十片，煎至八分，去滓，温服，不拘时候。

按：《医学心悟》指出："娠妊子烦者，烦心闷乱也。"《妇人大全良方·卷之十三·妊娠子烦方论第九》对于子烦有更加详细的阐述："妊娠苦烦闷者，以四月受少阴君火以养精，六月受少阳相火以养气。若母心惊胆寒有郁闷，名子烦也。"《产宝》对于子烦的病机病因的阐述为："夫妊娠而子烦者，是肺脏虚而热乘于心，则令心烦也。"

第六章

辽夏金元时期

辽夏金元时期，郁证相关内容多为对于之前中医古籍的总结，没有过多的开创性。《儒门事亲》运用了"汗吐下"三法阐述病症。《阴证略例》对于其之前的多本讲述阴例的著作做了影响深远的总结，但是对于郁证，尤其是气郁化火等阳证缺少介绍。

辽夏金元时期，对于郁证相关内容的阐述方式多种多样，有以病因分类，以方药为主体，两相匹配；《饮膳正要》注重养生与药膳；《卫生宝鉴》多以医案的形式进行论述，比单一的方药更能详细阐述一个疾病的生发转归过程；《世医得效方》以不同医科进行分类，相较于两宋时期多以脏腑、病症分类的方式，具有其独特性。

一、《儒门事亲》

《儒门事亲》由金代张从正编撰，全书共15卷，成书于1228年。张氏秉承"唯儒者能明其理，而事亲者当知医"之思想，故将书命名为《儒门事亲》。全书各卷由诸篇论文汇编而成，每卷含数篇论述，有说、辨、记、解、诫、笺、诠、式、断、论、疏、述、衍、诀等体裁。该书注重阐发邪实为病的理论，具有批判精神，主张"古方不能尽医今病"，提出"驱邪即所以补正"的理论，倡导攻下三法（即汗、吐、下）治疗诸病。书中以六邪归纳诸病之因，以三法治之，名之为"六门三法"，此即为该书创立的"攻邪论"的主要思想。

《儒门事亲》中记载了郁证的病因病机。在治疗方面，记载了汗吐下三法灵活应用治疗郁证的方法，同时根据《黄帝内经》"忧则气结""喜胜悲"的学说，运用"情志相胜法"治愈郁证，喜则百脉舒和，用使患者大笑的方法治愈悲伤过度所致的腹中积聚，方法之奇巧，远超古今。

1. 病因病机

【原文一】《儒门事亲·新刻序》

一气之块然乎太虚之间也。氤氲摩荡，以生生万物。而其禀之驳者，为禽兽，为草木；粹者为人。而其粹者，亦有浓薄强弱之不同，加之六气乎外，七情侵乎内，而诸疾生焉。有寒有热，有表有里，千状万证，不可俱述。

【按语】

气的浓薄强弱之不同，犹如人的体质强弱不同，郁证乃至诸多疾病的发生，除了与情志内伤有关外，亦与机体自身的状况有着密切联系。

【原文二】《儒门事亲·卷二·疝本肝经宜通勿塞状十九》

或在泉寒胜，木气挛缩禁于此经；或司天燥胜，木气抑郁于此经；或忿怒悲哀，忧抑顿挫，结于此经；或药淋外固闭，尾缩精壅于此经。

【按语】

此处"经"皆指足厥阴肝经，由于自然之气寒、燥过及，或情志愤怒悲伤，或临床误治使木气挛缩、抑郁、壅结于足厥阴肝经，该经发生病变，临床则可表现为胸胁胀满、疝气、情志抑郁或易怒。

【原文三】《儒门事亲·卷三·五积六聚治同郁断二十二》

此皆抑郁不伸而受其邪也。岂待司天克运，然后为之郁哉？且积之成也，或因暴怒、喜、悲、思、恐之气，或伤酸、苦、甘、辛、咸之食，或停温、凉、热、寒之饮，或受风、暑、燥、寒、火、湿之邪。

【按语】

上文明确指出了暴怒、喜、悲、思、恐等情志在郁证发病中的重要地位。情志的改变，加之饮食所伤，又受六淫之邪侵犯，遂成五积，五积指中医"积聚"中的五种不同证候，包括肝之积"肥气"，心之积"伏梁"，脾之积"痞气"，肺之积"息贲"，肾之积"奔豚"。

【原文四】《儒门事亲·卷三·饮当去水温补转剧论二十四》

留饮，止证也，不过蓄水而已。……其来有五：有愤郁而得之者，有困乏而得之者，有思虑而得之者，有痛饮而得之者，有热时伤冷而得之者。

夫愤郁而不得伸，则肝气乘脾，脾气不化，故为留饮。肝主虑，久虑而不决，则饮气不行。脾主思，久思而不已，则脾结，故亦为留饮。

【按语】

上文揭示了情志内伤，肝、脾之气郁结与留饮的关系。《杂病源流犀烛·诸郁源流》曰："诸郁，脏气病也。其源本于思虑过深，更兼脏气弱，故六郁之病生焉。六郁者，气、血、湿、热、食、痰也。"情志内伤愤恨恼怒，郁怒不畅，使肝失条达，气机不畅，以致肝气郁结而成气郁；郁亦使津行不畅，停于脏腑经络，聚而成痰，与气相结，而成痰郁；肝气郁结，横逆乘土，使脾失健运，忧愁思虑伤脾，以致脾气郁结，则食积不消而成食郁。

【原文五】《儒门事亲·卷三·九气感疾更相为治衍二十六》

夫天地之气，常则安，变则病。而况人禀天地之气，五运迭侵于其外，七情交战于其中。是以圣人啬气，如持至宝；庸人役物，而反伤大和。

【按语】

天地之气如常运转则为安，人秉承天地之气，亦需要养护气机，若随意役使外物，耗气伤津，则无法抵御外邪侵袭与七情内伤。

【原文六】《儒门事亲·卷三·九气感疾更相为治衍二十六》

气，本一也，因所触而为九。所谓九者，怒、喜、悲、恐、寒、暑、惊、思、劳也……喜则气和志达，荣卫通利，故气缓矣。悲则心系急，肺布叶举而上焦不通，荣卫不散，热气在中，故气消矣。恐则精却，却则上焦闭，闭则气还，还则下焦胀，故气不行矣。

【按语】

气机生化本为一体，气是世界之本体，人的躯体和心理状态亦是同一个本体决定的。九气指引起气机紊乱的九种致病因素，喜则气缓、悲则气消、恐则气不行等，具体阐述了人的心理状况、躯体状况及作为本体的"气"相互影响而造成的各种临床征象。

【原文七】《儒门事亲·卷十·撮要图》

一者，始因气动而内有所成者。……二者，始因气动而外有所成者。

三者，不因气动而病生于内者；不因气动而病生于内者，谓留饮、癖食、饥饱、劳损、宿食、霍乱、悲恐、喜怒、想慕、忧结之类是也。四者，不因气动而病生于外者。

【按语】

将疾病的病因概括为四类，"气动"是指脏气的变乱，把病变分作因气动和不因气动两类，每类中又辨其为外感或内伤，这种分类方法将病因病机结合在一起，有别于三因学说。其中悲恐、喜怒、想慕、忧结等情志的改变，即使起初不改变脏气的运化，久之亦使脏腑功能失调。

2. 治疗方法

【原文一】《儒门事亲·卷二·疝本肝经宜通勿塞状十九》

《（黄帝）内经》曰：木郁则达之。达，谓吐也，令条达。肝之郁，本当吐者，然观其病之上下，以顺为贵。仲景所谓上宜吐，下宜泻者，此也。

【按语】

"病之上下，以顺为贵"，表明气血流通、元真通畅是常人的生理状态，而邪气侵袭影响血气流通，阻碍元真通畅是导致机体发病的根本原因，因此，在治疗疾病时当以祛邪为首要，邪去才能恢复人体血气的通畅。如以郁证论之，"吐之令其条达也""下者，推陈致新也"，吐、下两法的运用都具有流通气血、通畅元真之用，以达到治疗郁证的效果。

【原文二】《儒门事亲·卷三·斥十膈五噎浪分支派疏二十三》

或云：忧恚气结，亦可下乎？余曰：忧恚磐礴，便同火郁，太仓公见此皆下。法废以来，千年不复。

【按语】

张从正主张"先论攻其邪，邪去而元气自复"，忧愁愤恨气结，就同火郁，可用下法。

【原文三】《儒门事亲·卷三·九气感疾更相为治衍二十六》

惟《灵枢》论思虑、悲哀、喜乐、愁忧、盛怒、恐惧而言其病。其言曰：知者知养生也，必顺四时而适寒暑，和喜怒而安居处，节阴阳而和刚柔。如是则辟邪不至，而长生久视。

【按语】

《灵枢·本病论》曰："人忧愁思虑即伤心。""人或恚怒，气逆上而不下，即伤肝也。"不同的情志可累及不同的脏腑，脏腑情志之间又会相互影响，故养生之道，在于顺应四季寒热，平和喜怒，调节阴阳。

【原文四】《儒门事亲·卷三·九气感疾更相为治衍二十六》

今代刘河间治五志，独得言外之意。谓五志所发，皆从心造。故凡见喜、怒、悲、惊、思之证，皆以平心火为主。

【按语】

刘完素主张"六气皆为火化""五志过极皆为热甚"，张从正继承了火热之说，治疗喜、怒、悲、惊、思等情志内伤，以平心宁神为法。

【原文五】《儒门事亲·卷三·九气感疾更相为治衍二十六》

余尝以巫跃妓抵，以治人之悲结者。余又尝以针下之时便杂舞，忽笛鼓应之，以治人之忧而心痛者。余尝击拍门窗，使其声不绝，以治因惊而畏响，魂气飞扬者。余又尝治一妇人，久思而不眠，余假醉而不问，妇果呵怒，是夜困睡。又尝以酸枣仁丸，治人多忧。

【按语】

张氏根据《黄帝内经》中五行相胜之理治疗情志疾病的论述，结合自身临床经验，总结出一套"更相为治"，即"以情胜情"的精神治疗方法，同时根据病情需要辅以药物、针灸等治疗手段，甚至转换自身言行举止以期适应病情需要，以达到更理想的疗效。

【原文六】《儒门事亲·卷十一·火类门》

凡妇人血崩，或年及四十以上，或悲哀太甚故然。《（黄帝）内经》曰：悲哀太甚，则心系急，心系急，则肺举而上焦不通，热气在中。故《（黄帝内）经》云：血崩下，心系者，血山也。如久不愈，则面黄、肌热、瘦弱，慎不可以热治之。盖血得热而散，故禁之。宜以当归散等药治之。

凡妇人年五十以上，经脉暴下。妇人经血，终于七七之数。数外暴下者，此乃《（黄帝）内经》所谓火主暴速，亦因暴喜暴怒，忧愁惊恐致然。慎勿作冷病治之。如下峻热药治之必死。止宜黄连解毒汤以清上，更用莲壳、棕毛灰以渗其下，然后用四物汤、玄胡索散，凉血和经之药也。

【按语】

上文阐述了情志忧郁与崩漏的关系及治法。悲哀太甚或七情过及，五志化火，加之天暑地热，经水沸溢，则致血崩。病由火因，治必寒凉，切勿以冷病治之，故用当归散、黄连解毒汤、莲壳、棕毛灰等清于上泻心火之焚，渗于下涩胞宫之流。

【原文七】《儒门事亲·卷五·小产六十九》

夫妇人半产，俗呼曰小产也。或三月，或四、五、六月，皆为半产，已成男女故也。或因忧恐暴怒，悲哀太甚；或因劳力，打扑伤损，及触风寒；或触暴热。不可用黑神散、乌金散之类，内犯干姜之故。止可用玉烛散、和经汤之类是也。

【按语】

上文阐述了忧恐暴怒、悲哀太甚或意外导致的小产及其治疗。临床当用玉烛散、和经汤等凉血活血之方。

【原文八】《儒门事亲·卷五·乳汁不下七十二》

夫妇人有天生无乳者，不治。或因啼哭悲怒郁结，气溢闭塞，以致乳脉不行，用精猪肉清汤，调和美食，于食后调益元散五七钱，连服三五服，更用木梳梳乳，周回百余遍，则乳汁自下也。又一法：用猪蹄汤调和美味服之，乳汁亦下。合用熟猪蹄四枚食之，亦效。又一法：针肩井二穴，亦效。

【按语】

上文明确了产后缺乳应辨证施治，同时指出了临床上常用的催乳效穴。

情致抑郁，悲怒郁结造成气滞，影响了乳汁在乳脉中的运行而淤积于乳管中，使乳汁排出量减少，应同时采用食疗药膳、按摩疏导及针灸进行治疗，以提高疗效。

3. 临床表现

【原文一】《儒门事亲·卷三·九气感疾更相为治衍二十六》

怵惕思虑则伤神，神伤则恐惧流淫而不止。因悲哀动中者，竭绝而失生；喜乐者，神惮散而不藏；愁忧者，气闭塞而不行；盛怒者，神迷惑而不治；恐惧者，神荡惮而不收。

怵惕思虑而伤神，神伤则恐惧自失，破䐃脱肉，毛悴色夭，死于冬；脾忧愁而不解则伤意，意伤则悗乱，四肢不举，毛悴色夭，死于春；肝悲哀动中则伤魂，魂伤则狂忘不精不正，当人阴缩挛筋，两胁不举，毛悴色夭，死于秋。

【按语】

怵惧、惊惕、思考、焦虑太过，就会损伤神气。神伤则恐惧太过，使五脏的精气流散不止；悲哀过度则神气衰竭消亡而丧失生命；忧愁过度则使上焦气机闭塞而不得畅行。惊恐思虑伤于神，日久则内耗伤，肌肉脱消，皮毛憔悴，容颜枯槁，必死于冬季；脾脏忧愁不解伤于意，则苦闷烦乱，四肢无力，必死于春季；肝脏悲恸伤于魂，则出现精神狂乱，肝失去藏血功能，阴器收缩，筋脉拘挛，两胁疼痛，必死于秋季。

【原文二】《儒门事亲·卷五·发惊潮搐八十九》

夫小儿三五岁时，或七八岁至十余岁，发惊潮搐，涎如拽锯，不省人事，目瞪喘急，将欲死者，《（黄帝）内经》曰：此皆得于母胎中所授。……若食乳之子，母亦宜服安魂定魄之剂，定志丸之类。故妇人怀孕之日，大忌惊忧悲泣，纵得子，必有诸疾。

【按语】

母亲在妊娠期的忧郁状态会影响胎儿的健康。《诸病源候论》曰："小儿惊者，由血气不和，热实在内，心神不定，所以发惊，甚则掣缩成痫。"

妇人怀孕时处于受惊、忧郁、悲泣的状态，则小儿易患原发性癫痫，喂养母乳给胎儿时，母子皆宜服安魂定魄之剂，如定志丸。

【原文三】《儒门事亲·卷六·风水十三》

曹典吏妻，产后忧恚抱气，浑身肿绕，阴器皆肿，大小便如常，其脉浮而大，此风水肿也。

【按语】

产后劳伤血气，腠理虚，又受忧郁愤怒等情志影响，易为风邪所乘，邪搏于气，不得宣越，虚则汗出，汗出当风，故令全身肿胀，二便如常，脉浮。

【原文四】《儒门事亲·卷十四·扁鹊华佗察声色定死生诀要》

病患面赤目白者，十日死；忧、恚、思，心气内索，面色反好，急棺椁。

【按语】

面，代表阳气之华，以阳明胃经为主；目，代表五脏之精，反映阴的状况。面赤，代表阳气不得发越，憋闷血瘀之相，并非健康的红润面色；目白无血色，代表脏腑因忧愤思虑、心气内索，气结气乱而伤脾，胃之阳明被郁塞，人体阴阳已经完全相反，故危。

4. 临床医案

【原文一】《儒门事亲·卷六·呕逆不食六十三》

柏亭王论夫，本因丧子忧抑，不思饮食。医者不察，以为胃冷，血燥之剂尽用之。病变呕逆而瘦，求治于戴人。一视涌泄而愈。愈后忘其禁忌，病复作，大小便俱秘，脐腹撮痛，呕吐不食一日，大小便不通十有三日，复问戴人。戴人曰：令先食葵羹、菠菱菜、血，以润燥开结；次与导饮丸二百余粒，大下结粪；又令恣意饮冰水数升，继搜风丸桂苓白术散以调之；食后服导饮丸三十余粒。不数日，前后皆通，药止呕定食进。此人临别，又留润肠丸，以防复结；又留涤肠散，大闭则用之。凡服大黄、牵牛，四十余日方瘥。论夫自叹曰：向使又服向日热药，已非今日人矣。一僧问戴人。云：肠者，畅也。不畅何以？

【按语】

本病案为忧郁纳呆误用温燥案，此处"忧抑"可能属于现代医学中的"适应障碍"。病者肝郁克脾，遂不思饮食，医者反以温燥动血之剂治之，致使郁而化火，上送为呕，误以为吐之令其条达也，故"一视涌泄而愈"。然而涌吐之法易损胃气，加之忧思伤脾，故二便俱秘，呕吐不食，张氏以润燥攻下之法，逐饮为治，则脾胃运化复营，情志舒畅。

【原文二】《儒门事亲·卷七·因忧结块一百》

息城司侯，闻父死于贼，乃大悲哭之，罢，便觉心痛，日增不已，月余成块，状若覆杯，大痛不住，药皆无功。议用燔针炷艾，病患恶之，乃求于戴人。戴人至，适巫者在其旁，乃学巫者，杂以狂言以谑病者，至是大笑，不忍回。面向壁，一二日，心下结块皆散。戴人曰：《（黄帝）内经》言：忧则气结，喜则百脉舒和。又云：喜胜悲。《（黄帝）内经》自有此法治之，不知何用针灸哉？适足增其痛耳！

【按语】

本病案体现了张从正的"情志相胜"疗法，以喜胜悲。病者因父逝世而悲伤过度，心痛及心下结块，有医者提议用针刺、艾灸治疗，而病者惧怕，故张氏结合《黄帝内经》中的五行理论，悲属金，喜属火，火克金则喜胜悲，利用场景为使患者发笑而模仿巫者，使患者乐而忘忧，气机舒缓通和而祛病，结块自消，对临床采用心理疗法改善郁证状态有指导作用。

二、《脾胃论》

《脾胃论》，撰于公元1249年，全书共3卷，是李东垣创导脾胃学说的代表著作。卷上为基本部分，引用大量《黄帝内经》原文以阐述其脾胃论的主要观点和治疗方药；卷中阐述脾胃病的具体论治；卷下详述脾胃病与天地阴阳、升降浮沉的密切关系，并提出多种治疗方法，列方60余首，并附方义及服用法。李氏所创用的补中益气汤、调中益气汤、升阳益胃汤、升阳散火汤等，至今仍为临床所习用。

《脾胃论》主要记载了脾胃虚弱，正气不足，加之情志失调的病因病机和治法，从补益元气出发进行拟方治疗。

1. 病因病机

【原文一】《脾胃论·饮食劳倦所伤始为热中论》

若饮食失节，寒温不适，则脾胃乃伤。喜、怒、忧、恐，损耗元气。既脾胃气衰，元气不足，而心火独盛。心火者，阴火也。

【按语】

七情内伤致病，可以影响内脏的气机，人体是一个统一的整体，心藏神，为"五脏六腑之大主"，故情志的刺激，首先影响的是心的功能，而后方能分别影响其他各脏腑的功能，故李东垣把"心火"看成是饮食失节伤及脾胃，加之七情郁结所致，强调相火妄动受七情的主导，七情郁结，引发相火离位，从而变为阴火。治疗当以健脾胃，利三焦，泻阴火为法。

【原文二】《脾胃论·阴病治阳阳病治阴》

饮食失节，及劳役形质，阴火乘于坤土之中，致谷气、营气、清气、胃气、元气不得上升，滋于六腑之阳气，是五阳之气先绝于外，外者，天也。下流伏于坤土阴火之中。皆先由喜、怒、悲、忧、恐，为五贼所伤，而后胃气不行，劳役饮食不节继之，则元气乃伤。

【按语】

饮食失节，劳逸失当，使火乘于土，元气不升，阳绝于外；阳气伏于阴火之中，又被喜、怒、悲、忧、恐五志所伤，劳役饮食不节，进一步损伤元气。阴分偏盛偏衰的病证，当用调整阳分的方法使阴阳恢复平衡，同时调节饮食情志。

2. 方药

（1）《脾胃论·脾胃虚弱随时为病随病制方》。

方名：黄芪人参汤。

组成：黄芪（一钱，如自汗过多，更加一钱）　升麻（六分）　人参（五分，去芦）　橘皮（五分，不去白）　麦冬（五分，去心）　苍术（五分，无汗更加五分）　白术（五分）　黄柏（三分，酒洗，以救水之源）　炒神曲（三分）　当归身（二分，酒洗）　炙甘草（二分）　五味子（九个）

主治：脾胃虚弱，上焦之气不足。

服法：上件同㕮咀。都和一服，水二盏，煎至一盏，去渣，稍热服，食远或空心服之。忌酒、湿面、大料物之类，及过食冷物。

附注：此病本元气不足，惟当补元气，不当泻之；如气滞大甚，或补药大过，或病患心下有忧滞郁结之事，更加木香、砂仁各二分或三分，白豆蔻仁二分，与正药同煎；如腹痛不恶寒者，加白芍药五分，黄芩二分，却减五味子。

按：黄芪人参汤补益中气，补充元气，对虚损性疾病所致的忧思郁结有显著的疗效。心中忧滞郁结或胸闷郁然，可随证配伍理气药行气宽中，但理气药多辛香燥烈，久用则耗气伤血，在临证选药时可选用香橼、佛手、青皮等药性平和，理气而不伤阴之品。

（2）《脾胃论·脾胃损在调饮食适寒温》。

方名：散滞气汤。

组成：当归身（二分）　陈皮（三分）　柴胡（四分）　炙甘草（一钱）　半夏（一钱五分）　生姜（五片）　红花（少许）

主治：因忧气结，中脘腹皮底微痛，心下痞满，不思饮食，虽食不散，常常有痞气。

服法：上件锉如麻豆大。和一服，水二盏，煎至一盏，去渣，稍热服，食前忌湿面。

按：上文记载了散滞气汤治疗气滞郁结证。情志忧郁，气结中脘，可致脘腹微痛，心下痞满，不思饮食，郁证的治疗多以理气为先。

（3）《脾胃论·脾胃胜衰论》。

病机：肺金受邪，由脾胃虚弱，不能生肺，乃所生受病也。

主治：咳嗽气短、气上，皮毛不能御寒，精神少而渴，情惨惨而不乐，皆阳气不足，阴气有余，是体有余而用不足也。

组成：人参（君）　白术（佐）　白芍药（佐）　橘皮（臣）　青皮（以破滞气）　黄芪（臣）　桂枝（佐）　桔梗（引用）　桑白皮（佐）　甘草（诸酸之药皆可）　木香（佐）　槟榔、五味子（佐，此三味除客气）

按：脾胃虚弱，土不生金，肺金受邪，出现咳嗽气短，畏寒，神疲口渴，情志忧郁不乐，当用"培土生金"之法，然补土并非纯补、峻补，在补脾药中应加以升清、苦降、渗利等升阳益气药，使补而不滞，以防过补阻碍气机。

三、《阴证略例》

《阴证略例》，元代王好古撰，全书共1卷。按作者书后题记，该书在不断增补的过程中，其内容多寡不一。《阴证略例》是研究伤寒阴证的专著。该书首列"歧伯阴阳脉例"；次述洁古老人（张元素）及作者自己的"内伤三阴例"；继则引述伊尹、扁鹊、张仲景、朱肱、许叔微、韩祗和等伤寒大家关于伤寒三阴证的论述，其间多杂有王氏注文及所附方药；而后列作者"阴证例总论"20余条，书末附"海藏治验录"一篇，记载王氏医案8则。

《阴证略例》注重各个郁证症状之间的鉴别诊断，在病因之中强调阴阳之分。

1. 鉴别诊断

【原文】《阴证略例·论阴证始终形状杂举例》

若病患面赤者，下虚也。手足振摇者，为元气无主持也。

腰腿沉重者，三阴经受寒湿也。或恐或悸者，知阴寒之邪在手足少阴也。喜笑则为痴，悲怡则为惨，手少阴、太阴也。……若头项痛者，内之外逆上行而至于经矣！

……或时太息者，《灵枢》云：心不足则心系急，心系急故太息以舒之，是知手少阴心火不足也。前人云去声是已。

以上初病时，多有形状如此等类。

【按语】

本段举例多种阴证，将不同初病之时的症状与三阴病因相联系，供以辨证，并且引用《灵枢》论述头痛及太息者病因。针对郁证的主要症状之一——"太息"，《黄帝内经》阐释："忧思则心系急，心系急则气道约，约则不利，故太息以伸出之。"《医碥》将"怒"与"太息"相联系："气盛而郁则为怒，气不盛而郁则为太息。观《黄帝内经》谓胆病者，（气不得升故为胆病。）善太息，口苦呕汁可知。太息之与怒，同属于郁矣。"

2. 辨证论治

【原文一】《阴证略例·论雾露饮冷同为浊邪》

始得病，瘤寐之间，或恐或悸，头项不甚痛，行步只如旧，阴气盛阳气走也。两手脉浮沉不一，或左右往来无定，便有沉涩弱弦微五种阴脉形状，举按全无力，浮之损小，沉之亦损小，皆阴脉也。宜先缓而后急，缓宜黄耆汤。

【按语】

本段辨证论治地指出了黄芪汤所适用的症状、脉象及其服用阶段。本方在《医学心悟》《重订严氏济生方》中皆有相似的方剂摘录。《伤寒杂病论·辨脉法》指出："脉沉、涩、弱、弦、微，此名阴也。"《难经》中以"浮之损小，沉之实大，故曰阴盛阳虚；沉之损小，浮之实大，故曰阳盛阴虚"辨别阴阳虚实。

【原文二】《阴证略例·论阴证咳（一作吃）逆》

（许学士退阴与正元同煎，以治阴证咳逆）

非若凉膈、泻心，以治阳证，自上而下，泻退其火，阴气乃生。阴证咳逆，从呕哕而生，胃寒呕哕不已，咳逆继之，其声快怅连续不已，声未而作咳逆，古人云烦冤是也。烦冤者，有情不能诉，有怀不能吐，故为快怅，唯阴证阳脱而咳逆者，其状似之。

阳证咳逆，内热与上热相接，咳逆止在喉中；阴证咳逆，呕从内出，或先作去声，或与去声相并而至喉中，故用温胃益肺之药主之。

中既温，天五之气与残火自下，又与胃中温药相接，变而阳气生也。殆无异丧家之人，遑遑无根据，契昔挽留，故都是反与相并立而干成其事，阴气始退，阳气渐生，脉亦从之而得以获生也。

【按语】

本段详细论述了阴证咳逆的辨证论治。关于"烦冤"，《素问·示从容论篇第七十六》认为："肝虚、肾虚、脾虚，皆令人体重烦冤。"《素问·气交变大论》指出："岁木太过，风气流行，脾土受邪。民病飧泄，食减体重，烦冤、肠鸣、腹支满，上应岁星。"（注："烦冤者，谓中气抑郁不伸故也。"）

3. 方剂

方名： 黄芪汤。

主治： 伤寒内感拘急，三焦气虚自汗，及手足自汗；或手背偏多，或肢体振摇，腰腿沉重，面赤目红，但欲眠睡，头面壮热，两胁热甚，手足自温，两手心热，自利不渴，大便或难；或如常度，或口干咽燥，或渴欲饮汤，不欲饮水，或少欲饮水，呕哕间作，或心下满闷，腹中疼痛，或时喜笑，或时悲哭，或时太息（去声），或语言错乱失志。

组成： 人参　黄芪（味甘者）　白茯苓　白术　白芍药（以上各一两）甘草（七钱半，炒）

呕吐者，加藿香半两，生姜半两，如无，干者代之。

服法： 上㕮，生姜水煎。量证大小，加减多少用之可也。如大便结者，宜调中丸主之。

按： 心世疑作谵语狂言者，非也，神不守室耳！

四、《卫生宝鉴》

《卫生宝鉴》，罗天益撰，共24卷，补遗一卷，撰年不详，该书元刻本因战乱而散失，现所存最早版本见于元代杜思敬编纂的丛书《济生拔萃》，但内容不完整。全书共25篇，最后为"补遗"，选辑张仲景以后诸家有关外感、中暑等病证的验方，为元代以后他人所补充之内容。该书理论上本于《黄帝内经·素问》《难经》以求其因，并充分吸收李东垣的"脾胃学说"及张元素、张璧、钱乙等医家的认识，围绕临证脏腑杂病的辨证论治理论进行系统阐发，具有鲜明的"易水学派"特色。

《卫生宝鉴》多以医案解释郁证病症、其涉及的理法方药及误诊之后的治疗方法，并附以所需的详细方药。

1. 医案

【原文一】《卫生宝鉴·卷二灸之不发》

灵枢经云，人年十岁，五脏始定，血气已通，其气在下，故好走。二十岁血气始盛，肌肉方长，故好趋。……六十岁心气始衰，善忧悲，血气懈惰，故好卧。七十岁脾气始衰，皮肤已枯……

【按语】

本段引用《灵枢》提示我们，久病不愈，年老者易心气不足，善忧悲。

【原文二】《卫生宝鉴·卷二脱营》

疏五过论云，尝贵后贱，虽不中邪，病从内生，名曰脱营。镇阳有一士人。躯干魁梧而意气雄豪，……以事罢去，心思郁结，忧虑不已，以致饮食无味，精神日减，肌肤渐至瘦弱，无如之何，遂耽嗜于酒，久而中满，始求医。医不审得病之情，……遂成肠鸣腹痛而为痢疾，有如鱼脑，以至困笃。

命予治之，诊其脉乍大乍小，其证反复闷乱，兀兀欲吐，叹息不绝，予料曰：此病难治。

【按语】

本医案阐释了脱营的症状、病因，指出此病难治。启玄子认为："神屈故也，以其贵之尊荣，贱之屈辱，心怀慕眷，志结忧惶，虽不中邪，病从内生，血脉虚减。"《素问·疏五过论篇第七十七》阐述："凡未诊病者，必问尝贵后贱，虽不中邪，病从内生，名曰脱营。尝富后贫，名曰失精。"其证"身体日减，气虚无精，病深无气，洒洒然时惊"。《黄帝内经·素问》原分脱营、失精。后世有将脱营、失精并称者。《杂病源流犀烛·内伤外感源流》认为："脱营失精，失志病也。"宋代《太平惠民和剂局方》中平补镇心丹可对症治疗："治丈夫、妇人心气不足，志意不定，神情恍惚，夜多异梦，怔悸烦郁，及肾气伤败，血少气多，四肢倦怠，足胫酸疼，睡卧不隐，梦寐遗精，时有白浊，渐至羸瘦。常服益精髓，养气血，悦色驻颜。"

【原文三】《卫生宝鉴·卷十八胀治验》

范郎中夫人，中统五年八月二十日，先因劳役饮食失节，加之忧思气结。病心腹胀满，旦食则呕，暮不能食，两胁刺痛，诊其脉弦而细。黄帝针经五乱篇云：清气在阴，浊气在阳，乱于胸中。浊阴之气，当降而不降，胀尤甚。又云：脏寒生满病，大抵阳主运化精微，聚而不散，故为胀满。先灸中脘穴，乃胃之募，引胃中生发之气上行。次以此方助之。

【按语】

本医案向我们具体阐述了忧思内结所致胀满，并指出了治疗的针法及方药。《外台秘要》中亦有"灸诸胀满及结气法二十二首"。

【原文四】《卫生宝鉴·卷九阴出乘阳治法方》

一妇人三十余岁，忧思不已，饮食失节，脾胃有伤，面色黧黑不泽，环唇尤甚，心悬如饥状。……忧思不已，气结而不行，饮食失节，气耗而不足。使阴气上溢于阳中，故黑色见于面。又经云：脾气通于口。其华在唇，今水反来侮土，故黑色见于唇。此阴阳相反，病之逆也。上古天真论云：阳明脉衰于上，面始焦，始知阳明之气不足，故用冲和顺气汤，此药助阳明生发之剂，以复其色耳。

【按语】

本医案提示我们，忧思可致气结，且使饮食不节，伤及脾胃，损伤阳明。

2. 方剂

（1）《卫生宝鉴·卷四食伤脾胃论》

方名：木香化滞汤。

主治：因忧气食冷湿面，结于中脘，腹皮底微痛，心下痞满，不思饮食，食之不散，常常痞气。

组成： 半夏（一两，汤泡）　草豆蔻　炙甘草（各五钱）　柴胡（四钱）　木香　橘皮（各三钱）　枳实（麸炒，一钱）　当归身（二钱）　红花（五分）

服法： 上九味，咀，每服五钱，水一盏，生姜五片，煎一盏，去渣，稍热服。食远，忌生冷酒湿面。

（2）《卫生宝鉴·卷十四腹中积聚》

方名： 温白丸。

主治： 心腹积聚，久癖块，大如杯碗，黄疸宿食，朝起呕吐，支满上气，时时腹胀。心下坚结，上来抢心，傍攻两胁。十种水病，八种痞塞，翻胃吐逆，饮食噎塞。五种淋疾，九种心痛，积年食不消化。或疟疾连年不瘥，及疗一切诸风，身体顽麻不知痛痒。或半身不遂，或眉发堕落，及疗七十二种风，三十六种遁尸疰忤，及癫痫。或妇人诸疾，断续不生，带下淋沥，五邪失心，愁忧思虑，意思不乐，饮食无味，月水不调，及腹中一切诸疾。

组成： 川乌（炮，去皮，二两半）　柴胡（去芦）　紫菀（去苗叶及土）　吴茱萸（汤泡七次，拣净）　桔梗　菖蒲　黄连（去须）　干姜（炮）　肉桂（去粗皮）　茯苓（去皮）　人参　蜀椒（去目及闭口，炒用）　浓朴（去粗皮，姜汁制）　皂荚（去皮子炙）　巴豆（去皮心膜，出油，炒研，各半两）

服法： 上为细末，入巴豆匀，炼蜜为丸，如梧桐子大，每服三丸。生姜汤下，食后或临卧服。渐加至五七丸。

（3）《卫生宝鉴·卷十八灸妇人崩漏及诸疾》

方名： 木香顺气汤。

主治： 忧思气结。

组成： 苍术　吴茱萸（各五分，汤洗）　木香　浓朴（姜制）　陈皮　姜屑（各三分）　当归　益智仁　白茯苓（去皮）　泽泻　柴胡　青皮　半夏（汤泡）　升麻　草豆蔻（各二分，面裹煨）

服法：上十五味，咀，作一服。水二盏，煎至一盏，去渣，稍热服，食前。忌生冷硬物及怒气，数日良愈。

按：内经云："留者行之，结者散之。"以柴胡、升麻，苦平行少阳、阳明二经，发散清气，营运阳分，故以为君。生姜、半夏、豆蔻、益智辛甘大温，消散大寒，故以为臣。浓朴、木香、苍术、青皮辛苦大温，通顺滞气；当归、陈皮、人参辛甘温，调和荣卫，滋养中气；浊气不降，以苦泄之，吴茱萸，苦热泄之者也；气之薄者，阳中之阴，茯苓甘平，泽泻咸平，气薄，引导浊阴之气，自上而下，故以为佐使也。气味相合，散之泄之，上之下之，使清浊之气，各安其位也。

五、《饮膳正要》

《饮膳正要》为元代饮膳太医忽思慧所撰，该书是一部古代营养学专著。该书记载的药膳方和食疗方非常丰富，特别注重阐述各种饮膳的性味与滋补作用，并有妊娠食忌、乳母食忌、饮酒避忌等内容。同时，本书也包括了医疗卫生，以及历代名医的验方、秘方和具有蒙古族饮食特点的各种肉、乳食品。甚至，明代名医李时珍所著《本草纲目》也引用了该书的有关内容。

《饮膳正要》围绕食物展开，从具体食物到药膳，阐述了与郁证相关、可以悦志的食疗，同时本书强调了在养生中调畅情志对于预防情志致病的郁证等疾病很重要。

1. 食治

【原文一】《饮膳正要·御制〈饮膳正要〉序》

调顺四时，节慎饮食，起居不妄，使以五味调和五脏。五脏和平则血气资荣，精神健爽，心志安定，诸邪自不能入，寒暑不能袭，人乃怡安。夫上古圣人治未病不治已病，故重食轻货，盖有所取也。

【按语】

本段强调了食治的重要性。《黄帝内经》就已明确指出："谨和五味，骨正筋柔，气血以流，腠理以密，如是则骨气以精，谨道如法，长有天命。"这说明五味调和得当是身体健康、延年益寿的重要条件。《素问·脏气法时论篇第二十二》详细提出了五味与五脏相宜的食物。

【原文二】《饮膳正要·第一卷·饮酒避忌》

酒，味苦甘辛，大热，有毒。主行药势，杀百邪，去恶气，通血脉，浓肠胃，润肌肤，消忧愁。少饮尤佳，多饮伤神损寿，易人本性，其毒甚也。醉饮过度，丧生之源。

【按语】

本段指出少量饮酒可以消愁，但是多饮伤身。本书认为"饮酒不欲使多，知其过多，速吐之为佳，不尔成痰疾。醉勿酩酊大醉，即终身百病不除。酒，不可久饮，恐腐烂肠胃，渍髓，蒸筋"，且提示"醉不可当风卧，生风疾。醉不可向阳卧，令人发狂。醉不可令人扇，生偏枯"等。

【原文三】《饮膳正要·第一卷·聚珍异馔》

炙羊心　治心气惊悸，郁结不乐。

羊心（一个，带系桶）　咱夫兰（三钱）

上件，用玫瑰水一盏，浸取汁，入盐少许，签子签羊心，于火上炙，将咱夫兰汁徐徐涂之，汁尽为度，食之。安宁心气，令人多喜。

【原文四】《饮膳正要·第三卷·果品》

龙眼　味甘，平，无毒。主五脏邪气，安志，厌食，除虫，去毒。

【原文五】《饮膳正要·第三卷·菜品》

天净菜　味苦，平，无毒。除面目黄，强志清神，利五脏。（即野苦买）

【原文六】《饮膳正要·第三卷·料物性味》

咱夫兰　味甘，平，无毒。主心忧郁积，气闷不散，久食令人心喜。

2. 养生

【原文一】《饮膳正要·第一卷·养生避忌》

善摄生者，薄滋味，省思虑，节嗜欲，戒喜怒，惜元气，简言语，轻得失，破忧阻，除妄想，远好恶，收视听，勤内固，不劳神，不劳形，神形既安，病患何由而致也。

【按语】

本段强调了养生对于调畅情志、预防疾病的重要性。《黄帝内经》认为"养生"应当："随从四时变化规律、以恬愉为务，和于术数、饮食有节，不宜偏食、精神内守，心胸开阔。"

【原文二】《饮膳正要·第一卷·养生避忌》

常默，元气不伤；少思，慧烛内光；不怒，百神安畅；不恼，心地清凉；乐不可极，欲不可纵。

【按语】

本段强调了养生之"守中"对于预防疾病的重要性。

3. 药膳

《饮膳正要·第二卷·食疗诸病》。

①**方名**：莲子粥。

主治：心志不宁，补中强志，聪明耳目。

组成：莲子（一升，去心）

服法：上件煮熟，研如泥，与粳米三合，作粥，空腹食之。

②**方名**：鸡头粥。

主治：精气不足，强志，明耳目。

组成：鸡头实（三合）

服法：上件煮熟，研如泥，与粳米一合，煮粥食之。

六、《世医得效方》

《世医得效方》，共19卷，元代危亦林编撰。以"依按古方，参以家传"的编辑方法撰成，故名为危氏五世家传经验医方。本书涵盖中医内、外、妇、儿、骨伤、五官等各科，每科之下首论病源证候，继则分症列方，并附针灸之法。全书共载方3 300余首，每方之下设有主治、组成、用法及加减变化，内容详备。本书在用药方面，列"用药加减法"和"通治"的方剂，筛选了历代治伤药物25味，附以随证加减，并载骨伤科方60余首及中药麻醉法。

《世医得效方》以病因病机与方药为主体，以不同的症状进行详细分类，本次收录了郁证相关症状中七情内伤所致的部分，主要集中于大方脉杂医科，并且涉及脉诊与养生等内容。

1. 病因病机

【原文】《世医得效方·卷一·大方脉杂医科集证说》

脏气不行，郁而不舒，结成痰涎，随气积聚坚大如块，在心腹间，或塞咽喉，如粉絮梅核样，咯不出，咽不下，每发欲绝，逆害饮食。

【按语】

本段揭示了梅核气的病因病机，以及临床表现。《金匮要略·妇人杂病脉证并治》中"咽中如有炙脔"应为梅核气。《赤水玄珠·咽喉门》有具体生动的阐述："梅核气者，喉中介介如梗状。"《古今医鉴·梅核气》揭示其病因病机："梅核气者，窒碍于咽喉之间，咯之不出，咽之不下，核之状者是也。始因喜怒太过，积热蕴隆，乃成厉痰郁结，致斯疾耳。"

2. 临床症状

【原文】《世医得效方·卷三·大方脉杂医科诸气》

调顺荣卫，通流血脉，快利三焦，安和五脏。治诸气痞滞不通，胸膈膨胀，口呕吐少食，肩背走注刺痛。及喘急痰嗽，面目虚浮，四肢肿满，大便秘结，水道赤忧思太过，怔忪郁积，脚气风湿，聚结肿痛，喘满胀急不宁。

【按语】

本段揭示了因"气"出现问题而导致的多种疾病。其中，郁证的病因病机有："肝气郁结、气郁化火。"《黄帝内经》指出："百病皆生于气也。"对于脉诊，刘立之阐述："下手脉沉，便知是气，沉极则伏，涩弱难愈。其或沉滑，气兼痰饮病也。"对于用药，朱丹溪认为："调气用木香。其味辛，气能上升，如气郁不达者宜之；若阴火冲上者，则反助火邪，当用黄柏、知母，而少以木香佐之。"

3. 脉诊

【原文一】《世医得效方·卷一·大方脉杂医科集脉说》

七情，喜、怒、忧、思、悲、恐、惊。喜则脉散，怒则脉促，悲则脉结，恐、思则脉俱沉，忧则脉涩，惊则脉颤，皆生于气也。

【按语】

本段说明了七情与脉象的关系，为郁证的诊断基础之一。

【原文二】《世医得效方·卷一·大方脉杂医科集脉说》

虚损者，脉来或浮大而无力，或沉细而微弱。实热者，见于指下弦数殊甚，或细数异常。

【按语】

本段说明了虚实与脉象的关系。《脉经》中对于虚的阐述为："脉来软者为虚，缓者为虚。"《景岳全书》中阐述了不同的虚损所致脉象："脉微细者盗汗，寸弱而软为上虚，尺弱软涩为下虚，尺软滑疾为血虚，两关沉细为胃虚。"

4. 养生

【原文】《世医得效方·卷二十·孙真人养生书（节文）调气法》

心脏病者，体冷热，相法，心色赤，患者梦中见人着赤衣，持赤刀杖火来怖人。疗法，用呼肺脏病者，胸背满胀，四肢烦闷。相法，肺色白，患者喜梦见美女美男，诈亲附人，共相抱肝脏病者，忧愁不乐，悲思，喜头眼疼痛。

【按语】

本段引用孙思邈的养生法，将五脏疾病与相法及梦境相结合，并指出预防方法。《孙真人养生论》是中医预防医学的著作。《素问·四气调神大论篇第二》所强调的"不治已病，治未病"，即是此类。孙思邈借鉴道家思想，认为预防疾病尤重修身养性。《素问·上古天真论篇第一》认为"恬淡虚无，真气从之，精神内守，病安从来"，《孙真人养生论》要求"清虚静泰""旷然无忧患，寂然无思虑……"，此皆调畅情志，亦为郁证预防的重要方法之一。

5. 方剂

（1）《世医得效方·卷三·大方脉杂医科诸气》。

方名：补心丸。

主治：男子妇人一切气不和。或因忧愁思虑，或因酒色过伤，或临食忧烦，或事不遂意不足，留滞不散，停于胸膈，不能流畅。致使心胸痞闷，胁肋胀满，噎塞不通，噫气呕。

组成：紫苏（茎叶俱用，四两）　羌活　半夏（汤洗七次）　肉桂（去皮）　青皮（去白）　陈皮（去白）　大腹皮　桑白皮（炒）　木通（去皮节）　芍药　甘草（炙）　赤茯苓（各一两）

服法：上锉散。每服三钱，水一盏，生姜三片，枣二枚，灯心草十茎，取七分，去滓温服。

按：常服，升降阴阳，调顺三焦，消化滞气，进美饮食。此方独清而疏快，常服大效。

（2）《世医得效方·卷三·大方脉杂医科眩晕》。

方名：茯神汤。

主治：喜怒忧思悲恐惊所感，脏气不行，郁而生涎，结为饮，随气上厥，伏留阳经。心悸，四肢缓弱，翕然面热，头目眩冒，如欲摇动。

组成：人参　麦冬（去心）　山药（各二两）　前胡　熟地黄（洗，酒拌炒，各一两）　枳壳（去瓤）　半夏（汤洗）

服法：上锉散。每服四钱，流水盏半，姜五片，秫米一撮煎，食前服。

（3）《世医得效方·卷三·大方脉杂医科诸疸》。

①**方名**：大七气汤。

主治：喜怒不节，忧思兼并，多生悲恐，或时振惊，致脏气不平，增寒发热，心腹胀冲两胁，上塞咽喉，有如炙脔，吐咽不下。皆七气所生。

组成：半夏（汤泡七次，五两）　白茯苓（四两）　浓朴（姜制炒，三两）　紫苏（二两）

服法：上锉散。每服四钱，水一盏，姜三片，枣一枚煎，空腹温服。

②**方名**：宽中散。

主治：因忧患，寒热动气，成五类膈气，不进饮食。

组成：白豆蔻（去皮，二两）　缩砂（四两）　香附子（炒，去毛，十六两）　丁香（四两）　木香（三两）　青皮（去白，四两）

服法：上为末。每服二钱，入生姜二片，盐少许。沸汤点服，不拘时服。

按：诸冷气用之亦效。

③**方名**：五膈散。

主治：五膈，胸膈痞闷，诸气结聚，胁肋胀满，痰逆恶心，不进饮食。

组成：枳壳（去瓤，麸炒）　木香（不见火）　青皮（去白）　大腹子　白术　半夏曲（锉炒）　丁香　甘草（炙，半两）

服法：上为末。每服二钱，水一中盏，生姜五片，煎至六分，温服，不拘时服。

（4）《世医得效方·卷四·大方脉杂医科痰饮》。

①**方名**：四七汤。

主治：七情气郁，结聚痰涎，状如破絮。或如梅核在咽喉间，咯不出，咽不下。并治中满，痰涎壅盛，上气喘急。

组成：半夏（五两）　茯苓（四两）　紫苏叶（二两）　浓朴（三两）

服法：上锉散。每服四钱，水一盏，姜七片，枣一枚，煎八分，不拘时服。

②**方名**：二陈汤。

主治：气不顺，上壅作痰。

组成：每料加木香、沉香各五钱，南星二两。

（5）《世医得效方·卷五·大方脉杂医科喘急》。

方名：四磨汤。

主治：七情伤感，上气喘息，妨闷不食。

组成：人参　槟榔　沉香　天台　乌药

服法：上各浓磨水，和作七分盏，煎三五沸，稍温服。

（6）《世医得效方·卷六·大方脉杂医科胀满》。

方名：附子粳米汤。

主治：忧怒相乘，神志不守，思虑兼并，扰乱脏气，不主传导，使诸阳不舒，反顺寒气胀，肠鸣切痛，胸胁逆满，呕吐不食。

组成：附子（一个，生，去皮脐，虚人略炮）　半夏（汤洗七次）　粳米（各三钱半）　甘草（炙，一两）

服法：上锉。每服二钱，水二盏，枣三个，煎至七分，去滓，食前服。

（7）《世医得效方·卷七·大方脉杂医科漩浊》。

方名：子午丸。

主治：心肾俱虚，梦寐惊悸，体常自汗，烦闷短气，悲忧不乐，消渴引饮，漩下赤白，浊甚，四体无力，眼昏，形容瘦悴，耳鸣，头晕，恶风怯冷。

组成：榧子（去壳，二两）　莲肉（去心）　枸杞子　白龙骨　川巴戟（去心）　破故纸（炒）　真琥珀（蛤）　莲花须（盐）

服法：上为末，酒蒸肉苁蓉一斤二两，烂研为丸，梧桐子大，朱砂一两半重，细研为衣。浓煎。

（8）《世医得效方·卷八·大方脉杂医科诸淋》。

方名：芡实丸。

主治：思虑伤心，疲劳伤肾，心肾不交，精元不固，面少颜色，惊悸健忘，梦寐不安，赤涩，遗精白浊，足胫酸疼，耳聋目昏，口干脚弱。

组成：芡实（蒸，去壳）　莲花须（各二两）　茯神（去木）　龙骨　山茱萸（去肉）　五味子　枸杞子　熟地黄（酒蒸，焙）　韭子（炒）　肉苁蓉　川牛膝（去芦，酒浸，焙）　紫石英（各一两）

服法：上为末，酒煮山药糊为丸，梧桐子大。每服七十丸，空心，盐酒或盐汤下。

（9）《世医得效方·卷八·大方脉杂医科心恙》。

①**方名**：益荣汤。

主治：思虑过制，耗伤心血，心帝无辅，怔忡恍惚，善悲忧，少颜色，夜多不寐。

组成：当归（去芦，酒浸）　黄芪（去芦）　小草　酸枣仁（炒，去壳）柏子仁（炒）　麦冬（去心）

服法：上锉散。每服四钱，生姜五片，枣一枚煎，不拘时服。

②**方名**：加味寿星图。

主治：惊忧思虑，气结成痰，留蓄心胞，怔忡惊惕，痰逆恶心，睡卧不安。

组成：（略）

③**方名**：十味温胆汤。

主治：心胆虚怯，触事易惊，梦寐不祥，异象感惑，遂致心惊胆慑，气郁生涎，涎变生诸证。或短气悸乏，或复自汗，四肢浮肿，饮食无味，心虚烦闷，坐卧不安。

组成：半夏（汤洗七次）　枳实（去瓤，切，麸炒）　陈皮（去白，各三两）　白茯苓（去皮，两半）　酸枣仁（微炒）　大远志（去心，甘草水煮，姜汁炒，一两）　北五味子　熟地黄（切，酒炒）　条参（各一两）　粉草（五钱）

服法：上锉散。每服四钱，水盏半，姜五片，枣一枚煎，不拘时服。

④**方名**：加味四七汤。

主治：心气郁滞，豁痰散惊。

组成：半夏（制，二两半）　茯苓　浓朴（姜汁炒，各两半）　茯神　紫苏叶（各一两）　远志（姜汁蘸湿，取肉，焙，半两）

服法：上锉散。每服四钱，姜七片，石菖蒲半寸，枣二枚煎服。

（10）《世医得效方·卷九·大方脉杂医科健忘》。

①**方名**：淡竹茹汤。

主治：心虚烦闷，头疼，气短，内热不解，心中闷乱。及妇人产后，心虚，惊悸，烦闷。

组成：麦冬（去心）　小麦（各二两半）　甘草（炙，一两）　人参　白茯苓（各一两半）　半夏（汤洗七次，二两）

服法：上锉散。每服四钱，水二盏，生姜七片，枣子三枚，淡竹茹一块如指大同煎，食煎服。

按：虚劳烦闷，尤宜服之。

②**方名**：小草汤。

主治：虚劳忧思过度，遗精白浊，虚烦不安。

组成：小草　黄芪（去芦）　当归（去芦，酒浸）　麦冬（去心）　石斛（去根）（各一两）　酸枣仁

服法：上锉散。每服三钱，水一盏半，生姜五片煎，不拘时服。

（11）《世医得效方·卷十一·小方科诸热》。

方名：寒水石散。

主治：凡病多因惊，则心气不行，郁而生涎，逐成大疾。宜常服，利小肠，去心热，涎，亦不成疾。

组成：寒水石　白滑石（各二两）　甘草（半两）

服法：上为末，量大小，暑月冷水调，寒月温汤调。

按：被惊及心热坐卧不安者，服之即安。

第七章

明朝时期

明代医家对于郁证的研究总结了前代的经验，对于病因病机的探究也达到了更深的程度，明代首先出现了"郁证"这一病名，且多类医学著述将"郁证"专列为所述疾病之一门。同时自明代之后，医家们已逐渐把情志之郁作为郁病的主要内容。

明代《医学正传》首先采用郁证这一病证名称。虞抟参朱丹溪、张仲景、孙思邈、李东垣之说，提出郁证之治则："是以治法皆当以顺气为先，消积次之，故药中多用香附、抚芎之类，至理存焉，学人宜知此意。"总结脉法之特点："脉多沉伏，气郁则必沉而涩，湿郁则脉必沉而缓，热郁脉必沉数，痰郁脉必弦滑，血郁脉必芤而结促，食郁脉必滑而紧盛，郁在上则见于寸，郁在中则见于关，郁在下则见于尺，左右亦然。"

《古今医统大全·郁证门》说："郁为七情不舒，遂成郁结，既郁之久，变病多端。"《景岳全书·郁证》将情志之郁称为因郁而病，着重论述了怒郁、思郁、忧郁三种郁证的证治。《临证指南医案·郁》所载的病例，均属情志之郁，治则涉及疏肝理气、苦辛通降、平肝熄风、清心泻火、健脾和胃、活血通络、化痰涤饮、益气养阴等法，用药清新灵活，颇多启发，并且充分注意到精神治疗对郁病具有重要的意义，认为"郁证全在病者能移情易性"。综上可知，郁有广义狭义之分。广义的郁，包括外邪、情志等因素所致的郁在内。狭义的郁，单指情志不舒为病因的郁。明代以后的医籍中记载的郁病，多单指情志之郁。

在明代，"郁证"之表述趋向专门化，以心情抑郁，情绪不宁，胸胁胀满疼痛为共证。为后世的"郁证"发展奠定了基础。

一、《普济方》

《普济方》是中国古代中医药历史上最大的中医方剂学专著，由朱橚、刘醇、滕硕编撰，刊于公元1406年，系明初编修的一部大型医学方书。该书以广泛辑集明代以前的医籍和其他有关著作分类整理而成。原书今仅存残本，清初编《四库全书》时将本书改编为426卷。本书卷一至卷五为方脉；卷六至卷十二为运气；卷十三至卷四十三为脏腑；卷四十四至卷八十六为身形，内分头、面、耳鼻、口、舌、牙齿、眼目等九门；卷八十七至卷二百七十一为诸疾，内分伤寒、时气、热病等重要疾病及杂治、食治、乳石等共三十九门；卷二百七十二至三百一十五为诸疮肿，内分疮肿、痈疽、瘰疬、瘿瘤、折伤、膏药等项，各种病证首叙医论，次列治法，所载外科治法极为丰富；卷三百一十六至卷三百五十七为妇人，内分妇人诸疾、妊娠诸疾、产后诸疾及产难四门；卷三百五十八至卷四百零八为婴孩，首载儿科诊断法，次为新生儿护理法和常见病，其中对痘疹、惊风等病的疗法较为详备；卷四百零九至卷四百二十六为针灸，首为总论，并载历代著名针灸书的"序例""歌赋"，且概述取穴、补泻等法，以及经络腧穴和各种证候的针灸疗法。《普济方》集15世纪以前方书之大成，总结明代以前的医疗经验，除了博引历代医书外，并兼收其他传记、杂说，以及道藏佛书等有关记载；不仅在方剂史上具有重要贡献，且保存了不少宋元名医散佚的著作，同时对临床治疗有很大的参考价值。

《普济方》作为最大的方剂学专著，记载了大量有关郁证的治疗方药，且针对郁证伴发的其他相应症状亦有相对应的方药治之。可谓明代以前郁证方药的集大成者。

1. 病机病因

【原文】《普济方·卷一六四》

夫人之有痰饮病者，由荣卫不清，气血败浊，凝结而成也。内则七情汩乱，藏气不行，郁而生涎，涎结为饮，为内所因。

【按语】

上文解释了情志七情内郁而生痰饮的内在病因。《石室秘录·气治法》云："夫痰之滞，非痰之故，乃气之滞也。"有言："气结则痰生，气畅则痰消。"李时珍曰："痰涎为物随气升降，无处不到……"朱丹溪在《丹溪心法》中指出津液的整个运行代谢过程，完全依赖于气的推动和气化作用，若正气亏虚，气化乏力，或气机壅滞逆乱，或气化失衡，均可使津液流通不畅而化生痰饮。肝主升、主动，对于气机的疏通、畅达、升发是一个重要因素。若肝失疏泄，则气机郁结而致津液代谢障碍，产生痰等病理产物，故可曰："肝亦为痰之源。"痰者，似病在脏腑，实起于气也。此即郁证涎生痰饮之病因病机的解释。

2. 临床表现

【原文】《普济方·卷一五四》

郁怒伤肝。则诸筋纵弛。忧思伤脾。则胃气不行。二者又能为腰痛之寇。

【按语】

上文指出了郁证的躯体症状——腰痛，腰痛亦可因郁而致。郁证以"肝郁"为基本病机，"肝气郁结"又可产生各种躯体症状，中医通过"气郁"机制，巧妙地解释了现代"郁证"，即"抑郁症""神经衰弱""躁郁症"等产生躯体症状、周身疼痛与不适的原因。临床实际上还存在一种可以引起疼痛的病因病机，七情不舒所致疼痛称为"郁痛"，情志舒畅则疼痛自止，故曰："不舒则痛，舒则不痛。"正如《丹溪手镜·腰痛》曰："盖失志伤肾，郁怒伤肝，忧心伤脾，皆致腰痛也。"《素问·六元正纪大论篇第七十一》云："木郁之发……民病胃脘当心而痛，上支两胁，膈咽不通，食饮不下。""木郁"既可理解为运气当令，又可理解为肝木因情郁结。肝木侮土，故易致胃脘疼痛。李用粹《证治汇补》曰："七情不快，郁久成病，或为虚怯，或为噎膈，或为痞满，或为腹胀，或为胁痛。"对于情志相关疾病，又无器质性病变，医家需额外重视"郁痛"的存在。

3. 方剂

（1）《普济方·卷十五》。

①方名：大枣汤（出自《圣济总录》）。

主治：恚怒伤肝，胸中郁结，或至呕血者，盖气血相搏而厥逆。

组成：大枣（十五枚，去核，焙，别捣）　生干地黄（八两，切，焙）　阿胶（炙令燥）　甘草（炙，锉）（各三两）

服法：外粗捣筛，再作一处捣匀，每服五钱，水一盏半，煎至八分，去滓，温服，日二夜一，不计时。

②方名：龙骨丸（出自《圣济总录》）。

　　主治：阳气内郁，肝气不治，少气善怒，视听昏塞，煎迫厥逆。

　　组成：龙骨　白茯苓（去黑皮）　远志（去心）　防风（去叉）　人参　柏子仁（别捣）　犀角（镑）　生干地黄（焙）（各一两）　牡蛎（一两半，烧研如粉）

　　（2）《普济方·卷三十三》。

　　方名：莲子清心饮（一名清心莲子饮）。

　　主治：心中蓄热，时常烦躁，因思劳力，忧愁抑郁，小便白浊或有凝脂，夜梦走失，淋沥，便赤如血，或因酒色过度，上盛下虚，心火炎上，肺金受剋，口舌干燥，渐成消渴，睡卧不安，四肢倦怠，男子五淋，妇人常下赤白带，病后气不收敛，阳浮于外，心烦热。

　　组成：黄芩　麦冬（去心）　地骨皮　车前子　甘草（炙）（各半两）　石莲肉（去心）　白茯苓　黄芪（蜜炙）　人参（各七两半）

　　（3）《普济方·卷三十六》。

　　方名：藿香汤。

　　主治：心虚满，饮食不入，时时呕吐，抑郁短气，或大病将理未复，胃气无以养，日渐羸弱，反胃。

　　组成：藿香　人参　桂枝　桔梗　木香　白术（各半两）　茯苓（半两）　枇杷叶（十片，去毛）　半夏（一两，汤洗，用姜十制）

　　服法：服五钱，水二盏，入姜皮一分，煎七分，去滓，食前服之。

　　（4）《普济方·卷四十七》。

　　方名：玉液汤（出自《济生方》）。

　　主治：七情伤感，气郁生涎沫，随气上逆，头目眩晕，心嘈忪悸，眉棱骨痛。

　　组成：半夏　生姜　沉香

　　服法：以大半夏洗净，汤泡七次，切作片子，每服四钱，水二盏，生姜十片，煎至七分，去滓，入沉香一呷，温服不拘时。

　　（5）《普济方·卷一百六十四》。

　　方名：薯蓣汤。

主治：七情藏气不行，郁而生涎，涎结为饮，随气上厥，伏留阳经，心中忪悸，四肢缓弱，翕然面热，头目眩晕，如欲摇动。

组成：薯蓣（四两）　人参（四两）　麦冬（四两，去心）　前胡（二两）　白芍药（二两）　熟地黄（二两）　枳壳（三分，麸炒，去瓤）　远志（三分，去心，姜汁制炒）　白茯苓（一两半）　茯神（一两半）　半夏（一两一钱，汤洗去滑）　甘草（半两，炙）　黄芪（一两）

服法：上咀。取江水，量取三斗煮米，减一斗，纳半夏，复减九升，去滓，下药煮取四升，分四服。无江水处，以千里东流水代之。

（6）《普济方·卷一百六十五》。

①**方名**：四七汤（出自《危氏方》）。

主治：七情气郁，结聚痰涎状，如破絮，或如梅核，在咽喉间咯不出，咽不下，并治中脘痞满，痰涎壅盛，上气喘急。

组成：半夏（五两）　茯苓（四两）　紫苏叶（二两）　厚朴（三两）

服法：上锉散，每服四钱，水一盏，姜七片，枣一枚，煎八分，不拘时候。若因思虑过度，阴阳不分，清浊相干，心气不足，小便白浊，用此药下清青白丸子。

②**方名**：四磨汤（出自《如宜方》）。

主治：七情郁滞，痰气上壅，喘急声促。

组成：槟榔　沉香　乌药（等分）　人参

服法：用水磨浓，共煎三五沸服。

（7）《普济方·卷一百八十一》。

方名：分心气饮。

主治：男子、妇人一切气不和，多因忧愁思虑，怒气伤神，或临食忧戚，或事不随意，使郁抑之气留滞不散，停于胸膈之间，不能流畅，致心胸痞闷，胁肋虚胀，噎塞不通，噫气吞酸，呕哕恶心，头目昏眩，四肢倦怠，面色萎黄，口苦舌干，饮食减少，日渐羸瘦，或大肠虚秘，或因病之后，胸膈虚痞，不思饮食，并皆治之。

组成：木香（不见火）　桑白皮（炒）（各半两）　丁香皮（一两）　大

腹子（炮）　桔梗（去芦炒）　麦冬（去心）　草果仁　大腹皮（炙）　厚朴（去粗皮，姜汁制）　白术　人参（各半两）　香附子（炒，去毛）　紫苏（去梗）　陈皮（去白）　藿香（各一两半）　甘草（炙，一两）

服法：每服二钱，水一盏，入生姜三片，枣子一个，擘破去核，及灯心草十茎，煎至七分，去滓温服，不拘时候。

（8）《普济方·卷一百八十二》。

①**方名**：当归顺气饮子。

主治：气郁不通，咳嗽痰涎，饮食无味，久而饥瘦，非脾热之所然乎，当以和中顺气。

组成：大黄　甘草（各五钱）　人参（去芦）　芍药　当归（去土）（各一两）　芒砂（三钱）　枳壳（去瓤，麸炒，四钱）

服法：咀作一服，水二大瓯，煎至一大瓯，去滓，空心温服，久病咳嗽，潮热，将牛黄宣毒丸一百丸与当归饮子同服。

②**方名**：调气汤。

主治：诸气痞不通，胃膈膨胀，口苦咽干，呕吐少食，肩背腹胁，走注刺痛，喘急痰嗽，面目虚浮，四肢肿满，大便秘结，水道赤涩，又治忧思太过，怔忪郁积，脚气风湿，结肿痛喘，胀急。

组成：人参　赤茯苓（去皮）　淡木瓜　麦冬　白术　白芷　半夏（汤浸）（各二两）　厚朴（姜汁制）　陈皮　青皮　甘草　附子（炒，去毛）　紫苏（去枝梗）（各一斤）　沉香（六两）　枳壳（四两，炒）　大黄（麸裹炒，切二两）　槟榔　草果仁　肉桂（去皮，不见火）　蓬术（切，炒）　大腹皮　丁香皮　木香（不见火）（各六两）　木通（去节，八两）

服法：为粗末，每服水一盏，半姜二片，枣二枚，煎至七分，去滓，热服。

③**方名**：大温白丸（出自《经效济世方》）。

主治：恚怒忿郁，三焦气滞，咽喉噎塞，胁肋膨胀，心腹疼痛，上气奔喘，反呕吐不欲饮食，及饮酒过度，噫酸恶心，气脉闭涩，痰饮不散，胃腹中痞，胸痹短气，痛彻背膂。

组成：生姜（二十两，去皮，洗净，切作片子）　橘皮（二两，去穰）

服法：锉烂，晒干，入白术一两，茯苓七钱，甘草炒黄半两，捣为末，炼蜜为丸，如弹子大，每服一丸，沸汤嚼下，空心服。

（9）《普济方·卷二百零二》。

方名：真珍散。

主治：喜怒不常，忧思兼并，致脏气郁结，留积涎饮，胸腹满闷，或腹疼痛，憎寒发热，吐痢交作。

组成：附子（二个，一生一炮，各去皮脐）　半夏（汤浸二十一宿，洗去滑，一两半）　滑石成炼钟乳（各半两）　辰砂（三钱，别研）

服法：为末，每服二钱，水二盏，姜七片，藿香二三叶，蜜半匙，煎至七分，食前冷服，小便不利，加木通、茅根煎。

（10）《普济方·卷二百零六》。

方名：大藿香散（出自《济生方》）。

主治：忧愁思虑悲恐惊，七情伤感，气郁于中，变成呕吐，或作寒热，眩晕痞满，不进饮食。

组成：藿香叶　半夏曲　白术　木香（如枯骨者佳，不见火）（各一两）　白茯苓（去皮）　桔梗（去芦，锉炒）　人参　枇杷叶（拭去毛）　官桂（不见火）　甘草（炙）（各半两）

服法：为细末，每服三钱水，一盏生姜，五片枣子，一枚煎至七分，去滓，温服，不拘时候。

（11）《普济方·卷三百七十九》。

方名：异香散。

主治：忧郁，气滞不散，腹中胀满，刺痛下痢不止。

组成：蓬莪术　益智仁　甘草　京三棱（各六两）　青皮　陈皮（各三两）　石莲肉（一两）　厚朴（二两）

服法：锉散，每服二钱水，一盏姜，三片枣，一枚盐，一捻煎七分，通口服。

（12）《普济方·卷三百五十五》。

方名：甘草小麦大枣汤。

主治：妇人脏躁，喜悲伤，欲哭，象如神灵，作数欠伸。

组成：甘草（三两）　小麦（一升）　大枣（十枚）

服法：上三味，以水六升，煮取三升，温分三服，亦补脾气。

二、《名医类案》

《名医类案》为明代江瓘撰于嘉靖二十八年（公元1549年），是中国最早的按病证汇编的中医医案著作。选录上自扁鹊、淳于意，下迄嘉靖年间经、史、子、集所载历代名医验案及家藏秘验，历时20年，始得成书。其子应元、应宿加以补遗并附江氏父子医案于其中。此书搜集医案5 000余例，约33万言，按内、妇、儿、外、五官科顺序分为205门证候，以证名为目，便于检阅。所载病案多有姓名、性别、年龄、证候、诊断、方药等项，资料较为完整。不少医案后有编者按语，提示本案关键所在，便于后代学者提挈要领。《名医类案》单列一门对于郁证进行论述，但在内伤、怔忡等章节中也有对于现代抑郁症的论述。

1. 病因病机

【原文】《名医类案·卷二》

七情之病皆为内伤，兹第以饮食劳倦当之，故所列多庞杂。

【按语】

本段为作者对于内伤的按语，他认为目前内伤所包含十分混杂，七情、饮食致病皆在其内。彭子云："人身疾病多矣。事实上只分内伤、外感病两门。"《医学入门》认为内伤中的七情致病："喜（乐）恐（惧）惊（吓）劳（动）散真元，怒（恼）忧（愁）悲（哀）思（虑）逸（静）滞结。"

2. 医案

【原文一】《名医类案·卷二内伤》

一妇人三十余岁，忧思不已、饮食失节、脾胃有伤。面色黧黑不泽，环唇尤甚，心悬如饥状【肾虚】。又不欲食，气短而促，大抵心肺在上行荣卫而光泽于外，宜显而不藏。肾肝在下养筋骨而强于内，当隐而不见。脾胃在中主传化精微以灌四傍，冲和而不息其气，一伤则四脏失所。忧思不已，气结而不行，饮食失节，气耗而不足，使阴气上溢于阳中，故黑色见于面【色黑非瘀血】。又经云脾气通于口，其华在唇，今水反侮土，故黑色见于唇，此阴阳相反病之逆也。上古天真论云，阳明脉衰于上，面始焦。故知阳之气不足，非助阳明生发之剂，则无以复其色【博按原刻脱十四字】。故用冲和顺气汤【作湿热郁火治用升阳之剂妙】。以葛根一钱五分，升麻防风各一钱，白芷一钱，黄芪八分，人参七分，甘草四分，芍药苍术各三分，以姜枣煎【配方之妙可师可法】。已午前服，取天气上升之时，使人之阳气易达也，数服而愈，此阴出乘阳治法也【卫生宝鉴】。

【按语】

本医案记录了一个妇人因七情内伤加饮食不节导致脾胃损伤，面色黧黑，强调了脾胃在调和四脏中的重要作用，也提示内伤致病，医者应当考虑脾肾的因素，以调顺阴阳是病痊愈。本书引用《卫生宝鉴》以冲和顺气汤主之。《黄帝内经》认为："上气不足，推而扬之。以升麻苦平，葛根甘温，自地升天，通行阳明之气为君。人之气，以天地之风名之，气留而不行者，以辛散之。防风辛温，白芷辛甘，以散滞气为臣。苍术苦辛，蠲除阳明经之寒，白芍酸寒，安太阴经之怯弱。"

【原文二】《名医类案·卷二内伤》

滑伯仁治一人，病怔忡善忘，口淡舌燥，多汗，四肢疲软，发热，小便白而浊。众医以内伤不足，拟进茸、附，伯仁诊其脉之虚大而数。曰：是由思虑过度，厥阳之火为患耳。夫君火以名，相火以位，相火代君火行事者也，相火一扰，能为百病，况厥阳乎，百端之起，皆由心生越。人云：忧愁思虑则伤心。其人平生志大心高，所谋不遂，抑郁积久，致内伤也。然抱薪救火，望安奚能。遂命服补中益气汤、朱砂安神丸，空心进小坎离丸，月余而安。

【按语】

本医案记录了一人怔忡善忘的诊治过程，提示怔忡善忘不应以内伤而过分进补。病因可为忧思过度，相火扰乱心火。治疗可用补中益气汤、朱砂安神丸、小坎离丸。《素问玄机原病式》曰："心胸躁动，谓之怔忡。"《针灸甲乙经·卷九》认为："心痛善悲，厥逆，悬心如饥之状，心淡淡而惊，大陵及间使，面尽热，渴，行间主之。"

【原文三】《名医类案·卷二内伤》

程篁墩先生形色清癯肌肤细白，年四十余，患晕四肢倦怠，夜寐心悸，言乱。或用加减四物汤，甘寒以理血，或用神圣复气汤，辛热以理气，又或作痰火治，或作湿热治，俱不效。汪诊之脉皆沉细不利，心部散涩，曰：此阴脉也，脾与心必忧思所伤，宜仿归脾汤，例加以散郁行湿之药【此症若不散郁行湿即投归脾亦不效】。服数帖，病果向安，一夕因懊恼忽变急，请诊，视脉三五不调，或数或止，先生以为怪脉。汪曰此促脉也【促脉或痰或气滞】，无足虑，曰何为而脉变若此，曰此必怒激其火然也，以淡酒调木香调气散，一服之其脉即如常。

【按语】

本医案记录了程篁墩先生忧思过甚伤及心脾，当归脾汤加散郁行湿。当寻其病因，不可择一而诊之。且对于脉诊有具体的解释，从而揭示病因病机，强调健脾在解郁之前的重要性。

【原文四】《名医类案·卷二内伤》

程氏子年二十余，禀弱，又使内劳役过度，兼有忧恐之事。忽患手足战摇不定，甚至反张，汗出如雨，常昏晕不知人，一日二十余度【二十余度虚极】，又吃忒饮食难进，面色黧黑。一医作中风治证，益剧，半更时，江至两手战摇不能诊视，捉执犹不定略诊之大搏击【似肝藏脉】，似真藏之脉乃，以大剂参芪加白术、陈皮、大附子、天麻、麻黄根之类，一日夜服人参二两，汗少、止昏、晕稍疏，诸症稍减。连服补剂三日四，体战始定，脉可按，病虽少回而虚未复。江乃言归戒以确守前方，多服庶几可愈。数日来迎书曰：旧症将复举之状，询之，乃减参芪大半。江至则复作如旧，乃仍前倍加参芪大剂补之，乃定服人参三四斤而愈。

【按语】

本医案记录了程氏子弟劳役过度，兼忧思过度导致的病情，与中风相混淆。此证实为虚极当以参芪大补。

【原文五】《名医类案·卷二内伤》

一妇人怀抱郁结，不时心腹作痛，年余不愈，诸药不应，余用归脾加炒山栀而愈。

【按语】

本医案记录了一位妇人郁结于心作痛，当用归脾加炒栀子。《内科摘要》认为："若脾经郁结者，用加味归脾汤。"

【原文六】《名医类案·卷二郁》

丹溪治一室女，因事忤意郁结在脾，半年不食，但日食熟菱米枣数枚，遇喜食馒头弹子大，深恶粥饭。朱意脾气实，非枳实不能散，以温胆汤去竹茹与数十贴而安。

【按语】

本医案引用朱丹溪的医案，记录了一位女子郁结在脾不思饮食，朱丹溪认为此乃脾气实，非枳实不能散。《圣济总录》对于"脾实"的论述为："论曰脾脏盛实，则生热，热气熏蒸，则令人舌本肿胀，语言謇涩，腹胁坚硬，泾溲不利，四肢不举，身体沉重，面目焦黄，不得安卧而唇口干燥也。"

【原文七】《名医类案·卷二郁》

孙景祥治李长沙学士，年三十九，时患脾病。其症能食而不能化，因节不多食。渐节渐寡，几至废食。气渐薾^①，形日就惫，医咸谓瘵^②也。以药

---

① 薾（ěr）：衰弱。
② 瘵（zhài）：此处指脾病。

补之，病弥剧。时岁暮，医曰："吾技穷矣。若春木旺，则脾必伤重。"会孙来视，曰："及春而解。"因怪问之，孙曰："病在心火【必左寸洪数之脉】，故得木而解。彼谓脾病者，不揣其本故也，公得非有忧郁之事乎？"曰："噫！是也。"盖是时丧妻亡弟，悲怆过伤，积久成病，非帷医莫之识，而自亦忘之矣。于是尽弃旧药，悉听孙言，三日而一药，不过四五剂，及春果愈。

李因叹曰：医不识病，而欲拯人之危，难矣哉！世之狗名遗实，以躯命托之庸人之手，往往而是。向不遇孙，不当补而补，至于羸惫而莫悟也。

【按语】

本医案引用自《李东阳集》，记录了一位学士以脾病来诊，但是寻本溯源，其病因为忧郁于心久已，心火郁结得木则舒。这强调了辨别病因对于诊治的重要性，切不可不当补而补之。

【原文八】《名医类案·卷二郁》

钱渐川，幼攻文勤苦，久之抱郁成疾，上焦苦咽闭，中焦苦膈噎烦闷，下焦则苦遗浊，极而呕血，几殆医防效。顾爱杏分治之，上焦用药清火解毒，食饱服之；中焦用药开郁除食，后服之，下焦用药升降水火，空心服之。品不过三四，剂不过五六，俱奏验，病若失，后强健如故。登仕版此明医不失治之效与。

【按语】

本医案记录了钱渐川郁结成疾，提示今后医者病症诊疗切忌证杂而药淆。对于三焦均病者，可以分而治之。上焦清火解毒，中焦开郁除食，下焦升降水火。

【原文九】《名医类案·卷八怔忡》

一人病，胸膈胀痛，心怔忡，呕逆烦懑不食，情思惘惘不暂安，目无所睹。伯仁视之，六脉皆涩结不调【涩为气滞血少结则为痰】，无复参伍，甚怪之，既徐察之，其人机深忧思太过，加之脾胃内伤，积为痰涎郁于上膈然也。

【按语】

本医案记录了一人因忧思太过加之脾胃内伤导致六脉皆滞。《黄帝内经·素问》对此有解释："思则气结。""阴气者静则神藏，躁则消亡。"加之此人饮食自倍，肠胃乃伤。所以治疗以祛痰顺气即可。

三、《医学正传》

《医学正传》，综合性医书，由明代虞抟（天民）著。全书共八卷，前列"医学或问"51条，系虞氏对医学上的一些问题进行辨析，申明前人"言不尽意之义"。本书分门论证，每门先论证，次脉法，次方治。虞氏对咒禁、巫术，以运气推算病期、病证和治法等均持批判态度。《医学正传》对于郁证单列一门进行论述，以《黄帝内经》要旨为提纲，脉法采摭《脉经》，以朱震亨的学说为主，参以张仲景、孙思邈、李东垣之说，并结合抒发己见。

1. 病因病机

【原文一】《医学正传·卷之二郁证》

夫所谓六郁者，气、湿、热、痰、血、食六者是也。或七情之抑遏，或寒热之交侵，故为九气怫郁之候。

【按语】

本段论述郁证所包含疾病的范围。《黄帝内经》对于"郁"的认识为："木郁达之，火郁发之，土郁夺之，金郁泄之，水郁折之。"张子和曰："木郁达之，谓吐之令其条达也。"并提出治法："火郁发之，谓汗之令其疏散也。土郁夺之，谓下之令无壅碍也。金郁泄之，谓渗泄解表利小便也。水郁折之，谓抑之制其冲逆也。此治五郁之大要耳。"本书也强调："是以治法皆当以顺气为先，消积次之，故药中多用香附、抚芎之类，至理存焉，学人宜知此意。"

【原文二】《医学正传·卷之五怔忡惊悸健忘证》

夫怔忡惊悸之候，或因怒气伤肝，或因惊气入胆，母能令子虚，因而心血为之不足，又或遇事烦冗，思想无穷，则心君亦为之不宁，故神明不安而怔忡惊悸之证作矣。夫所谓怔忡者，心中惕惕然动摇而不得安静，无时而作者是也。惊悸者，蓦然而跳跃惊动而有欲厥之状，有时而作者是也。若夫二证之因，亦有清痰积饮，留结于心胞胃口而为之者，又不可固执以为心虚而治。医者自宜以脉证参究其的而药之，毋认非以为是也，慎之慎之！

【按语】

本段论述了怔忡的临床表现及不同的病因病机。虞氏认为，怔忡不单只是因为心虚所致，也可能是清痰积饮留结于心胞胃口。

2. 脉法

【原文一】《医学正传·卷之二郁证》

脉多沉伏，气郁则必沉而涩，湿郁则脉必沉而缓，热郁脉必沉数，痰郁脉必弦滑，血郁脉必芤而结促，食郁脉必滑而紧盛，郁在上则见于寸，郁在中则见于关，郁在下则见于尺，左右亦然。

脉或结，或促，或代。

【按语】

本段论述了六郁分别的脉象。滑氏在《诊家枢要》中对此也有所论述："气血食积痰饮，一有留滞于其间，脉必因之而止节矣，但当求其有神，何害之有。夫所谓有神者，即经所谓有中气也。"

【原文二】《医学正传·卷之五怔忡惊悸健忘证》

寸口脉动而弱，动为惊，弱为悸。趺阳脉微而浮。（浮为胃气虚微，则不能食，此恐惧之脉，忧迫所致也。）寸口脉紧，趺阳脉浮，胃气则虚，是以悸。肝脉动暴，有所惊骇。

【按语】

本段引用《金匮要略》对于怔忡惊悸健忘脉象的论述，并解释了其中原因。《张氏医通》认为："惊自外邪触入而动，故属阳，阳变则脉动；悸自内恐而生，故属阴，阴耗则脉弱。"

3. 方剂

（1）《医学正传·卷之二内伤》：治情志内伤。

①方名：木香化滞汤。

主治：因忧，食湿面结于中脘，腹皮抵痛，心下痞满，不思饮食，食之不散，常常痞气，或胃脘当心而痛，并皆治之。

组成：半夏（汤泡洗，一钱五分）　草豆蔻（湿面裹煨，杵碎）　甘草（炙，各七分半）　柴胡（去芦，六分）　木香　橘红（各四分半）　枳实（麸炒黄色）　当归（各三分）　酒红花（一分）

服法：上细切，作一服，水二盏，生姜五片，煎至一盏，去渣热服。

②**方名**：补中益气汤（东垣）。

组成：黄芪（一钱）　甘草（炙，五分或七分）　人参（病甚者一钱）　白术　当归（各七分）　陈皮（五分）　升麻　柴胡（各三分）

服法：上细切，作一服，水二盏，煎至一盏，去渣温服。

按：本书引用李东垣的补中益气汤。自脾胃一虚，肺气先绝，故用黄芪以益皮毛而闭腠理，不令自汗也。上喘气短，损其元气，用人参以补之。心火乘脾，用炙甘草之甘温，以泻火热而补胃中元气。若脾胃急痛、腹中急缩者，宜多用之。此三味，乃除湿热烦热之圣药也。白术苦甘温，除胃中热，利腰脐间血。升麻、柴胡苦平，味之薄者，升胃中之清气，又引黄芪、甘草甘温之气味上升，能补卫气之散解而实其表，又缓带脉之缩急。用当归以和血脉，陈皮以理胸中之气，又能助阳气上升以散滞气，助诸甘辛为用。或少加黄柏，以救肾水而泻阴中之伏火也。表热者，一或二服，气和微汗而愈。如咽干者，加干葛。上此方加减法，是饮食劳倦，喜怒不节，如病热中，则可用之。若未传寒中，则不可用也，盖甘酸适足以益其病耳，如黄芪、人参、甘草、芍药、五味子之类是也。见脾胃论。

（2）《医学正传·卷之二郁证》：治郁证诸方。

方名：六郁汤。

主治：解诸郁。

组成：陈皮（去白，一钱）　半夏（汤泡七次）　苍术（米泔浸）　甘草（炙，五分）　抚芎（各一钱）　赤茯苓　栀子（炒，各七分）　香附（二钱）　砂仁（研细，五分）

服法：上细切，作一服，加生姜三片，水二盏，煎至一盏，温服。如气郁，加乌药、木香、槟榔、紫苏、干姜，倍香附、砂仁。如湿郁，加白术，倍苍术。如热郁，加黄连，倍栀子。如痰郁，加南星、枳壳、小皂荚。如血郁，加桃仁、红花、牡丹皮。如食郁，加山楂、神曲、麦面。

《医学正传》按：诸郁药，春加防风，夏加苦参，秋、冬加吴茱萸。凡药在中焦，以苍术、抚芎开提其气以升之。假令食在气上，气升则食降。余仿此。

按：丹溪曰：气血冲和，百病不生，一有怫郁，诸病生焉。其证有六：曰气郁，曰湿郁，曰热郁，曰痰郁，曰血郁，曰食郁。气郁（戴氏曰：胸胁痛，脉沉）：香附（此味而能横行胸臆间，必用童便浸，焙干用，否则燥）、苍术（米泔浸五或七次）、抚芎（即蘼芜芎，苗头小块，气脉上行，故能散郁也）。湿郁（戴氏曰：周身走痛，或关节痛，遇阴寒则发，脉沉）：苍术、白芷、川芎、茯苓。热郁（戴氏曰：目瞀，小便赤，脉沉散）：栀子、青黛、香附、苍术、抚芎。痰郁（戴氏曰：动则喘，寸口脉沉滑）：海石、香附、南星、栝楼子。血郁（戴氏曰：四肢无力，大便红，脉沉）：桃仁、红花、青黛、川芎、香附。食郁（戴氏曰：咽酸腹闷，不能食，左寸脉平和，右寸脉紧盛）：香附、苍术、山楂、神曲、针砂（醋炒）或保和丸。

（3）《医学正传·卷之五怔忡惊悸健忘证》：治怔忡惊悸健忘证诸方。

按：丹溪曰：属血虚有痰。有虑便动，属虚。时作时止者，痰因火动。瘦人多是血少，肥人只是痰多。时觉心跳者，亦是血虚。怔忡无时，惊悸有时而作。大法，四物汤、安神丸之类，有痰者用痰药。惊悸者属血虚，用朱砂安神丸最好。或有痰迷心窍者，宜用治痰药。

①方名：温胆汤。

主治：心胆怯，怔忡易惊。

组成：半夏（汤泡七次，去皮）　竹茹　枳实（各二钱）　生姜（四钱）　陈皮（三钱）　甘草（一钱）

服法：上细切，作一服，水二盏，煎至一盏，去渣食后温服。

②方名：朱雀丸（河间）。

主治：怔忡惊悸等证。

组成：茯神（二两）　沉香（五钱）　朱砂（五钱，另研，为衣）

服法：上为细末，蒸饼为丸，如梧桐子大，每服五十丸，人参汤下。

③方名：归脾汤。

主治：思虑过度，劳伤心脾，健忘怔忡。

组成：白术　茯神　黄芪（蜜炙）　龙眼肉　酸枣仁（炒，各一钱）　人参　木香（各五分）　甘草（炙，二分半）

服法：上细切，作一服，水二盏，加生姜三片，大枣一枚，煎至一盏，去渣温服。

④方名：无（祖传方）。

主治：忧愁思虑伤心，令人惕然心跳动，惊悸不安之证。

组成：川归（酒洗用身）　生地黄（酒洗）　远志（去心）　茯神（各五钱）　石菖蒲（九节）　黄连（各二钱五分）　牛黄（一钱，另研）　辰砂（二钱，另研）　金箔（十五片）

服法：上以前六味研细，入牛黄、辰砂二味末子，猪心血丸如黍米大，金箔为衣，每服五十丸，煎灯心汤送下。

四、《证治准绳》

《证治准绳》又名《六科证治准绳》，明代王肯堂撰，成书于公元1602年，全书以阐述临床各科证治为主，包括《证治准绳·杂病》8卷，《证治准绳·类方》8卷，《证治准绳·伤寒》8卷，《证治准绳·疡医》6卷，《证治准绳·幼科》9卷，《证治准绳·女科》5卷。

　　《证治准绳》论述内、外、幼、妇、疡诸科，全书的体例随证论治，内容以辨证论治为主，每一病证先综述明代以前名医的观点和治疗经验，而后阐述作者个人见解，并辨析诸证和脉象的异同。全书收罗广博，整理严谨，议论持平，《四库全书总目》评价其为"博而不杂，详而有要，于寒温攻补，无所偏主"。《证治准绳》与《本草纲目》《景岳全书》并称为明代三大医学杰作。书中"医家五戒""医家十要"为医生制定守则，提出医德、医术等方面的行为准则，在中国医德史上颇有影响。

　　王肯堂对郁证的归类做出了一定贡献，在《证治准绳·杂病》中，他将"郁"纳入诸气、诸郁门，并认为"郁"有外邪、内伤之分，在郁证治疗上应以理气健脾化痰为主。全书关于郁证的内容翔实、丰富，在中医临床实践中具有很高的参考价值。

1. 病因病机

【原文一】《证治准绳·杂病：第二册·诸气门郁》

　　且凡病之起也，多由乎郁，郁者、滞而不通之义。或因所乘而为郁，或不因所乘而本气自郁，皆郁也。岂惟五运之变能使然哉。郁既非五运之变可拘，则达之、发之、夺之、泄之、折之之法，固可扩焉而充之矣。木郁达之，达者、通畅之也。

【按语】

　　郁证的病因多为气机郁滞，而肝有"气机升降之枢纽"之称，肝主疏泄功能，具有调节全身气机的作用；肝木条达，可使人体之气向上向外，使其通而不滞，散而不郁。《寿世保元·郁证》中指出："夫郁者，结聚不得发越也，当升者不得升，当降者不得降。……六郁之病见矣。"肝气主动、主升，具有阳的生理特点；而郁证多表现为情绪低落、悲伤易哭等阴性特征，阴阳二气相互制约，彼此消长。气机的通畅又是推动血、津液运行的基本条件，故肝的疏泄功能正常，才能保证五脏六腑气血津液运行顺畅，经脉通利。

【原文二】《证治准绳·杂病：第五册·神志门·善太息》

运气善太息，皆属燥邪伤胆。经云：阳明在泉，燥淫所胜，病善太息。又云：阳明之胜，太息呕苦。又云：少阴司天，地乃燥，凄怆数至，胁痛，善太息是也。《（黄帝）内经》灸刺善太息，皆取心胆二经。经云：黄帝曰人之太息者，何气使然？岐伯曰：思忧则心系急，心系急则气道约，约则不利，故太息以出之，补手少阴心主，足少阳留之也。又曰：胆病者，善太息，口苦，呕宿汁，视足少阳脉之陷下者灸之。又云：胆足少阳之脉，是动则病也，善太息，视盛、虚、实、寒、热、陷下取之是也。

【按语】

王肯堂总结《黄帝内经》中情志病善太息之发病关键，郁证虚者多见心悸胆怯、恍惚善哭、虚烦不眠、失眠健忘等症，分析其病机多与心神有关；郁证实者常表现为情绪急躁、胸胁胀满、善太息等症，分析其病机多与肝魂相关。基于此王肯堂提出针灸治疗郁证的治法，根据五行相生相克关系及情志的生克规律进行取穴，以期达到纠正脏腑功能、调畅气机、补益精血、协调阴阳、调神扶形的治疗效果。

【原文三】《证治准绳·杂病：第五册·神志门·悲》

悲属肺。经云：在脏为肺，在志为悲。又云：精气并于肺则悲。……运气悲，皆伤寒水攻心。经云：火不及曰伏明，伏明之纪，其病昏惑悲忘，从水化也。又云：太阳司天，寒气下临，心气上从，喜悲数欠。又云：太阳司天，寒淫所胜，善悲，时眩仆。又云：太阳之复，甚则入心，善忘善悲，治以诸热是也。……经云：邪在心则病心痛善悲，时眩仆，视有余不足而调其输也。其二取厥阴。经云：厥阴根于大敦，结于玉英，络于膻中，厥阴为阖，阖折即气绝而喜悲，悲者取之厥阴，视有余不足，虚、实、寒、热、陷下而取之也。

【按语】

王肯堂总结《黄帝内经》理论，阐述气机不利为郁证变生他证的基础。

肺为人体气机之总司，气机不调，升降开阖不利，"肺"首当其冲，因气的升降出入以肺气宣肃为主，在肺气的统调之下，配合脾气升清，胃气降浊，肝气生发，则全身气机条达，气不结郁，故治"肺"可调人体气机，郁证自解。如陈修园《医学实在易》云："凡一切脏腑病，其气必上熏于肺。"这说明肺气升降出入有序才可使机体脏腑、经络协调共济，反之，若清气不入、浊气不出则病。故治疗郁证可从调肺入手。

2. 辨证论治

【原文一】《证治准绳·女科：卷之二·杂病门上·两胁胀痛》

东垣先生云：胸胁作痛，口苦舌干，寒热往来，发呕发吐，四肢满闷，淋溲便难，腹中急痛，此肝木之妄行也。窃谓前证若暴怒伤血，用小柴胡、芎、归、山栀。气虚用四物、参、术、柴、栀。若久怒伤气，用六君、芎、归、山栀。若气血俱虚，用六味地黄丸。若经行腹痛，寒热晡热，或月经不调，发热痰咳，少食嗜卧，体痛，用八珍、柴胡、牡丹皮。若胁胀发热，口渴唾痰，或小便淋沥，颈项结核，或盗汗，便血，诸血失音，用六味丸。若两胁作胀，视物不明，或筋脉拘急，面色青，小腹痛，或小便不调，用补肝散。若概用香燥之剂，反伤清和之气，则血无所生，诸证作焉。

丹溪先生云：右胁痛用推气散、小龙荟丸、当归龙荟丸、控涎丹、抑青丸，十枣汤，皆病气元气俱实之剂，用者审之。一妇人性急，吐血发热、两胁胀痛，日晡益甚，此怒气伤肝，气血俱虚也。朝用逍遥散倍加炒黑栀子、黄柏、贝母、桔梗、麦冬，夕以归脾汤送地黄丸而愈。一孀妇内热晡热，肢体酸麻，不时吐痰，或用清气化痰药，喉间不利，白带腹胀；用行气散血药，胸痛不利，肢体时麻。此郁怒伤肝脾而药益甚也。予则朝用归脾汤以解脾郁，生脾气，夕用加味逍遥散以清肝火，生肝血，百余剂而愈。后因怒，饮食少，肢体时麻，此乃肝火侮土，用补中益气加栀子、茯苓，半夏而痊。又饮食失调，兼有怒气，肢体麻甚，月经如注，脉浮洪而数，此脾受肝伤，不能统血则致崩，肝气亏损阴血而脉大，继用六君加芎、归、炮姜而血崩止，又用补中益气加炮姜、茯苓、半夏而元气复，更用归脾汤、逍遥散调理而康。

【按语】

金元时期的李东垣与朱丹溪都是擅于治"火"的大家。李东垣创立阴火学说，主张保护脾胃元气，以扶正、祛邪原则治疗阴火，重在扶正，并创立升阳泻火法，升阳即是扶正，泻火即是祛邪，认为脾胃气虚是妇人两胁胀痛的根源；朱丹溪提出相火学说，主张滋阴降火，分虚火、实火两类来治疗，实火可泻、郁火可发、虚火可补，方用归脾汤、加味逍遥散等治疗妇人胁肋疼痛。

【原文二】《证治准绳·杂病：第二册·诸气门·郁》

郁脉多沉伏，郁在上则见于寸，郁在中则见于关，郁在下则见于尺。郁脉，或促、或结、或涩。滑伯仁云：气血食积痰饮，一有留滞于其间，则脉必因之而止涩矣。但当求其有神，所谓神者，胃气也。

【按语】

郁证脉候出自明代孙一奎《赤水玄珠·郁证门》，将涩脉作为郁证的代表脉候。涩脉有壅塞、往来不甚舒畅之意，在陈士铎的《脉诀阐微·第一篇》中，形容涩脉是"阴阳不和，气血不达，外感于风寒，内阻于忧郁，抑塞而不通，郁而未发之状。六部见此象，俱能成病，尤于肝经不宜。一见涩脉，即以解郁通塞之药急治之"。同时王肯堂认为涩脉是由于气血阻滞、食积、痰饮留滞脾胃，而"人身之清气、荣气、运气、卫气、春升之气，皆胃气之别称"，即人身之气机皆由脾胃之气主宰，脾胃乃三焦的升降枢纽，脾主升清，胃主降浊，只有升降平衡，一身之气机才可正常运行。

3. 治疗方药

【原文一】《证治准绳·类方：第一册·中气》

木香调气散（《太平惠民和剂局方》）

治气滞胸膈，虚痞恶心，宿冷不消，心腹刺痛。

白豆蔻仁　丁香　檀香　木香（各二两）　藿香叶　炙甘草（各八两）　缩砂仁（四两）

上为细末，每服二钱，入盐少许，沸汤不拘时点服。

【按语】

郁证可因于三焦气滞，每随部位不同而证见不一。气机阻塞胸腹并受风寒外感，轻则痞胀不适，重则心腹刺痛难忍；气机攻于上则咽喉噎塞，气逆不降则呕吐恶心，甚则肢冷不温。方用藿香叶宣通肺脾，疏散三焦气机，使寒邪外散，卫气出表；白豆蔻仁宣降肺气，上达清阳；砂仁芳香醒脾，健运脾气；丁香、檀香、木香辛热散郁，使寒散郁舒，升降复常；以甘草缓急止痛之功，治其呕吐、噎塞、刺痛。

【原文二】《证治准绳·类方：第二册·气》

四七汤（《太平惠民和剂局方》）

治喜怒忧思悲恐惊之气结成痰涎，状如破絮，或如梅核，在咽喉之间，咯不出，咽不下，此七情所为也。中脘痞满，气不舒快，或痰饮呕逆恶心，并皆治之。

半夏（汤泡五次，一钱五分） 茯苓（去皮，一钱二分） 紫苏叶（六分） 浓朴（姜制，九分）

水一盏，生姜七片，红枣二枚，煎至八分，不拘时服。

【按语】

本方源自《太平惠民和剂局方》卷四，由半夏厚朴汤加大枣组成，功效为行气散结，化痰降逆。治疗七气（喜、怒、忧、思、悲、恐、惊也，亦名七气汤。）郁结、痰饮留滞、中脘痞满、气郁不舒等症，是治疗梅核气的主方；亦用于湿痰交阻，胸闷气急，苔白腻，及胃脘胀痛而有恶心呕吐者。

【原文三】《证治准绳·类方：第二册·气》

四磨汤（《严氏济生方》）

治七情伤感，上气喘息，妨闷不食。

人参 槟榔 沉香 天台乌药

上四味，各浓磨水，取七分，煎三五沸，放温空心服，或下养正丹尤佳。

【按语】

本方源自宋代严用和的《严氏济生方》，用法采取浓磨温服，力专效速，故以四磨汤命名。气上宜降之，故用槟榔、沉香；气逆宜顺之，故用天台乌药；配伍人参使降中有升，泻中带补，恐伤其气也。其属中医的理气剂，功效为破滞降逆，补气扶正，行气而不耗气，有邪正兼顾之妙。

【原文四】《证治准绳·类方：第二册·气》

分心气饮真方（《太平惠民和剂局方》）

治忧思郁怒诸气，痞满停滞，噎塞不通，大小便虚秘。

紫苏茎叶（三两）　半夏（制）　枳壳（制，各一两半）　青皮（去白）　陈橘红　大腹皮　桑白皮（炒）　木通（去节）　赤茯苓　南木香　槟榔　蓬莪术（煨）　麦冬（去心）　桔梗　辣桂　香附　藿香（各一两）　甘草（炙，一两二钱半）

上锉散，每服三钱，水一大盏，生姜三片，枣二枚，灯芯十茎，煎七分，不拘时服。

一人瘴疟经年，虚肿腹胀，食不知饱，以此药吞温白丸，初则小便数次，后则大便尽通，其病顿愈。

【按语】

本方出自《太平惠民和剂局方》，功效为调顺三焦，消化滞气。主治忧愁思虑，情志不遂，郁气留滞不散所致的心胸痞闷、胁肋胀满、噎塞不通、噫气吞酸、大便虚秘、胸膈虚痞、不思饮食等症。亦可见呕逆恶心、头目昏眩、四肢倦怠、面色萎黄、口苦舌干、饮食减少、日渐消瘦等症。

【原文五】《证治准绳·类方：第二册·气》

清咽屑（自制）

治喉中如有物，咯之不出，咽之不下，俗名梅核气，仲景所谓咽中如有炙脔者是也。四七汤是其主方，但汤药入咽即过病所，今推广为屑，取其缓下。

半夏（制，一两）　橘红　川大黄（酒制，各五钱）　茯苓　紫苏叶　风化硝　真僵蚕（炒）　桔梗（各二钱半）　连翘　诃子肉　杏仁　甘草（各一钱二分）

上为末，姜汁、韭汁和捏成饼，晒干，筑碎如小米粒大。每用少许置舌上，干咽之，食后临卧为佳。

【按语】

梅核气表现为喉中如有物，咯之不出，咽之不下，类似西医所说的慢性咽炎等证。因痰气互结于咽喉所致，治宜降气化痰开结，以清咽屑方诸药研末，加姜汁、韭汁制为饼状，晒足后捣碎如小米粒大，每服干咽少许，服后临卧休息。

【原文六】《证治准绳·类方：第二册·郁》

越鞠丸（《丹溪心法》）

解诸郁。

香附　苍术（米泔浸一宿，炒）　川芎（各二两）　栀子（炒）　神曲（各一两五钱）

为末，滴水丸，如绿豆大。每服一百丸，白汤下。

【按语】

"越鞠"二字为"发越鞠郁"，鞠有弯曲之意，因此"越鞠"意为用行气之药发散郁积。气、血、痰、湿、食、火六种郁滞之中，以气血为郁滞之本，而以气郁为主。如《医方论·越鞠丸》云："凡郁病必先气病，气得流通，郁于何有？"故郁证的治疗根本在于调气，本方中香附归肝、脾二经，辛而燥烈，素有"气病之总司，女科之主帅"的赞誉，行气之力颇强，主解气机之结；川芎为气中之血药，血中之气药，活血化瘀，行气止痛；苍术善能健脾燥湿；神曲消食导滞；栀子性苦寒，能清三焦之热，而以清心火为佳。

【原文七】《证治准绳·类方：第二册·郁》

气郁汤

治因求谋不遂，或横逆之来，或贫窘所迫，或暴怒所伤，或悲哀所致，或思念太过，皆为气郁，其状胸满胁痛，脉沉而涩者是也。

香附（童便浸一宿，焙干，杵去毛，为粗末，三钱）　苍术　橘红　制半夏（各一钱半）　贝母（去心）　白茯苓　抚芎　紫苏叶（自汗则用子）　山栀仁（炒，各一钱）　甘草　木香　槟榔（各五分）

生姜五片煎。如胸胁作痛，此有血滞也，宜参血郁汤治之。

【按语】

《黄帝内经·灵枢》云："肝，悲哀动中则伤魂，魂伤则狂忘不精。""肝气虚则恐，实则怒。"肝脏参与情志活动，若脏腑功能失调，可以产生诸如"悲、恐、怒"等抑郁样表现。气郁汤主治性情暴怒、情志过悲、思念太过所致的肝郁气滞证，养肝之体，利肝之用，缓解郁证胸胁满痛、脉沉而涩的症状。

【原文八】《证治准绳·类方：第五册·善太息》

半夏汤

治胆腑实热，精神恍惚，寒湿泄泻，或寝汗憎风，善太息。

半夏（一钱五分）　黄芩　远志（各一钱）　生地黄（二钱）　秫米（一合）　酸枣仁（三钱，炒）　宿姜（一钱五分）

上长流水煎服。

【按语】

半夏汤，又名半夏秫米汤，最早出自《黄帝内经·灵枢》邪客篇。方中半夏、秫米祛痰和胃，化浊宁神；黄芩清热燥湿；远志、酸枣仁泄心热而宁心神；宿姜温胃健脾，用于湿痰内盛、胆胃不和之郁证。据《黄帝内经》述，服用本方后"新发病者，覆杯则卧，汗出而愈""久病者，三次饮服而愈"，可见疗效迅捷。

【原文九】《证治准绳·女科：卷之四·胎前门·脏躁悲伤》

甘麦大枣汤方

甘草（三两）　小麦（一升）　大枣（十枚）

上以水六升，煮取三升，温分三服。亦补脾气。

【按语】

此方源自《金匮要略》，脏躁为肝气郁结、化火伤阴致心脾肺俱虚之证，治以甘麦大枣汤补脾益肺，宁心安神。临证若患者心烦不眠，舌红少苔，阴虚明显，可加生地黄、百合；若头目眩晕，脉弦细，肝血不足，酌加酸枣仁、当归；若心悸怔忡，肠燥便秘，加用柏子仁、麦冬，用量6～9克。

【原文十】《证治准绳·女科：卷之四·胎前门·脏躁悲伤》

淡竹茹汤

治妊妇心虚惊悸，脏躁悲伤不止。又治虚烦甚效。

麦冬（去心）　小麦　半夏（汤泡，各二两半）　人参　白茯苓（各一两半）　甘草（一两）

上锉散，每服四钱，姜五片，枣一枚，淡竹茹一团，如指大，同煎温服。

又方

治胎脏躁，自悲、自哭、自笑。

上以红枣烧存性，米饮调下。

【按语】

此方源于《备急千金要方·卷三》，主治心虚烦闷，头疼短气，内热不解，心中闷乱，及妇人产后心虚惊悸，烦闷欲绝，悲伤欲哭之郁证。方中麦冬养阴润肺，清心除烦，益胃生津；半夏燥湿化痰，降逆止呕，消痞散结；小麦益气除热；人参大补元气；白茯苓味甘、淡，性平，利水渗湿，宁心安神；甘草和中缓急，调和诸药，诸药共奏养心安神，清心除烦之功效。

4. 临床医案

【原文一】《证治准绳·女科：卷之四·胎前门·脏躁悲伤》

陈良甫记管先生治一妊娠四五个月，脏躁悲伤，遇昼则惨凄泪下，数欠，象若神灵，如有所凭。医与巫皆无益，与仲景大枣汤，一投而愈。

〔薛〕前证或因寒水攻心，或肺有风邪者，治当审察。一妊妇无故自悲，用大枣汤二剂而愈。后复患，又用前汤佐以四君子加山栀而安。一妊妇悲哀烦躁，其夫询之，云：我无故但自欲悲耳。用淡竹茹汤为主，佐以八珍汤而安。

……

许学士云：乡里有一妇人，数欠伸，无故悲泣不止，或谓之有祟，祈禳请祷备至，终不应，予忽忆《金匮（要略）》有一证云：妇人脏躁悲伤欲哭，象如神灵所作，数欠伸者，宜甘麦大枣汤。予急令治药，尽剂而愈。古人识病制方，种种绝妙如此。

【按语】

上述三则医案论述了甘麦大枣汤对于脏躁的治疗。脏躁者，乃脏阴不足，有干燥躁动之象，表现为神志恍惚，情绪易于波动，系血虚不能养神所致。本病发生的病因病机与患者的体质因素有关，若素多抑郁，忧愁思虑，积久伤心，劳倦伤脾，心脾受伤，化源不足，则脏阴更亏。吴谦《医宗金鉴》有云："脏，心脏也，心静则神藏。若为七情所伤，则心不得静，而神躁扰不宁也。"神有余则笑，不足则悲，故脏燥发作为悲伤欲哭，喜笑无常，以甘麦大枣汤补脾益肺，宁心安神。但临证时需注意审查病因，佐以散寒祛邪之剂。

【原文二】《证治准绳·杂病：第二册·诸气门·诸气》

如丹溪先生治一女子，许婚后，夫经商二年不归，因不食困卧如痴，他无所病，但向里床坐，此思想气结也，药难独治，得喜可解，不然令其怒。（脾主思，过思则脾气结而不食。怒属肝木，怒则木气升发而冲开脾气矣。）因激之大怒而哭至二时许，令解之，与药一帖，即求食矣。然其病虽愈，必得喜方已，乃绐以夫回，既而果然病不举。

又如子和治一妇人，久思而不眠，令触其怒，妇果怒，是夕困眠，捷于影响。惟劳而气耗，恐而气夺者为难治。喜者少病，百脉舒和故也。

【按语】

本案记叙了情志疗法在郁证治疗中的运用。情志过及常伤及五脏，对于情志疾病，可以根据五行的生克关系采用"情志相胜法"治疗。《证治汇补》云"郁病虽多，皆因气不周流"，提示郁证的发生与气机逆乱相关，而情志活动为机体气机所调控，故在郁证的临床治疗中，将中医药治疗与中医心理治疗相结合，能够使患者的情志调畅顺达，达到"阴平阳秘，精神乃致"的治疗效果。

五、《万病回春》

《万病回春》，由龚廷贤撰于万历十五年（公元1587年），刊本甚多。现存最早者是万历三十年（公元1602年）金陵周氏重刊本。全书共8卷。卷1前列"万金统一述"，总论天地人、阴阳五行、脏腑功能、主病脉证等；次载药性歌、诸病主药、脏腑、经脉等项目。卷2～8分别论述内、外、妇、儿、五官等科病证184种，每病均阐述病因、病机、治法、方药等内容，后附医案。卷末附"云林暇笔"，载有"医家十要"等，有的版本还附有"龚氏家训"等篇。龚氏辨证详明，选方精当，论治恰切。书末所附"医家十要"，广泛涉及医学伦理学、医学社会学等问题，很有参考价值。

《万病回春》记载了郁证的病因病机、临床表现，以及郁证的治疗、方药和医案。其中尤以方药治疗的记载更为详备。

1. 病因病机

【原文】《万病回春·卷之二·郁证》

脉：多沉伏。郁证者，郁结而不散也。人之气血冲和，百病不生；一有郁结，诸病生焉。五郁者，金水木火土，泄折达发夺之义是也。六郁者，气血痰湿热食结聚而不得发越也。气郁者，腹胁胀满、刺痛不舒、脉沉也。

【按语】

上文阐释了郁证的含义及病机，指出郁结可生百病，提出五郁为泄折达发夺所致，六郁为气血痰湿热食结聚而不得发越所致，并阐释了其临床表现。

2. 临床表现

【原文一】《万病回春·卷之五·眼目》

或七情之气郁结不散，上攻眼目，各随五脏所属，或肿赤而痛，羞明怕日，隐涩难开，或云翳内障、白膜遮睛，共症七十有二。

【按语】

上文描述了七情之气郁结不散可上攻眼目，致使睛目随五脏所属而出现相应病状，如肿赤而痛、羞明怕日、云翳内障、白膜遮睛等。

【原文二】《万病回春·卷之五·梅核气》

梅核为病，大抵因七情之气郁结而成。或因饮食之时，触犯恼怒，遂成此症。唯妇人女子患此最多。治宜开郁顺气、利膈化痰清肺为主。

【按语】

七情之气郁结，可造成梅核气。此病与情志相关，妇女多见。

【原文三】《万病回春·卷之六·乳岩》

妇人乳岩，始有核肿，如鳖，棋子大，不痛不痒，五七年方成疮。初便宜多服疏气行血之药，须情思如意则可愈。如成之后，则如岩穴之凹，或如人口有唇，赤汁脓水浸淫胸腹，气攻疼痛。用五灰膏去蠹肉，生新肉，渐渐收敛。此疾多生于忧郁积忿，中年妇人。未破者，方可治；成疮者，终不可治。宜服十六味流气饮。

【按语】

此处指出因忧郁积忿可形成乳岩，初始有核肿，大小如同棋子，不痛不痒，五七年可成疮，并描述了其之后的病程进展、治疗原则和手段，指出情思如意对病愈的关键性。

3. 治疗

【原文】《万病回春·卷之一·万金一统述》

五郁者，泄、折、达、发、夺也。木郁达之谓吐之，令其条达也。火郁发之谓汗之，令其疏散也。土郁夺之谓下之，令无壅滞也。金郁泄之谓渗泄，解表利小便也。水郁折之谓抑之，制其冲逆也。心下逆满者，下之过也。

【按语】

上文指出五郁治疗的总则——泄、折、达、发、夺，并分别阐释其对应含义。

4. 方药

（1）《万病回春·卷之一·药性歌》。

川芎性温，能止头疼，养新生血，开郁上行。（不宜单服。久服，令人暴亡。）

栀子性寒，解郁除烦，吐衄胃痛，火降小便。（清上焦郁热，用慢火炒黑；清三焦实火，生用。能清曲屈之火。）

贝母微寒，止嗽化痰，肺痈肺痿，开郁除烦。（去心。）

香附味甘，快气开郁，止痛调经，更消宿食。（忌铁器，楮去毛。）

郁金味苦，破血生肌，血淋溺血，郁结能舒。（小者为郁金。）

（2）《万病回春·卷之一·诸病主药》。

六郁，须用苍术、香附为主。

（3）《万病回春·卷之二·内伤》：参苓白术丸。

治病后元气虚弱，此药补助脾胃，进美饮食，壮健身体，充实四肢，清火化痰，解郁养元气。

（4）《万病回春·卷之二·郁证》。

①**方名**：木香调气散。

主治：气郁证。

组成：木香（另研，五分）　乌药　香附　枳壳（麸炒）　青皮（去穰，各一钱）　砂仁（五分）　浓朴（姜炒）　陈皮（各一钱）　官桂（二

分）　抚芎　苍术（米泔浸，各一钱）　甘草（三分）

服法：上锉一剂，生姜三片，水煎，磨木香同服。

②方名：当归活血汤。

主治：血郁证。血郁者，能食、便红，或暴吐紫血、病不移处，脉数涩也。血结硬痛加大黄。

组成：当归　芍药　抚芎　桃仁（去皮尖，各一钱）　红花（五分）　牡丹皮　香附　乌药　枳壳（去穰）　青皮（各三分）　官桂　干姜（炒黑）　甘草（各三分）

服法：上锉一剂，生姜一片，水煎服。

③方名：香砂平胃散。

主治：食郁证。食郁者，嗳气作酸、胸腹饱闷作痛、恶食不思，右关脉紧盛也。治食郁久，胃脘有瘀血作痛。则用生桃仁连皮细嚼，以生韭菜捣自然汁一盏送下，大能开提气血。食郁久成块去干姜、加大黄。治食郁久，胃脘有瘀血作痛。用生桃仁连皮细嚼，以生韭菜捣自然汁一盏送下，大能开提气血。

组成：苍术（米泔制）　浓朴（姜汁炒）　陈皮（各二钱）　香附（童便炒，一钱）　砂仁（五分）　枳壳（麸炒）　山楂（去子）　麦芽（炒）　神曲（炒）　干姜（各三分）　木香（五分）　甘草（三分）

服法：上锉一剂，生姜三片，萝卜子一撮，水煎，磨木香同服。

④方名：栝楼枳壳汤。

主治：痰郁症。痰郁者，动则喘满气急，痰嗽不出、胸胁痛、脉沉滑也。

组成：栝楼（去壳）　枳实（麸炒）　桔梗　抚芎　苍术（米泔浸）　香附　杏仁（去皮尖）　片芩（去朽）　贝母（去心，各一钱）　砂仁（五分）　陈皮（一钱）　木香（另研，五分）

服法：上锉一剂，生姜三片，水煎，入竹沥、姜汁少许，磨木香调服。

⑤方名：火郁汤。

主治：火郁症。

组成：栀子　柴胡　干葛　抚芎　白芍　连翘　地骨皮（各一钱）　甘

草（三分）

服法：上锉一剂，水煎服。

⑥方名：渗湿汤。

主治：一切湿症。湿郁者，周身骨节走注疼痛，遇阴雨即发，脉沉细而濡也，渗湿汤。

组成：苍术（米泔制） 白术（去芦） 茯苓（各一钱半） 陈皮（一钱） 泽泻（一钱） 猪苓（一钱） 香附 抚芎 砂仁 浓朴（去皮，各七分） 甘草（三分）

服法：上锉剂，生姜一片、灯草一团，水煎服。

⑦方名：六郁汤。

主治：诸郁，清火化痰，顺气开胸膈。六郁越鞠者，解诸郁之总司也。有痰加南星、半夏；有热加柴胡、黄芩；血郁加桃仁、红花；湿加白术、羌活；气加木香、槟榔；食积加山楂、砂仁。

组成：香附（童便制） 苍术（米泔制） 神曲 栀子 连翘 陈皮 川芎 贝母（去心） 枳壳（炒） 苏梗 甘草（各一钱）

服法：上锉一剂，水煎服。

⑧方名：越鞠丸。

主治：解诸郁火，化痰气，开胸膈。

组成：神曲（炒） 香附（童便浸一宿） 苍术（米泔浸） 川芎 栀子（炒，各等分）

制法：上为细末，水丸绿豆大。每服五六十丸，空心温水送下。

⑨方名：解郁调胃汤。

主治：胃脘血液耗损，痰火内郁，水浆易下而食物难消，若噎膈之症，或气分之火壅遏于中而时作刺痛者，皆由怒、忧、思、虑、劳心所致也。

组成：白术（一钱） 陈皮（盐水洗，一钱） 白茯苓（去皮，一两） 归尾（酒洗，一钱二分） 赤芍（酒浸，八分） 川芎（六分） 生地黄（酒洗，姜汁拌，晒干，八分） 香附米（八分） 神曲（炒，七分） 栀子仁（盐水炒，一钱二分） 麦芽（炒，七分） 桃仁（去皮，四

两）　生甘草（四分）

服法：上锉一剂，生姜三片，水煎热服。若胸膈刺痛加姜黄酒炒八分，若胸噎闷加枳壳麸炒七分，胸内烦热加黄连六分；大便不利加酒蒸大黄二钱二分；有痰加半夏姜汁炒八分，去地黄；饮食不美去地黄，加白术五分；呕吐加藿香一钱，去地黄、川芎、桃仁。

（5）《万病回春·卷之三·诸气》。

①**方名**：分心气饮。

主治：男子妇人诸气不和，多因忧愁思虑，忿怒伤神，或临食忧戚，或事不遂意，使抑郁之气留滞不散，停于胸膈之间，不能流畅，致心胸痞闷，胁肋虚胀，噎塞不通，吞酸嗳气，呕哕恶心，头目昏眩，四肢倦怠，面色痿黄，口苦舌干，饮食减少，日见羸瘦，或大肠虚闭，或因病之后胸中虚痞，不思饮食，并皆治之。

加枳壳、槟榔、香附，治气百病，最能升降阴阳，调顺三焦，屡用屡验，其功难以尽述。又随症加减法于后。一方治忧思郁闷、怒气痞满，去芍药、羌活，加枳壳、桔梗、木香、槟榔、香附、藿香、莪术；水气面目浮肿加猪苓、泽泻、车前、木瓜、葶苈、麦冬；气块加莪术；性急加柴胡；多怒加黄芩；食少加砂仁、神曲；咳嗽加桔梗、半夏，胸膈紧加枳实、香附；三焦不和加乌药；气闭加萝卜子、枳壳；气滞腰疼加木瓜、枳壳；上焦热盛加黄芩；下焦热甚加栀子；翻胃加沉香磨服。

组成：木通　官桂　茯苓（去皮）　半夏（姜制，各三钱）　桑白皮　大腹皮（水洗）　青皮（去穰）　陈皮（各五钱）　紫苏（二两）　羌活（五钱）　甘草（二钱半）　赤芍（三钱）

服法：上锉一剂，生姜三片，枣一枚，灯芯一团，水煎温服。

②**方名**：交感丹。

主治：治一切诸气，公私拂情，名利失志，抑郁烦恼，七情所伤，不思饮食、面黄形羸，胸膈诸症极有神效。

组成：香附米（一斤，长流水浸三日，捞起炒干，忌铁器）　白茯苓（去皮木，为净末，四两）

服法：上二味为末搅匀，炼蜜为丸，如弹子大。每清晨细嚼一丸，白滚汤送下，或陈皮汤亦可，抑气汤尤妙。

（6）《万病回春·卷之四·汗证》。

方名：茯苓补心汤。

主治：心汗症。心汗者，心孔有汗，别处无也，名曰心汗。因忧思悲恐惊、劳伤、郁结而成。

组成：茯苓　人参　白术　当归　生地黄　酸枣仁　白芍　麦冬　陈皮　黄连（炒，各等分）　辰砂（研末，临服调入，五分）　甘草（三分）

服法：上锉一剂。枣二枚，乌梅一个，浮小麦一撮，水煎，食远服。

（7）《万病回春·卷之四·麻木》。

方名：开结舒经汤。

主治：治妇人手足麻痹。为七情六郁滞经络也。

组成：紫苏　陈皮　香附　乌药　川芎　苍术（米泔制）　羌活　南星（姜制）　半夏　当归（各八分）　桂枝　甘草（各四分）

服法：上锉一剂。生姜三片，水煎，临服入竹沥、姜汁少许，同服。

（8）《万病回春·卷之四·浊证》。

方名：清心莲子饮。

主治：心中烦躁，思虑忧愁抑郁，小便赤浊，或有沙漠，夜梦遗精、遗沥涩痛，便赤，如或酒色过度，上盛下虚，心火上炎，肺金受克，故口苦咽干，渐成消渴，四肢倦怠，男子五淋，妇人带下赤白、五心烦热。此药温平，清火养神秘精，大有奇效。上盛下虚，加酒炒黄柏、知母各一钱。

组成：石莲肉　人参（各二钱半）　黄芪（蜜炙）　赤茯苓（各二钱）　麦冬（去心）　地骨皮　黄芩　车前子（各一钱半）　甘草

（9）《万病回春·卷之五·梅核气》。

方名：加味四七汤。

主治：七情之气结成痰气，状如梅核；或如破絮在咽喉之间，咯不出、咽不下；或中脘痞满，气不舒快；或痰涎壅盛，上气喘急；或因痰饮，恶心呕吐；此药最妙，功不尽述。

组成：白茯苓（去皮）　川浓朴（去皮，姜炒）　苏梗　半夏（姜汁炒）　广橘红　青皮　枳实　砂仁　南星（姜汁炒）　神曲（炒，各一钱）　白豆蔻　槟榔　益智仁（各五分）

服法：上锉一剂。生姜五片，水煎临卧服。

（10）《万病回春·卷之六·乳岩》。

方名：十六味流气饮。

主治：乳岩。亦治痘疹余毒作痈瘤。乳痈加青皮。

组成：当归　川芎　白芍　黄芪　人参　官桂　浓朴　桔梗　枳壳　乌药　木香　槟榔　白芷　防风　紫苏　甘草

服法：上锉一剂，水煎，食远临卧频服。

5. 医案

【原文一】《万病回春·卷之六·妊娠》

一妇人，经闭八月，肚腹渐大，面色或青或黄，用胎症之药不应，余诊视之曰：面青脉涩、寒热往来，肝经血病也。此郁怒伤脾肝之症，非胎也。不信，仍用治胎散不验。余用加味归脾、逍遥二药各二十余剂，诸症稍愈。彼欲速效，别服通经丸一服，下血、昏愦、自汗、恶寒、手足俱冷、呕吐不食。余用人参、炮姜二剂渐愈，又用十全大补汤五十余剂而安。

【原文二】《万病回春·卷之六·产后》

产后心血空虚、神无所根据，或因悲思郁结、怒气忧惊。惊则神舍空，舍空则生痰，是神不守舍，使人惊狂烦乱、时骂欲走、悲歌妄笑，头摇手战。根据本方（芎归补血汤）加人参、竹茹、酸枣仁、麦冬、山栀、贝母、枳实、辰砂、竹沥、姜汁，去川芎、乌药、干姜、益母草、牡丹皮。

【按语】

妊娠之郁证，可表现为经闭、腹大，易误诊为胎产，故用胎症之药不应。结合其他临床表现，得患者为郁怒伤脾肝之症，用加味归脾、逍遥散二药有良好疗效。但又求迅速痊愈，服通经丸出现症状加重，此为欲速则不达，反更伤身。终服人参、炮姜暖胞宫，十全大补汤补养身体，终得痊愈。

由此可得，妊娠郁证需谨慎诊断，防止误诊贻误病情，且在治疗过程中不可求速，宜徐徐图之。另，芎归补血汤加减在应对妇人产后心血空虚、神无所根据，或因悲思郁结、怒气忧惊所致的病症时有良好疗效。

六、《景岳全书》

《景岳全书》，全书共64卷，为明代张景岳所著。《景岳全书》是一部记录张景岳毕生治病经验和中医学术成果的综合性著作。全书将中医基本理论、诊断辨证、内外妇儿各科临床、治法方剂、本草药性等内容囊括无遗，其论述郁证更是全面而详细。书中首创"补、和、攻、散、寒、热、固、因"的方药八阵分类新法。其自创的《新方八阵》载方186首，其中治疗郁证的达10余方，是张景岳将一生之临床心得、处方体会、用药特长融于一书。诚如其所言"此其中有心得焉，有经验焉，有补古之未备焉"。

1. 病因病机

【原文一】《景岳全书·卷之一入集·传忠录（上）·虚实篇（六）》

虚者宜补，实者宜泻，此易知也。而不知实中复有虚，虚中复有实，故每以至虚之病，反见盛势，大实之病，反有羸状，此不可不辨也。如病起七情，或饥饱劳倦，或酒色所伤，或先天不足，及其既病，则每多身热便闭，戴阳胀满，虚狂假斑等证，似为有余之病，而其因实由不足，医不察因，从而泻之，必枉死矣。又如外感之邪未除，而留伏于经络，食饮之滞不消，而积聚于脏腑，或郁结逆气有不可散，或顽痰瘀血有所留藏，病久致羸，似乎不足，不知病本未除，还当治本。若误用补，必益其病矣。此所谓无实实，无虚虚，损不足而益有余，如此死者，医杀之耳。

【按语】

此文中写病有虚实，但虚实并不单独存在，常常有虚实夹杂的情况出现。因七情郁起疾病或饥饱倦劳等发病时虽似为实证，但其病因确是由于内虚引起，如果因实治疗，可能会导致病情恶化。

【原文二】《景岳全书·卷之二入集·传忠录（中）·升阳散火辨（二十二）》

夫风热之义，其说有二：有因风而生热者，有因热而生风者。因风生热者，以风寒外闭而火郁于中，此外感阳分之火，风为本而火为标也。

【按语】

风热之病，有两种看法，一是因风起内热，二是因热极生风。而其中因风起热的情况，可以风寒入里化热解释，这种情况是外感的阳热，因风为本而热为标。

【原文三】《景岳全书·卷之三道集·传忠录（下）·辨河间（二十八，共九条）》

又曰痢为热，热甚于肠胃，怫热郁结而成，或言下痢白为寒者，误也。

河间曰：夫治诸痢者，莫若于辛苦寒药治之，或微加辛热佐之则可。盖辛热能发散开通郁结，苦能燥湿，寒能胜热，使气宣平而已。如钱氏香连丸之类是也。故治诸痢者，黄连、黄柏为君，以至苦大寒，正主湿热之病。

【按语】

本条文中另辟蹊径，将痢疾解释为热郁于肠胃，由此可看出，虽郁证仅有六郁之说，但六郁之轻重、停于何处、引起何症状却变化甚多。如此文的热郁于肠胃久，可导致痢。治则以辛苦寒药为主。

【原文四】《景岳全书·卷之八须集·伤寒典（下）·胸胁腹满（四十四）》

凡邪气自表传里，必先入胸膈，以次渐从胁肋而后入胃，邪气入胃，乃为入腑，是以胸满者犹属表证，胁满则半表半里也。大抵胸胁满者，以邪气初入于里，气郁不行，所以生满，尚未停聚为实，故但从和解，以小柴胡之属则可愈矣。

【按语】

此条文中叙述了邪气入里，先入胸膈，而后传胁肋入胃，再传腑，解释了为何胸胁满病因实为气郁不行，气郁甚者则停聚为实，表现为痰饮等病理产物。继而作祟，引起郁证其他的表现。治则以小柴胡汤类药和解为主。

【原文五】《景岳全书·卷之十九明集·杂证谟·郁证》

丹溪曰：郁病大率有六。曰：气郁者，胸胁疼痛，脉沉而涩。湿郁者，周身走痛，或关节疼痛，遇阴则发，脉沉而细。热郁者，瞀闷烦心，尿赤，脉沉而数。痰郁者，动则喘息，脉沉而滑。血郁者，四肢无力，能食便血，脉沉而芤。食郁者，嗳酸腹饱，不喜饮食。或七情之邪郁，或寒热之交侵，或九气之怫郁，或两湿之侵凌，或酒浆之积聚，故为留饮湿郁之疾。又如热郁而成痰，痰郁而成癖，血郁而成癥，食郁而成痞满，此必然之理也。

戴氏曰：郁者，结聚不得发越也，当升不升，当降不降，当变化不得变化，故传化失常而郁病作矣。大抵诸病多有兼郁者，或郁久而生病，或病久而生郁，或用药杂乱而成郁，故凡病必参郁治。

【按语】

本条文详细论述了郁病的病因，即本书的六郁。并以戴氏之口说出郁证的总因为结聚不得发越。

2. 郁证脉象

【原文一】《景岳全书·卷之五道集·脉神章（中）·通一子脉义》

沉脉　轻手不见，重取乃得。沉脉为阴，凡细小、隐伏、反关之属，皆其类也，为阳郁之候。为寒，为水，为气，为郁，为停饮，为癥，为胀实，为厥逆，为洞泄。沉细为少气，为寒欲，为胃中冷，为腰脚痛，为癖。沉迟为痼冷，为精寒。沉滑为宿食，为伏痰。沉伏为霍乱，为胸腹痛。

结脉　脉来忽止，止而复起，总谓之结。旧以数来一止为促，促者为热，为阳极；缓来一止为结，结者为寒，为阴极。通谓其为气为血，为食为痰，为积聚，为癥，为七情郁结。

至如留、滞、郁、结等病，本亦此脉之证应，然必其形强气实，而举接有力，此多因郁滞者也。又有无病而一生脉结者，此其素禀之异常，无足怪也。舍此之外，凡病有不退，而渐见脉结者，此必气血衰残，首尾不继之候，速宜培本，不得妄认为留滞。

【按语】

本条文叙述了留、滞、郁、结等不同病因下郁的脉象；且另述了"形强气实，而举接有力"脉的意义，即患者体内郁滞重。

【原文二】《景岳全书·卷之十九明集·杂证谟·郁证》

凡郁证之脉，在古人皆以结促止节为郁脉，使必待结促止节而后为郁，则郁证不多见矣，故凡诊郁证，但见血气不顺而脉不和平者，其中皆有郁也。惟情志之郁，则如弦紧、沉涩、迟细、短数之类皆能为之。至若结促之脉，虽为郁病所常有，然病郁者未必皆结促也，惟血气内亏，则脉多间断；若平素不结而因病忽结者，此以不相接续，尤属内虚。故凡辨结促者，又当以有神无神辨之，其或来去有力，犹可以郁证论；若以无力之结促，而悉认为气逆痰滞，妄行消散，则十误其九矣。

【按语】

本条文总结了郁证脉的特点，即古时皆认为郁证是以结促止节为特点，即古之郁脉。且古时人们诊断郁常等到有郁脉后而诊郁证，由此导致郁证若非典型，病不归于郁证。但现如今只要是血气不顺且脉不平和的都可归为体内有郁。接下来还列举了各病因导致的郁证脉的特点。

3. 郁证治则

【原文一】《景岳全书·卷之十九明集·杂证谟·郁证》

《六元正纪大论》帝曰：五运之气，亦复岁乎？岐伯曰：郁极乃发，待时而作也。帝曰：郁之甚者，治之奈何？岐伯曰：木郁达之，火郁发之，土郁达之，金郁泄之，水郁折之，然调其气，过者折之，以其畏也，所谓泄之。王太仆曰：木郁达之，谓吐之令其调达。火郁发之，谓汗之令其疏散。土郁夺之，谓下之令无壅碍。金郁泄之，谓渗泄解表利小便也。

水郁折之，谓抑之制其冲逆也。

滑氏曰：木性本条达，火性本发扬，土性本冲和，金性本整肃，水性本流通，五者一有所郁，斯失其性矣。达、发、夺、泄、折，将以治其郁而遂其性也。

王安道释此曰：凡病之起，多由于郁。郁者，滞而不通之义。或因所乘而为郁，或不因所乘，本气自病而郁者，皆郁也，岂惟五运之变能使然哉。郁既非五运之变可拘，则达、发、夺、泄、折等法，固可扩而充之，可扩而充，其应变不穷之理也欤。且夫达者，通畅之也。

如肝性急，怒气逆，胁或胀，火时上炎，治以苦寒辛散而不愈者，则用升发之药，加以厥阴报使而从治之。又如久风入中为飧泄，及不因外风之入，而清气在下为飧泄，则以轻扬之剂举而散之。凡此之类，皆达之之法也。王氏以吐训达，不能使人无疑，以其肺金盛而抑制肝木欤，则泻肺气举肝气可矣，不必吐也；以为脾胃浊气下流而少阳清气不升欤，则益胃升阳可矣，不必吐也。虽然，木郁固有吐之之理，今以吐字总该达字，则凡木郁皆当用吐矣，其可乎哉？至于东垣所谓食塞肺分，为金与土旺于上而克木，夫金之克木，乃五行之常道，固不待物伤而后能也，且为物所伤，岂有反旺之理？若曰吐去其物以伸木气，乃是反为木郁而施治，非为食伤而施治矣。夫食塞胸中而用吐，正《内经》所谓其高者因而越之之义耳，不劳引木郁之说以及之也。四郁皆然。又曰：夫五郁为病，故有法以治之，然邪气久实，正气必损，今邪气虽去，正气岂能遽平乎？苟不平调正气，使各安其位，复其常，于治郁之余，则犹未足以尽治法之妙。故又曰：然调其气。苟调之气犹未服而或过，则当益其所不胜以制之，如木过者当益金，金能制木，则木斯服矣。所不胜者，所畏者也，故曰过者折之，以其畏也。夫制物者，物之所欲也，制于物者，物之所不欲也，顺其欲则喜，逆其欲则恶，今逆之以所恶，故曰所谓泄之。

《阴阳应象大论》曰：东方生风，在志为怒，怒伤肝，悲胜怒。南方生热，在志为喜，喜伤心，恐胜喜。中央生湿，在志为思，思伤脾，怒胜思。西方生燥，在志为忧，忧伤肺，喜胜忧。北方生寒，在志为恐，恐伤肾，思胜恐。

《举痛论》曰：怒则气上，喜则气缓，悲则气消，恐则气下，寒则气收，炅则气泄，惊则气乱，劳则气耗，思则气结。怒则气逆，甚则呕血及飧泄，故气上矣。喜则气和志达，营卫通利，故气缓矣。悲则心系急，肺布叶举，而上焦不通，营卫不散，热气在中，故气消矣。恐则精却，却则上焦闭，闭则气还，还在下焦胀，故气不行矣。寒则腠理闭，气不行，故气收矣。炅则腠理开，营卫通，汗大泄，故气泄矣。惊则心无所倚，神无所归，虑无所定，故气乱矣。劳则喘息汗出，外内皆越，故气耗矣。思则心有所存，神有所归，正气留而不行，故气结矣。

《宣明五气篇》曰：胃为气逆，为哕为恐。胆为怒。精气并于心则喜，并于肺则悲，并于肝则忧，并于脾则畏，并于肾则恐。阳入之阴则静，阴出之阳则怒。

《玉机真藏论》曰：忧恐悲喜怒，令不得以其次，故令人有大病矣。因而喜大虚则肾气乘矣，怒则肝气乘矣，悲则肺气乘矣，恐则脾气乘矣，忧则心气乘矣。

《本神篇》曰：怵惕思虑者则伤神，神伤则恐惧流淫而不止。悲哀动中者，竭绝而失生。喜乐者，神惮散而不藏。忧愁者，气闭塞而不行。盛怒者，迷惑而不治。恐惧者，神荡惮而不收。心怵惕思虑则伤神，神伤则恐惧自失，破脱肉，毛悴色夭，死于冬。脾忧愁而不解则伤意，意伤则乱，四肢不举，毛悴色夭，死于春。肝悲哀动中则伤魂，魂伤则狂妄不精，当人阴缩而筋挛，两胁骨不举，毛悴色夭，死于秋。肺喜乐无极则伤魄，魄伤则狂，皮革焦，毛悴色夭，死于夏。肾盛怒不止则伤志，志伤则喜忘其前言，腰脊不可以俯仰屈伸，毛悴色夭，死于季夏。恐惧而不解则伤精，精伤则骨酸痿厥，精时自下。

《寿夭刚柔篇》曰：忧恐忿怒伤气，气伤脏，乃病脏。

《本病篇》曰：忧愁思虑即伤心。恚怒气逆，上而不下即伤肝。

《邪气脏腑病形篇》曰：愁忧恐惧则伤心，形寒寒饮则伤肺。

《痿论》曰：悲哀太甚则胞络绝，胞络绝则阳气内动，发则心下崩，数溲血也。思想无穷，所愿不得，意淫于外，入房太甚，宗筋弛纵，发为筋痿，及为白淫。

《口问篇》曰：悲哀愁忧则心动，心动则五脏六腑皆摇。

《行针篇》曰：多阳者多喜，多阴者多怒。

《调经论》曰：神有余则笑不休，神不足则悲。血有余则怒，不足则恐。

《本神篇》曰：肝气虚则恐，实则怒。心气虚则悲，实则笑不休。

《疏五过论》曰：尝贵后贱，虽不中邪，病从内生，名曰脱营。尝富后贫，名曰失精，五气留连，病有所并。暴乐暴苦，始乐后苦，皆伤精气，精气竭绝，形体毁沮。暴怒伤阴，暴喜伤阳，厥逆上行，脉满去形。故贵脱势，虽不中邪，精神内伤，身必败亡。始富后贫，虽不伤邪，皮焦筋屈，痿为挛。

《通评虚实论》曰：膈塞闭绝，上下不通，则暴忧之病也。

《五变篇》曰：目坚固以深者，长冲直扬，其心刚，刚则多怒，怒则气上逆。

【按语】

本条文总结了郁证治法，为下文的分治提供了理论依据。

【原文二】《景岳全书·卷之十九明集·杂证谟·郁证》

经言五郁者，言五行之化也，气运有乖和，则五郁之病生矣。其在于人，则凡气血一有不调而致病者，皆得谓之郁证，亦无非五气之化耳。故以人之脏腑，则木应肝胆，木主风邪，畏其滞抑，故宜达之，或表或里，但使经络通行，则木郁自散，是即谓之达也。火应心与小肠，火主热邪，畏其陷伏，故宜发之，或虚或实，但使气得升扬，则火郁自解，是即谓之发也。土应脾胃，土主湿邪，畏其壅淤，故宜夺之，或上或下，但使浊秽得净，则土郁可平，是即谓之夺也。金应肺与大肠，金主燥邪，畏其秘塞，故宜泄之，或清或浊，但使气液得行，则金郁可除，是即谓之泄也。水应肾与膀胱，水主寒邪，畏其凝溢，故宜折之，或阴或阳，但使精从气化，则水郁可清，是即谓之折也。

虽然，夫论治之法固当辨此五者，而不知经语之玄，本非凿也，亦非专治实邪而虚邪不在是也。即如木郁之治，宜于达矣，若气陷不举者，发即达也；气壅不开者，夺即达也；气秘不行者，泄亦达也；气乱不调者，折亦达也。又如火郁之治，当用发矣。若元阳被抑，则达非发乎？脏腑留结，则夺非发乎？肤窍闭塞，则泄非发乎？津液不化，则折非发乎？且夺者挽回之谓，大实非大攻不足以荡邪，大虚非大补不足以夺命，是皆所谓夺也。折者折中之谓，火实则阳亢阴虚，火虚则气不化水，制作随宜，是皆所谓折也。由是观之，可见五者之中，皆有通融圆活之道，第《内经》欲言五法，不得不借五气以发明其用，但使人知此义，则五行之中各具五法，而用有无穷之妙矣，安得凿训其说，以隘人神思耶？学人于此，当默会其意，勿使胶柱，则心灵智能而无有不通矣。

【按语】

本条文写了五郁治法。

【原文三】《景岳全书·卷之十九明集·杂证谟·郁证》

凡五气之郁，则诸病皆有，此因病而郁也；至若情志之郁，则总由乎心，此因郁而病也。第自古言郁者，但知解郁顺气，通作实邪论治，不无失矣。兹予辨其三证，庶可无误，盖一曰怒郁，二曰思郁，三曰忧郁。如怒郁者，方其大怒气逆之时，则实邪在肝，多见气满腹胀，所当平也。及其怒后而逆气已去，惟中气受伤矣，既无胀满疼痛等证，而或为倦怠，或为少食，此以木邪克土，损在脾矣，是可不知培养而仍在消伐，则所伐者其谁乎？此怒郁之有先后，亦有虚实，所当辨治者如此。又若思郁者，则惟旷女嫠妇，及灯窗困厄，积疑任怨者皆有之。思则气结，结于心而伤于脾也。及其既甚，则上连肺胃而为咳喘，为失血，为膈噎，为呕吐；下连肝肾，则为带浊，为崩淋，为不月，为劳损。若初病而气结为滞者，宜顺宜开；久病而损及中气者，宜修宜补。然以情病者，非情不解，其在女子，必得愿遂而后可释，或以怒胜思，亦可暂解；其在男子，使非有能屈能伸，达观上智者，终不易却也。若病已既成，损伤必甚，而再行消伐，其不明也亦甚矣。又若忧郁病者，则全属大虚，本无邪实，此多以衣食之累，利害之牵，及悲忧惊恐而致郁者，总皆受郁之类。盖悲则气消，忧则气沉，必伤脾肺；惊则气乱，恐则气下，必伤肝肾，此其戚戚悠悠，精气但有消索，神志不振，心脾日以耗伤。凡此之辈，皆阳消证也，尚何实邪？使不知培养真元，而再加解散，真与鹭鸶脚上割股者何异？是不可不详加审察，以济人之危也。

怒郁之治：若暴怒伤肝，逆气未解，而为胀满或疼痛者，宜解肝煎、神香散，或六郁汤，或越鞠丸。若怒气伤肝，因而动火，以致烦热，胁痛胀满或动血者，宜化肝煎。若怒郁不解或生痰者，宜温胆汤。若怒后逆气既散，肝脾受伤，而致倦怠食少者，宜五味异功散，或五君子煎，或大营煎、归脾汤之类调养之。

思郁之治：若初有郁结滞逆不开者，宜和胃煎加减主之，或二陈汤，或沉香降气散，或启脾丸皆可择用。凡妇人思郁不解，致伤冲任之源，而血气日亏，渐至经脉不调，或短少渐闭者，宜逍遥饮，或大营煎。若思忆不遂，以致遗精带浊，病在心肺不摄者，宜秘元煎。若思虑过度，以致遗精滑泄及经脉错乱，病在肝肾不固者，宜固阴煎。若思郁动火，以致崩淋失血，赤带内热，经脉错乱者，宜保阴煎。若思郁动火，阴虚肺热，烦渴，咳嗽见血，或骨蒸夜热者，宜四阴煎，或一阴煎酌宜用之。若生儒寒厄，思结枯肠，及任劳任怨，心脾受伤，以致怔忡健忘，倦怠食少，渐至消瘦，或为膈噎呕吐者，宜寿脾煎，或七福饮；若心膈气有不顺或微见疼痛者，宜归脾汤，或加砂仁、白豆蔻、丁香之类以微顺之。

忧郁内伤之治：若初郁不开，未至内伤，而胸膈痞闷者，宜二陈汤、平胃散，或和胃煎，或调气平胃散，或神香散、或六君子汤之类以调之。若忧郁伤脾而吞酸呕恶者，宜温胃饮，或神香散。若忧郁伤脾肺而困倦、怔忡、倦怠、食少者，宜归脾汤，或寿脾煎。若忧思伤心脾，以致气血日消，饮食日减，肌肉日削者，宜五福饮、七福饮，甚者大补元煎。

【按语】

本条文记叙了情志三郁治法。

【原文四】《景岳全书·卷之十九明集·杂证谟·郁证》

凡诸郁滞，如气、血、食、痰、风、湿、寒、热，或表或里，或脏或腑，一有滞逆，皆为之郁，当各求其属，分微甚而开之，自无不愈。气郁者，宜木香、沉香、香附、乌药、藿香、丁香、青皮、枳壳、茴香、浓朴、抚芎、槟榔、砂仁、皂角之类。血郁者，宜桃仁、红花、苏木、肉桂、延胡索、五灵脂、牡丹皮、川芎、当归、大黄、朴硝之类。食郁者，宜山楂、麦芽、神曲、枳实、三棱、蓬术、大蒜、萝卜，或生韭饮之类。痰郁者，宜半夏、南星、海石、栝蒌、前胡、贝母、陈皮、白芥子、玄明粉、海藻、皂角、牛黄、天竺黄、竹沥之类。风郁者，宜麻黄、桂枝、柴胡、升麻、干葛、紫苏、细辛、防风、荆芥、薄荷、生姜之类。湿郁者，宜苍术、白术、茯苓、泽泻、猪苓、羌活、独活之类。寒郁者，宜干姜、肉桂、附子、吴茱萸、荜茇、胡椒、花椒之类。热郁者，宜黄连、黄柏、黄芩、栀子、石膏、知母、龙胆草、地骨皮、石斛、连翘、天花粉、玄参、犀角、童便、绿豆之类。以上诸郁治法，皆所以治实邪也。若阳虚则气不能行，阴虚则血不能行，气血不行，无非郁证，若用前法则愈虚愈郁矣，当知所辨，而参以三法如前，庶无误也。

【按语】

本条文记叙了各种郁滞的治法。

4. 郁证病案

【原文】《景岳全书·卷之十九明集·杂证谟·郁证》

丹溪治一室女因事忤意，郁结在脾，半年不食，但日食熟菱枣数枚，遇喜，食馒头弹子大，深恶粥饭。予意脾气实，非枳实不能散，以温胆汤去竹茹与之，数十帖而愈。

一女许婚后，夫经商二年不归，因不食，困卧如痴，无他病，多向里床坐。此思想气结也，药难独治，得喜可解；不然令其怒，使其木气升发，而脾气自开，木能制土故也。因自往激之，大怒而哭，良久，令解之，与药一帖，即求食矣。予曰：病虽愈，必得喜方已。乃以夫回，既而果然，病遂不举。

【按语】

本条文为郁证病案，一女子因遇事心情不畅，半年来少有饮食，只是吃些熟的菱枣，就算是遇上了高兴的事情，也只吃得下如弹子大的馒头，更别说吃粥饭了。此为七情所伤，郁于内者，不欲饮食。但其脾气实，故温胆汤去竹茹。

又有一女为婚后，但丈夫不归，相思为病，郁于内，气结气郁。用情志来治疗，缘由是怒则气上，喜则气缓，悲则气消，恐则气下，惊则气乱，思则气结。而情志与脏腑相关，如怒则肝气升发，脾气也自开。

5. 中药治疗

【原文一】《景岳全书·卷之四十八大集·本草正（上）·山草部》

贝母（十八）（反乌头）　味苦，气平，微寒。气味俱轻，功力颇缓，用须加倍。善解肝脏郁愁，亦散心中逆气，祛肺痿肺痈痰脓喘嗽。研末，沙糖为丸，含咽最佳。降胸中因热结胸，及乳痈流痰结核。

土贝母（十九）（反乌头）　味大苦，性寒。阴也，降也，乃手太阴、少阳，足阳明、厥阴之药。

大治肺痈肺痿、咳喘、吐血衄血，最降痰气，善开郁结，止疼痛，消胀满，清肝火，明耳目，除时气烦热，黄胆淋闭，便血溺血，解热毒，杀诸虫，及疗喉痹瘰，乳痈发背，一切痈疡肿毒，湿热恶疮，痔漏金疮出血，火疮疼痛。为末可敷，煎汤可服。性味俱浓，较之川贝母，清降之功不啻数倍。

柴胡（二一）　味苦微辛，气平微寒。气味俱轻，升也，阳中之阴。用此者，用其凉散，平肝之热，入肝、胆、三焦、心胞四经。其性凉，故解寒热往来，肌表潮热，肝胆火炎，胸胁痛结，兼治疮疡，血室受热。其性散，故主伤寒邪热未解，温疟热盛，少阳头痛，肝经郁证。总之，邪实者可用，真虚者当酌其宜。虽引清气上升，然升中有散，中虚者不可散，虚热者不可寒，岂容误哉。

【原文二】《景岳全书·卷之四十八大集·本草正（上）·隰草部》

夏枯草（六五）　味微苦微辛，气浮而升，阴中阳也。善解肝气，养肝血，故能散结开郁，大治瘰鼠瘘，乳痈瘿气，并治头疮目疾。楼全善云：夏枯草治目珠痛，至夜则甚者，神致；或用苦药点眼反甚者，亦神效。一男子目珠痛，至夜则重，用黄连点之更甚，诸药不效，乃用夏枯草二两，香附二两，甘草四钱，为末，每服一钱半，清茶调服，下咽即疼减，至四五服，良愈也。

烟（又七七）　味辛气温，性微热，升也，阳也。烧烟吸之，大能醉人，用时惟吸一口或二口，若多吸之，令人醉倒，久而后苏，甚者以冷水一口解之即醒；若见烦闷，但用白糖解之即安，亦奇物也。吸时须开喉长吸咽下，令其直达下焦。其气上行则能温心肺，下行则能温肝脾肾，服后能使通身温暖微汗，元阳陡壮。用以治表，善逐一切阴邪寒毒，山岚瘴气，风湿邪闭腠理，筋骨疼痛，诚顷刻取效之神剂也。用以治里，善壮胃气，进饮食，祛阴浊寒滞，消膨胀宿食，止呕哕霍乱，除积聚诸虫，解郁结，止疼痛，行气停血瘀，举下陷后坠，通达三焦，立刻见效。

【原文三】《景岳全书·卷之四十八大集·本草正（上）·芳草部》

草果（八四）　亦名草豆蔻。味辛，性温热，阳也，浮也，入足太阴、阳明。能破滞气，除寒气，消食，疗心腹疼痛，解酒毒，治瘴疠寒疟，伤暑呕吐，泻痢胀满，反胃吐酸，开痰饮积聚噎膈，杀鱼肉毒，开郁燥湿，辟除口臭，及妇人恶阻气逆带浊。此有二种，惟建宁所产，辛香气和者佳。宜以面裹微火煨熟用之，或面拌炒熟亦可。滇广者气辛而臭，大能损人元气。

香薷（九四）　味苦辛，气寒。气轻，能升能降。散暑热霍乱，中脘绞痛，小便涩难，清肺热，降胃火，除躁烦，解郁滞。为末水服，可止鼻衄。煮汁顿饮，可除风热转筋，去口臭。湿热水肿者可消，中寒阴脏者须避之。

蛇床子（百四）　味微苦，气辛，性温。乃少阳三焦命门之药。辛能去风，暖能温肾，故可温中下气，和关节，除疼痛，开郁滞，疗阴湿恶疮疥癣，缩小便，去阴汗，止带浊，逐寒疝，漱齿痛。

【原文四】《景岳全书·卷之四十八大集·本草正（上）·蔓草部》

栝楼仁（百九）　味甘，气寒。气味俱浓，性降而润。能降实热痰涎，开郁结气闭，解消渴，定胀喘，润肺止嗽。但其气味悍劣善动，恶心呕吐、中气虚者不宜用。《本草》言其补虚劳，殊为大谬。

葛根（百十二） 味甘，气平寒。气轻于味，浮而微降，阳中微阴。用此者，用其凉散，虽善达诸阳经，而阳明为最。以其气轻，故善解表发汗。凡解散之药多辛热，此独凉而甘，故解温热时行疫疾，凡热而兼渴者，此为最良，当以为君而佐以柴、防、甘、桔极妙。尤散郁火，疗头痛，治温疟往来，疮疹未透，解酒除烦，生津止渴，除胃中热狂，杀野葛、巴豆、毒箭、金疮等伤。但其性凉，易于动呕，胃寒者所当慎用。

【原文五】《景岳全书·卷之四十八大集·本草正（上）·毒草部》

大黄（百二八） 味苦，气大寒。气味俱浓，阴中之阴，降也。有毒。其性推陈致新，直走不守。

夺土郁壅滞，破积聚坚症，疗瘟疫阳狂，除斑黄谵语，涤实痰，导瘀血，通水道，退湿热，开燥结，消痈肿。因有峻烈威风积垢荡之顷刻。欲速者生用，汤泡便吞；欲缓者熟用，和药煎服。气虚同以人参，名黄龙汤；血虚同以当归，名玉烛散。佐以甘草、桔梗，可缓其行；佐以芒硝、浓朴，益助其锐。用之多寡，酌人实虚，假实误用，与鸩相类。

【原文六】《景岳全书·卷之四十九大集·本草正（下）·竹木部》

川椒（百六三） 味辛，性热，有小毒。本纯阳之物，其性下行，阳中有阴也。主温中下气，开通腠理，散肌表寒邪，除脏腑冷痛，去胸腹留饮，停痰宿食，解郁结，温脾胃，止咳逆呕吐，逐寒湿风痛，疗伤寒温疟，水肿湿疸，除齿痛，暖腰膝，收阴汗，缩小便，温命门，止泄泻下痢，遗精脱肛，杀蛔虫鬼疰蛊毒蛇虫诸毒。久服之能通神明，实腠理，和血脉，坚齿牙，生须发，明耳目，调关节，耐寒暑。

栀子（百七六） 味苦，气寒。味浓气薄，气浮味降，阴中有阳。因其气浮，故能清心肺之火，解消渴，除热郁，疗时疾躁烦，心中懊恼，热闷不得眠，热厥头疼，耳目风热赤肿疼痛，霍乱转筋。

因其味降，故能泻肝肾膀胱之火，通五淋，治大小肠热秘热结，五种黄胆、三焦郁火，脐下热郁疝气，吐血衄血，血痢血淋，小腹损伤瘀血。若用佐使，治有不同：加茵陈，除湿热疸黄；加豆豉，除心火烦躁；加厚朴、枳实，可除烦满；加生姜、陈皮，可除呕哕；同玄胡索，破热滞瘀血腹痛。

此外如面赤酒，热毒汤火，疮疡肿痛，皆所宜用。仲景因其气浮而苦，极易动吐，故用为吐药，以去上焦痰滞。丹溪谓其解郁热，行结气。其性屈曲下行，大能降火从小便泄去，人所不知。

芦荟（百九九）　味大苦，性大寒。气味俱浓，能升能降。除风热烦闷，清肺胃郁火，凉血清肝明目，治小儿风热急惊癫痫，五疳热毒，杀三虫，及痔漏热疮。军用杀疳蛔。吹鼻治脑疳鼻热鼻痒鼻痔。研末敷虫牙。同甘草敷湿癣杀虫，出黄水极妙。

【原文七】《景岳全书·卷之四十九大集·本草正（下）·果部》

青皮（二一五）　味苦辛微酸，味浓，沉也，阴中之阳。苦能去滞，酸能入肝，又入少阳、三焦、胆腑。削坚癖，除胁痛，解郁怒，劫疝疏肝，破滞气，宽胸消食。老弱虚羸，戒之勿用。

【原文八】《景岳全书·卷之五十德集·新方八阵·新方八略引·寒略》

以攻而用者，去实郁之热。如大黄、芒硝之属也。

6. 治疗方剂

【原文一】《景岳全书·卷之十九明集·杂证谟·郁证》

六郁汤（和一四九）　解肝煎（新和十一）　化肝煎（新寒十）　越鞠丸（和一五四）　二陈汤（和一）　异功散（补四）　和胃饮（新和五）　温胃饮（新热五）　逍遥饮（新因一）　温胆汤（和一五二）　归脾汤（补三二）　五君子煎（新热六）　五福饮（新补六）　七福饮（新补七）　六君子汤（补五）　一阴煎（新补八）　四阴煎（新补十二）　大补元煎（新补一）　固阴煎（新固二）

秘元煎（新固一）　启脾丸（和八六）　生韭饮（和一五一）　平胃散（和十七）　调气平胃散（和十八）　寿脾煎（新热十六）　保阴煎（新寒

一）　沉香降气散（和四十）　大营煎（新补十四）　神香散（新和二十）

【原文二】《景岳全书·卷之五十一德集·新方八阵·热阵》

寿脾煎：一名摄营煎。治脾虚不能摄血等证。凡忧思郁怒积劳，及误用攻伐等药，犯损脾阴，以致中气亏陷，神魂不宁，大便脱血不止，或妇人无火崩淋等证，凡兼呕恶，尤为危候，速宜用此，单救脾气，则统摄固而血自归源。此归脾汤之变方，其效如神。若犯此证而再用寒凉，则胃气必脱，无不即毙者。

白术（二、三钱）　当归（二钱）　山药（二钱）　炙甘草（一钱）酸枣仁（钱半）　远志（制，三、五分）　干姜（炮，一、二、三钱）　莲肉（去心，炒，二十粒）　人参（随宜一、二钱，急者用一两）

水二钟，煎服。如血未止，加乌梅二个，凡畏酸者不可用，或加地榆一钱半亦可；滑脱不禁者，加醋炒文蛤一钱；下焦虚滑不禁，加鹿角霜二钱为末，搅入药中服之；气虚甚者，加炙黄二、三钱；气陷而坠者，加炒升麻五、七分，或白芷亦可；兼溏泄者，加补骨脂一钱炒用；阳虚畏寒者，加制附子一、二、三钱；血去过多，阴虚气馁，心跳不宁者，加熟地黄七、八钱，或一、二两。

【原文三】《景岳全书·卷之五十一德集·新方八阵·因阵》

逍遥饮：治妇人思郁过度，致伤心脾冲任之源，血气日枯，渐至经脉不调者。

当归（二、三钱）　芍药（钱半）　熟地黄（三、五钱）　酸枣仁（二钱，炒）　茯神（钱半）　远志（制，三、五分）　陈皮（八分）　炙甘草（一钱）

水二钟，煎七分，食远温服。如气虚者，加人参一、二钱；如经水过期兼痛滞者，加酒炒香附一、二钱。

【原文四】《景岳全书·卷之五十四书集·古方八阵·和阵》

（丹溪）加味二陈汤：治食郁痰滞，胸膈不快。

苍术（米泔浸）　白术（炒）　橘红　半夏（泡）　茯苓　川芎　香附（各八分）　枳壳　黄连（姜炒）　甘草（各五分）

水盏半，煎八分，食前稍热服。

七气汤：治七情之气郁结于中，心腹绞痛不可忍，及不能饮食。

半夏（制，五两）　人参　肉桂　甘草（炙，各一两）

上每服三、五钱，水一钟半，姜三片，煎八分服。

（《三因》）七气汤：治如前。按此方即《局方》四七汤也。（在后）

半夏（五两，制）　茯苓（四两）　浓朴（三两）　紫苏（二两）

上每服三、五钱，姜七片，枣二枚，水煎服。

加味七气汤：即前七气汤加浓朴、茯苓各等分。

（《局方》）七气汤：治七情郁结，脏气互相刑克，阴阳不和，挥霍撩乱，吐泻交作。

半夏（制）　浓朴　芍药　茯苓（各二钱）　人参　肉桂　橘红　紫苏（各一钱）

水二钟，加姜、枣煎服。

（《指迷》）七气汤：治七情相干，阴阳不得升降，气道壅滞，攻冲作疼，积聚痃胀满等证。

半夏　甘草（各七分半）　香附（钱半）　青皮　陈皮　桔梗　官桂　藿香　益智　莪术（煨，各一钱）

上每服三、五钱，姜三片，枣一枚，水煎服。《统旨》七气汤有三棱、玄胡索、姜黄、草豆蔻，无半夏、桔梗。《济生》大七气汤有三棱，无半夏。

（《得效》）加味四七汤：治心气郁滞，豁痰散惊。

半夏（制，二钱半）　浓朴（制）　茯苓（各一钱半）　苏叶　茯神（各一钱）　远志　石菖蒲　甘草（各五分）

水二钟，加姜、枣煎服。

（丹溪）六郁汤：能解诸郁。

香附（二钱）　橘红　苍术　抚芎　半夏（炮，各一钱）　赤茯苓　栀子（炒，各七分）　炙甘草　砂仁（各五分）

水一钟，姜三片，煎八分，温服。气郁，加乌药、木香、槟榔、紫苏、干姜，倍砂仁、香附；湿郁，加白术；热郁，加黄芩，倍栀子；痰郁，加南星、枳壳、小皂荚；血郁，加桃仁、红花、牡丹皮；食郁，加山楂、神曲、麦芽。

《局方》三和散：治七情气结，脾胃不和，心腹痞满，大便秘涩。

羌活　苏叶　木瓜　大腹皮　沉香（各一钱）　木香　槟榔　陈皮　白术　川芎　炙甘草（各七分半）

上咀，分二服，每服水一钟，煎六分，不拘时服。

（丹溪）生韭饮：治食郁久则胃脘有瘀血作痛，大能开提气血。

生韭（捣取自然汁一盏，加温酒一、二杯同服）

上先以桃仁连皮细嚼数十枚，后以韭汁送下。

《三因》温胆汤：治气郁生涎，梦寐不宁，怔忡惊悸，心虚胆怯，变生诸证。

半夏（汤泡）　枳实　竹茹（各一两）　陈皮（一两五钱）　茯苓（七钱）　炙甘草（四钱）

每服四、五钱，生姜七片，枣一枚，水一钟半，煎七分，食远温服。一方有远志一两。

十味温胆汤：治证同前，兼治四肢浮肿，饮食无味，心虚烦闷，坐卧不安，梦遗精滑等证。

半夏（汤泡）　枳实（麸炒）　陈皮（各二钱）　白茯苓（钱半）　人参　熟地黄　酸枣仁（炒）　远志（制）　五味子（各一钱）　炙甘草（五分）

水二钟，生姜五片，枣一枚，煎八分，不拘时服。

越鞠丸：治六郁胸膈痞满，或吞酸呕吐，饮食不和，疮疥等证。

香附　山楂　神曲（炒）　麦芽（炒）　抚芎　苍术　栀子（炒，各等分）

上为末，水调神曲糊丸，桐子大。每服五、七十丸，滚汤下。丹溪越鞠丸，无山楂、麦芽。

流气丸：治五积六聚，癥痞块，留饮之疾。是皆郁气客于肠胃之间，皮肤之下，久而停留，变而为痞。此药能通滞气，和阴阳，消旧饮，虽年高气弱，亦可缓缓服之。

木香　小茴香　橘红　菖蒲　青皮　广术（炮）　槟榔　萝卜子　神曲（炒）　麦芽（炒）　枳壳（麸炒）　补骨脂（炒）　砂仁　荜澄茄（各一两）

上为末，面糊丸，桐子大。每服五十丸，细嚼白豆蔻仁一枚，食后白汤送下。

（严氏）五膈散：治五膈五噎。

人参　白术　甘草　白豆蔻　半夏　桔梗　干姜　荜澄茄　木香　杵头糠　沉香（各三分）　枇杷叶（五片，炙，去毛）

水二钟，姜七片，煎七分，温服。

《局方》五膈宽中散：治七情四气伤于脾胃，以致阴阳不和，遂成膈噎，一切气逆并治。

青皮　陈皮（各五钱）　香附（童便浸炒）　浓朴（姜汁炒）　甘草（各六钱）　白豆蔻　砂仁　丁香　木香（各一钱）

上为细末。每服二钱，姜盐汤点服。

《选要》十膈散：治十般膈气。风、冷、气、热、痰、食、水、忧、思、喜。

人参　白术　茯苓　炙甘草　陈皮　枳壳（麸炒）　神曲（炒）　麦芽　干姜（炮）　官桂　诃子（煨）　三棱（炮）　莪术（炮，各一两）　浓朴（姜炒）　槟榔　木香（磨，各半两）

上为细末。每服二钱，入盐少许，白汤调服。如脾胃不和，腹满胀闷，用水一钟，姜五片，枣一枚，盐少许，煎七分服。

《局方》五噎散：治胸膈痞闷，诸气结聚，胁肋胀满，痰逆恶心，不进饮食。

白术　南星（制）　半夏曲　枳壳（麸炒）　青皮　草果　麦芽　大腹皮　干姜　丁香（各一钱）　甘草（五分）

水一钟半，姜五片，煎七分，不拘时服。

嘉禾散：一名谷神散。治脾胃不和，胸膈痞闷，气逆生痰，不进饮食，五嗝五噎。

白茯苓　砂仁　薏仁（炒仁）　枇杷叶（去毛，姜炙）　桑白皮（炒）　沉香（磨汁）　五味子　白豆蔻　炙甘草　丁香　人参　白术（各五分）　木香（磨汁）　青皮　陈皮　杜仲（姜汁炒）　谷芽（炒）　藿香　大腹皮（洗）　石斛（酒炒）　半夏曲（炒）　神曲（炒）　随风子　槟榔（各三分）

上水二钟，姜三片，枣二枚，煎八分，食远服。五噎，入柿干一个；膈气吐逆，入薤白三寸，枣五枚同煎。

《局方》人参豆蔻汤：治嗝噎，宽中顺气。

人参　炙甘草　白豆蔻　石菖蒲（各五分）　白术　陈皮　半夏曲　萝卜子（炒研）　当归　浓朴（各八分）　藿香　丁香（各三分）

水一钟半，姜三片，粟米一撮，煎七分服。

《良方》紫苏子饮：治嗝噎上气咳逆。因怒未定，便夹气饮食，或食饮毕便怒，以致食与气相逆，遂成隔噎之候。

真苏子　诃子（煨）　萝卜子（微炒）　杏仁（去皮尖，麸炒）　人参（各一钱）　木香（五分）　青皮　炙甘草（各二钱）

上咀。水一钟半，姜三片，煎七分服。

枇杷叶煎：治五噎立效。

枇杷叶（拭去毛尖）　橘红（各三钱）　生姜（半两）

水一钟半，煎七分，作二次温服。

《统旨》补气运脾汤：治中气不运，噎塞。

人参（二钱）　白术（三钱）　黄芪（一钱，炙）　橘红　茯苓（各钱

半）　砂仁（八分）　甘草（炙，五分）

水一钟半，姜一片，枣一枚，煎八分，食远服。

利膈散：治胸痹膈塞不通。

人参　白术　陈皮　赤茯苓　前胡（各一钱）　干姜　桂心　诃子　甘草（各五分）

水一钟半，姜五片，煎七分，频频服之效。

湿郁汤：治雨露所袭，或岚气所侵，或坐卧湿地，或汗出衣衫湿郁，其状身重而痛，倦怠嗜卧，遇阴寒则发，脉沉而细缓者是也。

苍术（三钱）　白术　香附　橘红　浓朴（姜汁炒）　半夏（制）　白茯苓　抚芎　羌活　独活（各一钱）　甘草（五分）

生姜五片，水煎服。

趁痛散：乳香　没药　桃仁　红花　当归　羌活　地龙（酒炒）　牛膝（酒洗）　甘草　香附（童便洗）　五灵脂（酒炒）

上为末。每服二钱，酒调服。或加酒炒芩、檗。

【原文五】《景岳全书·卷之五十五宇集·古方八阵·攻阵》

（节斋）化痰丸：润燥开郁，降火消痰，治老痰郁痰结成粘块，凝滞喉间，肺气不清，或吐咯难出。皆因火邪炎上，凝滞于心肺之分，俱宜开郁降火消痰，缓而治之，庶可效耳。

天冬（去心）　黄芩（酒炒）　海粉（另研）　栝楼仁（另研）　橘红（各一两）　连翘　香附（淡盐水浸炒）　桔梗（各五钱）　青黛（另研）　芒硝（另研，各三钱）

上为细末，炼蜜入姜汁少许捣丸，龙眼大。嚼嚼一丸，清汤送下，或丸如绿豆大，淡姜汤送下五六十丸。此等老痰，大约饮酒人多有之，酒气上蒸，肺与胃脘皆受火邪，故结而成痰。此方天冬、黄芩泻肺火，海石、芒硝咸以软坚，栝楼润肺消痰，香附、连翘开郁降火，青黛去郁火，故不用辛燥等药。

　　清朝时期，有更多的学者对前期郁证的认识进行归纳和总结，并陈述各自对旧言论的新见解，更有不少医家根据病症的具体病况，提出了新的治法与方药。如李用粹在《证治汇补》中将郁证分为五脏郁证和七情郁证，并针对具体病因对郁证的病机发展作出论述，提出相应的治则和治法，较为系统全面地介绍了郁证的病因病机、临床表现、治疗和选方。沈金鳌在《杂病源流犀烛》中阐述了郁证发生在机体还可产生对咽喉声音、头痛等方面的影响，这至今对该病的治疗仍具有参考价值。而随着人们对郁证的了解越来越深入广泛及清晰，治疗郁证成功的医案也随之增多。《续名医类案》中记载了大量案例，内容涵盖误诊、治愈医案，且思路新奇多样，为郁证治疗提供了新的思路和见解，也对后世诊疗有着重要的启示作用。

一、《证治汇补》

　　《证治汇补》为清代李用粹编撰，首刊于公元1687年。全书共8卷，分别记述了提纲、内因、外体、上窍、胸膈、腹胁、腰膝及下窍八类内科杂病，每类又罗列了相应的若干病证，共计80余种。该书汇集了各家医者（包括作者本人在内）在内科杂病方面的论述和经验，并按上述分类记载了多种疾病的证治，内容丰富。作者撷采古人的论述及经验，去芜存菁，条分缕析，并补入自己的见解及经验体会，因此，本书堪称博而不滥、广而有约、述而有作的一部启迪后学的好书。

　　《证治汇补》记载了郁证的病因病机、临床表现，以及郁证的治疗和方药。其中，治疗包括治则和治法，方药主要为临床辨证选方和用药。

1. 病因病机

【原文一】《证治汇补·卷之二·内因门·郁症：大意》

　　气血冲和，百病不生。一有怫郁，百病生焉。（丹溪）郁者，结聚而不得发越也，当升不升，当降不降，当变化不得变化，（医鉴）故有病久而生郁者，亦有郁久而生病者，或服药杂乱而成者。

【按语】

上文指出郁为气机升降变化失常，在机体结聚所致，可为百病之源，亦可为久病、乱医之果。

【原文二】《证治汇补·卷之二·内因门·郁症：内因》

郁乃滞而不通之义，或七情之抑遏，或寒暑之交侵，而为九气怫郁之候。或雨雪之浸淫，或酒食之积聚，而为留饮湿郁之候。（汇补）其因有六，气血湿热痰食是也，然气郁则生湿，湿郁则成热，热郁则成痰，痰郁而血不行，血郁而食不化。六者，又相因也。（丹溪）

【按语】

郁证的病机可概括为情志不舒，气机郁滞。机体因内伤七情、外感六淫等因素致脏腑气机紊乱，气血津液怫郁，产生在气、血、湿、热、痰、食上的郁结。朱丹溪将郁证分为气郁、湿郁、痰郁、热郁、血郁、食郁六种，即后世所谓的"六郁"，它们彼此之间相互影响，互为因，互为果。

2. 临床表现

【原文一】《证治汇补·卷之二·内因门·郁症：外症》

气郁胸满胁痛，噫气腹胀，痰郁胸满喘促，起卧倦怠，血郁能食肢倦，溺淋便赤，食郁嗳酸作胀，恶食痞硬。

湿郁关节重痛，首如物蒙，遇阴则甚，热郁目蒙溺涩，口干烦躁，遇暖便发。（戴氏）

【按语】

此条描述了郁证患病后的外在症状，分成气郁、痰郁、血郁、食郁、湿郁、热郁六种进行阐述。气郁主要表现在中上焦；痰郁偏向喘促倦怠，因痰积于肺，呼吸不畅所致；血郁以四肢倦怠，小便黄赤，甚成淋证症状为主；食郁主要表现为脾失健运、水谷不化，可见嗳酸作胀，恶食痞硬；湿郁以肢体困重尤甚，头重如裹；热郁则灼津液，以热象为主。

【原文二】《证治汇补·卷之二·内因门·郁症：五脏郁症》

有本气自郁而生病者，心郁昏昧健忘；肝郁胁胀嗳气；脾郁中满不食；肺郁干咳无痰；肾郁腰胀淋浊，不能久立；胆郁口苦晡热，怔忡不宁。（汇补）

【按语】

五脏郁证的病机为气机郁结于"本脏"，表现为气机郁滞的各个脏腑功能出现异常，反映在机体则成昏昧健忘、胁胀嗳气、中满不食、干咳无痰、腰胀淋浊、口苦晡热等，依发生气滞的主要脏腑而有所侧重。

【原文三】《证治汇补·卷之二·内因门·郁症：七情郁症》

七情不快，郁久成病。或为虚怯，或为噎膈，或为痞满，或为腹胀，或为胁痛。女子则经闭堕胎，带下崩中，可见百病兼郁如此。（何氏）

【按语】

七情内伤，久而成病，且在不同机体表现出的症状不同，由此亦可见百病兼郁。随着各代医家对郁证研究的发展和深入，至明清时期百病兼郁论逐渐被倡导。明清医家完善五郁、六郁的辨证治疗体系，更重视情志致郁的发病原因和培元舒郁的治郁法则，真正形成了内涵丰富的学说，也为后世开辟了从郁论治诸病的新思路。此处亦为清代百病兼郁论的体现。

【原文四】《证治汇补·卷之二·内因门·郁症：脉法》

郁脉多沉，在上见于寸，在中见于关，在下见于尺，又郁脉或结或促或代，盖血气食积痰饮。一有留滞于其间，脉必因之而止矣。（脉经）

【按语】

上文指出郁证在脉法上的具体征象及原因。郁证之沉，根据其在寸、关、尺三部的不同，可分别反映郁证的病位在上、中、下焦；郁脉之结、促、代，可分别反映血气、食积、痰饮在病位的滞留；由此可得郁证的病位及原因。

3. 治疗

1）治疗原则。

【原文一】《证治汇补·卷之二·内因门·郁症：总治》

郁病虽多，皆因气不周流。法当顺气为先，开提为次。至于降火化痰消积，犹当分多少治之。（汇补）

【按语】

上文指出郁证治疗的总则——应以调畅气机为首要，其次再祛除表里之邪、提升清气，在降火、化痰、消积方面仍应根据病情深浅对症下药。

【原文二】《证治汇补·卷之二·内因门·郁症：郁宜调中》

治郁之法，多以调中为要者，无他。盖脾胃居中，心肺在上，肾肝处下，四脏所受之邪，过于中者，中气常先受之。况乎饮食不节，寒暑不调，停痰积饮，而脾胃亦先受伤，所以中焦致郁恒多也。治宜开发运动，鼓舞中州，则三阴三阳之郁，不攻自解矣。（汇补）

【按语】

治疗郁证时，调理中焦最为重要。脾胃居中焦，心、肺、肾、肝四脏所受之邪过于中者，其中气则常先四脏。一有不平，则中气不得其和而先郁，更因饮食失节停积、痰饮寒湿不通，而脾胃自受，所以中焦致郁多也。在治疗上更应鼓舞中焦之气，那么各脏之郁，不攻自解。

【原文三】《证治汇补·卷之二·内因门·郁症：郁分五行》

五行之理，木性条达，火性发扬，土性冲和，金性清肃，水性流通，一有怫郁，失其性矣。（滑氏）故木郁达之，火郁发之，土郁夺之，金郁泄之，水郁折之。然调其气，过者折之。以其畏也，所谓泻之。（内经）

【按语】

五行分属五脏，其属性各有特点，则郁结伤其性。因此需根据五行怫郁的不同，依其属性调畅气机，以通为主，配合汗、吐、下、利法进行治疗。对于"过者折之"，张景岳在《类经》中注："此承上文而言郁之甚者，其邪聚气实则为太过之病。"说明郁证为太过之病，属实证。根据实者泄之的治疗法则，以驱邪外出，所谓"以其畏也"。

2）治法。

【原文一】《证治汇补·卷之二·内因门·郁症：木郁治法》

胁胀满，目赤暴痛，此木郁也，治宜达之。达者，通畅之义。如怒动肝气，火因上炎，治以苦寒辛散而不愈者，则用升发之品，加厥阴报使之药以从治之。又如久风入中为飧泄，及清气在下为飧泄者，则用轻扬之剂举而升之。又如木实为病，脉弦而急，用降气苦寒不愈者，则吐以提之，使木气舒畅，则痛自止，此皆达之之法也。

【按语】

此处讲述了木郁的症状及各种病况的治法。木郁主要表现为肋胁胀满，目赤暴痛，此肝经郁而化火之象。治则依其"木性条达"，主以调畅肝的气机，使肝疏泄有道，气血运行得宜。若患者之郁为肝火循经上炎，降火不得，则升发之，佐以肝经使药。若为风邪伤于中焦、清气在下所致的飧泄，则应以轻扬之剂举而升之。若肝经实证，病情紧急，降气不得，则以吐法驱邪外出，使肝气条达。

【原文二】《证治汇补·卷之二·内因门·郁症：火郁治法》

咳嗽痰喘，风疹潮热，此火郁也，治宜发之。发者，汗之也，升举之也。如腠理外闭，邪热怫郁，则解表取汗以散之。又如生冷抑遏，火郁于内，非苦寒降沉之剂可治，则用升浮之品，佐以甘温，顺其性而从治之。势穷则止，此皆发之之义也。

【按语】

此处讲述了火郁的症状及各种病况的治法。火郁主要表现为咳嗽痰喘，风疹潮热，此为里热之象，亦可见于风寒束表、郁里化热所致的表寒里热。治则依其"火性发扬"，主以升散之法，使在里之热透表外出，郁则因势而解。此"火郁发之"的治则可用于腠理外闭，治之当以汗法透邪外出；亦可用于嗜食生冷所致的寒中于内，火气内郁，用苦寒之剂则加重病情，采用升浮之品则能使内郁之火得到发散，病况也因此得解。

【原文三】《证治汇补·卷之二·内因门·郁症：土郁治法》

食滞中焦，痰凝脾藏，热壅肠胃，皆土郁也，治宜夺之。夺者，攻下也，劫而衰之也。如邪热入胃，用咸寒以攻下之。如中满腹胀，湿热内甚，其人壮实者，则亦攻下之。其或势甚而不能顿除者，则劫夺其势而使之衰。

又如湿热为痢，非轻剂可已。或行或通，以致其平，皆夺之之义也。

【按语】

此处讲述了土郁的病机表现及各种病况的治法。土郁的病机可为食滞中焦、痰凝脾脏、热壅肠胃。中焦因饮食积滞，或致脾因痰饮湿热困阻，或致热壅肠胃，故治法当用攻下，使土郁之源得以驱除，此为"劫而衰之"。对于邪热入胃、中焦湿热腹胀的实证、病势甚不能顿除、湿热为痢需治以重剂的病况，采用夺法治疗有良好的效果。

【原文四】《证治汇补·卷之二·内因门·郁症：金郁治法》

癃闭气喘，胀满不眠，皆金郁也，治宜泄之。泄者，渗泄而利小便，疏通其气也。如肺受火烁，化令不行，致水源郁而渗道闭者，宜清肃金化，滋以利之。又如肺气膹郁，胸满仰息不得卧下，非利肺气不足以疏通之。

此皆泄之之法也。

【按语】

此处讲述了金郁的症状及各种病况的治法。金郁主要表现为癃闭气喘，胀满不眠，此亦为肺郁之象。盖肺主一身之气，主治节，则肺失宣降、郁结于内可致气滞，气滞可致呼吸不畅，水湿内停，故见癃闭气喘、胀满不眠。若肺受火邪灼伤，则其通调水道的功能受损，不能调节疏通机体的水液代谢。对此情况应清肃肺气，使肺气宣降得宜，方能促进人体水液代谢。若为肺气膹郁之喘急胸满、呼吸迫促，同样需以利肺之法疏通。此皆为"金郁以泄法治之"。此外，《杂病源流犀烛·大便秘结源流》中谈到："盖液者，肺金所布，肺受火烁，则津液自竭，而不能行清化之令，以输于脾，是肺先失传送之职，脾亦因爽转输之权，而大便有不燥结者乎……"此处指出金郁致肺不能行清化之令，亦能导致燥热内结、阴津亏少，此为脾约证的病机之一。

【原文五】《证治汇补·卷之二·内因门·郁症：水郁治法》

水肿胀满，二便阻隔，皆水郁也，治宜折之。折者，制御之也，伐而挫之也，渐杀其势也。如胀满之病，水气浸淫而渗道以塞，乃土弱不能制水，当实脾土，资运化，使能制水而不敢泛滥，则渗道自通。或病势方锐，非上法所能遽制，则用泄水之药，伐而挫之。或动大便，或利小水，或发表汗，三法酌举迭用。以渐平之，此皆折之之义也。

【按语】

此处讲述了水郁的症状及各种病况的治法。水郁主要表现为水肿胀满、二便阻隔，因肾主水，此亦可为肾郁之象。水郁当折之，可制可御，可伐而挫之，然需因病况不同辨别使用。关于"折"，王冰在《重广补注黄帝内经素问》中注曰："折谓抑之，制其冲逆也。"脾虚湿浸则健脾，水盛势猛则泄之。张景岳在《类经》中注："折，调制也，凡水郁之病，为寒为水之属也。水之本在肾，水之标在肺，其伤在阳分，其反克在脾胃，水性善流，宜防泛溢。凡折之之法，如养气可以化水，治在肺也，实土可以利水，治在脾也，壮火可以胜水，治在命门也，自强可以帅水，治在肾也，分利可以泄水，治在膀胱也，凡此皆谓之折，岂独抑之而已哉。"此处指出水郁的根源多在肾，且对肺脏、脾脏的影响甚大。如肾在下焦，上临脾胃，肾郁伤阳，肾虚不能主水，水易上溢。适脾虚，则困脾，亦可见腹部胀满，水汽浸淫。因此，水郁的治疗可责之于肾、肺、脾、膀胱等影响水液代谢的脏腑，或养气、或实土、或壮火、或自强、或分利，因病机不同采取适宜方法。自强即强肾，分利即泄水。如此水郁可解。

【原文六】《证治汇补·卷之二·内因门·郁症：调气总法》

五郁之治，各有其法。然邪气之客，正气必损，故必调平正气，以复其常于治郁之后。苟调其气而尚未平复，则当益其所不胜以制之。如木郁不已，当清肺金；火郁不已，当滋肾水；水郁不已，当补脾土；金郁不已，当引火归源；土郁不已，当养肝调气。此皆以其所畏而治之，即过者折之之理也。

【按语】

五郁的治疗各有章法。但总体而言，在治疗时都要固摄正气，使其恢复如常。若调气仍不可平复，则依五行相生相克之理，益其所不胜以制之。

4. 方药

（1）《证治汇补·卷之二·内因门·郁症：用药》：常见病机及对应选方加减。

主以二陈汤，加香附、抚芎；如湿郁，加苍术、白芷；热郁，加黄芩、山栀；痰郁，加枳实、贝母；血郁，加桃仁、红花；食郁，加山楂、麦芽；气郁，加枳、朴、乌药、木香；盖气血痰食之病，多有兼郁者，故必以开郁药佐之。古方越鞠丸，是得治法之要也。（汇补）若夫思虑成郁，用归脾汤。恚怒成郁，用逍遥散，俱加山栀。盖郁则气涩血耗，故用当归随参补血，白芍随术解郁，复用炒黑山栀，取其味清气浮，能升能降，以解五脏热，益少阴血，若不早治，劳瘵之由也。（入门）

（2）《证治汇补·卷之二·内因门·郁症：用药》：归脾汤治失精脱营所致郁证。

饮食居处，暴乐暴苦，始乐后苦，皆伤精气。病从内生，其先富后贫而病，曰失精。先贵后贱而病，曰脱营。外症身渐瘦，无精神。（钱氏）又有郁结在脾，不思饮食，午后发热，酉戌时退，或烦闷渴呕，或坐卧如痴，喜向暗处，妇人经少，男子溺涩，皆郁病也。更有失名利之士，有志恢图，过于劳倦，形气衰少，谷气不盛，上焦不行，下脘不通，胃气热，热气熏胸中，因而内热，亦郁病也，宜归脾汤随症调之。（入门）

（3）《证治汇补·卷之二·内因门·郁症：郁症选方》。

①**方名**：越鞠丸（丹溪），一名芎术丸。

主治：统治诸郁。

组成：香附　苍术　抚芎（各二两）　栀子　神曲（各一两半）

服法：为末，水泛成丸，如绿豆大，白汤下百粒。

②方名：气郁汤。

主治：郁怒。气滞胸膈不行，胀满嗳气作酸。

组成：香附　苍术　橘红　半夏（各一钱半）　贝母　茯苓　抚芎　栀子　苏子　甘草　木香　槟榔（各五分）

服法：水煎，加姜五片。

③方名：湿郁汤。

主治：湿气熏蒸。身重倦卧疼痛，天阴则发。

组成：苍术（三钱）　白术　香附　橘红　羌活　独活　抚芎　半夏　浓朴　茯苓（各一钱）　生姜（三片）　甘草（五分）

服法：水煎服。

④方名：血郁汤。

主治：挫闷跌仆，身有痛处，胸膈不宽，大便黑色。

组成：香附（二钱）　牡丹皮　苏木　山楂　桃仁　赤曲　穿山甲　降香　通草　麦芽（各一钱）　红花（七分）

服法：水酒煎，入姜汁半盏，和匀服。

⑤方名：火郁汤。

主治：火郁于中。四肢发热，五心烦闷，皮肤尽赤。

组成：连翘　薄荷　黄芩　栀子　干葛　柴胡　升麻　芍药

服法：水煎服。

⑥方名：保和丸。

主治：食郁吞酸，腹满噫臭，身热便硬。

组成：山楂肉（二两）　半夏　橘红　神曲　大麦芽　白茯苓（各二两）　黄连　莱菔子　连翘（各五钱）

服法：末之，滴水丸，白汤下。

⑦方名：润下丸。

主治：痰郁肠胃，脉滑而沉，变生百病。

组成：南星（一两）　半夏（三两）　黄芩　黄连（各一两）　橘红（五钱）　白矾（三两）

制法：姜汁竹沥和丸。

二、《目经大成》

《目经大成》为清代眼科名著之一，黄庭镜著。全书共23万余字，居历代眼科专著之魁。全书共三卷，卷一定论，列医论四十五（条）篇，对六淫七情、阴阳水火、脏腑气血、诊脉验纹、品药制方等有关眼病医理详加探究，并附外治点药十八方。卷二考症，专述病治，首别病因十二类，次辨八十一病症，再论"拟因非症"八条，诸病症后或附以治验。卷三类方，仿张景岳"八阵"之例，分阵以统目疾方剂，计二百二十九首，阐明方义、细论化裁加减变化。卷首之论二十余篇，并设"立案式"，其论症，按病因分凡十二类，按病症分为八十九症。此外更收外治方十九首，俱实用尚有效者。

《目经大成》主要记载了郁证的病因病机、临床表现、诊断、治疗和方药。

1. 病因病机

【原文一】《目经大成·卷之一·五轮》

诗曰：肝木风轮乃青睛，肉轮黄土睑脾荣，水轮肾水瞳神黑，肺本金轮白气清，两眦血轮心火赤，五轮元自五行生。五行分演成八卦，轮廓兼并脏腑明。要知脏应五轮，一归乎气，《经》曰：诸气膹郁，皆属于肺是也。所以者何？肺位至高，外主皮毛，六气乘之，先发红肿，为眵为泪等，次第而起。且火居金上，气满则妄动，金受火克，气轮愈赤。

【按语】

此处运用五轮学说解释了"诸气膹郁，皆属于肺"的内在逻辑。五轮源自五行的木火土金水，分别对应五脏的肝心脾肺肾，因此分为风轮、血轮、肉轮、金轮（又称气轮）、水轮。其在眼睛上的定位分别为青睛、两眦、眼睑、白睛、瞳神。由于肺处上焦，身居高位，且外主皮毛，故外感六淫时最先受损，表现为白睛红肿，而后才出现眼屎、眼泪等症状。加之金受火刻，则金之气满妄动不得发，郁而生火象，表现为气轮愈赤。

【原文二】《目经大成·卷之一·运气正误》

大风折木，云物混扰，此之谓郁。

【按语】

此处之"郁"指的应是木郁。《素问·六元正经大论篇第七十一》曰："木郁之发，太虚埃昏，云物以扰，大风乃至，屋发折木，木有变。故民病胃脘当心而痛，上支两胁，膈咽不通，食饮不下，甚则耳鸣眩转，目不识人，善暴僵仆。太虚苍埃，天山一色，或气浊色，黄黑郁若，横云不起，雨而乃发也，其气无常。长川草偃，柔叶呈阴，松吟高山，虎啸岩岫，怫之先兆也。"上文指出木郁在自然中的状况为天空中尘埃昏暗，云物飘动，大风乃至，房屋被刮坏，树木折断，草木之类发生变化。故人们易患胃脘当心处疼痛，向上撑两胁，咽喉膈塞不通，食饮难以咽下，重则耳鸣头晕，两眼辨不清人物，多发突然僵直仆倒等病。天空中尘埃苍茫，天空和山脉为同样的颜色，或呈现浊气，色黄黑郁滞不散，云虽横于空中，而雨水不降，这就是木郁开始发作的现象，发作的时间不固定。平野中的草皆低垂不起，柔软的树叶皆背面翻转向外，高山之松被风吹作响，虎叫于山崖风峦之上，乃是木郁将发的先兆。类比至今时，与台风天气时乌云笼罩、气压降低、大风飐刮摧残，易发胃脘当心痛、头晕僵仆的现象有相通之处。

【原文三】《目经大成·卷之一·情气从召说》

忧郁过虑之人，所夺者神，故君火从之。

【按语】

上文指出忧郁过虑的人易耗伤心神。

2. 临床表现

【原文一】《目经大成·卷之一·五轮》

世称神珠，至清至脆，不可磨涅，晶莹如小儿之目为正，今人黄浊者，不饮食郁气，即情欲耗血，非本色也。

【按语】

此处可得情志所伤的临床表现为眼睛黄浊。眼睛被称为神珠，本该晶莹透亮如孩童之眼，但因气郁、不思饮食、情欲耗血导致眼睛黄浊。

【原文二】《目经大成·卷之一·五轮》

肺主气，抑郁不舒，不时悲哭，则形容憔悴，双睛陷而不润，金水相生，内外神膏多有因是而枯败者。

【按语】

此处阐述了抑郁不舒所致的气郁在身体和双睛的症状表现及病机。抑郁不舒则伤气，肺主气，金水相生，则水轮亦受影响，总体表现为憔悴，双睛陷而不润。神膏为古时中医眼部解剖学名称，指今之眼睛玻璃体。

【原文三】《目经大成·卷之一·脉经题要》

脉重按着骨，指下才动曰伏，阴也，水也。为积聚，为瘕疝，为少气，为忧郁，为霍乱，为腹痛甚。

【按语】

上文指出情志所伤之郁证在脉诊上的表现可为伏脉。

3. 诊断

【原文一】《目经大成·卷之二·八十一证·星月翳蚀十二》

此症甫病，目既赤肿痛泪，不敢近火向日，风轮生白翳，状如大星，星中有一孔，宛若锥钻。甚者如新月，月上亦有一痕，俨指甲深掐，故曰星月翳蚀，凝脂症之小者。盖人怒气及土郁伤肝，肝虚不胜病势，所以一逼便循空窍，双睛现症如斯。男妇患者多多。无论脉浮数弦大，总以犀羚逍遥散或四物汤加柴胡与黄酒炒连，不则疏风养荣、泻青、导赤等方增减与服，其翳虽险，徐徐自尔枯落。但痕迹下陷，日久对脉补和，始上而平，非一时能遽没。

【按语】

土郁伤肝，这指出了因土郁引起的眼部症状、病因病机及临床治疗。此症被中医命名为"星月翳蚀"，以"风轮生白翳，宛若锥钻"为眼部特征，类似于现代医学的细菌性角膜炎。中医治疗方剂围绕犀羚逍遥散、四物汤、疏风养荣汤、泻青、导赤散等方进行辨证加减。此外还指出此病虽险，但可徐徐自尔枯落，非一时可痊愈。另外，文中提及的"凝脂翳"源自《证治准绳·杂病》，书中对其病因病机、临床表现及预后均作了详细论述，此处认为"星月翳蚀"的眼症为《证治准绳》中凝脂翳的轻型。

【原文二】《目经大成·卷之二·八十一证·彩云捧日十六》

此症满风轮生障赤色，浓薄高低不等，痛涩莫敢开视，见人则两眉紧斗，眵泪并流，且丝脉纵横，白睛亦红紫相映，故曰彩云捧日。看似风血有余初症，不知实系痼疾，非王道不能治者。何为此病多得于幽郁妇女及穷苦之人？夫人而穷苦，不独忧郁，即饥寒负荷，精、气、神三才，六时无一刻施畅，虽具吾体，不为吾用，而劳动之火无制上炎，上炎之际不免雨露外承，寒凉内遏其火不得发泄，沉郁在络年深日久，血亦相因而瘀焉。瘀与郁偕，郁藉瘀出，故得症如前。说者谓：阳王风高，障赤而微坚；阴虚火动，翳白而中陷。是道也，在彼在此，不远不近。治法：先揣其境遇，次问其因，次诊其脉体，非病实形实，以冲和养正、神效黄芪汤，大剂进一二，看他如何转应，或补或和，虽功效綦难，药无惜而日月不计，终有瘳时。若少年境顺得此，必盲医治坏，更须细心调燮。否则必变时复症，大费工力。

【按语】

此段介绍了因郁证所致的眼部"彩云捧日"症。病机表现为幽郁不得发，郁而化火后又被遏于体内，沉郁在络年深日久，常见于幽郁妇女或贫苦之人。以贫苦之人为例，因饥寒负荷而忧郁，且精、气、神久不得放松，压力过大郁而化火，火性上炎又服以寒凉之品内遏，致郁而不得解，终沉郁在络。年深日久，气郁又引起血瘀。二者兼病，引动眼部出现"彩云捧日"的症状，表现为白睛出现异物、变为赤色，且浓薄高低不等。眼睛痛且干涩，不能睁眼。若见人，睁眼则两眉紧斗，眵泪并流，出现很多血丝，白睛红紫相映。治疗时先考虑患者境遇，再问病因，然后诊脉，若为虚证但表现为实象，则用冲和养正、神效黄芪汤进行治疗，观察治疗效果。即使治疗效果不是很好，但坚持治疗且药无惜，病情总会痊愈。若年少时人生顺利，却得此病，必为盲医治坏，更要细心调养，否则一定会变成时复症，到时治疗会大费工力。时复症，指发病时白睛红赤，奇痒难忍，每年至期而发，过期而愈，呈周期性反复发作的眼病，源自《证治准绳·七窍门》，相当于西医学的春季卡他性结膜炎。此病可延绵数年或数十年之久，随年龄增长而逐渐减轻或痊愈，一般双眼罹患。

【原文三】《目经大成·卷之二·八十一证·眭赤烂二十六》

赤胜烂者，多得于劳心、忧郁、忿悖无形之火；烂胜赤者，多伤于酒食、过哭、冒烟有形之气。

【按语】

此处说的是眼睑因劳心、忧郁、忿悖的无形之火发生病变，表现为红肿胜过溃烂；若为溃烂胜过红肿，则多由于伤酒食、过哭、冒烟等有形之气。二者的区别可作为鉴别诊断的依据之一。

【原文四】《目经大成·卷之二·八十一证·睑黡三十八》

此症两目别弊，但上下外睑煤黑，有如淡墨沈于旧棉纸。……

此症妇人亦常见有患者。总由脾土衰惫，倦于承运输送，致寒饮热痰，不下行而上走，现斯秽迹。或人事不齐，中怀郁郁，无时悲泣，因而木胜水侮，青斑黑点玷污花容。饰以金丹蓉粉，翻为轻薄子，刻画无盐，其可衰也夫，其可惜也夫。

【按语】

此处描述的是因中怀郁郁或脾土衰惫所致的睑黡，现代称黑眼圈。可见郁证在眼部亦有所体现，总的病机是忧郁伤肝，肝郁化火而使木胜水侮。肝开窍于目，表现为青斑黑点玷污花容，即黑眼圈。尾句也道出了作者对此的感慨与惋惜。

【原文五】《目经大成·卷之二·八十一证·流金凌木四十六》

此症目无甚大弊，但三处两处似膜非脂，从气轮而蚀风轮，故曰流金凌木。状如胬肉攀睛，然色白而薄，位且不定。亦多见于阴郁妇女。所以然者，妇人性虽柔，当不得好胜而善愁。善愁则气降，好胜不胜则愁变为恨矣。

恨不能发故郁，郁则生火，火盛精耗，金木俱伤，爰得斯病。病成可却而不可除，万无妄施钩割，徒致人丧明也。

症成可却，盖风轮患此，必有微眵与泪，或昏眊不自在。以归芍六君子合生脉，倍分两为丸，岁月长服，则病不再长。或还少丹、驻景丸亦可。不可除，攀睛胬肉明明薄在轮廓，只钩起钳定，飞刀割之立去。此则谓攀睛却是翳障，谓翳障却是皮膜，谓轻而无害却针药无下手处。医得无增便是除，此言虽谬，见理綮明。

【按语】

此处说的是因善愁成郁，郁而生火，火盛精耗，金木俱伤形成的眼部"流金凌木"症，指以白睛某处有膜状或索状之物侵入黑睛表面为主要表现的眼病，相当于西医的假性翼状胬肉。胬肉攀睛指眼眦部白睛上长出蝉翼状胬肉，横贯白睛，攀侵黑睛，甚至遮盖瞳神的慢性眼病。临床表现有眼部干涩瘙痒、流泪生眵、刺痛畏光等。此处的流金凌木虽与胬肉攀睛相似，但其色白而薄，位且不定。在治疗过程中，流金凌木的治法又与胬肉攀睛大有不同。若得此病，可以通过治疗使病情稳定，却无法痊愈，更不可采用钩割之法使之去除，否则只会令患者失明。若要使病情好转，则可通过归芍六君子汤、合生脉散制成丸剂长期服用，或还少丹、驻景丸同样有效，能使病情稳定不再恶化。与攀睛胬肉不同的是，二者虽都薄在轮廓，然前者可通过飞刀割之立去。而流金凌木的"攀睛"病位在眼膜里，可谓虽是轻症但针药无从下手。那么从这个角度上看，经过治疗不再恶化，便已相当于祛除疾病。这个说法虽然荒谬，但知道其中缘由后便也能够明了了。

4. 治疗

【原文一】《目经大成·卷之一·五行存疑》

人身肝火内炽，郁闷烦躁，须以辛凉发达之品使遂其性，否则，寒药投之恐愈郁，热药投之恐愈炽矣。

【按语】

郁闷烦躁所致的肝火内炽，治疗当用辛凉发达的药物，不可用寒药或热药。二者不能遂其性，均能使病势加重。

【原文二】《目经大成·卷之二·十二因·因厥郁五》

此章言因郁而致目病，病而复厥。症，治郁有五，《经》曰：木郁则达之，火郁则发之，土郁则夺之，金郁则泄之，水郁则折之。达者，畅茂条达之意。肝性急，怒气逆胁，腋或痛，火时上炎。治以辛散，不愈则用逍遥散，或升散之品加厥阴报使而从治之。久风入中为飧泄，则以清扬之剂四君子加桂枝、芍药举而散之。凡此类皆达之之法。注《内经》者曰：达之，吐之也，吐中虽有发散之义，只保得无害，便可以吐字该达字耶？发之，注曰汗之也，东垣升阳散火汤，使穷其势则已。其实发与达不相远，盖火在木中，木郁则火郁，即以达之之药发之，无有不应。夺之，注曰下之也，如中满腹胀困甚，非咸寒峻下以劫夺其势，决不能平。然食塞胃中，厥逆不省，不吐则死，当以吐为上夺，而衰其胃土之郁。

《经》曰高者因而越之，非夺而何。至曰泄之，渗泄、解表、利小便也，夫肺主皮毛，纵诸气郁，解表则金气已达，再加渗利，不惟便涉水郁，端恐虚其虚而郁愈郁耳。折之，谓制其冲逆，固是妙解，然调其气，过者折之，以其畏也。所谓泻之，又当体认，凡水道皆气化，气止则化绝，非过而折，郁将转变为厥矣。由此言之，折之须当有术。或左右合归，暖其肾气，气运则郁泄。或补中益气，升提肺气，使上窍开而下窍自通，或建中助其脾土，制以所畏，不利之利，即所谓泻之也。

丹溪曰：气血冲和，百病不生，一有拂郁，肇基于此。乃制六郁论，曰气，曰湿，曰热，曰痰，曰血，曰食。且谓六郁以气为先，气郁而成湿滞，湿滞而成热，热郁而成痰，痰滞而血不行，血不行而食不消，此六者相因为病者也，故立越鞠丸以治郁，薛氏因越鞠变逍遥，加减出入，尤为平允。

【按语】

此三段总述了郁证所致目病的治法，段中提及"木郁则达之，火郁则发之，土郁则夺之，金郁则泄之，水郁则折之。达者，畅茂条达之意。肝性急，怒气逆胁，腋或痛，火时上炎。治以辛散，不愈则用逍遥散，或升散之品加厥阴报使而从治之。久风入中为飧泄，则以清扬之剂四君子加桂枝、芍药举而散之。凡此类皆达之之法"。在前一本书《证治汇补》中已有详细介绍。此处则结合木郁、水郁展开更详细的论述，对书中所言"达之之法"和"夺法"进一步展开了自己的见解。第三段提及的六郁论，提出六郁以气为先，亦与《证治汇补》中郁证相关的"总治"和"调气总法"有异曲同工之妙。

5. 方药

【原文一】《目经大成·卷之三·补阵》

归脾汤三十八

（龙眼肉、煨姜、大枣佐煎）

人参　白术　茯神　酸枣仁　远志　木香　黄芪　当归　甘草

脾虚血动，或郁结作痛，此方主之。

赵养葵曰：心主血，脾统血，肝藏血，凡血症须按三经用药，此方是也。愚谓血本脏腑精液，从火而化。故其色赤。犹水银之升灵砂砂也，未必便生于心。但思虑过度，心血先亏耳。心亏，则脾何所统，而肝无所藏，致妄行不归，或郁结疼痛。爰用参、酸枣仁、龙眼肉以补心，苓、草、白术、大枣以理脾，木香、远志、当归、生姜以和肝。张景岳曰：此方之木香，特因郁结疼痛，如无是症，必须除去以避香燥。其于气虚血动不尤善乎？又远志味辛而散，凡多汗燥热，亦宜酌用。名言可采。诸家方书，列出许多病症，责以此汤主治。命名归脾，吾不知其所谓。

【原文二】《目经大成·卷之三·补阵》

驻景丸四十二

龟胶、鹿胶合蜜，和丸梧子大，朱砂为衣。

枸杞　地黄　苁蓉　当归（各四两）　阳起石（醋煮）　磁石（三两）　巴戟天　五味子　葳蕤仁　牛膝（各二两）　肉桂　沉香（各一两五钱）　夏枯草　菊花　楮实（各一两）

男妇失荣，致肌瘦面惨，目昏涩泣出，时见黑花，主此方。境顺而美，意快而足，凡此皆谓之荣。一不到头，含羞忍辱，忧戚倍于常人，甚则意境俱非，不堪回首，阴阴心病，销耗元神，故得前症。本科目为失荣，最不能治。虽归、地、五味、磁石、蕤仁、龟胶左益真精，当得天马腾空，触类便发。纵杞、戟、鹿胶、阳起石、桂、沉右壮真气，不奈木鸡妄执，滞而难通。至若菊花、怀牛膝一清一利，楮实、夏枯草以发以开，目光乍为一活，其默默绵绵之绪，幽郁不化，能保将来无复结之祸乎？方名驻景，要亦得此聊以销病居之岁月云。愿子若女，有势毋尽使，有福无尽享。所以毋尽者，盖天道好还，留余地为退步计也。《易》曰：日中则昃，月盈则亏。观象玩辞，可以修省矣。

【原文三】《目经大成·卷之三·和阵》

羚犀逍遥散三

即前方量加牡丹皮、栀子仁，或去栀仁加橘皮、黄酒炒连。

怒气伤肝，血郁目暗，此方主之。

肝主怒，怒则气逆，故伤肝。肝伤故血郁而目暗。越人云：东方常实，就使气逆自伤，疏之即所以补之也。

乃用逍遥加牡丹皮、栀仁。夫丹栀色赤入血，味苦从火。既伐肝邪，自疏肝气。薛氏以治上症，诚有卓见。养葵以栀子屈曲下行，改用黄酒炒连，复增橘皮，盖取其辛燥之气，引连入木，木平则心火亦因而息。且火不刑金，而金能制木，又得左金之意。持以治郁，较薛颇胜。愚常以羚角犀角磨水调是散，效尤速。乃更今名。

【原文四】《目经大成·卷之三·寒阵》

七制香附丸三十七

拣大香附子一斤，杵去皮，以童便浸软，剂片。初用生姜扭汁渍湿晒干，继用冬酒，继陈米醋，继生紫苏汁，继生艾汁，继生薄荷汁，次第渍晒毕，碾末，百合粉糊丸，赤豆大，瓷罐封固听用。

妇人一切风热不制，改目淡红微翳，眵泪，频年不瘥。此盖忧思郁怒，潜伤肝脾，致春升之气不能上营，虽治易愈，未几复来。一回重一回，药遂困应。香附气芬味苦辛，专入肝脾而平蕴结，今渍以七物，非制其悍，实助其能，用疗上症，尤为合式。

【原文五】《目经大成·卷之三·因阵》

保胎流气饮六

（附正气天香汤）

当归　贝母　羌活　甘草　浓朴　干艾　黄芩　荆芥　枳壳　芍药　菟丝　川芎

因胎目病，此方主之。

胎气宜固，兼散非理也。然目病暴作，不得不暂与治标。故以羌活、川芎、荆芥、枳壳、贝母、浓朴疏风热而劫虚痰，黄芩、当归、甘草、芍药、菟丝、艾叶，护元神而平幽郁。夫郁舒风自息，痰去神乃宁，神宁则气流血行，胎其保而病亦潜除。《经》曰：有故无损，亦无损也。此方之谓与。如血热气不和，四五月胎动，除羌活、荆穗、川芎、枳壳，用藿香、紫苏、黄芩。或根据绀珠正气天香汤：乌药、干姜、橘皮、紫苏、香附尤稳。

三、《医宗金鉴》

《医宗金鉴》的作者是清代吴谦，刊行于清乾隆七年（公元1742年），是当时政府组织编纂的一部医学丛书。今编此书分上、中、下三册，共90卷，包括订正仲景全书伤寒论注、金匮要略注等部分。本书内容切合实际，简明扼要，《四库全书总目》称赞其"有图、有说、有歌诀，俾学者既易考求，又便诵习"。

《医宗金鉴》中记载了郁证的病因病机、诊断、治疗和方药。

1. 病因病机

【原文一】《医宗金鉴·运气要诀·运气亢害承制歌》

五运六气太过而极，则谓之亢，亢则必害我所胜者也。假如木亢极，则必害我之所胜之土；土之子金，随起而制木，木畏承受其制，则不敢妄刑彼母也。五行有此承制之道，自相和顺，则生化不病矣。假如木亢盛而无制，则必生胜病；胜病者肝，受病者脾，二经同病也。有胜必有复，有盛必有衰，自然之道也。木盛而后必衰，土之子金，则乘衰必复胜母之仇，是则更生复病也；复病者肺，受病者肝，二经同病也。余脏法此。若木不及，则被金遏抑，屈伏不伸，而木郁之病生也。然被郁极而乃发者，盖以木气不及，不能令子火旺，故不能复也，所以必待其己之得位时而后乃发也；虽发而不为他害，但自为灾病，亦由本气弱耳。故方其未发之时，与胜病同，胜病者肺，郁病者肝，及其已发之时，不复病肺，惟病肝也。余脏法此。此上文以太过释胜，不及释郁病，非谓一岁之太过不及，则分司之气无胜，复，郁病也。凡太过妄行害彼而病者，皆胜病也。受害子终不能复，郁而发病者，皆郁病也。不及被抑而病者，亦郁病也。被郁待子来报母仇而病者，皆复病也。推此余皆可通也。

【按语】

此段主要描述了五运六气相互制约、相互影响的运行规律。依据五行相生相克理论，本段阐述了郁证发病的两种病机：一为某脏亢极，害其所胜之脏，受害子终不能复，郁而发病；二为某脏不及而被抑，抑而成郁者。

【原文二】《医宗金鉴·五运郁极乃发歌》

火土金郁待时发，水随火后木无恒。水发雹雪土飘骤，木发毁折金清明，火发曛昧有多少，微者病已甚无刑。木达火发金郁泄，土夺水折治之平。

注：……木达谓木郁达之；达者，条达舒畅之义也。凡木郁之病，风为清敛也，宜以辛散之，疏之，以甘调之，缓之，以苦涌之，平之，但使木气条达舒畅，皆治木郁之法也。……

是方，即白术，茯苓，当归，白芍，柴胡，薄荷，甘草也。肝气热，根据本方加炒栀子、牡丹皮，名加味逍遥散。肝气滞加陈皮，肝气郁加抚芎、香附。肝气郁热，加吴茱萸、炒川黄连。惟薄荷只可少许为引，不宜多用。

【按语】

本段论述了五郁的辨证论治。在郁证中，肝郁化火，即木郁是重要的病因之一。同时，本段指出了对于不同的木郁有不同的方剂加减，以供参考。木郁达之最早出自《素问·六元正纪大论篇第七十一》。历代注释者也认为："'达'为宣吐，用柴胡、川芎条而达之。"但《吴医汇讲》认为："郁致疾，不待外感六淫，而于情志为更多。"

【原文三】《医宗金鉴·四十一卷·诸气总括》

若为思触，心有所存，气留不行，其气结矣，即郁气也。

气郁者，或得于名利失志，或得于公私怫情，二者之间也。

【按语】

本段阐述了气郁的病因病机。"气郁"出自《素问·六元正纪大论篇第七十一》。张景岳在《类经》中注："故必折去其致郁之气，则郁者舒矣。"这指出了气郁的治疗思想。《明医指掌》指出："气郁者，越鞠丸，或二陈汤加枳壳、桔梗、香附、乌药、姜炒黄连、苍术，有痰加贝母。"

【原文四】《医宗金鉴·调经门·内因经病》

妇人从人不专主，病多忧忿郁伤情，血之行止与顺逆，皆由一气率而行。

注：妇人从人，凡事不得专主，忧思，忿怒，郁气所伤，故经病因于七情者居多。盖以血之行，止，顺，逆，皆由一气率之而行也。

【按语】

本段阐述了妇人多有七情内伤之病，而且与经期疾病相关。《古今医统大全》提及："今七情伤气，郁结不舒，闷壅痞塞，发为诸病。"《妇科玉尺》谈及妇人七情之病伤血："盖妇人多郁怒，郁怒则肝伤，而肝藏血者也；妇人多忧思，忧思则心伤。而心主血者也，心肝既伤，其血无所主则妄溢，不能藏则横行。"

【原文五】《医宗金鉴·经闭门·妇病难治》

谚云妇病不易治，盖以幽居情郁疑，执拗不喜望闻问，讳疾忌医术莫施。

注：寇宗奭曰，宁治十男子，莫治一妇人。谓妇人之病多不易治也。盖以妇人幽居情郁，忧恚爱憎多疑，所怀不遂，性执偏拗，诊时又不令医师观形，望色，闻声，问病。富贵之家，居奥室之中，处帏幔之内，且复以帕蒙手，既不能行望色之神，又不能尽切脉之巧……

【按语】

本段阐述了妇人之病难治，一方面妇人疾病多因七情内伤；另一方面妇人在古时受限颇多，但此项对如今参考意义降低。

【原文六】《医宗金鉴·外科卷上·面部·黧黑皯〔黑曾〕》

方歌：皯〔黑曾〕如尘久始暗，原于忧思抑郁成，大如莲子小赤豆，玉容久洗自然平。

注：此证一名黧黑斑。初起色如尘垢，日久黑似煤形，枯暗不泽，大小不一，小者如粟粒、赤豆，大者似莲子、芡实，或长、或斜、或圆，与皮肤相平。由忧思抑郁，血弱不华，火燥结滞而生于面上，妇女多有之。宜以玉容散早晚洗之，常用美玉磨之，久久渐退而愈。戒忧思、劳伤，忌动火之物。

方剂：玉容散　白牵牛　团粉　白蔹　白细辛　甘松　白鸽粪　白芨　白莲蕊　白芷　白术　白僵蚕　白茯苓（各一两）　荆芥　独活　羌活（各五钱）　白附子　鹰条白　白扁豆（各一两）　防风（五钱）　白丁香（一两）

共研末，每用少许，放手心内，以水调浓搽搓面上良久再以水洗面，早晚日用二次。

【按语】

本段阐述了黧黑皯的辨证论治，多因忧思内伤，气郁化火，血虚气燥所致。情绪平和对于治疗很重要。

【原文七】《医宗金鉴·外科卷下·臂部·蝼蛄串》

方歌：蝼蛄串生臂内中，患伤脾气包络凝，筋骨如中流矢痛，内溃串孔似漏形。

注：此证生于臂内中廉，属包络经。由思虑伤脾，脾伤则运化迟，故生浊液，流于肌肉，脾气滞郁不舒，凝结而成。此患初起，筋骨如中流矢，疼痛渐增，漫肿坚硬，不红不热，连肿数块，臂膊不能转动，日久其肿块渐次溃破，孔孔时流白浆，内溃串通诸孔，外势肿硬不消，脓水淋沥如漏，虚证悉添，如面黄、食少、削瘦，甚则午后寒热交作，而成败证也。初起宜服逍遥散，外敷太乙紫金锭；次服人参养荣汤，调和气血，扶助脾胃，十中可保二三。溃，按痈疽溃疡治法，若投药不效者属逆。

方剂：逍遥散（见背部上搭手）

太乙紫金锭（见胸部脾发疽）

人参养荣汤（见溃疡门）

【按语】

本段阐述了蝼蛄串的辨证论治，主因为忧郁思虑伤脾，郁滞不舒。

2. 诊断

【原文一】《医宗金鉴·水气病脉证并治第十五》

沈明宗曰：脉得诸沉，沉为气郁，不行于表，则络脉虚，虚即水泛皮肤肌肉，故身体肿重，当责有水。但沉为正水，而正水乃阴盛阳郁，脉必沉极，若陡见浮起，是真气离根之象，故曰：水病脉出者死。若风、皮二水脉浮洪，不在此例。

【按语】

此处指出气郁在脉诊上的表现及病机。沉脉不行于表，多为气郁。脉络虚，故水泛皮肤肌肉，表现为身体浮肿。此为气郁致阴盛阳郁之故，但若沉脉陡见浮起，为真气离根，危重象也。而风、皮二水脉不在此列。

【原文二】《医宗金鉴·妇人杂病脉证并治第二十二》

咽中如有炙脔，谓咽中有痰涎，如同炙肉，咯之不出，咽之不下者，即今之梅核气病也。此病得于七情郁气，凝涎而生。故用半夏、厚朴、生姜，辛以散结，苦以降逆，茯苓佐半夏，以利饮行涎，紫苏芳香，以宣通郁气，俾气舒涎去，病自愈矣。此证男子亦有，不独妇人也。

【按语】

此段讲的是郁证梅核气的症状和治法。因七情郁气所致的梅核气与虚火喉痹、噎膈梅核气不同。三者虽都有痰中异物，吐之不出，咽之不下的症状，但郁证梅核气无咽痛，且进食无阻碍，不影响吞咽。咽中梗塞的感觉与情绪波动有关，当心情抑郁或注意力集中于咽部时，则梗塞感觉加重。虚火喉痹，咽部除有异物感外，尚觉咽干、灼热、咽痒。咽部症状与情绪无关，但过度辛劳或感受外邪则易加剧。噎膈以吞咽困难为主，吞咽困难的程度日渐加重，且梗塞的感觉主要在胸骨后而不在咽部。此处治疗郁证梅核气用半夏、厚朴、生姜等以宣通郁气，俾气舒涎去，亦不同于另外二者的治疗。另外，此证男女均可得，因男子亦受七情郁气所扰。

3. 治疗

【原文】《医宗金鉴·手部主病针灸要穴歌》

支正穴，主治七情郁结不舒，肘臂十指筋挛疼痛，及消渴饮水不止等证。

【按语】

本段论述了支正穴的针灸治疗可治七情郁结不舒。

4. 方药

（1）《医宗金鉴·删补名医方论一卷》。

方名：归脾汤。

主治：思虑伤脾，或健忘怔忡，惊悸盗汗，寤而不寐，或心脾作痛，嗜卧少食，及妇女月经不调。

组成：人参　龙眼肉　黄芪　甘草　白术　茯苓　木香　当归　酸枣仁　远志　姜（三片）

服法：水煎服。

按：罗谦甫曰，方中龙眼，酸枣仁，当归，所以补心也；芪，参，术，苓，草，所以补脾也。薛己加入远志，又以肾药之通乎心者补之，是两经兼肾合治矣。而特名归脾何也？夫心藏神，其用为思；脾藏智，其出为意，见神智思意火土合德者也。心以经营之久而伤，脾以意虑之郁而伤，则母病必传之子，子又能令母虚，所必然也。其病则健忘怔忡，怵惕不安之征见于心也；饮食倦怠不能运输，手足无力，耳目昏眩之证见于脾也。故脾阳苟不运，心肾必不交，彼黄婆者，若不为之媒合，则已不能摄肾气归心，而心阴何所赖以养，此取坎填离者，所以必归之脾也，其药一滋心阴，一养脾阳，取乎健者，以壮子益母。然恐脾郁之久，思意不通，故稍取木香之辛且散者，以畅气醒脾，使能速通脾气，以上行心阴，脾之所归，正在斯耳。张璐曰：补中益气与归脾同出保元，并加归，术，而有升举胃气滋，补脾阴之不同。此方滋养心脾，鼓动少火，妙佐以木香少许，调顺诸气，畅和心脾。世医不谙此理，反以木香性燥不用，服之多致痞闷减食者，以其补药多滞，不能输化故耳。

（2）《医宗金鉴·删补名医方论四卷》。

方名：清燥救肺汤。

主治：诸气膹郁，诸痿喘呕。

组成：桑叶（经霜者，三钱）　石膏（炒，二钱五分）　甘草（一钱）胡麻仁（炒，研，一钱）　真阿胶（八分）　人参（七分）　麦冬（一钱二分）　杏仁（去皮，尖，炒黄，七分）　枇杷叶（去毛，蜜炙，一片）

痰多加贝母，栝楼。血枯加生地黄。热甚加犀角，羚羊角，或加牛黄。

服法：以水一碗，煎六分，频频二、三次，滚热服。

按：喻昌曰，按诸气膹郁之属于肺者，属于肺之燥也，而古今治气郁之方，用辛香行气，绝无一方治肺之燥者。诸痿，喘，呕之属于上者，亦属于肺之燥也。而古今治法，以痿，呕属阳明，以喘属肺，是则呕与痿属之中，下，而惟喘属上矣，所以亦无一方及于肺之燥也。即喘之属于肺者，非表即下，非行气即泄气，间有一二用润剂者，又不得其肯綮。今拟此方名清燥救肺，大约以胃为主，胃土为肺金之母也。其天冬，知母能清金滋水，以苦寒而不用，至如苦寒降火之药，尤在所忌。盖肺金自至于燥，所存阴气不过一线耳。倘更以苦寒下其气，伤其胃，其人尚有生理乎？诚仿此增减以救肺燥变生诸证，庶克有济。柯琴曰：古方用香燥之品以治气郁，不获奏效者，以火就燥也。惟缪仲醇知之，故用甘凉滋润之品以清金保肺立法。喻昌宗其旨，集诸润剂，而制清燥救肺汤，用意深，取药当，无遗蕴矣。

《经》云：损其肺者益其气。肺主诸气故也。然火与元气不两立，故用人参，甘草甘温而补气，气壮火自消，是用少火生气之法也。若夫火燥膹郁于肺，非佐甘寒多液之品，不足以滋肺燥，而肺气反为壮火所食，益助其燥矣。故佐以石膏，麦冬，桑叶，阿胶，胡麻仁辈使清肃令行，而壮火亦从气化也。《经》曰：肺苦气上逆，急食苦以降之。故又佐以杏仁，枇杷叶之苦以降气。气降火亦降，而制节有权；气行则不郁，诸痿，喘，呕自除矣。要知诸膹郁，则肺气必大虚，若泥于肺热伤肺之说而不用人参，郁必不开，而火愈炽，皮聚毛落，喘咳不休而死矣。此名之救肺，凉而能补之谓也。若谓实火可泻，而久服芩，连，苦从火化，亡可立待耳。

（3）《医宗金鉴·删补名医方论二卷》。

方名：补中益气汤。

主治：阴虚内热，头痛口渴，表热自汗，不任风寒，脉洪大，心烦不安，四肢困倦，懒于言语，无气以动，动则气高而喘。

组成：黄芪　人参　云术　炙甘草　陈皮　当归　升麻　柴胡

服法：加生姜三片，大枣二枚，水煎，温服。

按：柯琴曰，仲景有建中，理中二法。风木内干中气，用甘草，饴，枣，培土以御木；姜，桂，芍药，平木而驱风，故名曰建中。寒水内凝于中气，用参，术，甘草，补土以制水，佐干姜而生土以御寒，故名曰理中。至若劳倦形衰，气少阴虚而生内热者，表证颇同外感，惟李东垣知其为劳倦伤脾，谷气不胜阳气，下陷阴中而发热，制补中益气之法。谓风寒外伤其形，为有余；脾胃内伤其气，为不足。遵《黄帝内经》劳者温之，损者益之之义，大忌苦寒之药，选用甘温之品升其阳，以达阳春升生之令。凡脾胃一虚，肺气先绝，故用黄芪护皮毛而闭腠理，不令自汗。元气不足，懒言气喘，人参以补之。炙甘草之甘，以泻心火而除烦，补脾胃而生气。此三味，除烦热之圣药也。佐白术以健脾，当归以和血。气乱于胸，清浊相干，用陈皮以理之，且以散诸甘药之滞。胃中清气下陷，用升麻，柴胡气之轻而味之薄者，引胃气以上腾，复其本位，便能升浮，以行生长之令矣。补中之剂，得发表之品而中自安；益气之剂，赖清气之品而气益培，此用药有相须之妙。是方也，用以补脾，使地道卑而上行，亦可以补心，肺，损其肺者，益其气，损其心者，调其营卫也。亦可以补肝木，郁则达之也。惟不宜于肾，阴虚于下者不宜升，阳虚于下者更不宜升也。凡李东垣治脾胃方，俱是益气。去当归，白术，加苍木，木香便是调中，加麦冬，五味辈，便是清暑。此正是医不执方，亦是医必有方。赵献可曰：后天脾土，非得先天之气不行，此气因劳而下陷于太阴，清气不升，浊气不降，故用升，柴以佐参、芪，是方所以补益后天中之先天也。凡脾胃不足，喜甘而恶苦，喜补而恶攻，喜温而恶寒，喜通而恶滞，喜升而恶降，喜燥而恶湿，此方得之矣。陆丽京曰：此为清汤下陷者言之，非为下虚而清汤不升者言之也。倘人之两尺虚微者，或者肾中水竭，或者命门火衰，若再一升提，则如大木将摇而拨其本也。

（4）《医案金鉴·四十一卷》。

①**方名**：越鞠汤。

主治：六郁，即食郁，气郁，血郁，痰郁，湿郁，热郁。

组成：苍术，栀子，神曲，香附，抚芎。气实者加木香，气虚者加人参，血实者加红花，血虚者加当归，痰多者加半夏，湿多者加白术，热多者加萸、连，饮多者加茯苓，食多者加麦蘖。

按：夫气郁之病若久，必与血，痰，湿，热，饮，食相合，故治郁之方，可治气郁也。

②**方名**：四七汤。

主治：七情过节，七气病生，郁结生痰，如絮如膜，凝结喉间，咯之不尽，咽之不下，名曰梅核气。日久不愈，变生噎膈，上吐涎沫，下秘二便也。

组成：半夏，茯苓，厚朴，紫苏叶。胸腹中气不快，加橘皮，甘草，香附，亦治妇人一切气病；妇人有孕喜吐者，名曰恶阻，更加川芎，当归，白芍；妇人肥白，多痰气郁，有白浊带下者，亦以本方送青州白丸子可也。

按：此乃平和之剂。

（5）《医案金鉴·删补名医方论四卷》。

方名：逍遥散。

主治：肝家血虚火旺，头痛目眩，烦赤口苦，倦怠烦渴，抑郁不乐，两胁作痛，寒热，小腹重坠，妇人经水不调，脉弦大而虚。

组成：芍药（酒炒）　当归　白术（炒）　茯苓　甘草（炙）　柴胡（各二钱）　加味逍遥散，即此方加丹皮、山栀（各五分炒）

服法：引用煨姜三片，薄荷少许，煎服。

（6）《医案金鉴·胸乳部》。

方名：清肝解郁汤。

组成：当归　生地黄　白芍（酒炒）　川芎　陈皮　半夏（制，各八分）　贝母（去心，研）　茯神　青皮　远志（去心）　桔梗　紫苏叶（各六分）　栀子（生，研）　木通　甘草（生，各四分）　香附（醋炒，各一钱）

服法：水二钟，姜一片，煎八分，食远服。

方歌：清肝解郁贝茯神，四物青皮远夏陈，栀桔通苏香附草，能消乳核气郁伸。

四、《本草纲目拾遗》

《本草纲目拾遗》，古代中医药学著作，由清代赵学敏编著，成书于乾隆三十年（公元1765年）。其书以拾《本草纲目》之遗为目的，共10卷，载药921种，其中《本草纲目》未收载的有716种，包含了不少民间药材，如冬虫夏草、鸦胆子、太子参等，以及一些外来药品，如金鸡纳（喹啉）、日精油、香草、臭草等。本书除补《本草纲目》之遗以外，又对《本草纲目》所载药物备而不详地加以补充，错误处给予订正。本书对研究《本草纲目》与明代以来药物学的发展，起到了重要的参考作用。作为清代最重要的本草著作，该书受到海内外学者的重视。

【原文一】《本草纲目拾遗·卷一：水部》

金银露：乃忍冬藤花蒸取，鲜花蒸者香，干花者少逊，气芬郁而味甘，能开胃宽中、解毒消火、暑月以之代茶，饲小儿无疮毒，尤能散暑。金灿然药帖云：金银露专治胎毒，及诸疮痘毒热毒。广和帖云：清火解毒，又能稀痘。

玫瑰露：玫瑰花蒸取，气香而味淡，能和血，平肝养胃，宽胸散郁，点酒服。金氏药帖，专佛手露：佛手柑蒸取，气香味淡，能疏膈气。金氏药帖，专治气膈，解郁，大能宽胸。

香橼露：香橼蒸取，气香味淡，消痰逐滞，与金桔橙露同功。

桂花露：桂花蒸取，气香，味微苦，明目疏肝，止口臭。金氏药帖，专治龈胀牙痛，口燥咽茉莉露：茉莉花蒸取，气香味淡，其气上能透顶，下至小腹，解胸中一切陈腐之气。然止可蔷薇露：出大食、占城、爪哇、回回等国。番名阿剌吉。洒衣经岁其香不歇，能疗心疾，以胸膈郁气。又一种内地蔷薇露，系中土蔷薇花所蒸，专治温中达表，解散风邪。

兰花露：此乃建兰花所蒸取者，气薄味淡，食之明目舒郁。

【原文二】《本草纲目拾遗·卷一：水部》

放云之法：择净室，须四面有窗者，通上下用纸裱糊，勿令泄气，然后将云盒居中去塞，则云自出，悠扬涣散，芬芳四绕，可以醒脾胃舒肝郁而和经络，令人有然出尘之想。

【原文三】《本草纲目拾遗·卷二：土部》

檀香泥

乃檀香心中所含脂垢，不易得，色如尘土，故以泥名。之亦作檀香气。
治胃气滞痛，肝郁不舒。

【原文四】《本草纲目拾遗·卷三：草部上》

珠参

金沙江志：产东川者，味似参，较苦。本草从新云：出闽中，以大而明透者佳，须多去皮，滚水泡过，然后可用。因其苦劣之味皆在外边，近中心则苦减而稍甘。书影丛说：云南姚安府亦产人参，其形扁而圆，谓之珠儿参。药性考：珠儿参根马荠同。

苦寒微甘，味浓体重。救生苦海云：补肺降火下气，肺热有火者宜之，脏寒者服之，即作腹痛，郁火服之，火不透发，反生寒热。血症用之，可代三七。药性考：性辛、温味，甘托里，外症堪用。

【按语】

珠参本非参类，前未闻有此，近年始行，然南中用之绝少，或云来自粤西，是三七子，又云草根。大约以参名，其性必补，医每患其苦寒，友人朱秋亭客山左，闻货珠参者有制法，服之可代辽参。每五钱索价五十金，秋亭罄千金市其方，秘不轻授，予恳其弟退谷，始得其术，因录之以济贫。珠参切片，每五钱以附子三分，研末拌匀，将鸡蛋一个去黄白，每壳纳参片五钱，封口，用鸡哺，待小鸡出时取出，将笔画一圈于蛋上作记，如此七次，共成七圈，其药即成矣。每遇垂危大症，并产蓐无力吃参者，煎服五钱，力胜人参。并能起死回生，较腊狐心功力尤捷，不得少服，约人以五钱为率，每次须多做数两救人。

【原文五】《本草纲目拾遗·卷三：草部上》

抚芎

产江西抚州，中心有孔者是。

辛温无毒。逢原云：性最升散，专于开郁宽胸，通行经络。郁在中焦，则胸膈痞满作痛，须抚芎开提其气以升之，气升则郁自降。故抚芎总解诸郁，直达三焦，为通阴阳气血之使，然久服耗气，令人暴亡矣。

按：芎有数种，蜀产曰川芎，秦产曰西芎，江西为抚芎。纲目取川芎列名，而西芎、抚芎仅于注中一见，亦不分其功用。盖芎以蜀产为上，味辛而甘，他产气味辛烈，远不逮矣。殊不知西芎与川芎，性不甚远，俱为血中理气之药。第西产不及川产者力浓而功大。至抚芎则性专于开郁上升，迥然不同，故石顽于川芎下另立抚芎一条，以明不可混，今从之。

芎归饮：不药良方，治失血涌吐，因饱食用力，或因持重努伤脉络，用当归二两或三两，酒浸洗。抚芎一两，微炒，水三碗，酒一碗半，煎至八分，作二次服之。取其引血归经。并治跌扑坠打而伤脉络，令人大吐者。二症中如有瘀血，或加大黄下之，或加桃仁红花破之，或加郁金黄酒行之，审症酌加，其效更速。普济方：一切热疖时毒肿痛，抚芎，研，入轻粉麻油调涂。

【原文六】《本草纲目拾遗·卷四：草部中》

水杨柳汤。张琰治痘红紫干燥不起浆，有水杨柳汤。云古方所载：是木细叶红梗，枝上有圆果，果有白须散出，此等俗呼水杨梅，以其果似杨梅也。余未试用，余常用者，乃是草生水边，叶如柳叶，其梗至秋则红赤，无果结。此草冬用枝梗及根，春夏秋用枝叶，凡痘红紫干枯不起水者，内服活血解毒之剂。外用此煎水拭头面，连拭数次，立见光润，即具行浆之势，所未洗者，其色不变。

天灯笼草

一名山瑚柳，形似辣茄而叶大。本高尺许，开花白色，结子如荔枝，外空，内有绿子，经霜按：此草主治虽伙，惟咽喉是其专治，用之功最捷。纲目主治下失载，故补之。

性寒，治咽喉肿如神。

汪连仕采药书：金灯笼，园人称为天灯笼，种盆为景，更称为珊瑚架。

性能清火，消郁结，治疝神效。敷一切疮肿，专治锁缠喉风，治金疮肿毒，止血崩。酒煎服。

青烟白鹤草

汪连仕云：草生海岛，其性最行气，味甚猛烈，色绿如翠，能入气分血分，消积气，散郁血，续筋骨，土人以煎膏疗病，治内外一切症。其汁即阿魏，近日方士于后营打枝巷叶家园取树脂伪充射利，又有以秦皮代充者，真者亦稀见矣。

【原文七】《本草纲目拾遗·卷五：草部下》

半枝莲饮：百草镜云，治一切大毒，如发背对口冬瓜骑马等痈，初起者消，已成者溃，出脓亦少，鼠牙半支一两，捣汁，陈酒和服，渣敷苗头，取汗而愈。章南闻试效。

【按语】

鼠牙半支性寒，消痈肿，治湿郁水肿，可消诸毒。

【原文八】《本草纲目拾遗·卷五：草部下》

开郁曲：香附、苍术、抚芎等分，熬膏。和半夏末造成，治郁痰。

【按语】

仙半夏功在清痰、开郁、行气、理痹痰疾、中风不语。

【原文九】《本草纲目拾遗·卷五：草部下》

香草

石振铎本草补：西国产香草，山野遍生，树高尺许，枝干虬曲，经冬不凋，花小而色紫白，成实时中有小黑粒，春时插之即活，恶肥而喜洁。遇夏即生小虫，因蝇卵所致，见小白点与丝网，宜去之。衣袖触动，芬芳袭人，可纫以为佩。采其花藏衣箱中，能辟诸虫。焚其枝叶，能辟除瘟疫岚瘴，房屋溽秽气自除。

主治解郁：凡心怀忧闷，以布包置左胁下之傍，能令胸膈舒畅。除蚤虱，壁虱，取枝叶曝干为粉，以布包贴肌肤上，须多乃效。体受风寒不快。以枝叶煎汤浴之，浴后睡片时，即愈；食不知味，以叶煎酒，空腹饮之，同面食，使舌本津津餍饫；面有黑瘢。取叶或水或酒浓煎，每晨涂面，能灭斑滋颜；齿痛动摇。醋煎叶，乘热擦之漱之。又治胃火盛口臭，头多风痹，并发秽触人，与记舍脑也，不坚固，取叶煎水，服时加醋，不特除头外之病，并神头之内司，盖人之记舍在脑故也。

【原文十】《本草纲目拾遗·卷六：木部》

红毛茶

台湾志：草属也，黄花五瓣，叶如瓜子，亦五瓣，根如藤，刨取晒。或遇时气不快，熬茶饮治时气腹胀，或闷郁不舒。

【原文十一】《本草纲目拾遗·卷七：藤部》

臭藤根

草宝云：此草二月发苗，蔓延地上，不在树间，系草藤也。叶对生，与臭梧桐叶相似，六、七月开花，粉红色，绝类牵牛花，但口不甚放开。搓其叶嗅之，有臭气，未知正名何物，人因其臭，故名为臭藤。其根入药，本年者细小，二、三年者大如莱菔，可用。李氏草秘云：臭藤一名却节，对叶延蔓，极臭，煎洗腿足诸风寒湿痛、拘挛不能转舒，如神。汪氏药录：臭蒲萄蔓延而生，子如蒲萄而臭，治风。又云：野蒲萄气重味臭，功能败肠胃之痛。

治瘰，用根煎酒数服自愈，未破者消，已溃者敛。

治风痛肠痈，跌打损伤，流注风火毒，散郁气，洗疝，合紫苏煎汤（汪连仕方）。

【原文十二】《本草纲目拾遗·卷七：花部》

梅花

梅梗

纲目载梅花无治方，止言点汤煮粥助雅致而已。食物宜忌云：梅花味酸涩、性平，并无主治。殆亦不知梅花之用，入药最广，而功效亦最大。百草镜：梅花冬蕊春开，其花不畏霜雪，花后发叶，得先天气最足，故能解先天胎毒，有红、白、绿萼，千叶、单叶之分，惟单叶、绿萼入药尤良。采能不犯人手更佳。含苞者力胜。性寒，或曰平，味酸涩清香，开胃散郁，煮粥食，助清阳之气上升；蒸露点茶，止渴生津，解暑涤烦。

【按语】

梅花味酸，能开胃解中焦之郁，解暑郁恶毒。

【原文十三】《本草纲目拾遗·卷七：花部》

建兰花

叶、根、草兰

建兰有长叶、短叶、阔叶诸种，其花备五色，黑色者名墨兰，不易得，干之可治翳目，能生瞳神，治青盲，最效；红花者名红兰，气臭浊，不入药；黄花者名蜜兰，可以止泻；青色者惟堪点茶，或蜜浸，取其甘芳，通气分；素心者名素心兰，入药最佳。盖建兰一茎数花，实蕙而非兰也。纲目以薰草为蕙（即今零陵香），于兰草下正误条，申言兰草可佩，乃孩儿菊，古名都梁香是也，且斥寇氏、丹溪二家所解兰草，混入世俗之兰花为非，而以兰花为幽兰，与兰草迥异，然何以不立幽兰一条，不能无缺略之憾，因急补之。

素心建兰花，干之可催生，除宿气，解郁。蜜渍青兰花点茶饮，调和气血，宽中醒酒。

（闽小记：建宁人家以蜜渍兰花，冬月点茶，芳香如初摘。）

叶　丹溪云：建兰叶禀金水之气，而似有火，不知其能散久积陈郁之气甚有力，今时医用以通舒经络、宣泄风邪亦佳。本草汇云：兰叶禀金水清芬之气，似有火，独走气道，入西方以清辛金，不独开胃、清肺消痰，善能散积久陈郁之结气。今人但赏花香，不知用叶，亦缺典耳。况药味载内经甚少，兰独擅名，所谓"治之以兰"除陈气也，故东垣方中每常用之，与藿香、枇杷叶、石斛、竹茹、橘红开胃气之神品，入沉香、郁金、白蔻、苏子、芦根汁下气开郁，治噎膈之将成者。产闽中者力胜，江浙诸种力薄。辛平甘寒，阴中之阳，入手太阴、足阳明经，亦入足太阴、厥阴经。生津止渴，开胃解郁，润肌肉，调月经，养营气。本经主利水道，因其走气道，故能利水消渴，除胸中痰癖杀蛊毒不祥之气者，盖肺主气，肺气郁结，则上窍闭而下窍不通；胃主纳水谷，胃气凝滞，则水谷不以时化，而为痰癖蛊毒不祥之气。辛平能散结滞，芬芳能除秽恶，则上症自除（本草汇）。

茶菊

城头菊　金铃菊　金箭头　菊米　菊根

茶菊较家菊朵不多心，有黄、白二色。杭州钱塘所属良渚桧葬地方，乡人多种菊为业，秋十月采取花，挑入城市以售。黄色者有高脚黄等名色，紫蒂者名紫蒂盘桓，白色千叶名千叶玉玲珑，徽人茶铺多买焙干作点茶用。常中丞安宦游笔记，凤凰山产菊花，不甚大，蒂紫味甘，取以点茶绝佳。又浙省城头一带产菊，名城头菊，皆生城上石缝中，至秋开花，花小于茶菊，香气沁腹，点茶更佳，此则茶菊之野生者，味性不同。临安山中所产一种野菊，名金铃菊，花小如豆，与城头菊仿佛，山人多采入药铺作野菊花用，实与野菊又不同，野菊食之泻人，而铃菊又不作泻；野菊瓣疏，此则旁瓣密为别也。濒湖纲目菊分家、野，而此数种独未言及。今杭俗以茶菊作饷遗客，为用最广，予故不惜缕言之，兼补濒湖所未备焉。百草镜云：甘菊即茶菊，出浙江、江西者佳，形细小而香；产于亳州者不可用，白而微臭。近日杭州笕桥、安徽池州、绍兴新昌唐公市、湖北缺州皆产，入药用，阴干者去蒂，以白术、枸杞子、地骨皮为使，反河及无鳞鱼。园菊花大，不入药，止可装枕去风，其根治疗肿却效。群方谱：一名真菊，一名家菊，一名茶菊，花正黄，小如指顶外尖，瓣内细葶柄细而长，味甘而辛，气香而烈，叶似小金铃而尖，更多亚浅，气味似薄荷，枝干嫩则青，老则紫，实如葶苈而细，种之亦生苗，人家种以供蔬茹。凡菊叶皆深绿而浓味极苦，或有毛，惟此叶淡绿柔茎，味微甘，咀嚼香味俱胜，撷以作羹及泛茶，极有风致。万历嘉善县志：花黄梗紫为甘菊，最良。野菊丛生，花小性凉；家菊花大，气弗聚矣。黄茶菊以紫蒂为佳，明目去风，搜肝气，治头晕目眩，益血润客，入血分。食物宜忌：黄菊花即甘菊花，苦微甘、性平，益肺肾，去风除热，补血养目，清眩晕头风。白茶菊，千叶者佳，通肺气，止咳逆，清三焦郁火，疗肌热，入气分，其根治疗肿、喉疗、喉癣。海宁出茶菊，名金井玉栏杆，其花心黄边白，点茶绝佳。圣惠方云：黄甘菊虽能燥湿祛风，亦能助火泄气。

【按语】

茶菊性平，专入阳分，治诸风头眩，解酒毒疗肿，能解三焦郁火，通行清气。

【原文十四】《本草纲目拾遗·卷七：果部》

青盐陈皮

百草镜：制青盐陈皮，即苏州宋公祠遗法也。陈皮二斤，河水浸一日，竹刀轻刮去浮白，贮竹筐内，沸汤淋三、四次，用冷河水洗净，不苦为度；晒至半干，可得净皮一斤，初次用甘草、乌梅肉各四两，煎浓汁拌晒，夜露，俟酥捻碎如豆大，再用川贝母去心四两，青盐三两，研为细末，拌匀，晒露干，收贮。

消痰降气，生津开郁，运脾调胃，解毒安神。

【原文十五】《本草纲目拾遗·卷八：果部下》

蔗皮　纲目止载治口疳，而不知其皮可入香料，海外三珠有四叶香饼，乃用蔗皮。又干者垫卧，可去郁热。本草汇有接气沐龙汤，亦用其皮，故为补其说。

【按语】

甘蔗之皮炮制后，为祛郁除热之药。

【原文十六】《本草纲目拾遗·卷八：果部下》

接气沐龙汤：专治阳衰久痿滑精，不用内服，惟主外治。大约患此者或由禀弱，或由纵欲，或忧郁所致，或心肾不交，用此最妙。紫稍花、甘草、甘遂、良姜、文蛤、母丁香、巴戟天、川乌、附子、吴茱萸、川椒、细辛、淫羊藿、蛇床子、楝树子、甘松各一两，锁阳、苁蓉、官桂、羊皮、红蔗皮、满山红、罂粟壳水泡去筋各二两，红豆七十粒。须择酒药内所用辣者，白颈蚯蚓七条炙，倭铅八两切薄片，匀七剂，每日一剂，瓦锅内煎汤，先熏后洗，以冷为度，晚重温药汤再洗，如此七日内禁房事。

【按语】

治疗郁相之心神内郁，或郁在上焦。

【原文十七】《本草纲目拾遗·卷八：诸蔬部》

辣茄

人家园圃多种之，深秋山人挑入市货卖，取以熬辣酱及洗冻疮用之，所用甚广，而纲目不载其功用。陈灵尧食物宜忌云：食茱萸即辣茄，陈者良。其种类大小方圆黄红不一，唯一种尖长名象牙辣茄，入药用；又一种木本者，名番姜。范咸台湾府志：番姜木本，种自荷兰，开花白瓣，绿实尖长，熟时朱红夺目，中有子辛辣，番人带壳啖之，内地名番椒；更有一种结实圆而微尖，似奈种，出咬噜吧，内地所无也。药检云：辣茄，一名腊茄，腊月熟，故名，亦入食料。苗叶似茄叶而小，茎高尺许，至夏乃花，白色五出，倒垂如茄花，结实青色，其实有如柿形，如秤锤形，有小如豆者，有大如橘者，有仰生如顶者，有倒垂叶下者，种种不一。入药惟取细长如象牙，又如人指者，作食料皆可用。

食物宜忌云：性辛苦大热，温中下气，散寒除湿，开郁去痰消食，杀虫解毒。治呕逆，疗噎膈，止泻痢，祛脚气，食之走风动火，病目发疮痔，凡血虚有火者忌服。药检云：味辛，性大热，入口即辣舌，能祛风行血，散寒解郁，导滞止泻，擦癣。

玉瓜

即广昌土瓜，出江西。常中丞宦游笔记：广昌土瓜，本草不载，形甚拙，圆者如瓠，或磊如赘疣，无瓣无瓤，长沙土中，外污内洁，细肌密理，剖之白如冰玉，入口清甘无滓，消烦释滞，或熟食之，亦佳，殆瓜中异品也；其性蔓生，春种而秋成，冬初始入市。无种，春深后，切瓜连皮成小块，用沙土覆于室内，久之芽生，于是就沙地为窖，令深而宽，借以茅，欲其中通而根可旁达；既长，密叶蔓生累累，插竹引之上行，培以鸡粪，乃繁硕，土人又名玉瓜。抱朴子云：五原蔡诞入山而还，语家人曰：予至昆仑得玉瓜，以玉瓜井水洗之，乃软可食，是岂其遗种耶。江西他县亦有产者，然小而渣多，惟广昌附郭五里内为佳。予食于元宵后，喜其味美，至郡觅之，东风送暖，瓜即不可留矣。

味甘性平，调中益气，舒郁化滞消食，清大小肠火，生津滋血，和营卫，熟食补脾健胃。

【按语】

消舒郁火，治疗郁在下焦。

【原文十八】《本草纲目拾遗·卷八：诸蔬部》

白鼓钉

宦游笔记：口外白鼓钉，即内地蒲公英，叶有锯齿，婆娑铺地，与内地生者迥殊。内地者，花早开单瓣；生沙漠者，花开于夏至前，宛似黄菊，一望灿然满地，其蕊瓣重叠，颜色娇媚，暮春草甫萌芽。口外啖此味，用之不竭，不啻春韭秋菘也。采食之，清火，亦为通淋妙品。其茎中折断有白汁，诸虫盛夏孕育，人手触之成疾，百药难效，取汁浓涂，即愈。郑方升云：一茎两花，高尺余者，掘下数尺，根大如拳，旁有人形拱抱；捣汁酒服，治噎膈如神。

按上所载，皆纲目未及言者。且口外所产，又与内地异，纲目蒲公英入柔滑类，归草部；今沙漠所产，人以作菜茹，故入菜部，亦各从其类也。

清火毒郁热，通乳通淋，消肿，治膈噎，疗一切毒虫蛇伤。

【原文十九】《本草纲目拾遗·卷九：禽部》

郁鸡

珍异药品：出广中。孙硖川云：此物在山中多食郁金苗，故肉松脆。

解郁，散结气。

【按语】

食郁金苗之禽鸡，能散郁结之气。

【原文二十】《本草纲目拾遗·卷九：禽部》

鹰吐毛

鹰条

百草镜：鹰每日食雀时，连毛与食，肉化而毛不化，聚成一团，如芡实大，次早吐出，收用入药；纲目有鹰毛，无吐毛，故补之。

【按语】

鹰禀西方兑金之气，其性猛烈而审捷，故余居士以其头治眩晕，王荩以其粪治食哽，皆取其得庚辛锐气，一往无滞。反胃之症，食而复吐，久积于胃，不能运化，故旋出，大概由于忧郁者居多，取此复吐之意，而又得其爽猛之性为治，其义精矣。

【原文二十一】《本草纲目拾遗·卷九：兽部》

狮子油

血、粪

辛温有毒，色微黑者真，善透经络，凡用勿多。沈良土云：涂指甲上，凉透指甲者真；又方，以黍许入沸汤，汤即不沸者真。逢原云：狮为百兽之长，性最难驯，一吼则百兽辟易。尔雅言其食虎豹。熊太古言：其乳入牛羊马乳中皆化成水。西域人捕得，取其油入贡，以供宫人涤除衣垢之用；又能去纸上墨迹，刮少许隔纸熨之，即脱、予尝试用，垢虽去，而衣易毁，纸易脆，仅供一时之用；虽系方物，方药罕用。近世医者以之治噎膈病，盖噎膈皆郁疾瘀积所致，用取涤痰之意，试之辄验，由是方家争为奇物，但性最猛利，力能堕胎，孕妇忌用。象油亦能去垢涤痰，但不能去墨迹耳。椿园闻见录：温都史丹，西域一大回国，从叶尔羌西南行，百日可到。其国西隅有巨泽，围数千里，泽中有山，围逾千里，万峰耸峙，高入云天，或曰，人间第一高山也，名曰牵各里麻胆达喇斯山。中产狮子，于新月皎洁，辄负雏于山中往来，头大而毛虬，尾形帚，黄质黑章如虎皮，长六、七尺，时登山绝顶，望月垂涎，咆哮跳掷，猛飞吞月，有飞去八、九里十余里而坠死山谷中者。其国人以豢养狮子为上户，每当秋月，其汗使人取狮，以精铁作柱，大如瓮，密布层遮围，畜之于中，饲以牛，时而吼如雷霆，满城震动，人畜不宁。取之法：择炮手之最精者，开地为阱，人匿其中，遇有负雏者来，乘其不备，发炮毙之，而取其雏；倘一炮不中，则抛山裂石，而人无类矣。

张漪有此油，云熬之可挑丝一、二尺不断，他油则不及也。陈海曙曾在京邸简亲王府见狮油：坚如石，绝如鸡卵，白洁可爱。

朱排山柑园小识：狮子油白腻如猪肪，气味俱薄，利小便。凡人小便不通，虽腹胀茎痛、病在危急者，以酒或白汤送下三、四厘或半分，即通。尝有一丐，因受暑热，逐致小便不通，每月一发，发至二、三日后，茎痛如割，至不可忍，屡投缳祈死，人以狮油少许投之，片刻即通，奏效之速，无逾于此。而《本草纲目》不着其功用，何哉？岂当时未知用钦，第虚秘者似宜酌而用之。敏按：狮油性最猛烈，内服尤不可单用，更勿多服。嘉庆元年三月，予友邵某得狮油少许，因病欲服之，未果，为一乡人转乞去，市于人，获重价。其人市得，服半黍许，夜半而死。乡人惧罪，亦投水死。盖外用不妨，内服尤宜审慎，以人之肠胃太弱，不任峻利之攻削耳。

消热结，治膈、大小便不通。救生苦海：用狮油酒服二、三厘，自效。

【按语】

狮子油能治中下焦之郁热。

【原文二十二】《本草纲目拾遗·卷十：介部》

海蛳

　　杭州府志：海蛳，杭俗立夏以为应时之味，以花椒洒之，麻油拌食。
从新云：比螺蛳身细而长，壳有旋纹六七屈，头上有厣，春初蜒起，碇海崖
石壁，海人设网于下，一掠而取，治以盐酒椒桂。按：海蛳有大如指长一二
寸许者，名钉头螺，温台沿海诸郡多有之。海蛳螺生海涂中，立夏后，有人
见其群变为虻，今人所称豆娘是也。或云，此螺能跳丈许，盖迁其处。此物
又能食蚶。明州奉化多蚶田，皆取苗于海涂种之，久则自大，时田者不时耨
视，恐有海蛳苗，盖蚶不畏他物，惟畏海蛳，蚶田中一有此物，蚶无遗种，
皆被其吮食尽。玉环出者大如指，名钉头螺。

　　咸寒，治瘰疬结核，能降郁气。

【原文二十三】《本草纲目拾遗·卷十：虫部》

　　蚱蜢

　　纲目　蠡仅引拾遗佩药一条，并无主治。

　　按：蚱蜢初夏大火始有，得秋金之气而繁，性窜烈，能开关透窍。一种
灰色而小者，各土碟，不入药用；大而青黄者入药，有尖头、方头二种，救
生苦海五虎丹中用之，治暴疾气闭，大抵取其窜捷之功为引也。

　　味辛平微毒，性窜而不守，治咳嗽、惊风、破伤，疗折损、冻疮，疹不出。

　　治鸬瘟　王氏效方：鸬瘟，其症咳嗽不已，连作数十声，类哮非哮，似
喘非喘；小儿多患此，取谷田内蚱蜢十个，煎汤服，三剂愈。

　　百草镜云：鸬郁小儿有之，其症如物哽咽，欲吐难出之状，久之出痰少
许，日久必死。治以干蚱蜢煎汤服。

【按语】

　　蚱蜢能治小儿鸬郁，清郁除痰。

五、《续名医类案》

　　《续名医类案》，又名《名医类案续编》，全书共36卷，由清代魏之
琇（玉璜）辑纂于乾隆三十五年（公元1770年）。魏氏于重订江瓘《名医类

案》后，以其书尚有不足，乃博取近时医书及史传地志文集说部之类，续成此编。本书搜罗广泛，集中了历代名医的临床治病精粹，较《名医类案》内容更为丰富，分析诊治尤为详细，是历代医案著作中一部极富学术价值的巨著。

《续名医类案》记载了郁证的大量医案。

【原文一】《续名医类案·卷十·郁症》

窦材治一人，年十五，因大忧大恼，却转脾虚。庸医用五苓散及青皮、枳壳等药，遂致饮食不进，胸中作闷。乃命灸命关二百壮，灸关元五百壮，服姜附汤一二剂，金液丹二斤，方愈。方书混于劳损，用温平小药，误人不少，悲矣。

一人功名不遂，神思不乐，饮食渐少，日夜昏默，已半年矣，诸治不效。此药不能治，令灸巨阙百壮，关元二百壮，病减半。令服醇酒，一旦三度，一月全安。（原注：失志不遂之病，非排遣性情不可，以灸法操其要，醉酒陶其情，此法妙极。）

【按语】

郁证治疗对症下药尤其重要，否则只会误人不少。另外，对于七情内伤、情志不遂所致的郁证，首先应使情志得舒，后用针灸法，病方能解。针灸巨阙、关元、命关三穴对郁证的治疗有显著效果。

【原文二】《续名医类案·卷十·郁症》

张子和治项关令之妻，病饥不欲食，常好叫呼怒骂，欲杀左右，恶言不辍，众医半载无效。张视之曰：此难以药治，乃使二娼，各涂丹粉，作伶人状，其妇大笑。次日又令作角，又大笑，其旁令两个能食之妇，常夸其食美，其妇亦索其食，而为一尝之。不数日，怒减食增，不药而瘥，后得一子。夫医贵有才，无才何得应变无穷？罗太监治一病僧，黄瘦倦怠。询其病，曰：乃蜀人，出家时其母在堂，及游浙右，经七年。忽一日，念母之心不可遏，欲归无腰缠，徒尔朝夕西望而泣，以是得病。时僧二十五岁，罗令其隔壁泊宿，每以牛肉猪肚甘肥等煮糜烂与之，（太监替和尚开荤）凡经半月余，且慰谕之。且又曰：我与钞十锭作路费，我不望报，但欲救汝之死命耳。察其形稍苏，与桃仁承气汤，一日三帖，下之皆是血块痰积。次日与熟干菜稀粥，将息又半月，其人遂愈。又半月，与钞十锭遂行。（《格致余论》）

【按语】

对于郁证的治疗，不应拘泥于方药、针灸等传统治疗方法，因情志所伤，亦可以情志之法疗之，需根据临床具体情况灵活应对，以患者痊愈为最终目的。

【原文三】《续名医类案·卷十·郁症》

孙文垣治丁耀川母，年四十四，常患胃脘痛，（肝木侮胃）孀居十五年，日茹疏素。七月，因怒，吐血碗许，不数日平矣。九月又怒，吐血如前，加腹痛。（肝木乘脾）次年二月，（木旺之时）忽里急后重，肛门大疼，（肝火后迫）小便短涩，惟点滴痛不可言，（肝火前迫）腰与小腹热如汤泡，（三阴火炽）日惟仰卧，不能侧，侧则左胯并腿作痛。两胯原有痛，二阴之痛，前甚则后减，后甚则前减，（诸痛属火）至不能坐，遇惊恐则下愈坠疼，（惊则火动，火动则水伤）经不行者两月。往行经时，腰腹必痛，下紫黑血块甚多。今又白带如注，口渴不寐，不思饮食，多怒，面与手足虚浮，喉中梗梗有痰，肌肉半消。诊之，脉仅四至，两寸软弱，右关滑，左关弦，两尺涩。据脉，上焦气血不足，中焦有痰，下焦气凝血滞，郁而为火，盖下焦肝肾所摄，腰胯肝之所经，二便肾之所主也。据症，面与手足虚浮，则脾气甚弱；饮食不思，则胃气不充；不寐由过于忧愁思虑，而心血不足，总为七情所伤故尔。《经》曰：二阳之病发心脾，女子得之则不月。此病近之，所幸脉不数，声音清亮，当先为开郁清热，调达肝气，保过夏令。（欠通）后再峻补阴血，必戒恼怒，使血得循经乃可愈。初投当归龙荟丸，以彻下焦之热。继以四物汤、龙胆草、知、柏、柴胡、泽兰，煎吞滋肾丸，连服两日，腰与少腹之热渐退。后以香薷、石苇、龙胆、桃仁、滑石、杜牛膝、甘草稍、软柴胡，煎吞滋肾丸，二阴全减。

【按语】

过于忧愁思虑，郁久化热，气机淤滞，终致上焦气血不足，中焦有痰，下焦气凝血滞。随临床病证发展出现肝木侮胃、肝火前迫、三阴火炽、惊则火动等脏腑功能失调，临床可表现为胃脘痛、里急后重、腰与小腹热如汤泡、遇惊恐则下愈坠疼等症状。此为郁证中重型表现，治当先开郁清热，调达肝气，后再峻补阴血，使血得循经。选方可用当归龙荟丸、四物汤、滋肾丸，临床上辨证加减治疗。

【原文四】《续名医类案·卷十·郁症》

韩约斋子妇，每怒动则夜卧不安，如见鬼魅，小水淋沥。今又大便秘结，腹中疼痛，腰胯胀坠，如生产状，坐卧不安。因痛而脉多不应指，孙曰：此肝经郁火所致，法当通利。以杏仁、桃仁各三钱，树根皮、山栀仁、青皮各一钱，槟榔五分，枳壳八分，水煎服之。少顷，大便通，痛胀遂减。

一妇人因夫荒于酒色，不事生产，多忧多郁，左胯及环跳穴疼痛过膝，（肝火下郁于经隧）大小便频数，（肝火下迫于二阴）脐腹胀痛，口干。脉之，右手弱，左手数。近又发热恶寒，汗因痛出，时刻不宁。此食积、痰饮、瘀血流于下部足厥阴经，挟郁火而痛。恐成肠痈，与神效栝楼散，一帖痛减半，汗止，数脉稍退。小腹坚如石，按之且痛，再与前药，小腹稍软。余无进退，再进之，每帖大栝楼二枚，加牡丹皮、莪术、五灵脂、金银花，诸症悉平。

亮卿内人，头痛，遍身痛，（挟暑）前后心乳皆胀，玉户撮急，肛门逼迫，（皆肝火为患）大便三日未行，口干。因大拂意事而起，下午发热似疟，恶心烦躁不宁，而时当盛暑，乃怒气伤肝，挟暑热而然。以石膏三钱，青皮、柴胡、枳壳各一钱，半夏曲、黄芩各八分，甘草、桔梗各五分，夜与当归龙荟丸下之，大小便皆利，热退，诸症悉减。惟略见恶心，与青皮饮两帖全安。

程湘内人，鼻衄后眩晕嘈杂，呕吐清水，夜卧不安，腹中饥而食不下膈。孙谓由脾虚，肝胆有郁火也。以人参、黄连、白术、扁豆、甘草、陈皮、半夏、竹茹、茯苓、石膏，水煎，调理而平。

【按语】

此四医案为肝经郁火的代表，治疗应结合临床其他症状用药选方。肝经郁火，则法当通利，因有大便秘结，故用杏仁、桃仁等理气又润肠。而肝经循经下迫，食积、痰饮、瘀血流于下部足厥阴经，挟郁火而痛。恐成肠痈，故用神效栝楼散以预防。后二医案主要病机为肝有郁火，前者用当归龙荟丸、青皮饮；后者结合脾虚和胆火，又以人参、黄连、白术、扁豆、甘草、陈皮、半夏、竹茹、茯苓、石膏而平。可见虽同为郁证，因病机和兼症的不同，在临床用药治疗上也不尽相同。

【原文五】《续名医类案·卷十·郁症》

黄履素曰：予少年患郁火之症，面时赤而热，手足不温，复觉咽干口燥，体中微黄，夜更甚。就医吴门，粗工投以黄连、黄芩、黄柏等药。服方二剂，忽觉手足甚冷，渐渐过腕过膝，鼻间突出冷气，神魂如从高桥坠下深溪，阴阴不能自止，几登鬼。延名医张涟水治之，张云：症虽误服寒药，又不可骤以热药激之，但服八珍汤加姜及天麻，久当自愈。如法调之，虽渐安而元气则大减矣。后简方书有云：郁不可折以寒剂，误治必致死，然则予之不死者幸也。夫记之以为戒鉴。

潘埙曰：予禀气素偏于火，晚年多难，怀抱郁郁，因而肝气不平，上冲心肺，水火不能既济，殊无应病之药，乃自制一方，名曰兼制丸。以柴胡、龙胆、青皮各五钱平肝，归身一两养肝，生地黄一两，生甘草五钱，黄柏一两，知母五钱补北方，苍术八钱燥湿，芩、连各六钱清心肺，桂心二钱引经，加白术、防己、陈皮、茯苓蜜丸。每服八十丸，常服有效。（楮记室）

按：合黄、潘二说观，皆郁火之症也。一则服苦寒几毙，一则服苦寒有效。要之，人之禀赋各殊，阴阳亦异，临症者不宜执着也。

【按语】

此亦体现了为医者当根据病况灵活用药，不可固执一隅。

【原文六】《续名医类案·卷十·郁症》

龚子才治何进士夫人，患经行胃口作痛，憎寒发热。一医以四物汤加官桂、香附，服之即吐血而痛愈甚。

诊之，六脉洪数，乃郁火也，以山栀二两，姜汁炒黑色，服之立愈。

冯楚瞻治一壮年，作宦失意退居，抑郁成疾，即经所谓常贵后贱，名曰脱营，常富后贫，名曰失精。其后气血日消，神不外扬，六脉弦细而涩，饮食入胃尽化为痰，必咳吐尽出乃能卧，津液内耗，肌表外疏，所以恶寒而瘦削。以人参保元固中为君；黄芪助表达卫为臣；当归和养气血，白术助脾胜湿，麦冬保护肺中之气，五味收敛耗散之金，炙甘草和药性而补脾，并以为佐；桂枝辛甘之性，能调荣卫而温肌达表，麻黄轻扬力猛，率领群药，遍彻皮毛，驱逐阴凝之伏痰，化作阳和之津液，并以为使。但恐麻、桂辛烈，有耗荣阴，入白芍和肝，以抑二药之性，更加白术以固中，姜、枣以助脾生津。二三剂，脉气渐充有神，痰涎咳吐俱愈。继以十补丸及归脾养荣加减全愈。

吕东庄治弁玉偶患寒热，旋至热不退，胸中作恶。诊之曰：此肝郁而致感也。用加减小柴胡汤，一剂热减半，次进柴胡饮、地黄饮子。吕适他往，后日用六君子汤加黄芩，且戒之曰：明日若尚有微热在内，则后日须再用地黄饮子一帖，而后用六君子，此后皆有次第，不可乱也。因服地黄饮子，觉热已尽退，遂竟用补中益气一帖。是夜即烦热不安，乃知次第果不可紊，仍用地黄饮子即安。然后根据次服至第三日，再用补中益气汤，泰然得力矣。第觉病后烦怒易动，时体虚劣，自改用归脾汤。吕归诊之，曰：今脉已无病，但夜不寐着耳。曰：正若此，奈何？曰：当加味归脾汤。曰：今已服此方而未效。曰：君试我归脾自愈矣。一剂而鼾睡达旦。（必去远志、木香，而入地黄、麦冬、白芍）

按：此等病，予惟以地黄饮子，令服五七剂，永无他患。今必用六君、补中、归脾，以至纷纷，此何故耶？未免呆守立斋成法之过。

【按语】

对于失精脱营的脾郁，治以十补丸、归脾养荣汤，能够取得良好疗效。而对于后一个医案，则与前者不同。治疗土郁可用六君、补中、归脾，但对于治疗肝郁则非对症。作者此处意指当时医者呆守立斋成法，余亦赞同。

【原文七】《续名医类案·卷十·郁症》

沈氏妇夏月发寒热，医以为疟也。时月事适下，遂淋漓不断，又以为热入血室。用药数帖，寒热益厉，月事益下，色紫黑，或如败酱，医且云：服此药，势当更甚，乃得微愈矣。乃疑其说，请吕诊之。委顿不能起坐，脉细数甚，按之欲绝。问其寒热，则必起未申而终于子亥。曰：郁火虚症耳。检前药则小柴胡汤，彼意以治寒热往来，兼治热入血室也。又加香薷一大握，则又疑暑毒作疟也。乃笑曰：所谓热入血室者，乃经水方至，遇热而不行，故用清凉而解之。今下且不止，少腹疼痛，与此症何与，而进黄芩等药乎？即灼知热入血室矣，当加逐瘀通经之味。香薷一握，又何为者？乃用肉桂二钱，白术四钱，炮姜二钱，当归、白芍各三钱，人参三钱，陈皮、甘草各四分，一服而痛止经断，寒热不至，五服而能起。惟足心时作痛，此去血过多，肝肾伤也，投都气饮子加肉桂、牛膝各一钱而全愈。使卒进寒凉，重阴下逼，天僵地折，生气不内，水泉冰溃，不七日死矣。

乃云更甚方愈，夫谁欺哉！庸妄之巧于卸脱，而悍于诛伐如是夫。

【按语】

此案主要讲了郁证误诊导致患者病情耽误，最终撒手人寰。作者欲以此抨击庸医巧于卸脱，却悍于诛伐。庸医误人，着实令人心痛。

【原文八】《续名医类案·卷十·郁症》

朱绮，多愤郁，又以内病忧劳，百感致疾。初发寒热，（少阳之症也）渐进不解，时方隆冬，医进九味羌活汤，不效。易医，大进发表消中之药，凡狠悍之味悉备，杂乱不成方，三剂势剧。又进大黄利下等物，下黑水数升，遂大热发狂，昏愦晕绝，汤水入口即吐。其家无措，试以参汤与之，遂受，垂绝更苏。次日吕至，尚愦乱不省人事，承灵（在颠顶通天穴两旁）、正营（在承灵穴两旁）及长强（在尻骨上腰穴下）俱发肿毒，时时躁乱。

诊其脉，数而大，曰：幸不内陷，可生也。遂重用参、归、术，加熟地黄一两许。时村医在座，欲进连翘、角刺等败毒散，且力言熟地黄不可用。其家从吕言进药，是夜得卧，次早神情顿清。谓曰：吾前竟不解何故卧此，今乃知病，如梦始觉也。又次日，脉数渐退，烦躁亦平。但胃口未开，肿毒碍事，旬日间，但令守服此，诸症悉治。因晋方及加减法，且嘱之曰：毋用破气药以开胃，苦寒药以降火，通利药以启后，败毒药以消肿，有一于此，不可为也。出邑，遇友人，问其病状。曰：七情内伤，而外感乘之，伤厥阴而感少阳，从其类也。乃不问经络而混表之，三阳俱敝矣。然邪犹未入府也，转用枳实、浓朴、山楂、栝蒌之属，而邪入二阳矣。然阴犹未受病也，用大黄、元明粉而伤及三阴矣。究竟原感分野之邪，不得外泄，展转内逼，中寒拒逆，幸得参扶胃气，鼓邪出外。其发于承灵、正营者，乃本经未达郁怫之火也；其发于腰、长强者，乃下伤至阴，凝阴而成也。

盖毒得发者，参之功也。今毒之麻木平塌，将来正费调理者，前药之害也。其家如言守防，服之而愈。

【原文九】《续名医类案·卷十·郁症》

张路玉治江礼科次媳，春初患发热头疼腹痛，咳逆无痰，十指皆紫黑而痛，或用发表顺气不效。诊之，脉来弦数而细，左大于右。曰：此怀抱不舒，肝火郁于脾土而发热，热蒸于肺故咳；因肺本燥，故无痰；脾受木克，故腹痛；阳气不得发越，故头疼；四肢为诸阳之本，阳气不行，气凝血滞，故十指疼紫。其脉弦者，肝也；数者，火也；细者，火郁于血分也。遂以加味逍遥散，加桂枝于土中达木，三剂而诸症霍然，十指亦不疼紫矣。

徐孝廉室不得寐，不能食，心神恍惚，四肢微寒，手心热汗，至晚则喉间热结有痰，两耳时塞，用安神清火药不效。诊之，六脉萦萦如蛛丝而兼弦数，此中气久郁不舒，虚火上炎之候也。本当用归脾汤以补心脾之虚，奈素有虚痰阴火，不胜、圆之滞，木香之燥，（用归脾之法）遂以五味异功散，略加归、芍、肉桂以和其阴，导其火，不数剂而食进寝宁，诸症释然矣。

张飞畴治一妇，平昔虚火易于上升，因有怒气不得越，致中满食减，作酸嗳气，头面手足时冷时热，少腹不时酸痛，经不行者半载余。其脉模糊，驶而无力。服诸破气降气行血药不愈。此蕴怒伤肝，肝火乘虚而克脾土，脾受克则胸中之大气不布，随肝火散漫肢体。当知气从湿腾，湿由火燥。惟太阳当空，则阴霾自散；真火行令，则郁蒸之气自伏。又釜底得火，则能腐熟水谷，水谷运则脾胃有权，大气得归，而诸症可愈矣。用生料八味倍桂、附，十日而头面手足之冷热除。间用异功而中宽食进，调理两月，经行而愈。

柴屿青治潼川守母，八十三。在沈阳礼部时，闻伊芳母在京病甚，忽身热吐痰，妄言昏愦。众医俱主发表病势日增，始求治。悲泪哀号，自分必死。诊其右关沉涩微滑，曰：此思虑伤脾，更兼郁结，痰涎壅盛，脾不能运也；身热昏愦，清阳不升，脾气伤也。先用二陈、栝蒌治其标，继用归脾加神曲、半夏、柴胡，调治数口而痊。向使误服表剂，岂不蹈昔人虚虚之戒耶？山阴林素臣，偶患时气，为医所误，身热，呕吐绿水，转侧不宁。柴以为肝郁所致，用逍遥散加吴茱萸、川黄连各五分，一服吐止身凉，二服全愈。又服调理药，数剂而安。

陆养愚治沈立川内人，胸膈不舒，咽嗌不利，中脘少腹常疼，大便溏，经水淋沥，腰膝无力，倦怠头眩，得食少可，食后则异常不快。半年间，顺气、清热、开郁、化痰、消食之药，服将百剂。脉之，左手沉数而细右手沉弦而微。此肝脾燥热，忿郁积久而致。前属有余，今为不足，宜用补剂。沈曰：前用人参五分，且有开气之药，极痞满，恐补不能投。曰：参少而兼开气，所以痞满也。乃用八物汤，人参一钱，服之大胀。乃加参二钱，胀即减。加至三钱，竟不胀矣。又合六味丸，空心服之，调理二月而痊。

【按语】

此五个病案均与肝郁、脾郁相关，但根据病机不同采取不同的方剂加减治疗。在第一个医案中，病机为肝火郁干脾土、脾受木克，且火郁于血分，故采用加味逍遥散，加桂枝于土中达木，以调和肝脾。第二个病案病机为中气久郁不舒，兼素有虚痰阴火，故不用归脾汤，以五味异功散加减治疗，但同为归脾之法。第三个病案病机为肝火乘虚而克脾土，故先以生料八味倍桂、附除头面手足之冷热，间用异功而中宽食进。第四个病案为思虑伤脾兼郁结，以归脾汤加减治之；肝郁以逍遥散加减治之。第五个病案为肝脾燥热、忿郁积久，以八物汤、六味丸加减治之，此处人参用量亦与疗效相关。

【原文十】《续名医类案·卷十·郁症》

一妇郁怒忧思，胸腹胀痛，痛甚则四肢厥冷，口噤冷汗，用二陈汤加芍、归、乌药、青皮、枳壳、香附、浓朴、苏叶，一剂痛胀即愈。后去苏叶，加姜炒黄连，再服一剂而安。

一妇郁怒不发，久之，噫声甚高，言谈不知终始，嘈杂易饥。《经》曰：心病为噫。此因忧而血郁于心胸也，用桃仁承气汤（大黄、桃仁、桂枝、芒硝、甘草），下蓄血数升而安。《经》曰：血蓄在上则喜忘，在中则喜狂也。

一中年人，因郁悒，心下作痛，一块不移，日渐羸瘦，与桃仁承气汤一服，下黑物并痰碗许，永不再发。

薛立斋治一妇人，身颤振，口妄言，诸药不效。薛以为郁怒所致，询其故，盖为素嫌其夫，而含怒久也。

投以小柴胡汤稍可，又用加味归脾汤而愈。

一妇人，年六十有四，久郁怒，头痛寒热。春间，乳内时痛，服流气饮之类，益甚，不时有血如经行。又因大惊恐，饮食不进，夜寐不宁。此因年高去血过多，至春无以生发肝木，血虚火燥，所以至晚阴旺则发热。

《经》云：肝藏魂。魂无所附，故不能寐。先以逍遥散，加酒炒黑龙胆草一钱，山栀一钱五分，二剂肿痛顿退，又二剂而全消。再用归脾汤加炒栀、贝母，诸症悉愈。

一妇人，因丧子怀抱不舒，腹胀少寐，饮食素少，痰涎上涌，月经频来。曰：脾流血而主涎，此郁闷伤脾，不能摄血制涎归源。遂用补中益气、济生归脾二汤而愈。又用八珍汤调理而愈。

秀才杨君爵，年将五十，胸痞少食，吐痰体倦，肌肉消瘦，所服方药，皆耗血破气化痰降火。曰：此气郁所伤，阳气未升越，属脾经血虚之症，当用归脾汤，能解郁结，生脾血，用补中益气，壮脾气，生发诸经，否则必为中满气膈之患。不信，仍用前药，后果患前症而殁。

【按语】

此处医案治疗郁证主要涉及肝郁、土郁。其中涉及方剂包括二陈汤、桃仁承气汤、小柴胡汤、加味归脾汤、逍遥散、补中益气汤、济生归脾汤、八珍汤。二陈汤加减对于主要表现为郁怒忧思，胸腹胀痛的土郁有良好疗效。桃仁承气汤对心下作痛、血郁于心胸的郁证有良好疗效，此处作者亦指出"血蓄在上则喜忘，在中则喜狂"，即血蓄部位与其情志症状表现有所关联。对于"含怒久也"的肝郁伤及脾脏，用小柴胡汤和加味归脾汤联合治疗有良好疗效。脾郁考虑补中益气、济生归脾二汤，肝郁考虑逍遥散。临床治疗可参照此医案的治疗思路，但勿墨守成规，需随临床症状灵活使用。

【原文十一】《续名医类案·卷十·郁症》

罗谦甫曰：疏五过论云，常贵后贱，里不中邪，病从内生，名曰脱营。镇阳一士人，躯干魁梧，而意气豪雄，喜交游，而有四方之志，年逾三旬，已入仕至五品，出入骑从塞途，姬侍满前，饮食起居，无不如意。

不三年，以事罢去，心思郁结，忧虑不已，以致饮食无味，精神日减，肌肤渐致瘦弱，无如之何。遂耽嗜于酒，久而中满，始求医。医不审得病之情，辄以丸药五粒温水送，下二十余行。时值初秋，暑热犹盛，因而烦渴，饮冷过多，遂成肠鸣腹痛，而为痢疾，有如鱼脑，以致困笃，命予治之。诊其脉，乍大乍小；其症，反复闷乱，兀兀欲吐，叹息不绝。予料曰：此症难治。启元子曰，神屈故也。以其贵之尊荣，贱之屈辱，心怀慕恋，志结忧惶，虽不中邪，病从内生，血脉虚减，名曰脱营。或曰：愿闻其理。《黄帝针经》有曰，宗气之道，内谷为主，谷入于胃，乃传入于脉，流溢于中，布散于外。精专者行于经隧，周而复始，常营无已，是为天地之纪。

故气始从手太阴起，注于阳明，传流而终于足厥阴，循腹理，入缺盆，下注肺中，于是复注手太阴。此营气之所行也，故昼夜气行五十营，漏水下百刻，凡一万三千五百息。所谓交通者，并行一数也。故五十营备，得尽天地之寿矣。今病者，始药后苦，皆伤精气，精气竭绝，形体毁阻。暴喜伤阳，暴怒伤阴，喜怒不能自节。盖心为君主，神明出焉。肺为辅相，主行荣卫，制节由之。主贪人欲，天理不明，则十二官相使，各失所司。使道闭塞而不通，由是则经荣之气脱去，不能灌溉周身，百脉失其天度，形乃大伤。以此养生则殃，何疑之有？马元仪治洪声远，恶寒发热，倦怠懒言，神气怯弱，两脉弦虚，此甲木内郁，生气不荣，而阳明受病也。

盖甲木乃少阳初生之气，勾萌始坼，其体柔脆，一有拂郁，即萎软抑遏而不上升，反下克脾土而为病矣。由是枢机不利，虚邪入之，而与阴争则寒，顷之既去，而与阳争则热。倦怠者，胃病而约束之机关不利也；神怯者，木脏伤而心脏之神明失养也，是皆木郁土衰之故。木气既郁，惟和风可以达之，阴雨可以滋之。柴胡风剂之平者，能入少阳，清发升阳而行春气；当归、白芍，味辛而润，辛以疏其气，润以养其阴；白术、茯苓、陈皮、炙甘草，以和中气而益脾土。两剂，脉象有神。四剂，寒热已。再用补中益气，升发生阳之令而康。（纯用薛立斋法，木郁于肝脾之中，而血不亏者，可以用之。）

朱氏子，场屋不利，郁郁而归，遂神识不清，胸满谵语，上不得入，下不得出，已半月。诊之，两脉虚涩兼结。此因郁所伤，肺金清肃之气不能下行，而反上壅，由是木寡于畏，水绝其源，邪火内扰，而津液干格。

胸中满结者，气不得下也；神昏谵语者，火乱于上也；上不得入，下不得出者，气化不清，而现晦塞之象也。

但通其肺气，诸症自已。用紫菀五钱，宣太阴以清气化；干葛二钱，透阳明以散火郁；枳、桔各一钱，散胸中之结；杏仁、苏子各二钱，导肺中之痰。一剂而脉转神清，再剂而诸症悉退。改用归脾汤调理而痊。

缪仲淳曰：甲申夏，佣妇因郁火痰喘身热，手拳目张，半月不眠食。按其胃口不痛，诸医疑其虚也。或云中暑，百药试之，痰喘滋急。以皂角末嚏鼻通窍，痰上逆如沸。延杨石林诊之，请亟吐之。先大夫曰：病久矣，虚甚，可奈何？石林曰：《经》云，上部有脉，下部无脉，其人当吐，不吐则死。即以盐汤吞之，去白痰数碗，喘定。先大夫曰：何以药之？石林曰：吐即药也。待其熟寝，勿服药，以养胃气。夜半，啜粥二碗。诘旦，投六君子汤，数剂而起。石林者，里中博雅士，不行术而精医者也。（深得子和之法。）

张意田治柯姓人，病剧。诊之，得脉浮大而空，左关沉候有微弦之象，左尺沉候有一丝之根。面目皆红，鼻青耳聋，眼瞪神昏，自语不休，舌燥赤大，唇紫齿燥。（只此数端，便非戴阳症明矣。）初病发热咳嗽，已七八日，所服乃伤风散解之药。昨日早间，连大便三四次，即卧床不省人事，今日忽然发昏。或谓戴阳症，用熟地黄、附子等，未服。张思外症虽类戴阳，然症起无因。察其所言，皆平日之事，则似少阴之独语。至鼻现青色，时在秋令，则肺气绝矣。然面有光亮，为表气不和，唇色深紫，宜有郁火。且左尺有根，本非无治；左关微强，则别有致病之故。询之，乃昨早失手自碎粥罐，因怒不止，即大便昏迷，知为郁怒所伤，肝火上逆而诸症蜂起，经所谓怒则气上是也，与戴阳相去远矣。用逍遥散去白术，加地黄、牡丹皮、炒栀之属而愈。病多隐微，医不审察，误斯众矣。

【按语】

此四个医案均同前者所述，主要讲的仍是土郁、肝郁的临床病案。治疗方案不出前者，采取归脾汤、柴胡风剂、六君子汤加减治之。

【原文十二】《续名医类案·卷十·郁症》

顾霖苍妇，寒热如疟，便血不已，左胁有块，攻逆作楚，神气昏愦。诊之，两脉弦数兼涩。弦则为风，数则为热，涩则气结。此脾肝之气，悒郁不宣，胸中阳和郁而成火，故神明不精。肝之应为风，肝气动则风从之，故表见寒热也。人生左半，肝肾主之，左气逆，故左胁攻楚有块也。肝为藏血之地，肝伤则血不守，而风热益胜，为亡血之由也。用生首乌一两，滋燥而兼搜风。黄连一钱，治火兼以解郁。柴胡以疏其表，黄芩、知母以清其里，枳实、浓朴以和其中。一剂，脉起神清。再剂，便行热解而安。（方论俱佳。）

姑苏张涟水治纪华山，雅，自负数奇，更无子，悒悒不快，渐至痞张，四年，肌肉削尽，自分死矣。张诊而戏之曰：公那须药？一第盒饭霍然。以当归六钱，菜菜子一两，香附童便炒八钱，下之。纪有难色，不得已，减其半。张曰：作二剂耶？即服，夜忽梦遗，举家恸哭。张拍案曰：吾正欲其通耳。仍以前半剂进，胸膈间若勇士猛力一拥，解黑粪数升，寻啜粥二碗。再明日，中栉起见客矣。逾年生一子，即是表弟汝占也。（《广笔记》）

一宦素谨言，一日，会堂属官筵中，有萝卜颇大，客羡之。主曰：尚有大如人者，客皆笑以为无。主则悔恨自咎曰：人不见如此大者，而吾以是语之，宜以吾言为妄且笑也。因而致病，药不应。其子读书达事，思其父素不轻言，因愧报成病，必须实所言，庶可解释。遂遣人至家取萝卜如人大者至官所，复会堂属，强父扶病而陪。陪至数巡，以车载萝卜至席前，客皆惊讶，其父大喜，厥旦疾愈。（《石山医案》）

一女与母相爱，既嫁，母丧，女因思母成疾，精神短少，倦怠嗜卧，胸膈烦闷，日常怏怏，药不应。予视之曰：此病自思，非药可愈。彼俗酷信女巫，巫托降神言祸福，谓之卜童。因令其夫假托贿嘱之，托母言女与我前世有冤，汝故托生于我，一以害我，是以汝之生命克我，我死皆汝之故。今在阴司，欲报汝仇，汝病怏怏，实我所为，生则为母子，死则为寇仇。夫乃语其妇曰：汝病若此，我他往，可请巫妇卜之何如？妇诺之。遂请卜，一如夫所言。女闻大怒，诟曰：我因母病，母反害我，我何思之？遂不思，病果愈，此以怒胜思也。

【按语】

此四个医案同是讲郁证，但治疗方案大不同前，并未采取方剂等药物疗法，而是针对病因采取情志治疗。郁证之因得解，则郁证随之可解，此所谓"解铃还须系铃人"。

【原文十三】《续名医类案·卷十·郁症》

萧万舆治一妇，年四旬，怀抱郁结，呕痰少食，胸膈胀痛，虽盛暑犹着绵衣，六脉浮结，或烦渴不寐，此命门火衰，元气虚寒也。以六君子加姜、桂及八味丸，不两月而症痊矣。

易思兰治徐文淙妻，卧病三年，身体羸瘦，畏寒战栗后发热，得汗始解，脊背拘痛，腰膝软弱，饮食不进，则肠鸣作泻，心虚惊悸，胸肋气胀，畏风畏热，头眩目昏，月信愆期。易诊之曰：此气郁病也。左寸脉心小肠属火，当浮大而散，今心脉大而散，却不浮。盖心为一身之主，藏神而生血，宜常静而不宜多动。人能静养，则心血充满，脉自浮大。若事事搅乱，心不宁则神不安而血不充，是以脉无力而不浮，怔忡惊悸之病，由之以生。况诊七八至，或十二三至，又往关中一猎，有类以灰种火之状，此乃君火郁于下，而无离明之象也。据脉论证，当有胸中烦闷，蒸蒸然不安，蒸出自汗，则内稍静，而腠理不密畏寒为验。左关肝胆属木，宜弦细而长，今左关弦长而不细，又侵上寸部二分，推之于内，外见洪大有力，是肝气有余也。盖因火郁于中，下不能承顺正化之源，木母太旺，上助心火，中侮脾土。肝藏血而主筋，病当头眩目昏，脊背项强，卒难转侧，背冷如冰，甚则一点痛不可忍，下则腰膝软弱无力，脾胃不和等症为验。左尺肾与膀胱属水，脉宜沉濡而滑，惟此部得其正。右寸肺与大肠属金，脉宜短涩而浮。兹诊得沉滞而大，按三五至或十数至一结，结乃积深，沉则气滞，此正肺受火邪，气郁不行也。病当胸膈不利，或时闷痛，右肋胀满，饮食不进，大肠鸣泄等症为验。右关脾胃属土，脉宜缓而大，此部虽无力，犹不失其本体。右尺三焦命门属相火，亦宜沉静，不宜浮大。此部浮取三焦脉，浮而无力，侵上脾胃，是君火郁于下，而相火升于上，侮其金也，病主气满胸膈杂，饮食不利等症为验。详六部脉症，惟左尺得体，肾为寿元，根本尚固。右关脾土为木所侮，虽是少力，然来去缓大而不弦。

此五脏之源，生气有存，无足虑也。病症多端，要之不过气郁而已。丹溪云：气有余便是火。火郁则发之，先投以和中畅卫汤，用苏梗、桔梗开提其气，香附、抚芎、苍术、神曲解散其郁，贝母化其郁痰，砂仁快其滞气。

郁气散则金体坚，木平水王，何虑相火不降耶？若夫木当夏月，成功者退，虽王不必专治。服三剂而肺脉浮起，胸次豁然，诸症顿减。继以清中实表，固其腠理，月信大行，久积尽去，表里皆空。用补阴固真之剂，并紫河车丸，日进一服，月余全愈。

【按语】

此二医案与前者所述之郁证略有不同，主要为郁证引发的元气虚寒，后者还影响到多个脏腑，如肺、肝等，故在解郁的同时还需固本培元。因此前者以六君子汤治之，后者更偏重于补虚提气固真，故用和中畅卫汤、补阴固真之剂，并紫河车丸以治痊愈。

六、《杂病源流犀烛》

《杂病源流犀烛》，内科著作，共30卷，清代沈金鳌撰，刊于乾隆三十八年（公元1773年），是《沈氏尊生书》的重要组成部分。作为阐释杂病的专著，本书按脏腑经络、风寒暑湿燥、内伤外感、面部身形各门统括诸种杂病，包括脏腑门、奇经八脉门、六淫门、内伤外感门、面部门、身形门等。

《杂病源流犀烛》记载了郁证的病因病机、临床表现、诊断与治疗方法。

1. 病因病机

【原文】《杂病源流犀烛·卷二：气逆症》

气郁，内外因俱有之病也。其始或因七情，或因饮食，或因六淫，虽其端甚微，而清浊相干，往往由气成积，由积成痰，痰甚则气不得宣而愈郁，或痞或痛，说有必至者矣（宜交感丹、木香匀气散、降气汤、上下分消导气汤）。

【按语】

此处详细叙述了气郁的病因病机和临床表现。虽开始可因为七情、饮食、六淫等因素，但在机体内总的表现为气机淤滞，且随着病情发展可逐渐积成痰郁。治疗可用交感丹、木香匀气散、降气汤、上下分消导气汤。

2. 临床表现

【原文一】《杂病源流犀烛·卷二十四：咽喉音声病源流》

又有七情气郁，结成痰涎，随气积聚，坚大如块，在心腹间，或塞咽喉如梅核粉絮状，咯不出，咽不下，每发欲绝，逆害饮食者（宜四七汤、嚼化丸）。

【按语】

此处指的是七情抑郁导致的痰郁在咽喉、心腹间的临床表现。治疗可使用四七汤、嚼化丸。

【原文二】《杂病源流犀烛·卷二十五：头痛源流》

曰气郁眩晕，必七情过伤，痰涎迷塞心窍，眉棱骨痛，眼不可开（宜玉液汤）。

【按语】

气郁导致的眩晕可因痰涎迷塞心窍，表现为眉棱骨痛，眼不可开。治疗可用玉液汤。

【原文三】《杂病源流犀烛·卷二十四：咽喉音声病源流》

一曰喉菌，状如浮萍，色紫，生喉旁。说忧郁气滞血热使然，妇人多患之，轻则半月，重则月馀，宜守戒忌口（宜喉痹饮，不时含化青灵膏，吹药初用碧五金一，后用碧三金二）。

【按语】

此段指出郁证的表现之一可为喉旁的喉菌生长，妇人多患。治疗可用青灵膏、碧丹、五金丹。

3. 诊断

【原文一】《杂病源流犀烛·卷首·脉象统类：人迎气口脉法》

七情之气，郁于心腹不能散，饮食五味之伤，留于肠胃不得通，致右手气口脉紧盛，大于人迎一倍，为内伤七情饮食，皆属里，阴也，脏也。气口之脉，喜则散，怒则濡，忧则涩，思则结，悲则紧，恐则沉，惊则动，皆属内因。诊与何部相应，即知何脏受病，法宜温润以消平之。

【按语】

上文指出了郁证的不同类型在气口脉的诊断依据和表现。

【原文二】《杂病源流犀烛·卷二：诸气源流》

《正传》曰：气郁而湿滞，湿滞而成热，故气郁之病，多兼浮胀满也。（此气郁条，当与诸郁篇参看。）气滞涩，五脏俱有病也。凡人之生，不外气血，而此气血，五脏皆兼有之。但气为先天之用，阳也，无形而有影；血为后天之用，阴也，有形而成质。阳常足以统阴，故血之荣枯，一随乎气之盛衰，气盛则血亦荣而润泽，气衰则血必活而减形。甚哉！人生之重乎气也，盖气苟衰弱，渐必滞涩，气既滞涩，每随乎所滞之脏腑而成病。治之者，宜先其滞涩（宜调气散、木香化滞汤）。俟宣通后，再加补益（宜补中益气汤、益气丸）。

【按语】

此段指出了气郁的病机、临床表现（包括脉诊表现和躯体症状）和治则。

4. 治疗

【原文】《杂病源流犀烛·卷二十四：咽喉音声病源流》

喉菌属忧郁血热气滞，妇人多患之，状如浮萍略高，面厚紫色，生喉旁，初起用青九黄一，后黄二青三，内服主方，不可间断，亦难速效，轻则半用或二十日可愈，重则经月或月余，治之得法可愈，亦须守戒忌口。

【按语】

此处所述"喉菌"同上文所提及的喉菌，这里更详细地论述了郁证引起喉菌的临床诊疗。

第九章

近现代研究进展

郁证在临床上属于西医精神病学范畴，抑郁症是其常见的类型，此外某些精神疾病、更年期综合征也属于此范畴。患者有悲伤或心情低落等情绪，对日常活动失去兴趣、自尊心下降、常有内疚感等心理问题，并伴有睡眠障碍、食欲改变、注意力不集中等生理问题，已经严重威胁到患者的生活质量和生命安全。

目前西医治疗郁证取得了一定的临床疗效，但同时也有不良反应多、患者依从性差、病情易于反复等缺点。中医在《黄帝内经》时期就有了对郁证的记载，强调对郁证的治疗要从整体出发，辨证论治。近年来，中医对郁证的治疗也取得了良好的疗效，并且不良反应较少，对患者的心理和生理都起到积极的调控作用，使广大的郁证患者摆脱疾病，临床应用也更加广泛。

一、郁证的西医研究进展

在西医学中，神经官能症、抑郁症、癔症、更年期综合征及反应性神经病等均属于中医的郁证范畴。以下将对这几类病症进行综合阐述。

（一）神经官能症

1. 疾病概况

神经官能症又名神经症，精神神经症，是一组精神障碍的总称，包括神经衰弱、强迫症、焦虑症、恐怖症、躯体形式障碍等，患者深感痛苦且妨碍心理功能或社会功能，但没有任何可证实的器质性病理基础。病程往往持续迁延或反复发作。病程不足3个月或仅有一次短暂发作者称为神经症样反应（neurotic reaction）。

神经症具有以下几个特征：①神经症的发病通常与不良的社会心理因素有关，不健康的素质和人格特性常构成发病的基础。②症状复杂多样，其典型体验是患者感到不能控制的自认为应该加以控制的心理活动，如焦虑、持续的紧张心情、恐惧、缠人的烦恼、自认为毫无意义的胡思乱想、强迫观念等。患者虽有多种躯体上的自觉不适感，但临床检查未能发现器质性病变。③患者一般能适应社会，其行为一般保持在社会规范容许的范围内，可以被他人理解和接受，但其症状妨碍了患者的心理功能或社会功能。④患者对存在的症状感到痛苦和无能为力，常迫切要求治疗，自知力完整。

神经症的概念经历了一个较长的演变过程。1769年苏格兰医生库尔兰（Cullen）在其出版的《疾病分类系统》一书中首次提出了这一术语，泛指神经系统病变，包括各种器质性疾病和精神障碍。随后，法国精神病医生比奈尔（Pinel）把神经症分为功能性和躯体性两类，或两者兼而有之。在19世纪，随着显微镜、切片和染色体等技术的发展及临床神经病学的进步，凡是发现有神经病理形态学改变的疾病都陆续从神经症中分离了出去。到19世纪后期，弗洛伊德提出了神经症源于内部心理冲突的观点。神经症被公认为没有神经病理形态学改变的一类神经功能性疾病。《中国精神障碍分类与诊断标准 第三版》（CCMD-3）中对神经症的描述性定义："神经症是一组主要表现为焦虑、抑郁、恐惧、强迫、疑病症状或神经衰弱症状的精神障碍。本障碍有一定人格基础，起病常受到心理社会（环境）因素的影响。症状以没有可证实的器质性病变作基础，与患者的现实处境不相称，但患者对存在的症状感到痛苦和无能为力，自知力完整或基本完整，病程多迁延。各种神经症性症状或其组合可见于感染、中毒、内脏、内分泌或代谢和脑器质性疾病，称神经症样综合征。"由于各国学者理解神经症病因学的观点不一致，多年来对本症的命名、概念、分类等争议较多。1980年美国精神病学会在精神病分类中删除了神经症。

我国学者仍认为神经症是一种客观存在的临床实体，在CCMD-3中将神经症分为六个亚型：焦虑症、恐怖症、神经衰弱、躯体形式障碍、强迫症、其他或待分类的神经症。其共同点是：①起病常与素质和心理社会因素有关；②存在一定的人格基础，常常自感难以控制本应可以控制的意识或行为；③症状没有相应的器质性基础；④社会功能相对完好，一般意识清楚，与现实接触良好，人格完整，无严重的行为紊乱；⑤一般没有明显或较长的精神症状。病程较长，自知力完整，要求治疗。

神经症是常见病，患病率相当高。WHO根据各国的调查资料推算：人群中的5%～8%有神经症或人格障碍，是重性精神病的5倍。西方国家的患病率为10‰～20‰，我国为13‰～22‰。神经症也是门诊中最常见的疾病之一。

2. 病理病因

神经症的发病原理尚不清楚，一般认为，个体神经系统功能减弱与不健全的性格特征有关。

虽然神经症与人格特点有关，但也不能称他们为人格障碍，人格障碍是自幼人格发展偏离了正常范围，呈现出持久性的、异常的人格特质或行为模式。而神经症的出现则明显不同于以往的良好状态，病后主要可表现为烦恼、紧张、焦虑、强迫症状、心情抑郁或分离症状等。神经症与心身疾病的不同之处则在于，它的症状无肯定的器质性病变基础。

3. 主要表现

神经症主要表现为持久的心理冲突，患者觉察到或体验到这种冲突并因之而深感痛苦且妨碍心理或社会功能，但没有任何可证实的器质性病变基础，对冲突往往使用夸大的或潜意识方式处理。病情持久，现实判断力始终保持正常。患者具有以下5个特点：

（1）意识的心理冲突：神经症患者意识到他处于一种无力自拔的自相矛盾的心理状态。通俗地讲就是自己总是跟自己过不去，自己折磨自己，患者知道这种心理是不正常的或病态的，但是不能解脱。

（2）精神痛苦：神经症是一种痛苦的精神障碍，喜欢诉苦是神经症患者普通而突出的表现之一。

（3）持久性：神经症是一种持久性的精神障碍，不同于各种短暂的精神障碍。临床诊断超过3个月。

（4）妨碍患者的心理功能或社会功能：神经症性心理冲突中的两个对立面互相强化，形成恶性循环，日益严重地妨碍着患者的心理功能或社会功能。

（5）没有任何躯体疾病作基础：患者虽然主诉繁多，但没有相应的躯体疾病与之相联系。

4. 常见类型

按照中国原CCMD-2R精神诊断手册，常见的类型有神经衰弱、焦虑性神经症、恐怖性神经症、强迫性神经症、抑郁性神经症、疑病性神经症、癔症等。但在2001年4月出版的CCMD-3中，将抑郁性神经症、癔症从神经症中分离出来并另外分类，其中抑郁性神经症改名为"恶劣心境"，与抑郁发作、躁狂发作、双相障碍、环性心境障碍一同归为"心境障碍"一类，而癔症则成为一个单独分类，分为癔症躯体性障碍和癔症精神性障碍两种（旧称"转换障碍"和"解离障碍"）。另外，疑病症降级为一个亚型，与躯体化障碍、躯体形式自主神经紊乱、躯体形式疼痛障碍一同归入躯体形式障碍列于神经症分类中。因此，神经症的分类主要有：神经衰弱、焦虑症、恐怖症、强迫症、躯体形式障碍、其他或待分类的神经症。其中神经衰弱已作为一个过渡性诊断，实际临床中很少使用。以下为CCMD-3对于神经症各具体分类的详细介绍。

43.1 恐惧症（恐怖症）［F40恐惧焦虑障碍］。

恐惧症是一种以过分和不合理地惧怕外界客体或处境为主神经症。患者明知没有必要，但仍不能防止恐惧发作，恐惧发作时往往伴有显著的焦虑和自主神经症状。患者极力回避所害怕的客体或处境，或是带着畏惧去忍受。

诊断标准：

（1）符合神经症的诊断标准。

（2）以恐惧为主，需符合以下4项：①对某些客体或处境有强烈恐惧，恐惧和程度与实际危险不相称；②发作时有焦虑和自主神经症状；③有反复或持续的回避行为；④知道恐惧过分、不合理或不必要，但无法控制。

（3）对恐惧情景和事物的回避必须是或曾经是突出症状。

（4）排除焦虑症、分裂症、疑病症。

43.11 场所恐惧症［F40.0］。

诊断标准：

（1）符合恐惧症的诊断标准。

（2）害怕对象主要为某些特定环境，如广场、闭室、黑暗场所、拥挤的场所、交通工具（如拥挤的船舱、火车车厢）等，其关键临床特征之一是过分担心处于上述情境时没有即刻能用的出口。

（3）排除其他恐惧障碍。

43.12 社交恐惧症（社会焦虑恐惧症）[F40.1]。

诊断标准：

（1）符合恐惧症的诊断标准。

（2）害怕对象主要为社交场合（如在公共场合进食或说话、聚会、开会，或怕自己做出一些难堪的行为等）和人际接触（如在公共场合与人接触、怕与他人目光对视，或怕在与人群相对时被人审视等）。

（3）常伴有自我评价和害怕批评。

（4）排除其他恐惧障碍。

43.13 特定的恐惧症［F40.2 特定的（单项）恐惧障碍］。

诊断标准：

（1）符合恐惧症的诊断标准。

（2）害怕对象是场所恐惧和社交恐惧未包括特定物体或情境，如动物（如昆虫、鼠、蛇等）、高处、黑暗、雷电、鲜血、外伤、打针、手术，或尖锐锋利物品等，如刀、匕首、玻璃碎片等。

（3）排除其他恐惧障碍。

43.2 焦虑症［F41其他焦虑症］。

焦虑症是一种以焦虑情绪为主的神经症。主要分为惊恐障碍和广泛性焦虑两种。焦虑症的焦虑症状是原发的，凡继发于高血压、冠心病、甲状腺功能亢进等躯体疾病的焦虑应诊断为焦虑综合征。其他精神病理状态如幻觉、妄想、强迫症、疑病症、抑郁症、恐惧症等伴发的焦虑，不应诊断为焦虑症。

43.21 惊恐障碍［F41.0］。

惊恐障碍是一种以反复的惊恐发作为主要原发症状的神经症。这种发作并不局限于任何特定的情境，具有不可预测性。惊恐发作为继发症状，可见于多种不同的精神障碍，如恐惧性神经症、抑郁症等，并应与某些躯体疾病鉴别，如癫痫、心脏病发作、内分泌失调等。

症状标准：

（1）符合神经症的诊断标准。

（2）惊恐发作需符合以下4项：①发作无明显诱因、无相关的特定情境，发作不可预测；②在发作间歇期，除害怕再发作外，无明显症状；③发作时表现强烈的恐惧、焦虑，及明显的自主神经症状，并常有人格解体、现实解体、濒死恐惧，或失控感等痛苦体验；④发作突然开始，迅速达到高峰，发作时意识清晰，事后能回忆。

严重标准：患者因难以忍受又无法解脱，而感到痛苦。

病程标准：在1个月内至少有3次惊恐发作，或在首次发作后继发害怕再发作的焦虑持续1个月。

排除标准：

（1）排除其他精神障碍，如恐惧症、抑郁症，或躯体形式障碍等继发的惊恐发作。

（2）排除躯体疾病，如癫痫、心脏病发作、嗜铬细胞瘤、甲亢或自发性低血糖等继发的惊恐发作。

43.22　广泛性焦虑［F41.1］。

广泛性焦虑指一种以缺乏明确对象和具体内容的提心吊胆及紧张不安为主的焦虑症，并有显著的植物神经症状、肌肉紧张及运动性不安。患者因难以忍受又无法解脱而感到痛苦。

症状标准：

（1）符合神经症的诊断标准。

（2）以持续的原发性焦虑症状为主，并符合下列2项：①以经常或持续的无明确对象和固定内容的恐惧或提心吊胆；②伴自主神经症状或运动性不安。

严重标准：社会功能受损，患者因难以忍受又无法解脱而感到痛苦。

病程标准：符合症状标准至少已6个月。

排除标准：

（1）排除甲状腺功能亢进、高血压、冠心病等躯体疾病的继发性焦虑。

（2）排除兴奋药物过量、催眠镇静药物或抗焦虑药的戒断反应，强迫症、恐惧症、疑病症、神经衰弱、躁狂症、抑郁症或精神分裂症等伴发的焦虑。

43.3 强迫症［F42强迫性障碍］。

强迫症指一种以强迫症状为主的神经症，其特点是有意识的自我强迫和反强迫并存，二者强烈冲突使患者感到焦虑和痛苦；患者体验到观念或冲动系来源于自我，但违反自己的意愿，虽极力抵抗，却无法控制；患者也意识到强迫症状的异常性，但无法摆脱。病程迁延者可以仪式动作为主而精神痛苦减轻，但社会功能严重受损。

症状标准：

（1）符合神经症的诊断标准，并以强迫症状为主，至少有下列1项：①以强迫思想为主，包括强迫观念、回忆或表象、强迫性对立观念、穷思竭虑、害怕丧失自控能力等；②以强迫行为（动作）为主，包括反复洗涤、核对、检查，或询问等；③上述的混合形式。

（2）患者称强迫症状起源于自己内心，不是被别人或外界影响强加的。

（3）强迫症状反复出现，患者认为没有意义，并感到不快，甚至痛苦，因此试图抵抗，但不能奏效。

严重标准：社会功能受损。

病程标准：符合症状标准至少已3个月。

排除标准：

（1）排除其他精神障碍的继发性强迫症状，如精神分裂症、抑郁症或恐惧症等。

（2）排除脑器质性疾病特别是基底节病变的继发性强迫症状。

43.4　躯体形式障碍［F45］。

躯体形式障碍是一种以持久地担心或相信各种躯体症状的优势观念为特征的神经症。患者因这些症状反复就医，各种医学检查阴性和医生的解释，均不能打消其疑虑。即使有时存在某种躯体障碍也不能解释所诉症状的性质、程度，或其痛苦与优势观念，患者经常伴有焦虑或抑郁情绪。尽管症状的发生和持续与不愉快的生活事件、困难或冲突密切相关，但患者常否认心理因素的存在。本障碍男女均有，为慢性波动性病程。

症状标准：

（1）符合神经症的诊断标准。

（2）以躯体症状为主，至少有下列1项：①对躯体症状过分担心（严重性与实际情况明显不相称），但不是妄想；②对身体健康过分关心，如对通常出现的生理现象和异常感觉过分关心，但不是妄想；③反复就医或要求医学检查，但检查结果阴性和医生的合理解释均不能打消其疑虑。

严重标准：社会功能受损。

病程标准：符合症状标准至少已3个月。

排除标准：排除其他神经症障碍（如疑病症、焦虑、惊恐障碍或强迫症）、抑郁症、精神分裂症、偏执性精神病。

说明：本障碍有时合并存在某种躯体障碍，必须注意以免漏诊。

43.41　躯体化障碍［F45.0］。

躯体化障碍是一种以多种多样、经常变化的躯体症状为主的神经症。症状可涉及身体的任何系统或器官，最常见的是胃肠道不适（如疼痛、打嗝、反酸、呕吐、恶心等），异常的皮肤感觉（如瘙痒、烧灼感、刺痛、麻木感、酸痛等），皮肤斑点，性及月经方面的主诉也很常见，常存在明显的抑郁和焦虑。本病常为慢性波动性病程，常伴有社会、人际及家庭行为方面长期存在的严重障碍。女性远多于男性，多在成年早期发病。

症状标准：

（1）符合躯体形式障碍的诊断标准。

（2）以多种多样、反复出现、经常变化的躯体症状为主，在下列4组症状之中，至少有2组：①胃肠道症状，如腹痛，恶心，腹胀或胀气，嘴里无味或舌苔过厚，呕吐或反胃，大便次数多、稀便，或水样便；②呼吸循环系症状，如气短，胸痛；③泌尿生殖系症状，如排尿困难或尿频，生殖器或其周围不适感，异常的或大量的阴道分泌物；④皮肤症状或疼痛症状，如疤痕，肢体或关节疼痛、麻木，或刺痛感。

（3）体检和实验室检查不能发现躯体障碍的证据，能对症状的严重性、变异性、持续性或继发的社会功能损害作出合理解释。

（4）对上述症状的优势观念使患者痛苦，不断求诊，或要求进行各种检查，但检查结果阴性和医生的合理解释均不能打消其疑虑。

（5）如存在自主神经活动亢进的症状，但不占主导地位。

严重标准：常伴有社会、人际及家庭行为方面长期存在的严重障碍。

病程标准：符合症状标准和严重标准至少已2年。

排除标准：排除精神分裂症及其相关障碍、心境精神障碍、适应障碍或惊恐障碍。

43.42 未分化躯体形式障碍［F45.1］。

诊断标准：

（1）躯体症状的主诉具有多样性、变异性的特点，但构成躯体化障碍的典型性不够，应考虑本诊断。

（2）除病程短于2年外，符合躯体化障碍的其余标准。

43.43　疑病症［F45.2疑病障碍］。

疑病症是一种以担心或相信患有严重躯体疾病的持久性优势观念为主的神经症，患者因为这种症状反复就医，各种医学检查阴性和医生的解释，均不能打消其疑虑。即使患者有时存在某种躯体障碍，也不能解释所诉症状的性质、程度，或患者的痛苦与优势观念，常伴有焦虑或抑郁。对身体畸形（虽然根据不足）的疑虑或优势观念也属于本病。本障碍男女均有，无明显家庭特点（与躯体化障碍不同），常为慢性波动性病程。

症状标准：

（1）符合神经症的诊断标准。

（2）以疑病症状为主，至少有下列1项：①对躯体疾病过分担心，其严重程度与实际情况明显不相称；②对健康状况，如通常出现的生理现象和异常感觉作出疑病性解释，但不是妄想；③牢固的疑病观念，缺乏根据，但不是妄想。

（3）反复就医或要求医学检查，但检查结果阴性和医生的合理解释均不能打消其疑虑。

严重标准：社会功能受损。

病程标准：符合症状标准至少已3个月。

排除标准：排除躯体化障碍、其他神经症性障碍（如焦虑、惊恐障碍或强迫症）、抑郁症、精神分裂症、偏执性精神病。

43.44　躯体形式自主神经紊乱［F45.3］。

躯体形式自主神经紊乱是一种主要受自主神经支配的器官系统（如心血管、胃肠道、呼吸系统）发生躯体障碍所致的神经症样综合征。患者在自主神经兴奋症状（如心悸、出汗、脸红、震颤）的基础上，又发生了非特异的、但更有个体特征和主观性的症状，如部位不定的疼痛感、烧灼感、沉重感、紧束感、肿胀感，经检查这些症状都不能证明有关器官和系统发生了躯体障碍。因此本障碍的特征在于明显的自主神经受累，非特异性的症状附加了主观的主诉，以及坚持将症状归咎于某一特定的器官或系统。

诊断标准：

（1）符合躯体形式障碍的诊断标准。

（2）至少有下列2项器官系统（心血管、呼吸、食管和胃、胃肠道下部、泌尿生殖系统）的自主神经兴奋体征：①心悸；②出汗；③口干；④脸发烧或潮红。

（3）至少有下列1项患者主诉的症状：①胸痛或心前区不适；②呼吸困难或过度换气；③轻微用力即感过度疲劳；④吞气、呃逆、胸部或上腹部的烧灼感等；⑤上腹部不适或胃内翻腾或搅拌感；⑥大便次数增加；⑦尿频或排尿困难；⑧肿胀感、膨胀感或沉重感。

（4）没有证据表明患者所忧虑的器官系统存在结构或功能的紊乱。

（5）并非仅见于恐惧障碍或惊恐障碍发作时。

被患者视为症状起源的器官或系统用第5位编码表示。

43.441　心血管系统功能紊乱［F45.30］。

包括心脏神经症、神经循环衰弱、DaCosta综合征。

43.442　高位胃肠道功能紊乱［F45.31］。

包括心因性吞气症、呃逆、胃神经症。

43.443　低位胃肠道功能紊乱［F45.32］。

包括心因性激惹综合征、心因性腹泻、胀气综合征。

43.444　呼吸系统功能紊乱［F45.33］。

包括过度换气症。

43.445　泌尿生殖系统功能紊乱［F45.34］。

包括心因性尿频和排尿困难。

43.45　持续性躯体形式疼痛障碍［F45.4］。

持续性躯体形式疼痛障碍是一种不能用生理过程或躯体障碍予以合理解释的持续、严重的疼痛。情绪冲突或心理社会问题直接导致了疼痛的发生，经过检查未发现相应主诉的躯体病变。病程迁延，常持续6个月以上，并使社会功能受损。诊断需排除抑郁症或精神分裂症病程中被假定为心因性疼痛、躯体化障碍，以及检查证实的相关躯体疾病与疼痛。

症状标准：

（1）符合躯体形式障碍的诊断标准。

（2）持续、严重的疼痛，不能用生理过程或躯体疾病作出合理解释。

（3）情感冲突或心理社会问题直接导致疼痛的发生。

（4）经检查未发现与主诉相应的躯体病变。

严重标准：社会功能受损或因难以摆脱的精神痛苦而主动求治。

病程标准：符合症状标准至少已6个月。

排除标准：

（1）排除检查出的相关躯体疾病与疼痛。

（2）排除精神分裂症或相关障碍、心境障碍、躯体化障碍、未分化的躯体形式障碍、疑病症。

43.49 其他或待分类躯体形式障碍［F45.8；F45.9］。

43.5 神经衰弱［F48.0］。

神经衰弱指一种以脑和躯体功能衰弱为主的神经症，以精神易兴奋却又易疲劳为特征，表现为紧张、烦恼、易激惹等情感症状，以及肌肉紧张性疼痛和睡眠障碍等生理功能紊乱症状。这些症状不是继发于躯体或脑的疾病，也不是其他任何精神障碍的一部分，多缓慢起病，就诊时往往已有数月的病程，并可追溯导致长期精神紧张、疲劳的应激因素。患者偶有突然失眠或头痛起病，却无明显原因。病程持续或时轻时重。近世纪，神经衰弱的概念经历了一系列变迁，随着医生对神经衰弱认识的变化和各种特殊综合征和亚型的分出，在美国和西欧已不作此诊断，CCMD-3工作组的现场测试证明，在我国神经衰弱的诊断也明显减少。

症状标准：

（1）符合神经症的诊断标准。

（2）以脑和躯体功能衰弱症状为主，特征是持续和令人苦恼的脑力易疲劳（如感到没有精神，自感大脑迟钝，注意不集中或不持久，记忆差，思考效率下降）和体力易疲劳，经过休息或娱乐不能恢复，并至少有下列2项：①情感症状，如烦恼、心情紧张、易激惹等，常与现实生活中的各种矛盾有关，感到困难重重，难以应付。可有焦虑或抑郁，但不占主导地位。②兴奋症状，如感到精神易兴奋（如回忆和联想增多，主要是对指向性思维感费力，而非指向性思维却很活跃，因难以控制而感到痛苦和不快），但无言语运动增多。有时对声光很敏感；

③肌肉紧张性疼痛（如紧张性头痛、肢体肌肉酸痛）或头晕。

④睡眠障碍，如入睡困难、多梦、醒后感到不解乏，睡眠感丧失，睡眠觉醒节律紊乱。

⑤其他心理生理障碍。如头晕眼花、耳鸣、心慌、胸闷、腹胀、消化不良、尿频、多汗、阳痿、早泄或月经紊乱等。

严重标准：患者因明显感到脑和躯体功能衰弱，影响其社会功能，为此感到痛苦或主动求治。

病程标准：符合症状标准至少已3个月。

排除标准：

（1）排除以上任何一种神经症亚型。

（2）排除分裂症、抑郁症。

说明：

（1）神经衰弱症状若见于神经症的其他亚型，只诊断其他相应类型的神经症。

（2）神经衰弱症状常见各种脑器质性疾病和其他躯体疾病，此时应诊断为这些疾病的神经衰弱综合征。

43.9　其他或待分类的神经症［F48其他神经症性障碍］。

诊断标准：

（1）指患者主诉的症状主要不是通过自主神经系统中介，并仅仅局限于身体的特定系统或部位。

（2）在时间上与应激性事件或与当前面临的困难和问题密切相关并能引起对患者注意的明显增加（人际关系或医疗方面）的主诉症状，如疼痛、肿胀感、皮肤蚁行感及感觉异常（麻刺感或麻木感）。

（3）通过检查表明并非躯体疾病所致。

（4）咽喉部哽咽感引起吞咽难等各种形式的吞咽困难；心因性斜颈及其他痉挛性障碍（不包括Tourette综合征等属于童年或少年期抽动障碍者）；心因性瘙痒症（不包括特殊皮肤损害，如斑秃、皮炎、湿疹或心因性荨麻疹）；心因性痛经（不包括性交疼痛或性冷淡等），也归属本类。

5. 防治

神经官能症以自觉症状为主，虽然做过多次检查，但结果查不出什么病，长期不愈的紧张情绪和焦虑，使机体免疫功能下降，严重影响了工作、学习和生活质量，也给家庭造成一定负担，甚至影响家庭和睦，这又加重了新的社会因素，使疾病陷入一种恶性循环。由于西医的抗精神病药副作用大，并且易产生依赖性，因而采用中医中药辨证施治和心理辅导可达到一定效果。可选用行气活血、养心安神、开窍醒脑、滋阴补肾、健脾泻肝、活血化瘀等中医中药治疗方法来调理机体气血、脏腑功能。并根据患者的情况给予情绪调理、心理疏导。患者不要一个人长时间闷在家中，遇到烦心事情绪低落时，不要憋在心里，而应想办法疏泄出来，或对家人、朋友诉说，这样有调节心理平衡的效果，对心理保健大有好处。患者应多参加户外活动和体育锻炼，户外活动可以呼吸到新鲜空气，各种体育活动如散步、打羽毛球、游泳等可以调节植物神经，这样就能达到防治因植物神经紊乱引起的神经官能症。

（二）抑郁症

1. 疾病概况

抑郁症是现在最常见的一种心理疾病，以连续且长期的心情低落为主要的临床特征，是现代人心理疾病最重要的类型。临床可见心情低落和现实过得不开心，情绪长时间的低落消沉，从一开始的闷闷不乐到最后的悲痛欲绝，自卑、痛苦、悲观、厌世，感觉活着的每一天都是在绝望地折磨自己，消极且逃避，最后甚至会有自杀倾向。患者患有躯体化症状，如胸闷，气短，每天只想躺在床上，什么都不想动，有明显的焦虑感，更严重者会出现幻听、被害妄想症、多重人格等精神分裂症状。抑郁症每次发作，至少持续2周以上，长达一年，甚至数年，大多数病例有复发的倾向。

中国与世界抑郁症患病率的比较情况见表9-1。

表9-1　中国与世界抑郁症患病率的比较

	世界	中国
抑郁症患者人数	3.22亿	（无精确数据）
患病率	4.4%	（4.2±1.9）%

注：1. 大多数报道将我国抑郁症患病率确定在3%～5%的区间，但有报道称达到了6.1%。

2. 我国抑郁症发病率地区差异较大。

3. 30年间，报告的抑郁症发病率暴增10～20倍，现在仍然呈上升趋势；不排除有的以"世界卫生组织数据表明"的字眼作了错误（虚假）报道，故本数据可能不准确。

抑郁症是世界第四大疾病，但我国对抑郁症的医疗防治还处在识别率低的局面，地级市以上的医院对其识别率不足20%，只有不到10%的患者接受了相关的药物治疗；同时，抑郁症的发病（和自杀事件）已开始出现低龄化（大学，乃至中小学生群体）趋势。综上所述，对抑郁症的科普、防范、治疗工作亟待重视，抑郁症防治已被列入全国精神卫生工作重点。

2. 病理病因

迄今，抑郁症的病因并不非常清楚，但可以肯定的是，生物、心理与社会环境诸多方面因素参与了抑郁症的发病过程。生物学因素主要涉及遗传、神经生化、神经内分泌、神经再生等方面；与抑郁症关系密切的心理学易患素质是病前性格特征，如抑郁气质。成年期遭遇应激性的生活事件是导致出现具有临床意义的抑郁发作的重要触发条件。然而，以上这些因素并不是单独起作用的，强调遗传与环境或应激因素之间的交互作用，以及这种交互作用的出现时间点在抑郁症的发生过程中具有重要影响。

3. 主要表现

（1）心境低落。

心境低落主要表现为显著而持久的情感低落，抑郁悲观。轻者闷闷不乐、无愉快感、兴趣减退，重者痛不欲生、悲观绝望、度日如年、生不如死。典型患者的抑郁心境有晨重夜轻的节律变化。在心境低落的基础上，患者会出现自我评价降低，产生无用感、无望感、无助感和无价值感，常伴有自责自罪，严重者出现罪恶妄想和疑病妄想，部分患者可出现幻觉。

（2）思维迟缓。

患者思维联想速度缓慢，反应迟钝，思路闭塞，自觉"脑子好像是生了锈的机器""脑子像涂了一层糨糊一样"。临床上可见主动言语减少，语速明显减慢，声音低沉，对答困难，严重者无法顺利进行交流。

（3）意志活动减退。

患者意志活动呈显著、持久的抑制。临床表现行为缓慢，生活被动、疏懒，不想做事，不愿和周围人接触交往，常独坐一旁，或者整日卧床，闭门独居、疏远亲友、回避社交。严重时连吃、喝等生理需要和个人卫生都不顾，蓬头垢面、不修边幅，甚至发展为不语、不动、不食，称为"抑郁性木僵"，但仔细检查精神，患者仍流露痛苦、抑郁的情绪。伴有焦虑的患者，可有坐立不安、手指抓握、搓手顿足或踱来踱去等症状。严重的患者常伴有消极自杀的观念或行为。消极悲观的思想及自责自罪、缺乏自信心可萌发绝望的念头，认为"结束自己的生命是一种解脱""自己活在世上是多余的人"，并会使自杀企图发展成自杀行为。这是抑郁症最危险的症状，应提高警惕。

（4）认知功能损害。

研究认为抑郁症患者存在认知功能损害，主要表现为近事记忆力下降、注意力障碍、反应时间延长、警觉性增高、抽象思维能力差、学习困难、语言流畅性差、空间知觉、眼手协调及思维灵活性等能力减退。认知功能损害导致患者社会功能障碍，而且影响患者的远期预后。

（5）躯体症状。

躯体症状主要有睡眠障碍、乏力、食欲减退、体重下降、便秘、身体任何部位的疼痛、性欲减退、阳痿、闭经等。躯体不适的体诉可涉及各脏器，如恶心、呕吐、心慌、胸闷、出汗等。自主神经功能失调的症状也较常见。病前躯体疾病的主诉通常加重。睡眠障碍主要表现为早醒，一般比平时早醒2～3小时，醒后不能再入睡，这对抑郁发作具有特征性意义。有的患者表现为入睡困难，睡眠不深；少数患者表现为睡眠过多。体重减轻与食欲减退不一定成比例，少数患者可出现食欲增强、体重增加。

4. 防治

（1）预防。

抑郁症容易多次复发，故抑郁症患者需要进行预防性治疗。发作3次以上应长期治疗，甚至终身服药。维持治疗药物的剂量多数学者认为应与治疗剂量相同，还应定期门诊随访观察。心理治疗和社会支持系统对预防本病复发也有非常重要的作用，应尽可能解除或减轻患者过重的心理负担和压力，帮助患者解决生活和工作中的实际困难及问题，提高患者的应对能力，并积极为其创造良好的环境，以防复发。

（2）治疗。

抑郁发作的治疗要达到3个目标：①提高临床治愈率，最大限度减少病残率和自杀率，关键在于彻底消除临床症状；②提高生存质量，恢复社会功能；③预防复发。

治疗原则：①个体化治疗；②剂量逐步递增，尽可能采用最小有效量，使不良反应减至最少，以提高服药依从性；③足量足疗程治疗；④尽可能单一用药，如疗效不佳可考虑转换治疗、增效治疗或联合治疗，但需要注意药物的相互作用；⑤治疗前知情告知；⑥治疗期间密切观察病情变化和不良反应并及时处理；⑦可联合心理治疗增加疗效；⑧积极治疗与抑郁共病的其他躯体疾病、物质依赖、焦虑障碍等。

药物治疗是中度以上抑郁发作的主要治疗措施。目前临床上一线的抗抑郁药主要包括选择性5-羟色胺再摄取抑制剂（SSRI，代表药物为氟西汀、帕罗西汀、舍曲林、氟伏沙明、西酞普兰和艾司西酞普兰）、5-羟色胺和去甲肾上腺素再摄取抑制剂（SNRI，代表药物为文拉法辛和度洛西汀）、去甲肾上腺素和特异性5-羟色胺能抗抑郁药（NaSSA，代表药物为米氮平）等。传统的三环类、四环类抗抑郁药和单胺氧化酶抑制剂由于不良反应较大，应用明显减少。

对有明显心理社会因素作用的抑郁发作患者，在药物治疗的同时常需合并心理治疗。常用的心理治疗方法包括支持性心理治疗、认知行为治疗、人际治疗、婚姻和家庭治疗、精神动力学治疗等，其中认知行为治疗对抑郁发作的疗效已经得到公认。

近年来出现了一种新的物理治疗手段——重复经颅磁刺激（rTMS）治疗，主要适用于轻中度的抑郁发作。

（三）癔症

1. 疾病概况

癔症（分离转换性障碍）是由精神因素，如生活事件、内心冲突、暗示或自我暗示，作用于易病个体引起的精神障碍。癔病的主要表现有分离症状和转换症状两种。分离，是指对过去经历与当今环境和自我身份的认知完全或部分不相符合。转换，是指精神刺激引起的情绪反应，接着出现躯体症状，一旦躯体症状出现，情绪反应便褪色或消失，这时的躯体症状便叫作转换症状，转换症状的确诊必须排除器质性病变。

2. 病理病因

1）生物学因素。

（1）遗传：最早的癔症遗传学研究是Kraulis在1931年完成的。他调查研究了1906年至1923年被Kraepelin诊断为癔症的患者的所有亲属，发现患者父母中有9.4%曾患癔症住院；兄弟姐妹中有6.25%曾患癔症住院。癔症患者的父母和兄弟姐妹中分别有1/2和1/3的人有这种或那种人格障碍。

（2）素质与人格类型：通常认为，具有癔症个性的人易患癔症。所谓癔症个性即表现为情感丰富、有表演色彩、自我中心、富于幻想、暗示性高。国外还有不成熟、要挟、性挑逗等特征的描述。

（3）躯体因素：临床发现神经系统的器质性损害有促发癔症的倾向。多发性硬化、颞叶局灶性病变、散发性脑炎、脑外伤等均可导致癔症样发作。

2）心理因素。

现代医学观点倾向于癔症是一种心因性疾病。

3）社会文化因素。

社会文化因素对癔症的影响作用较明显，主要表现在癔症的发病形式、临床症状等方面，有人认为也影响其发病率。

3. 主要表现

1）分离症状的主要表现。

（1）分离性遗忘：表现为突然不能回忆起重要的个人经历。遗忘内容广泛，一般都是围绕创伤性事件。这一遗忘的表现不能使用物质、神经系统病变或其他医学问题所致生理结果来解释。固定的核心内容在觉醒状态下始终不能回忆。

（2）分离性漫游：伴有个体身份的遗忘，表现为突然的、非计划内的旅行。分离性漫游的发生与创伤性或无法抗拒的生活事件有关。

（3）情感暴发：很多见。表现为情感发泄，时哭时笑，吵闹，对自己的情况以夸张性来表现。发作时意识范围可狭窄。冲动毁物，伤人，自伤和自杀行为。

（4）假性痴呆：给人傻呆幼稚的感觉。

（5）双重和多重人格：表现为忽然间的身份改变。比较典型的就是民间说的"鬼怪附体"。

（6）精神病状态：发病时可出现精神病性症状。与分裂症的区别主要在于幻觉和妄想的内容不太固定，多变化，并且很易受暗示。

（7）分离性木僵：精神创伤之后或为创伤体验所触发，出现较深的意识障碍，在相当长时间内维持固定的姿势，仰卧或坐着，没有言语和随意动作，对光线、声音和疼痛刺激没有反应，此时患者的肌张力、姿势和呼吸可无明显异常。

2）转换症状的主要表现。

（1）运动障碍：可表现为动作减少、增多或异常运动。瘫痪：可表现单瘫、截瘫或偏瘫，检查不能发现神经系统损害证据；肢体震颤、抽动和肌阵挛；起立不能，步行不能；缄默症、失音症。

（2）痉挛障碍：常于情绪激动或受到暗示时突然发生，缓慢倒地或卧于床上，呼之不应，全身僵直，肢体抖动等，无大小便失禁，大多历时数十分钟。

（3）抽搐大发作：发作前常有明显的心理诱因，抽搐发作无规律性，没有强直及阵挛期，常为腕关节、掌指关节屈曲，指骨间关节伸直，拇指内收，下肢伸直或全身僵硬，呼吸阵发性加快，脸色略潮红，无尿失禁，不咬舌，发作时瞳孔大小正常；角膜反射存在，甚至反而敏感，意识虽似不清，但可受暗示使抽搐暂停，发作后期肢体不松弛，一般发作可持续数分钟或数小时之久。

（4）各种奇特的肌张力紊乱、肌无力、舞蹈样动作，但不能证实有器质性改变。

（5）听觉障碍：多表现为突然间的听力丧失，电测听和听诱发电位检查正常，失声，失语，但没有声带、舌和喉部肌肉麻痹，咳嗽时发音正常，还能轻声耳语。

（6）视觉障碍：可表现为弱视、失明、管视、同心性视野缩小、单眼复视，常突然发生，也可经过治疗突然恢复正常。

（7）感觉障碍：可表现为躯体感觉缺失，过敏或异常，或特殊感觉障碍。感觉缺失范围与神经分布不一致；感觉过敏表现为皮肤局部对触摸过于敏感。

3）癔症的特殊表现形式。

（1）流行性癔症：即癔症的集体发作，多发于共同生活且经历、观念基本相似的集体中。起初有一人发病，周围人目睹且受到感应，通过暗示，短期内呈爆发性流行。

（2）赔偿性神经症：在工伤、交通事故或医疗纠纷中，受害者有时会故意显示、保留或夸大症状，如处理不当，这些症状往往可持续很久。有人认为，这属于癔症的一种特殊形式。

（3）职业性神经症：是一类与职业活动密切相关的运动协调障碍，如舞蹈演员临演时下肢运动不能、教师走上讲台时失音等。

（4）癔症性精神病：在精神刺激后突然起病，主要表现为意识朦胧、漫游症、幼稚与紊乱行为及反复出现的幻想性生活情节，可有片段的幻觉、妄想。自知力不充分，对疾病泰然漠视。此病一般急起急止，病程可持续数周，其间可有短暂间歇期。缓解后无后遗症状，但可再发。

4. 防治

1）预防。

分离转换性障碍是一类易复发的疾病，及时消除病因，使患者对自身疾病性质有正确的了解，正视自身存在的性格缺陷，改善人际关系，对于预防疾病复发有一定帮助。如果患者长期住院治疗或在家休养，家属对患者的非适应性行为经常给予迁就或不适当强化，均不利于患者康复。

2）治疗。

（1）心理治疗：癔症的症状是功能性的，因此心理治疗占有重要的地位。在心理治疗中，应注意以下几点：①建立良好的医患关系，给予适当的保证，忌讳过多讨论发病原因；②检查及实验室检查尽快完成，只需进行必要的检查，以使医生确信无器质性损害为度；③以消除症状为主，主要采用个别心理治疗、暗示治疗、系统脱敏疗法等。

（2）个别心理治疗：首先详细了解患者的个人发展史、个性特点、社会环境状况、家庭关系、重大生活事件，以热情、认真、负责的态度赢得患者的信任。让患者表达、疏泄内心的痛苦、积怨和愤懑。医生要耐心、严肃地听取，稍加诱导，和患者共同选择解决问题的方法。

（3）暗示治疗：是治疗分离转换性障碍的经典方法，特别适用于那些急性发作而暗示性又较高的患者。暗示治疗包括觉醒时暗示、催眠治疗、诱导疗法等。

（4）系统脱敏疗法：系统脱敏疗法是行为疗法之一。通过系统脱敏的方法，使那些原能诱使此病的精神因素逐渐失去诱发的作用，从而达到减少甚至预防复发的目的。

（5）分析性心理治疗：医生可采用精神分析技术或领悟疗法，探寻患者的无意识动机，引导患者认识到无意识动机对自身健康的影响，并加以消除。主要适用于分离性遗忘、分离性多重人格、分离性感觉和分离性运动障碍。

（6）家庭治疗：当患者的家庭关系因疾病受到影响，或治疗需要家庭成员的配合时，可采用此方法，用以改善患者的治疗环境。

（7）药物治疗：目前尚无治疗分离转换性障碍的特效药物，主要采用对症治疗。癔症患者常常伴有焦虑、抑郁、脑衰弱、疼痛、失眠等症状和身体不适感。这些症状往往是诱使患者发作的自我暗示基础，使用相应药物控制症状十分必要。药物治疗需针对症状进行合理的选择。患者如伴有情绪问题或睡眠问题，可分别采用抗抑郁药物、抗焦虑药物及镇静催眠类药物；如果合并精神病性症状，可采用抗精神病药物治疗。但药物的剂量应以中、小剂量为宜，疗程也不应过长。

（四）更年期综合征

1. 疾病概况

更年期（climacteric period）是由中年向老年过渡的阶段，这一阶段的健康问题逐渐受到人们的重视。更年期又称围绝经期（peri-menopausal period），指妇女一生中自性成熟期进入老年期的过渡阶段，一般为45～55岁。此期中，卵巢功能逐渐退化，并引起下丘脑—垂体—卵巢内分泌轴的功能失调，易导致阵发性潮热、出汗、心悸等植物神经紊乱，并伴有抑郁、恐惧、焦虑等心理反应。

2. 病理病因

（1）神经-内分泌因素：卵巢是女性的生殖腺，参与生殖及全身生理功能的双向调节。当妇女进入更年期时，卵巢功能减退，一方面血中雌-孕激素水平下降，促性腺激素升高，导致更年期妇女内分泌功能紊乱。更年期抑郁症的发生可能与女性激素的异常有关。另一方面，更年期抑郁症可能与激素对神经递质功能调节变化有关。情绪与行为的控制涉及许多不同的神经递质系统。脑内5-羟色胺（5-HT）是中枢神经系统抑郁性神经递质之一，对内分泌、心血管、体温、情感及性活动等都有调节作用。而5-HT大多分布在与情绪活动密切相关的下丘脑及边缘系统结构中，5-HT的水平异常可使抑郁症发病或具备了发病的可能性。

（2）社会-心理因素：资料显示，围绝经期抑郁症患者多见于性格孤僻、神经质、保守等内倾性性格的女性人群。女性面对生活应激事件的承受能力差，况且妇女处于围绝经期出现月经紊乱、性激素的改变、生育能力的消失，感到自己衰老了，产生不适应或失落感，甚至忧郁、绝望、无助感等。有研究发现那些有较重的神经过敏症、自责自罪和神经质的人抑郁症发病率较高。

3. 主要表现

1）近期。

（1）月经紊乱：在绝经过渡期多发生月经不调，由于排卵稀少甚至无排卵，表现为月经周期不规则、经期延长及经量增多或减少。

（2）血管舒缩失调：血管舒缩失调主要表现为潮热，其特点是反复出现面部、颈部皮肤发红，并且感到全身发热、出汗，一般每1～3分钟发作1次，并且夜间和应激情况下容易促发。严重的潮热会影响患者的工作、睡眠和生活，需要性激素治疗。

（3）神经、精神症状：①睡眠障碍表现为入睡困难或睡眠不深等；②注意力不集中伴随记忆力下降，主要与年龄增长和睡眠障碍有关；③情绪波动大表现为不能自我控制情绪，围绝经期妇女常有情绪低落、抑郁、焦虑不安或激动易怒等情绪症状。

2）远期。

（1）泌尿生殖器绝经后综合征：超过一半的绝经期妇女会出现该症状，表现为泌尿生殖道萎缩性变化，容易发生阴道感染，出现阴道干燥、性交困难等症状及排尿困难、尿痛等尿道感染。

（2）骨质疏松：超过一半的绝经期妇女会出现绝经后骨质疏松，这是由于绝经后妇女体内的雌激素缺少导致骨质的吸收增加，使骨量快速流失，表现为骨质疏松。

（3）其他症状：绝经后妇女更易患有阿尔茨海默病、心血管病变等疾病，这些可能与体内雌激素水平低下有关。

4．治疗

1）对症治疗。

失眠的患者可按处方服用少量镇静剂，如艾司唑仑；骨质疏松症的患者应积极采取有效措施进行应对，如补充钙剂；血管舒缩症的患者应及时采取有效措施，学会调整饮食结构，避免或减少摄入"三高饮食"、增强锻炼、定期体检。

2）激素补充治疗。

雌激素为主，孕激素为辅，治疗时需按医生的处方进行医治，切忌私自购买药物进行治疗。同时，若患者出现以下几种情况，应及时通知医生以便选取最佳制剂：

（1）禁忌证：①已知或怀疑妊娠；②原因不明的阴道出血；③已知或可疑患有乳腺癌；④已知或可疑患性激素依赖性恶性肿瘤；⑤最近6个月内患活动性静脉或动脉血栓栓塞性疾病；⑥严重肝肾功能不全或血卟啉症、耳硬化症及与孕激素相关的脑膜瘤等。

（2）慎用情况：注意慎用情况不是禁忌证，应咨询相关专业医师后进行治疗。慎用情况包括：①子宫肌瘤；②子宫内膜异位症；③子宫内膜增生史；④未控的糖尿病；⑤严重高血压；⑥有血栓形成倾向；⑦胆囊疾病；⑧癫痫；⑨偏头痛；⑩哮喘；⑪高催乳素血症；⑫系统性红斑狼疮；⑬乳腺良性疾病及乳腺癌家族史等。

（五）反应性神经病

1．疾病概况

反应性精神病是由于剧烈或持续的精神紧张性刺激直接引起的，其临床表现的主要内容与精神创伤密切相关，并伴有相应的情感体验，容易被人所理解，致病因素一旦消除或环境发生改变，并经适当的治疗，精神状态即可恢复正常，所以，反应性精神病的预后是良好的，且一般不再复发。

2. 病理病因

导致本病的直接原因是精神因素，它可以是引起悲伤、惊恐或威胁性的事件，如亲人突然死亡、自然灾害或意外事故；也可以是持久而沉重的内心矛盾和情感体验，如难以解决的纠纷、工作上的挫折、不满意的婚姻、不幸的遭遇及长期的隔离状态等。一种精神因素是否致病，取决于精神因素的性质和强度，以及所引起的个体情感体验的深度。后者又同个体的心理社会特点如所受教育、爱好和愿望、价值观念和个性等有关。个体的易病素质及当时机体的功能状态对本病的发生也会起到很大的作用，如患慢性躯体疾病及处于月经期、产褥期和过度疲劳状态时较易罹患此病。此外，有家族精神病遗传史者易发此病。

3. 主要表现

根据起病形式分为急、慢性两类，急性以意识模糊为主；慢性以情感、思维或感知障碍为主，主要症状有：

（1）反应性躁狂状态。

常在急剧的精神因素后突然哭笑异常、胡言乱语、撕衣毁物，甚至打人，严重时可有意识模糊、表情紧张、恐惧，并可出现幻觉、错觉等。

（2）反应性抑郁状态。

情绪低落，常触景伤情，唉声叹气，焦虑不安，自责自罪，对自己的前途消极悲观，甚至可有自杀行为，常有睡眠障碍，多为入睡困难，易为噩梦惊醒，自感疲乏无力。

（3）反应性木僵。

表情呆木，僵住不动，毫无情感反应，常在急性精神创伤后出现，一般历时短暂，可恢复正常或转入意识模糊状态。

（4）反应性妄想症。

此症会产生与精神因素有关的猜疑，如感到有人在议论、跟踪、监视、迫害等，有时可伴有心因性幻觉和错觉，患者与环境接触良好，对自己的猜疑症状具有一定的认识能力。

4. 防治

（1）心理治疗。

因反应性神经病的发病系由明显而强烈的精神创伤引起，故心理治疗尤为重要。首先应采用解释性心理治疗，向患者分析并指出如何正确对待发病的精神刺激；再讲明本病的性质，使患者能够掌握发病的规律；并给予支持和鼓励，解除顾虑，调动患者的主观能动性去战胜疾病，给患者安慰和保证，促使病情向有利的方向发展。

（2）环境治疗。

由于患者对发病当时的处境有明显的创伤性体验，为了促使病情早日好转，应尽可能地调整环境，消除发病的不良刺激。实践证明，将患者转移到一个振奋人心的新环境中，对治疗有积极的意义。

（3）药物治疗及物理疗法。

这些治疗虽是对症的，但也是不可缺少的。首先要保证患者的睡眠，对具有焦虑不安、心烦失眠症状的患者，可选用弱安定剂，调整大脑的功能状态，延长生理睡眠时间。

二、郁证的中医研究进展

（一）病因病机

郁证多因郁怒、忧思、恐惧等七情内伤导致气机不畅，出现湿、痰、热、食、瘀等病理产物，进而损伤心、脾、肾，致使脏腑功能失调，加之机体脏气易郁，最终发为本病。

1. 情志内伤

愤恨恼怒，郁怒不畅，使肝失条达，气机不畅，以致肝气郁结而成气郁。气为血帅，气行则血行，气滞则血行不畅，故气郁日久可成血郁；气郁日久也易化火，而成火郁；气郁亦使津行不畅，停于脏腑经络，聚而成痰，与气相结，而成痰郁。忧愁思虑则伤脾，以致脾气郁结；或肝气郁结，横逆乘土，使脾失健运，则食积不消而成食郁，水湿内停而成湿郁；水湿内停又易聚而为痰，则成痰郁。脾伤日久，则气血生化乏源，而形成心脾两虚之证。情志过极伤于心，致心之气血不足，或心阴亏虚，或心火亢盛，日久损伤心神，致心神失养。郁火伤阴，肾阴亏耗，心失所养，则出现心肾阴虚之证。

2. 脏气易郁

郁证的发生，除了与情志内伤有关外，亦与机体自身的状况有着极为密切的关系。《杂病源流犀烛·诸郁源流》曰："诸郁，脏气病也。其源本于思虑过深，更兼脏气弱，故六郁之病生焉。六郁者，气、血、湿、热、食、痰也。"即明确提出了"脏气弱"为郁证的内因。

郁证的发生与情志内伤密切相关，基本病机为气机郁滞，脏腑功能失调。基本病理因素为气、血、火、痰、食、湿。愤恨恼怒，致使肝失条达，气机不畅，而成肝气郁结；忧思疑虑则伤脾，致使脾失健运，聚湿成痰，而成痰气郁结；情志过极伤于心，致心失所养，神失所藏，心神失常；心之气血不足，加之脾失健运，气血生化不足，而致心脾两虚；郁火伤阴，肾阴亏耗，心神失养，又易出现心肾阴虚之证。总之，郁证的发生，因七情内伤，导致肝失疏泄、脾失健运、心神失养，继而出现心脾两虚、心肾阴虚之证，脏腑功能失调而发本病。

郁证病位主要在肝，可涉及心、脾、肾等脏。初起多以肝郁为主，症见情志不舒、精神抑郁、善太息、胸闷胁胀；或咽中如有异物梗塞，吞之不下，咯之不出之感，此时病位可涉及脾，因脾失健运，聚湿生痰而成。郁滞日久伤及心、肾二脏，可见心神不宁、多疑易惊、悲忧善哭、喜怒无常、时时欠伸，或手舞足蹈、喊叫骂詈等心神失养之证，以及惊悸、虚烦少寐、健忘、多梦、头晕耳鸣、五心烦热、腰膝酸软、盗汗、口干咽燥、男子遗精、女子月经不调等心肾阴虚之证。

郁证初起多以气滞为主，进而引起化火、血瘀、痰结、食滞、湿停等病机变化，此时多为实证；日久伤及心、脾、肾等脏腑，致使脏腑功能失调，出现心脾两虚、心神失养、心肾阴虚诸证，此时则由实证转化为虚证。实证中的气郁化火一证，由于火热伤阴，阴不涵阳，而易转化为心肾阴虚。郁证中的虚证，可以由实证病久转化而来，也可由忧思郁怒、情志过极等精神因素直接耗伤脏腑的气血阴精，而在发病初期即出现。

（二）诊断

1. 诊断依据

（1）以心情抑郁、情绪不宁、善太息、胁肋胀满疼痛为主要临床表现，或有易怒易哭，或有咽中如有异物感、吞之不下、咯之不出的特殊症状。

（2）有愤怒、忧愁、焦虑、恐惧、悲哀等情志内伤的病史。

（3）多发于中青年女性。无其他病证的症状及体征。

抑郁量表、焦虑量表测定有助于郁证的诊断及鉴别诊断；有吞之不下、咯之不出等以咽部症状为主要表现时，食管的X线及内窥镜检查有助于排除咽喉或食管类疾病。

2. 辨证诊断

参考中华中医药学会脑病专业委员会、国家中国药管理局全国脑病重点专科抑郁症协作组颁布的《抑郁症中医证候诊断标准及治疗方案》、周仲瑛主编的《中医内科学》，结合部分临床研究将郁证分为以下6个主要证型，每个证型具备2项主症及2项次症，结合舌脉即可诊断。

（1）肝气郁结证。

主症：心情抑郁，胸闷，喜太息，胁肋胀满。

次症：脘闷，嗳气，纳差，女性经前乳胀，症状随情绪波动。

舌脉：舌苔薄，脉弦。

伴腹痛肠鸣，稍遇情志怫郁或饮食不慎即便溏腹泻者，属肝郁脾虚证；伴急躁易怒，烦热，面红目赤，头目胀痛，口苦，便干，耳鸣，或嘈杂吞酸，属肝郁化火证。

（2）痰气郁结证。

主症：精神抑郁，胸部满闷，胁肋胀满，咽中如有异物梗塞，吞之不下，咯之不出。

次症：表情淡漠。

舌脉：苔白腻，脉弦滑。

（3）痰热扰神证。

主症：心烦不宁，胸闷脘痞，口黏口臭。

次症：噩梦，困倦嗜睡，肢体困重酸胀，恶心，便秘，面红油腻。

舌脉：舌质红，舌苔黄腻，脉弦滑或滑数。

（4）心脾两虚证。

主症：多思善虑，心悸，气短，面色无华。

次症：头昏，疲劳乏力，自汗，纳差，便溏。

舌脉：舌质淡嫩，边有齿痕，舌苔白，脉细弱。

（5）心胆气虚证。

主症：多思善虑，易惊善恐，悲伤善忧，心悸不安。

次症：气短，自汗，失眠，多梦，面白无华。

舌脉：舌质淡，舌苔白，脉细弱。

（6）心肾阴虚证。

主症：心慌，五心烦热，健忘，腰膝酸软。

次症：咽干口燥，目花干涩，耳鸣耳聋，盗汗，男子遗精早泄，女子月经不调。

舌脉：舌质红，舌体瘦小，舌苔少，脉细数。

（三）鉴别诊断

1. 郁证梅核气与虚火喉痹、噎膈

梅核气为自觉咽中有异物梗塞，咽之不下，咯之不出，但无咽痛，进食无阻塞，不影响吞咽。咽中梗塞的感觉与情绪波动有关，当心情抑郁或注意力集中于咽部时，则梗塞感加重。虚火喉痹，咽部除有异物感外，尚觉咽干、灼热、咽痒。咽部症状与情绪无关，但过度辛劳或感受外邪则易加剧。噎膈以吞咽困难为主，吞咽困难的程度日渐加重，且梗塞的感觉主要在胸骨后而不在咽部。

2. 郁证脏躁与癫证

脏躁多在精神因素刺激下呈间歇性发作，在不发作时可如常人，主要表现为情绪不稳定、烦躁不宁、易激惹、易怒易哭、时作欠伸，但有自知和自控能

力。而癫证则主要表现为表情淡漠、沉默痴呆、出言无序或喃喃自语、静而多喜、缺乏自知和自控能力，病程迁延，心神失常的症状极少自行缓解。

（四）辨证要点

1. 辨受病脏腑

郁证的发生主要为肝失疏泄，但病变影响的脏腑有所侧重，应依据临床症状，结合六郁，辨明受病脏腑。一般来说，气郁、血郁、火郁主要关系于肝；食郁、湿郁、痰郁主要关系于脾；而虚证则与心的关系最为密切。

2. 辨证候虚实

实证病程较短，表现为精神抑郁、胸胁胀痛、咽中梗塞、时欲太息、脉弦或滑。虚证则病已久延，症见精神不振、心神不宁、虚烦不寐、悲忧善哭。病程较长的患者，亦有虚实互见的情况。正气不足，或表现为气血不足，或表现为阴精亏虚，同时又伴有气滞、血瘀、痰结、火郁等病变，则成为虚实夹杂之证。

（五）治疗

1. 治疗原则

理气开郁、调畅气机。实证根据相应证型分别采用理气、化痰、清火法；虚证重在养心安神，并根据损及脏腑及气血阴精的不同而补之；虚实夹杂者视虚实偏重而兼顾。

2. 常用治法方药

1）分证论治。

（1）肝气郁结证。

治法：疏肝解郁，理气畅中。

推荐方：柴胡疏肝散加减。

药物组成：醋柴胡6克　白芍10克　制香附10克　郁金10克　佛手10克　绿萼梅花6克　枳壳10克　川芎10克　陈皮6克　炙甘草6克

若肝郁脾虚则疏肝健脾，采用参苓白术散合痛泻要方加减；若肝郁化火则清肝泻火，采用龙胆泻肝汤加减。

（2）痰气郁结证。

治法：行气开郁，化痰散结。

推荐方：半夏厚朴汤。

药物组成：半夏12克　厚朴9克　茯苓12克　生姜15克　紫苏叶6克

痰郁化热而见烦躁、口苦、呕恶、舌红苔黄腻者，可去生姜，加竹茹、栝楼子、黄连；湿郁气滞而兼胸脘痞闷、嗳气、苔腻者，可加香附、佛手、苍术；兼有瘀血，而见胸胁刺痛、舌质紫暗或有瘀点瘀斑、脉涩者，可加丹参、郁金、降香、片姜黄。

（3）痰热扰神证。

治法：清热化痰，宁心安神。

推荐方：黄连温胆汤加减。

药物组成：黄连3～6克　胆南星10克　法半夏10克　陈皮6克　枳实10克　竹茹10克　茯神15克　茯苓15克　青礞石（先煎）30克　生龙骨（先煎）30克

（4）心脾两虚证。

治法：健脾养心，补益气血。

推荐方：归脾汤加减。

药物组成：党参10克　炙黄芪15克　白术10克　茯苓15克　龙眼肉10克　酸枣仁15克　木香6克　当归10克　炙远志6克　大枣10克　炙甘草6克

心胸郁闷、情志不舒者，可加郁金、香附、佛手；头晕头痛者，可加川芎、白芷、天麻。

（5）心胆气虚证。

治法：益气镇惊，安神定志。

推荐方：安神定志丸加减。

药物组成：党参15克　生龙齿（先煎）30克　炙远志6克　石菖蒲6克　茯神15克　茯苓15克　酸枣仁15克　柏子仁10克

（6）心肾阴虚证。

治法：补益心肾，养阴安神。

推荐方：天王补心丹合六味地黄丸加减。

药物组成：天冬10克　麦冬10克　生地黄10克　熟地黄10克　柏子仁10

克　五味子10克　太子参10克　茯神15克　酸枣仁15克　炙远志6克　夜交藤15克

心肾不交而见心烦失眠、多梦遗精者，可合交泰丸；烦渴者，可加天花粉、知母；遗精较频者，可加芡实、莲须、金樱子。

2）类方治疗。

（1）柴胡类方。

柴胡类方是指以柴胡为君药，以肝郁气滞为基本病理特点，以情绪抑郁、烦躁易怒、胸胁不适、恐惧易惊、心悸头晕、失眠纳差等精神和躯体症状为主要临床表现，以疏肝解郁、调畅气机为基本功效的一类方剂。《伤寒论》中的小柴胡汤、大柴胡汤、柴胡桂枝汤、柴胡桂枝干姜汤、柴胡龙骨牡蛎汤、四逆散等皆属于柴胡类方范畴。研究表明柴胡类方约占抗抑郁复方的三分之一，在众多治疗抑郁症的方药中占据重要地位。抑郁症与人体的肝、心、肾、脾等脏腑紧密相关，上溯至《伤寒论》时代，从肝论治郁证为历代医家所遵从，且大量临床经验和研究已证实该理论的可靠性。柴胡类方中的君药柴胡，性微寒，归肝、胆经，味苦辛，功擅疏肝解郁，为治疗郁证之要药。《神农本草经》中谈及："柴胡主寒热，寒热者少阳外感之邪也。又谓其主心腹肠胃中结气，饮食积聚，诚以五行之理，木能疏土，为柴胡善达少阳之木气，则少阳之气自能疏通胃土之郁，而其结气饮食积聚自消化也。"现代研究表明柴胡及柴胡类方治疗抑郁症疗效卓著。

①小柴胡汤。

《伤寒论》第96条曰："伤寒五六日中风，往来寒热，胸胁苦满，默默不欲饮食，心烦喜呕，或胸中烦而不呕，或渴，或腹中痛，或胁下痞硬，或心下悸，小便不利，或不渴，身有微热，或咳者，小柴胡汤主之。"小柴胡汤由柴胡、黄芩、生半夏（洗）、炙甘草、人参（片）、大枣、生姜共7味药组成。方中柴胡为君药，长于疏肝解郁；黄芩善利少阳之气机；生半夏能行郁导滞；大枣、人参功在健脾，诸药合用，能调畅少阳枢机，疏解肝胆气郁，是《伤寒论》中和解少阳的基础方和代表方。其主要症状是胸胁苦满、嘿嘿不欲饮食、心下悸、心烦喜呕、咽干、目眩等，主要病机为枢机不利、肝胆气郁、三焦失畅、营卫失调等。《伤寒论》言："伤寒中风，有柴胡证，但见一证便是，不必悉具。"抑郁症的临床症状与小柴胡汤证相似，故小柴胡汤虽是仲景为和解少阳枢机、疏解肝胆气郁而创，医家也常将其应用于抑郁症的治疗。临床研究表明，小柴胡汤通过抑制血清中TNF-α、IL-6及干扰素-γ（IFN-γ）浓度的上升，提高脑源性神经营养因子（BDNF）水平，有效提高患者的睡眠质量和改善抑郁状况，且对于脑卒中后抑郁患者效果尤为明显，副作用小，优于氟西汀等西医常规药物。药理学研究显示，小柴胡汤通过提高抑郁模型大鼠海马内5-HT、去甲肾上腺素（NE）、多巴胺（DA）及5-HT降解物5-羟吲哚乙酸（5-HIAA）的含量，降低血清中皮质酮（CORT）、促肾上腺皮质激素（ACTH）、促肾上腺皮质激素释放激素（CRH）、促性腺激素释放激素（GnRH）、促卵泡素（FSH）的含量，改善抑郁模型大鼠体内脂代谢、氨基酸代谢、免疫炎症反应和氧化应激反应异常等紊乱的代谢途径来发挥抗抑郁作用。

②柴胡桂枝汤。

《伤寒论》第146条曰："伤寒六七日，发热，微恶寒，支节烦疼，微呕，心下支结，外证未去者，柴胡桂枝汤主之。"柴胡桂枝汤由柴胡、桂枝、芍药、黄芩、人参片、炙甘草、大枣、生姜、生半夏（洗）共9味中药组成。方中柴胡透解邪热，可疏解少阳之邪；芍药滋阴敛营；桂枝温阳化气；黄芩长于清泄邪热和少阳相火；人参（片）、半夏、生姜和大枣能够益气、和胃、止呕；炙甘草调和诸药。全方配伍严谨，和解表里，畅达少阳枢机，疏肝解郁，调和营卫气血阴阳，是治疗太阳少阳合病的经典方药。柴胡桂枝汤的临床症状以发热恶寒、呕恶、烦躁、失眠、头晕目眩、舌苔薄白、脉弦等太阳表不解而兼见少阳证为主，主治病证为在以太阳少阳证的表证基础上发生的变证，加之兼取"群方之祖"桂枝汤和小柴胡汤的特点，使其成为古今医家的临床常用方。研究表明，柴胡桂枝汤合并盐酸帕罗西汀或文拉法辛，在明显改善抑郁症患者临床症状的同时，还可以减少服用盐酸帕罗西汀的副作用，其抗抑郁作用机制可能与升高抑郁大鼠脑内单胺类神经递质5-HT、NE、DA的含量，调节神经生长因子（NGF）和BDNF相关。

在临床上，用柴胡桂枝汤治疗抑郁症有显著的疗效，但关于柴胡桂枝汤的药理学研究却相对较少，其抗抑郁作用机制尚不明确，今后应加强该方面的研究，以利于更好地阐释柴胡桂枝汤的作用机制。另外，目前临床研究报道的用柴胡桂枝汤治疗抑郁症的案例，不论是从脏腑辨证、八纲辨证、三焦辨证的角度，还是从卒中后抑郁、围绝经期抑郁等临床证型，或是从柴胡桂枝汤的主证即太阳少阳证等六经辨证的角度，均较少涉猎且较为模糊。这可能与其他经方治疗抑郁症较柴胡桂枝汤更为广泛，或是柴胡桂枝汤所对应的太阳少阳证在临床上的症状体现较为复杂、不易区分等因素有关。在李岳芳整理的柴胡桂枝汤治疗郁证的诸多医案中，女性患者占80%，且发病年龄以40～60岁居多，这提示柴胡桂枝汤治疗抑郁症可能与更年期抑郁症相关，这也侧面为郁证研究提供了一个角度和思路。

③柴胡加龙骨牡蛎汤。

《伤寒论》第107条曰："伤寒八九日，下之，胸满烦惊，小便不利，谵语，一身尽重，不可转侧者，柴胡加龙骨牡蛎汤主之。"柴胡加龙骨牡蛎汤由柴胡、龙骨、人参（片）、黄芩、生姜、铅丹、桂枝（去皮）、生半夏（洗）、茯苓、牡蛎、大黄、大枣共12味中药组成。方中柴胡疏肝解郁，清少阳之邪热；大黄荡涤肠府，清解郁热；黄芩清肝胆之热；人参、大枣补脾益气，甘温除热，祛邪扶正；半夏、生姜和胃降逆，助脾运化，燥湿祛痰；茯苓安神利尿；铅丹坠痰去怯，善治惊痫癫狂；龙骨、牡蛎镇静安神，震摄浮阳，除烦去躁；桂枝调和营卫，通阳化气。诸药合用，宁心安神，疏肝理气，清热化痰，是治疗抑郁症的基础方。柴胡加龙骨牡蛎汤是在小柴胡汤的基础上加减化裁而来，主治少阳证兼谵语烦惊。通过归纳总结和频次分析等文献学研究方法，对柴胡加龙骨牡蛎汤的临床应用规律和证治特点及历代医家的不同认知进行系统梳理后发现，该方的主治对象以30～50岁的女性为主，主要病症为精神系统和神经系统疾病，证治特点为肝郁气滞化火、痰热上扰心神，主要临床症状为急躁易怒、焦虑、失眠、恐惧、便秘、食欲不振、口苦、口干、心悸、胸闷、舌红苔白等，临床常将该方应用于抑郁症、焦虑症等精神和神经系统疾病。观察发现，柴胡加龙骨牡蛎汤可有效改善围绝经期抑郁症患者的临床症状，显著提高患者雌二醇（E2）水平，降低FSH水平，提示柴胡加龙骨牡蛎汤不仅可治疗抑郁症，同时对改善生殖激素水平也有一定作用。此外，柴胡加龙骨牡蛎汤对脑卒中后抑郁、产后抑郁、肿瘤合并抑郁、艾滋病抑郁等类型的抑郁症均有显著的治疗效果，能够提高患者的生活质量，且不良反应率较低，值得临床推广。药理学研究发现柴胡加龙骨牡蛎汤可提高抑郁大鼠的行为学得分水平，使海马区神经元发生不同程度的变化，降低血清CORT水平和下丘脑CRH水平，减轻抑郁大鼠海马BDNF表达降低的影响，提示柴胡加龙骨牡蛎汤的抗抑郁作用是通过调节HPA轴实现的。另有研究表明柴胡加龙骨牡蛎汤的抗抑郁作用机制与降低小鼠脑内丙二醛（MDA）含量、抑制单胺氧化酶-A（MAO-A）活力及保护海马神经元等作用因素相关。综合近年来关于柴胡加龙骨牡蛎汤治疗抑郁症的研究发现，该方应用于卒中后抑郁较多，同时对围绝经期抑郁、产后抑郁、肿瘤合并抑郁、艾滋病抑郁等类型的抑郁症均有较好的疗效，提示该方的临床应用范围较广，可发掘的价值较大。但目前对该方的作用机制研究以有效部位、方中单味药或是药对的形式为主，缺少在抑郁症相关信号通路及分子生物学层面的研究。

④四逆散。

《伤寒论》第318条曰："少阴病，四逆，其人或咳，或悸，或小便不利，或腹中痛，或泄利下重者，四逆散主之。"四逆散由柴胡、白芍、炙甘草和枳实共4味中药组成，主治阳郁厥逆证和肝脾气郁证，六经辨证属少阴病证。方中柴胡疏肝解郁，透邪外出，升发阳气；白芍养血柔肝敛阴，辅以柴胡条达肝气，一升一敛，使柴胡行疏散之功而无耗伤阴血之弊；枳实化痰散痞，破气消积，配以白芍，兼具调和气血之效；甘草益气和中，调和诸药。全方共奏透邪解郁、疏肝理脾之功，是治疗情志疾病的经典方药，临床常以腹痛、手足不温、泄利下重、脉弦等为辨证要点。作为柴胡类方的重要加减化裁方，近年来该方亦被广泛应用于抑郁症的治疗。研究显示四逆散可改善抑郁症患者汉密尔顿抑郁量表（HAMD），抑郁自评量表（SDS），中医证候评分、日常生活能力指数等的得分情况，疗效确切，副作用少，值得在临床上推广，此外四逆散对功能性消化不良伴抑郁症、卒中后抑郁症同样具有显著疗效。作为临床抗抑郁的代表方，近年来众多研究者从组织、细胞、分子等层次深入阐释了四逆散的抗抑郁作用机制。研究发现四逆散可显著降低抑郁症模型大鼠ACTH、CORT、CRH的含量，增加海马BDNF及其酪氨酸激酶受体B（TrkB）阳性神经元面的密度值，提示四逆散可能通过HPA轴增加海马BDNF和TrkB的表达来发挥抗抑郁作用，也可能通过调节亚油酸代谢及甘油磷脂代谢等相关通路来发挥抗抑郁作用。实验结果显示四逆散能够降低抑郁模型大鼠血清中神经肽Y（NPY），P物质（SP）及生长抑素（SS）的含量，达到治疗效果。近年来关于四逆散的临床研究报道显示，四逆散在治疗功能性消化不良伴抑郁症方面应用较为广泛且疗效确切，但多以加味方或是合方的形式具体应用于临床治疗。这与四逆散的证治特点密切相关，今后对于功能性消化不良伴抑郁症的研究和治疗可从四逆散证的角度详加考虑。

综合柴胡类方辨证治疗抑郁症的各项研究，发现柴胡类方治疗抑郁症以肝郁气滞为主要病理基础。但各方均有不同的侧重点，如小柴胡汤善治枢机不利，柴胡加龙骨牡蛎汤善治肝郁气滞化火、痰热上扰心神等，临床应用时应详加辨证。此外，柴胡类方中的大柴胡汤和柴胡桂枝干姜汤治疗抑郁症亦有明显效果。

（2）栀子类方。

栀子类方亦即以栀子豉汤为基础方和代表方的一系列加减化裁方，包括栀子豉汤、栀子生姜豉汤、栀子甘草豉汤、栀子干姜汤、栀子厚朴汤、栀子柏皮汤、枳实栀子豉汤、栀子大黄汤等，乃张仲景为太阳病误治汗吐下后、阳明病或伤寒病瘥后正气虚衰、邪热内扰所创，主治胸膈郁热证，主要病机为虚烦内热，具有清热除烦之功效。栀子是该类方的君药，入心经、肺经、三焦经，《神农本草经》记载其"味苦，寒，主五内邪气。胃中热气、面赤、酒泡、皴鼻、白癞、赤癞、疮疡"，具有清热利尿、凉血解毒、泻火除烦的功效。临床研究表明，栀子豉汤、栀子厚朴汤等栀子类方抗抑郁疗效显著。药理学研究显示栀子中活性成分京尼平苷可通过影响抑郁大鼠海马5-HT1A受体、5-HT2A受体、BDNF水平，抑制HPA轴从而发挥抗抑郁作用，且抗抑郁效果与氟西汀相似。

①栀子豉汤。

《伤寒论》第76条曰："发汗吐下后，虚烦不得眠，若剧者，必反覆颠倒，心中懊恼，栀子豉汤主之。"其病机为热郁胸膈，临床症状常见于心烦不寐、心中结痛、坐卧不安、身热汗出、舌苔薄黄等。栀子豉汤由栀子和豆豉组成，方中栀子苦寒，清热除烦；豆豉辛甘微苦，气味轻薄，宣热透表，解郁除烦，功擅透邪转气。二药合用，清宣郁热，对于"心烦""烦热胸中窒""虚烦不得眠""心中懊恼"等难以名状之虚烦症状功效卓著，乃清宣胸膈郁热的常用方。临床观察发现栀子豉汤可改善抑郁症患者HAMD评分及匹茨堡睡眠质量指数量表（PSQI）的得分情况，副作用小，安全性高，提示栀子豉汤对失眠症和抑郁症有较好的疗效。通过网络药理学方法对栀子豉汤抗抑郁的主要活性成分、作用靶点、相关通路等机制进行分析筛选后得出结论，栀子豉汤可能通过调节雌激素（Estrogen）、瘦素（LP）、IL、BDNF/TrkB、5-HT受体、丝裂原活化蛋白激酶（MAPK）等相关信号通路发挥抗抑郁的功能。

②栀子厚朴汤。

《伤寒论》第79条载："伤寒下后，心烦，腹满，卧起不安者，栀子厚朴汤主之。"栀子厚朴汤是栀子豉汤和小承气汤的加减化裁方，由栀子、枳实、厚朴共3味药组成，辨证要点为郁热心烦腹满，主要病机为热邪壅遏胸腹。方中栀子清热除烦，枳实破气消积、化痰散痞，厚朴燥湿消痰、下气除满，三药合用，通导下气，为"两解心腹之妙剂也"。临床上常用该方治疗焦虑症、失眠等情志类疾病。研究表明栀子厚朴汤加减可改善焦虑症患者躯体性焦虑因子评分、精神性焦虑因子评分等的评分情况，有效缓解焦虑症患者症状，提高生活质量。研究提示栀子厚朴汤抗抑郁作用明显，其可能是通过阻断5-HT、NE的重摄取，抑制其生物胺活性，影响脑内单胺类神经递质受体的功能状态等途径发挥抗抑郁作用。栀子厚朴汤的临床报道大体与失眠、焦虑症等相关，虽然和抑郁症的临床表现类似，但治疗抑郁症的临床报道较少，药理研究相对丰富。

（3）其他方。

①黄连阿胶汤。

《伤寒论》第303条曰："少阴病，得之二三日以上，心中烦，不得卧，黄连阿胶汤主之。"黄连阿胶汤由黄连、阿胶、鸡子黄、芍药、黄芩共5味药物组成，主治少阴病，临床常见症状为心烦、不寐、焦虑等。方中黄连归心、脾、肝、胆、大肠经，清热燥湿，泻火解毒，《神农本草经》载其"味苦寒，主热气"；黄芩味苦性寒，归肺、脾、胆、大肠经，和黄连一样都具有清热燥湿、泻火解毒的功效；芍药味苦、酸，微寒，归肝、脾经，养血敛阴、平抑肝阳、柔肝止痛；阿胶味甘性平，归肺、肝、肾经，补血止血、滋阴润肺；鸡子黄味甘性温，补中益气，滋养肾阴。全方共奏扶阴散热、交通心肾之功效。临床上常将其用于阴虚火旺、心肾不交所致的失眠、焦虑、抑郁等情志或神经系统疾病。近年来，虽然各个医家对黄连阿胶汤的临床运用经验多有报道，但该方的方证关系、临床应用标准、加减化裁方及药理学研究等较少，且药理研究以失眠、焦虑症研究为主，关于黄连阿胶汤治疗抑郁症的作用机制研究较少，这一研究空白亟待填补。

②酸枣仁汤。

《金匮要略·血痹虚劳病脉证并治第六》曰："虚烦虚劳不得眠，酸枣仁汤主之。"酸枣仁汤由酸枣仁（炒）、甘草、茯苓、川芎、知母共5味药组成。方中酸枣仁味酸甘，性平，安神敛汗，养心益肝，《神农本草经》载其"久服安五脏，轻身延年"；茯苓味甘性平，归心、肺、脾、肾经，利水渗湿，健脾宁心；川芎味辛，性温，入肝、胆经，行气开郁，活血止痛；知母味苦，性寒，归肺、胃、肾经，清热泻火，滋阴润燥；甘草味甘，性平，归心、肺、脾、胃经，清热解毒，补脾益气，祛痰止咳，缓急止痛，调和诸药。五药合用，共奏养血安神，清热除烦之功。该方主治虚热内扰、心肝阴血虚证，临床常见症状为失眠、头晕目眩、口渴咽干、舌红少苔等。历代医家常将该方应用于精神系统疾病如失眠、焦虑、抑郁等。临床研究表明酸枣仁汤能够改善抑郁患者PSQI评分和SDS评分，与归脾汤或逍遥散合方使用后治疗抑郁症的效果更加突出。药理学研究显示酸枣仁汤的抗抑郁作用机制与增加脑内5-HT和NE含量有关。酸枣仁汤能够显著改善慢性温和不可预知应激（CUMS）模型大鼠的抑郁行为，增强BDNF、TrkB、β-链蛋白（β-catenin）表达，减少神经元细胞凋亡，从而发挥抗抑郁作用。酸枣仁汤抗抑郁的药理学研究较为丰富，但关于原方有效物质和成分的研究内容相对较少，且局限于对精神类疾病的作用机制研究，如失眠和抑郁症；对其他疾病，如心脑血管疾病、肝炎等临床报道及确切疗效的研究较少。酸枣仁汤的临床研究和应用多是研究者的个人经验总结，在对证标准、方证关系、应用规律等方面还缺乏系统的研究。

③甘麦大枣汤。

《金匮要略·妇人杂病脉证并治二十》曰："妇人脏躁，喜悲伤欲哭，象如神灵所作，数欠伸，甘麦大枣汤主之。"甘麦大枣汤由甘草、小麦、大枣共3味药组成，主治忧思过度、心阴受损、肝气失和、阴液耗伤、心神失养等脏躁之证，临床常见于精神恍惚、悲伤欲哭、心中烦乱、睡眠欠佳、呵欠频作、脉细微数、舌淡红苔少等。方中小麦安心神，养心阴，益心气，除烦热，为君药；大枣性温，甘平质润，益气和中，养血安神；甘草补益心气，调和诸药；《金匮要略论注》载"小麦能和肝阴之客热，而养心液""大枣调胃，而利其上壅之燥""甘草泻心火而和胃"，三药合用，共奏养心安神、和中缓急之功。研究表明甘麦大枣汤可有效治疗中风后抑郁症、女性产后睡眠障碍合并抑郁症、肝郁脾虚型抑郁症、更年期抑郁症等，副作用少。加味甘麦大枣汤与氟哌噻吨美利曲辛疗效相当，可通过调整更年期抑郁症患者的5-HT和NE水平发挥抗抑郁作用。药理学研究表明甘麦大枣汤可能通过增加BDNF mRNA和5-羟色胺转运体（5-HTT）mRNA在前额叶和杏仁核中的表达来发挥抗抑郁作用。研究者采用脂多糖（LPS）诱导急性抑郁模型的方法制备小鼠急性抑郁模型，发现甘麦大枣汤可有效改善LPS诱导的急性抑郁症状，其可能是通过调控炎症水平发挥抗抑郁作用。另有研究提示甘麦大枣汤也可能是通过保护海马体，抑制HPA轴高亢的途径发挥抗抑郁功效。

④百合知母汤。

《金匮要略》曰："百合病，发汗后者，百合知母汤主之。"百合知母汤是张仲景在《金匮要略》中百合病证篇所提及的经典方药，由百合和知母两味药组成。方中百合味甘微苦，归心、肺经，益气安神，润肺清心；知母味苦，性寒，归肺、胃、肾经，清热生津，除烦润燥。二药合用，补虚清热，养阴润燥，主治百合病误汗后，虚热加重、心烦口渴等百合病证。《金匮要略》曰："百合病者，……意欲食复不能食，常默默，欲卧不能卧，欲行不能行，饮食或有美时，或有不用闻食臭时，如寒无寒，如热无热，口苦，小便赤，诸药不能治，得药则剧吐利，如有神灵者，身形如和，其脉微数。"此文详细列举了百合病的临床症状。临床和实验研究表明百合知母汤可有效治疗抑郁症。在运用百合知母汤治疗抑郁症时，多以合方或加减方为主，单用较少。甘麦大枣汤、柴胡加龙骨牡蛎汤是该方的常用合方，但百合知母汤的药理学研究以单方运用为主。研究表明百合知母汤提取物、知母提取物及百合提取物可能通过调节HPA轴功能、抑制HPA轴亢进、调节体内神经递质紊乱的途径达到治疗抑郁的目的。在探讨百合知母汤对抑郁模型大鼠记忆学习功能的影响及可能的作用机制时，研究者发现百合知母汤可显著提高抑郁大鼠海马内环磷酸腺苷（cAMP）、蛋白激酶A（PKA）、环磷酸腺苷效应元件结合蛋白（CREB）的含量，提示百合知母汤可能通过激活cAMP/PKA/CREB信号转导通路改善抑郁模型大鼠的记忆学习功能。有研究者采用代谢组学方法观察百合知母汤对抑郁模型大鼠血清中内源性代谢物的影响，结果表明百合知母汤可能是通过调节苯丙氨酸代谢、脂质代谢、脂肪酸酰胺代谢和甘氨酸代谢等多种代谢通路达到抗抑郁的目的。另有研究结果显示百合知母汤可上调BDNF和TrkB mRNA的表达，使抑郁大鼠肾上腺指数降低、海马组织内神经元细胞数量增多、排列结构和层次改善明显，这提示百合知母汤可能是通过促进BDNF和TrkB mRNA表达的途径增强海马组织神经元再生和修复，进而发挥抗抑郁功能。

⑤百合地黄汤。

《金匮要略》曰："百合病，不经吐、下、发汗，病形如初者，百合地黄汤主之。"百合地黄汤由百合和生地黄两味中药组成，主治心肺阴虚内热证，临床常见症状为神志恍惚、沉默寡言、失眠、抑郁、口苦、小便赤、舌红少苔、脉微细等。方中百合养阴润肺，清心安神；生地黄味甘苦，性微寒，归心、肾、肝经，养阴生津，清热凉血。二药合用，养阴清热，补益心肺，是治疗百合病的经典方药。现代研究证明百合地黄汤具有良好的抗抑郁作用。临床观察发现百合地黄汤可有效缓解慢性心力衰竭合并抑郁症患者的临床症状，改善脑卒中后抑郁症患者的抑郁障碍，加速神经功能恢复，对抑郁症的治疗起效快、安全性高。百合地黄汤的药理学研究结果显示该方治疗抑郁症效果显著，可能是通过抑制血清IL-1β含量升高，提高5-HT的表达水平，调节HPA轴功能紊乱，调节神经递质水平、预防和抑制神经元的凋亡、提高神经营养因子的水平表达等途径发挥抗抑郁作用。

3）针灸治疗。

参照中国针灸学会制订的《循证针灸临床实践指南抑郁症（修订版）》和全国中医药行业高等教育规划教材《针灸学》。

（1）治疗原则。

采用调神舒肝法，以辨病取穴为主，辅以辨证取穴和对症取穴，根据病情轻重程度确定治疗方案。

（2）干预时机。

针灸治疗抑郁症主要在急性期，旨在改善症状，减轻抗抑郁药的不良反应；巩固期和维持期采用针灸治疗，旨在防止疾病复发。

（3）选穴处方。

主穴：印堂、百会。配穴：神门、内关、风池、合谷、太冲。肝气郁结配肝俞、三阴交、膻中；痰热扰神配丰隆、大陵、行间；心脾两虚配三阴交、足三里、脾俞；心胆气虚配心俞、胆俞、足三里；心肾阴虚配心俞、肾俞、三阴交。

（4）针刺方法。

采用毫针刺法。针百会，针与头皮呈30°夹角，进针0.5寸；针印堂，提捏局部皮肤，平刺0.5寸，其余各穴直刺0.5~1.0寸。每周治疗3~5次，4~6周为1个疗程。

4）中成药治疗。

中成药广泛应用于抑郁症的治疗，但其远期疗效和安全性尚待进一步评价。本书推荐治疗抑郁症目前研究证据较多的中成药。

（1）逍遥丸。

研究表明，逍遥散制剂治疗轻中度抑郁症患者8~12周，可明显降低抑郁自评量表（self-rating depression scale，SDS）评分和HAMD评分，改善临床症状，疗效肯定，且起效较快，不良反应相对少而轻。

（2）解郁丸。

随机、对照研究表明，解郁丸治疗抑郁症患者8周的效果与氟西汀相当，联合帕罗西汀治疗卒中后抑郁12周，可显著降低SDS和美国国立卫生研究院卒中量表（National Institutes of Health stroke scale，NIH-SS）评分，明显改善抑郁状态，提高生活质量，且不良反应少，安全性高。

（3）舒肝颗粒。

随机、对照研究显示，舒肝颗粒联合氟哌噻吨美利曲辛（黛力新）或氢溴酸西酞普兰片治疗抑郁症8周，可显著降低HAMD评分，升高神经递质血清5-HT、NE及DA水平，改善临床症状。

（4）舒肝解郁胶囊。

随机、对照研究表明，舒肝解郁胶囊治疗轻、中度抑郁症效果与舍曲林相当，联合草酸艾司西酞普兰治疗抑郁症伴焦虑症状患者6周有显著增效作用且安全性好。另一项荟萃分析（Meta-analysis）纳入14项随机对照试验共1707例患者，结果表明，舒肝解郁胶囊单味或联合安慰剂、SSRIs类药物治疗抑郁症发作急性期6~16周，可较好地控制抑郁症状，但其中枢神经系统、胆碱能系统的不良反应需引起重视。

（5）养血清脑颗粒。

一项荟萃分析纳入10项随机对照试验共1035例患者，结果表明，养血清脑颗粒联合抗抑郁药治疗中风后抑郁≥28天，能有效改善抑郁症状，效果与临床常用的抗抑郁药基本相当，并具有良好的安全性。

（6）龙胆泻肝丸。

一项随机、对照研究表明，龙胆泻肝颗粒治疗轻、中度抑郁症肝胆湿热型患者6周，可显著降低HAMD评分，改善抑郁症状，效果优于氟西汀，且无明显不良反应。

（7）归脾丸。

一项研究表明，预防性地服用归脾丸1个月能显著改善妇科恶性肿瘤术后并发的抑郁症状；随机、对照研究显示，归脾丸联合米氮平治疗精神分裂症后抑郁8周，有一定的正向作用，而不良反应未见增加。

（8）巴戟天寡糖胶囊。

一项前瞻性临床研究显示，巴戟天寡糖胶囊治疗轻、中度抑郁症肾阳虚证患者急性发作期8周，可显著降低HAMD评分及肾阳虚证候评分，改善抑郁症状及阳虚症候。另一项随机、对照研究表明，与草酸艾司西酞普兰比较，巴戟天寡糖胶囊治疗抑郁症6周，有助于改善抑郁症患者临床症状，提高治疗效果。

（9）安神定志丸。

随机、对照研究表明，安神定志丸治疗心胆气虚型抑郁症患者6周，可显著降低HAMD评分，疗效优于氟西汀。

（10）振源胶囊。

随机、对照研究显示，振源胶囊联合氟哌噻吨美利曲新或丙咪嗪治疗抑郁症伴焦虑6～8周，疗效确切，可显著减轻抑郁、焦虑症状，提高睡眠质量及生活质量。

（11）天王补心丹。

研究表明，天王补心丹配合心理疏导治疗艾滋病抑郁症4周，可显著降低HAMD评分，改善抑郁症状，效果优于盐酸帕罗西汀片。

（12）乌灵胶囊。

研究表明，乌灵胶囊单用或联合心理干预、抗抑郁药治疗卒中后抑郁均有效，能明显减轻抑郁程度，促进神经功能恢复。一项荟萃分析纳入18个随机对照试验（RCT）共计168例患者，结果显示，乌灵胶囊能改善卒中后抑郁症状且不良反应少，但受纳入研究数量与质量限制，尚有赖于进一步开展更多大样本、多中心、高质量的RCT加以验证上述结论。

根据中医学辨证论治原则，结合现有中成药治疗抑郁症研究结果，建议辨证应用中成药治疗抑郁症。肝气郁结证选用逍遥丸、解郁丸、舒肝颗粒、舒肝解郁胶囊，兼有血虚阳亢者选用养血清脑颗粒，肝郁化火者选用龙胆泻肝丸；心脾两虚证选用归脾丸；肾阳虚者选用巴戟天寡糖胶囊；心胆气虚证选用安神定志丸、振源胶囊；心肾阴虚证选用天王补心丹、乌灵胶囊。

3. 中西医结合论治

参照《中国抑郁障碍防治指南（第二版）》抑郁症治疗方案，根据中西医结合治疗抑郁症的临床证据，按照抑郁症不同病期、中医证型及病情严重程度进行治疗。

（1）早期、可能抑郁及轻度抑郁。

核心症状并未完全展现，社会功能无缺损或轻度缺损，或未完全符合抑郁症诊断标准（阈下抑郁），或患者、家属不愿意使用抗抑郁药，或为孕妇等特殊人群，可采用中药治疗为主，联合心理疏导、针灸治疗等，旨在逆转疾病发展，将抑郁症状控制在萌发状态。一项随机、对照研究证实，中药（越鞠保和丸）治疗轻、中度抑郁症的临床疗效与抗抑郁药（氟西汀）相当，缓解躯体症状优于抗抑郁药，不良反应少。抑郁症发生与突发或慢性持久的不良情绪刺激有关，此阶段属发病初期，多表现为轻、中度抑郁，辨证多属肝气郁结证，治疗重在疏肝解郁，调畅情志。若素体脾胃虚弱，或肝郁日久犯脾可以演化为肝郁脾虚证，治以疏肝健脾法。疗程2~3个月。若治疗4周疗效不明显，或病情进展加重者，可考虑联合应用抗抑郁药。

（2）急性期。

抑郁症状急剧发展恶化，多表现为中、重度抑郁，症见明显的激越或痛苦，且有显而易见的自杀危险，应积极给予抗抑郁药治疗，联合中药、物理、心理等治疗手段。抗抑郁药尽量单一用药，根据病情需要及患者耐受情况，逐步递增剂量至足量和延长用药时间至足够长的疗程。一般2~4周开始起效，推荐8~12周，尽量达到临床治愈，促进功能恢复到病前水平。如果足量抗抑郁药物治疗4~6周无效，或不良反应明显，可改用同类其他药物或作用机制不同的药物。在抗抑郁药治疗基础上联合中药治疗，旨在缩短起效时间，快速缓解症状，协同增效，并减轻不良反应。一项随机、对照研究证实，中西医集成治疗方案对中、重度抑郁症的总体疗效及安全性均显著优于单纯西药，且1年内的复发率低于单纯西药治疗。由于此阶段尚未或刚开始抗抑郁药治疗，症状充分显露，证型相对典型，以肝郁化火、痰热扰神等邪实证较为多见，一般属于中、重度抑郁；或见于突受惊恐诱发加重而伴有焦虑的心胆气虚证，分别采用清肝泻火、化痰清热、益气镇惊法治疗。疗程2~3个月。

（3）巩固期（恢复期）。

中、重度抑郁经历急性期治疗后症状明显缓解，但病情不稳，复燃（症状再现）、复发（新发抑郁）风险较大，原则上继续使用急性期治疗有效抗抑郁药4~9个月，并保持治疗方案、药物剂量、使用方法不变。

（4）维持期（减药终止期）。

中、重度抑郁巩固期疗程结束后应进入抗抑郁药维持期治疗。首次抑郁发作维持治疗时间推荐为6~8个月。有2次以上复发，特别是近5年有2次发作者，以及青少年发病，伴有精神病性症状、病情严重、自杀风险大、并有遗传家族史的患者，维持治疗时间推荐为2~3年。维持治疗结束后，病情稳定，可缓慢减药，直至终止治疗。一旦发现有复发早期征象，迅速恢复原治疗。多次复发者（3次以上）以及有明显残留症状者主张长期维持治疗。巩固期、维持期在抗抑郁药的治疗基础上联合中药治疗，旨在稳定症状，改善残留症状，预防复燃；并通过整体调节，同步调治周边症状，降低患者对环境应激的敏感性以预防复发。此阶段历经急性期治疗后，症状已不显露，证候隐匿，应结合急性期证型辨证用药；由于气滞、郁火、痰热等邪实证候发生由实转虚的病机转变，治疗重在调养心肾、补益心脾。为便于长期服用，可辨证使用中成药，疗程6个月，可在抑郁核心症状及主要周边症状消失后继续用药1个月后停药观察。由于采用中西医结合协同增效治疗方案，所以在巩固期、维持期治疗阶段应通过对患者病情进行系统评估，若治疗效果明显，功能恢复达到病前水平，病情稳定且无复发倾向，则可在密切关注病情的前提下逐步撤减抗抑郁药用量以缩短疗程。

新型抗抑郁药作用机制明确，针对性强，起效快，疗效较为确切，不良反应相对较少，但存在治疗周期长、费用较高、停药易复发，治愈率较低，部分患者无效等弊端；对疲劳乏力、食欲不振、便秘、口干、性功能障碍等抑郁周边症状的效果亦不理想；部分患者不良反应明显。一项研究表明，抗抑郁药的不良反应发生率达30%～60%，80%以上的患者至少出现1种不良反应。中医药通过辨证论治，整体调节，降低患者对环境应激的敏感性，同步调治抑郁周边症状等措施在治疗抑郁症中发挥积极的防治作用。然而中医药对重度抑郁症的治疗存在难以快速缓解，存在证型分散，诊疗标准不统一等问题。可见，中西医治疗抑郁症各有优势和不足。中西医结合治疗抑郁症可实现优势互补。多项随机、对照研究显示，中西医结合治疗能协同增效，缩短抗抑郁药的起效时间，提高用药依从性，减少不良反应，提高生活质量，减少复发、复燃风险，降低复发率、致残率和病死率，提高临床治愈率及安全性。一项荟萃分析纳入7个随机对照试验，576例患者，证实中西医结合治疗抑郁症优于单纯西医治疗。

中西药联用的配伍禁忌十分复杂，在协同增效的同时，也存在增加不良反应的可能性。目前缺乏大样本中西医联合应用观察不良反应的临床研究，但任何治疗都存在两面性，需要明确中、西药的药性，尽可能明确药物所含化学成分、药理作用及体内代谢过程，方能得出联合用药最佳组合。抗抑郁药常见不良反应有消化道症状、锥体外系症状、性功能减退、自主神经紊乱、体重增加等，应严格按照说明书用药，注意药物配伍禁忌。中药的安全性明显优于西药，但必须遵循辨证论治原则，综合考虑年龄、个体差异等因素，遵守配伍禁忌、用法用量，尽量避免会导致不良反应的危险因素。抑郁症患者较长时间的中西药联合用药，要注意定期复诊，必要时进行相应的实验室检查，根据病情及时调整药物，避免不良反应的发生。

（六）临证要点

（1）本病主要由情志内伤所引起，故重视精神治疗、心理治疗，对于本病的治疗及预后转归具有重要作用。正如清代叶天士在《临证指南医案·郁》中所言："郁证全在病者能移情易性。"

（2）郁证的治疗多以理气为先，但理气药多辛香燥烈，久用耗气伤血，在临证选药时宜选用香橼、佛手、青皮等药性平和、理气而不伤阴之品。

（3）郁证一般病程较长，用药不宜峻猛，否则欲速则不达。郁证实证的治疗，应注意理气而不耗气，活血而不破血，清热而不败胃，祛痰而不伤正，燥湿而不伤阴，消食而不伤脾；郁病虚证的治疗，应注意补益心脾而不过燥，滋养肝肾而不过腻。

（4）柴胡疏肝散为明代张景岳《景岳全书·卷五十六》所载之方，具有疏肝理气、活血止痛的功效。本方遵循《黄帝内经》"木郁达之"之旨，以疏肝理气为主，疏肝之中兼以养肝，理气之中兼以调血和胃。在发病的早期应用本方，有助于舒畅气机，减轻病情，提高临床疗效。

（七）预防调护

患者应树立正确的人生观，积极对待各种事物，避免忧思郁怒，防止情志内伤是预防郁证的重要措施。医务人员应深入了解患者病史、发病诱因，针对诱因进行有效的预防措施，做到"未病先防"。既病者要及早治疗，防止病情的进一步蔓延，做到"既病防变"。医务人员应以诚恳、耐心的态度对待患者，取得患者的充分信任，帮助患者克服精神方面的不良因素，使患者能充分配合医务人员的治疗工作，树立战胜疾病的信心。已治愈者要定期复查，以防复发。

郁证患者饮食宜清淡，应以蔬菜和营养丰富的鱼、水果、瘦肉、乳类为宜，忌生冷、辛辣、油腻、烟酒等，建立良好的生活作息习惯。运动宜适量，练习太极拳、八段锦、气功等有助于调动患者的注意力，增强治疗效果。

第十章 近现代名医经验

一、徐恕甫：舒解情志解郁证案

徐恕甫（1884—1964），字道忠，安徽省巢县人。一生钻研医学，行医50余年，名震江淮，曾任安徽省中医研究院研究员。临证时注意细考病机，详审脉理，辨证用药，丝丝入扣，尤其擅长对内科脾胃病的治疗，总结出很多具有较高临床实用价值的经验。晚年诊余之际，曾自选医案百余则，编为《徐恕甫医案》。以下是徐恕甫关于郁证的临床经验总结。

【验案】

炯炀河妇，56岁。

主诉：身体素弱，当心疼痛，诸药罔效，痛苦非手重按之不可，每于气怒则发，发则昏晕跌仆。近来遇劳则发，心悸怔忡。

中医诊断：诊见脉象虚数。此乃多思善虑，劳伤心脾，发为虚痛。

治则治法：宜舒怀抱，并投归脾汤加味服之。

处方：高丽参3克　野白术、辰砂拌抱木茯神各6克　黄芪、远志肉、广木香各4.5克　九节菖蒲3.6克　烧焦红枣、桂圆各3枚　生姜3片

嘱其连服4剂，此后每月服2剂，不必更方。后病未再发。

郁之为病，初起多实，久病则虚。气怒则发，发则昏晕跌仆。经所谓"大怒则形气绝，而血菀于上，使人薄厥"也。遇劳痛作，心悸怔忡，乃思虑伤脾，心营耗散所致。用归脾汤加菖蒲，总以补气健脾为法，取其阳生则弱长，补气以生血，即能养心之意，进而郁开神安，虚痛遂除。本案为病久失治，由实转虚之例。一句"宜舒怀抱"，对本病的治则自不言而喻。

二、王肃明：肝郁治疗验案

王肃明，从医40余年，学验俱深，擅长内科杂病，思路广，辨证精，遣方用药相机而变，在治疗肝郁方面法活机圆，颇有独到之处。以下是王肃明关于郁证的临床经验总结。

【验案一】

杨某，男，57岁，工人，1981年4月11日初诊。

主诉：1月因气恼成疾，4月上旬突发寒战、呕吐，后枕部剧痛，握拳，四肢抽搐而震颤，经西医治疗20余日无效，疑其颅内有占位性病变，但脑电图、颅侧及内听道摄片均未见异常。诊之颜面晦黄，眼睛震颤，精神萎靡，表情呆滞，声低懒言，意识尚清，伴胸闷脘胀不欲食，四肢软弱颤抖，手指凉、掌心热。舌淡红边青而顿，脉沉弦。

中医诊断：此乃气恼郁极，肝气亢奋有余。气有余便是火，遂勃逆化风，上窜横逆，气血逆乱，络脉痹阻。见症是标，气郁是本。

治则治法：先拟疏肝解郁。调其气血为主，使郁解木达，肝体得养，筋络则濡。

处方：当归、白芍、菊花、云茯苓各15克　香附、佛手、枳壳各10克　合欢皮、葛根各30克

嘱其服上方6剂。

二诊：颤振明显好转，诸症也逐日递减。继以原方增滋阴养肝和血活络之品，上方去枳壳、葛根，加鸡血藤、牛膝、牡蛎、龟甲、丹参、郁金，又服5剂。

三、四、五诊均以上方出入，于5月上旬痊愈后上班，随访至今未见复发。

【验案二】

孔某，女，45岁，1980年8月18日初诊。

主诉：阵发性心悸、气短已5月余。某医院诊为癔病，经治两月罔效。现阵发性心悸、心慌，胸脘灼热彻背，颜面烘热，烦躁不安，伴有胸闷太息，脘中胀痛，喜凉饮，嘈杂难受，大便稀薄日解2次，舌胖偏红，脉细弦数（110次/分）。

中医诊断：证属肝郁化热，母病及子，上扰心神，顺乘中官。

治则治法：先拟养阴清心解郁和胃，并佐清金制木之品。

处方：百合、合欢皮、薏苡仁各30克　白芍、茯苓、扁豆各15克　麦

冬、玫瑰花、香附、佛手各10克　川楝子6克

服上方5剂，阵发性心悸心慌之症已有减轻，大便已调，脘胀诸症亦愈。唯胸脘灼热彻背，颜面烘热未除，此乃肝郁渐疏，木稍条达，再予原方去玫瑰花、香附、扁豆，加生地黄、珍珠母、女贞子滋水涵木以养肝体，使母健子康，以期心神安宁，浮阳潜敛。药后心悸又有递减，胸脘颜面烘热感亦减。继以二诊之方增损2次而愈。

【验案三】

谢某，女，42岁，干部，1978年5月20日初诊。

主诉：因家事纠纷，气忿郁怒之下，始则烦躁失眠，性急易怒，继而眩晕，两颞胀痛。于1978年1月并发悲伤欲哭，通宵不寐，同年4月突然昏倒，不省人事，四肢拘急，牙关紧闭，经抢救始苏，醒后大哭，住某精神病院诊为癔病，医治无效而来就诊。

初诊：烦躁失眠，头晕颞胀，性急易怒，胸闷太息，乳胀脘痛，嗳气频频，大便干结，白带量多，四肢冰冷。舌淡红而暗，脉沉细。

中医诊断：此乃悲忿郁极，肝气厥逆，虽经抢救复苏，但怫郁之情志未解，已逆之肝阳不靖。

治则治法：宗《指南》"过升者宜柔宜降，过郁者乘势达之为妥"之义，先拟养阴疏肝，潜阳和胃。

处方：百合、生龙骨、珍珠母各30克　白芍15克　柏子仁12克　柴胡、香附、佛手、半夏、陈皮、生麦芽各10克

嘱其服上方6剂。

二诊：诸症已愈大半，患者甚慰。原方去麦芽，加茯苓15克，甘草10克，继服5剂。并劝其怡情息怒，以条达渐疏之肝郁。

【验案四】

万某，女，81岁，1977年8月13日初诊。

主诉：患者胃脘胀痛，嗳气则舒，呕吐食物已2月余，伴胸闷太息，头晕头胀，颞侧跳痛，失眠多梦，甚则通宵难寐，舌偏红，脉左沉右弦。

中医诊断：此乃肝郁气滞，传脾犯胃，胃失和降之证。

治则治法：先拟养血疏肝，降逆和胃。

处方：当归、白芍、柴胡、香附、清半夏、陈皮各10克　木瓜、茯苓、瓜蒌皮各15克　生甘草6克

嘱其服上方3剂。药后胃痛呕吐均已，饮食能进，胸闷亦舒，但头昏痛、多梦少寐依然。此肝气已疏，上升之风阳未平，再拟养血疏肝、潜阳熄风之法以尽全功。

处方：制何首乌、白芍、川牛膝、太子参、紫贝齿、合欢皮、茯苓各15克　百合30克　牡丹皮、佛手、陈皮各10克

10剂而愈。

【验案五】

李某，女，43岁，工人，1980年10月30日初诊。

主诉：所愿未遂，情志勃郁，突发胸闷心慌，四肢麻木而昏厥，经该单位职工医院抢救一时许方苏。嗣后心慌阵作，自觉少腹有气上冲至脘而自动起伏，冲至胸则憋闷，气短若不接续，心慌加重，欲嗳不能，约半时气降，倏然平复，如是日夜7～8次。尚伴有脘中灼热如焚，下肢冷而恶寒，口干喜热饮，面泽颧红。舌淡红，苔薄腻微黄，脉细涩。

中医诊断：证属肝气郁结，升降开阖之枢机失常，阳郁不达则内热外寒，忧思伤志，肾亏肝逆，挟冲气上逆，故时而上冲，倏而下降，如奔豚之状。

治则治法：治宜疏肝解郁、育阴降冲之法试服再议。

处方：柴胡、白芍、香附、郁金、半夏各10克　合欢皮30克　炒酸枣仁、龟甲、怀牛膝各20克　茯苓15克　黄芩6克　肉桂3克

嘱其服上方5剂。

二诊：脘中起伏胸闷气短已平，心下灼热、体表恶寒亦解。此肝气渐舒，阳气已能外达，冲逆已降，奔豚之苦亦除。再拟育阴以配阳，养血以调肝，作善后巩固之计。

处方：龟甲、牛膝、白芍、酸枣仁各20克　山药80克　生地黄、茯苓各15克　郁金、橘叶、青皮各10克

嘱其服上方5剂。

三诊：已无他苦，继以原方10剂再资巩固。

以下是王肃明对郁证的心得体会。

1. 治求其属，异病同治

丹溪云："气血冲和，万病不生，一有怫郁，诸病生焉。故人身诸病，多生于郁。"所举验案五则，虽病症各异，但大概率不离肝气郁结。如杨某肝气勃郁，导致肝阳化风，筋脉失养，出现气厥颤振之重症；孔某肝气郁结，日久化热伤阴，上扰心神，顺乘脾胃之复杂病机，及奔豚、肝厥等不同病症。王老皆从疏肝解郁入手，溯本求源，以求其属。根据"木郁达之"的原则，常用川楝、佛手、合欢皮、玫瑰花、柴胡、橘叶等疏肝理气，并辅以香附、川芎行血中之气，丹参、郁金、瓜蒌皮、丝瓜络活血通经以畅其机。诊疗之后总劝以宽慰、宜忌之语，以期气机舒畅，肝气条达。

2. 养肝之体，以柔济刚

肝为将军之官，风木之脏，以血为体，以气为用。气为阳，血为阴，故肝有"体阴而用阳"的生理特点。叶天士指出："心肝为刚脏，可用柔药。"王老深明叶氏心法，在治疗肝郁方面，构思灵巧，从不妄用辛香攻削，亦忌燥热敛涩呆补。他认为肝气郁结，多致化热伤阴，必须养肝阴，益肝体，以柔济刚，清润流通。药宜用白芍、何首乌、百合、女贞子、麦冬、郁金、牛膝、枸杞子等养血柔肝之品。使刚柔相济，肝之疏达有节，何患郁结之有？

3. 把握生克，以利肝用

（1）培土荣木：肝郁气滞，木不疏土，或肝气过旺，肝木克土，均可导致脾失健运，胃失和降，进而影响肝木的华荣。故王老在柔肝、疏肝的同时或气滞郁结调解之后，辄伍以太子参、扁豆、茯苓、半夏、陈皮、麦芽等药培土和胃以荣肝木，畅其条达之性。运用培土和胃药，可使中焦健运，升降复司，气机流通，亦利于肝郁之条达。

（2）清金制木：肝气一旦横逆莫制，或肝阳偏亢不清，则上乘下侮，肆无忌惮。王老除用疏肝平肝法外，常加入百合、麦冬之味，以利肺气，取"清金开气，也有制木之功"。横逆得制，训而受用，暴烈之性被征，无乘侮之虞矣。

（3）滋水涵木：肝郁日久，势必化热伤阴，或郁热解后，营阴亏耗，养血柔肝之法恐力不胜任。因木生于水，乙癸同源，故滋水涵木之法势在必行，案中常用生地黄、龟甲、淮牛膝、女贞子就全在于此。可见王老在用疏肝解郁、养血柔肝等法的同时，细察病机，把握五行之生克制化，以利肝用。

三、吴兆祥：治疗郁证经验举隅

吴兆祥（1895—1987），师从施今墨、汪逢春二位医家，行医近50载，于北京同仁医院中医科退休。其辨证思路和遣方用药颇有独到之处，对内科、妇科、儿科尤为擅长。吴兆祥生活极其简朴，饮食不求膏粱厚味，晚年仍坚持运动，精力充沛惊人，直至92岁高龄。他去世后，由后人整理出版了《吴兆祥医案》，成为中医药领域的又一部珍贵典籍。以下是吴兆祥关于郁证的临床经验总结。

1. 忧郁伤神证

此证是由于情志不遂，肝郁抑脾，耗伤心气，营血消耗，心失所养，神失所藏而致。症见精神恍惚，心神不宁等。此证即为《金匮要略》的"脏躁证"，以女性患者为多。患者感情易激动，易产生幻觉。治法宜养心安神。

【验案】

杨某，女，20岁。

主诉： 患者近1个月来总怀疑自己左脚拇趾肿大，怕别人看她的脚，每天寝食不安，烦躁异常，动则汗多，精神恍惚，舌质红绛，苔薄白，脉弦细。

中医诊断： 辨证为心脾阴液不足，虚阳上扰心神。

治则治法： 养心安神，养阴润燥。

处方： 浮小麦60克　麦冬12克　朱茯神12克　生甘草15克　五味子7克　远志6克　红枣15克　生白芍15克　枸杞子10克

水煎服，3剂。

患者服药3剂后效果显著，再以原方调治半月即愈。

对此案例的治疗用药，是以甘麦大枣汤加朱茯神、麦冬养心安神，和中润燥，白芍、枸杞子滋阴养心，柔肝安脾，佐远志以交通心肾，诸药合用，使肝脾调和，气血充足。脏腑阴阳气血调和，则心有所养，神有所藏。

2. 心脾两虚证

此证是由于劳心思虑导致的心脾两虚。主要症状为多思善虑，心悸胆怯，少寐健忘，面色无华，头晕神疲，食欲不振，舌质淡，脉弦细。脾失健运，气血生化之源不足，加之思虑伤心，故见饮食减少、头晕神疲、心悸、少寐等症。治法为健脾养心，益气补血。

【验案】

高某，男，32岁。

主诉：因家庭纠纷，思虑过度，心情抑郁，继而出现头晕神疲，心悸，夜寐不安，面色少华，口干，纳呆，大便稀薄，舌苔薄白，脉弦细。

中医诊断：此证属心脾两虚。

治则治法：养心健脾，舒郁安神。拟归脾汤加减。

处方：党参15克　茯苓12克　炒白术10克　当归10克　山药20克　炒白芍6克　莲子肉10克　炒酸枣仁15克　木香10克　郁金6克　远志10克　炙甘草10克

水煎服，5剂。

患者服药后，头晕神疲等症状缓解，但想起家中纠纷，心情仍郁郁不舒。于前方中加珍珠母20克，丹参10克，同时做开导工作，嘱患者保持心情舒畅，后续服10剂后病愈。

治疗本证所用的药物，是在归脾汤益气补血、健脾养心的基础上加麦冬、石斛、白芍养阴柔肝，丹参、郁金、石菖蒲与山药、莲子同用，既清心开郁，又益脾肾。

3. 气滞痰郁证

此证为情志不舒导致肝气郁结，肝郁及脾使脾失运化，蕴湿生痰，导致气滞痰郁。症状为咽中不适，如有物梗阻，咯之不出，咽之不下（亦称"梅核气"），胸中窒闷，或兼胁痛。治法为化痰利气解郁。

气滞痰郁在郁证中属于实证。但在临床中也有虚实夹杂的情况，应根据具体情况辨证施治。下面即为虚实夹杂的病例。

【验案】

沈某，男，45岁。

主诉：先患感冒咳嗽，咳吐黄痰。又因家务问题，气郁不舒。患者先服感冒止咳类药物，而病未痊愈，夜间咽中感觉有痰，咯之不出；有时心跳不安，夜寐不宁，多梦；二便、饮食尚好；舌苔薄腻，脉弦细。

中医诊断：此患者咽中不适，咯之不出，为气滞痰郁；且肺有蕴热，导致痰热互阻，气失舒展；而心悸不安，夜寐不宁，脉弦细，又是虚的证候表现，故此证属虚实夹杂。

治则治法：养心润肺，清热化痰，佐以镇惊安神。以温胆汤加减。

处方：法半夏10克　茯苓15克　陈胆星6克　枳实6克　川贝母10克　海蛤粉10克　旋覆花10克　丹参10克　太子参12克　麦冬、天冬各6克　郁金10克　琥珀末1.5克

冲服，水煎服，5剂。

二诊：患者服上方后，夜间咳痰渐爽，心悸也渐安，但夜寐仍不宁，再以化痰清热、镇惊安神为治。

处方：于上方中加石菖蒲3克　酸枣仁15克

患者续服5剂药而愈。

上述案例的治疗，针对气滞痰郁虚实夹杂的特点，在用药上以半夏、川贝母、海蛤粉、陈胆星、旋覆花清化痰热；茯苓、太子参、甘草与丹参、郁金同用，既可益气养心又可行气解郁，使心、肝、肺诸经气机调畅，有助于消除痰热；再配以麦冬、天冬养阴清肺，远志安神益智。诸药合用，针对主证病机，适当兼顾虚实，故收到满意疗效。

四、何任：治疗抑郁症验案欣赏

何任（1921—2012），浙江杭州人。字祈令，别署湛园。首届"国医大师"荣誉称号获得者。1956年加入中国共产党。1940年毕业于上海新中国医学院，后随父学中医，曾开业行医。1955年后，历任浙江省中医进修学校副校长、校长，浙江中医学院教授、副院长、院长，中华全国中医学会第二届常务理事、浙江分会会长。潜心于中医教育事业，培养了一批中医人才。临床长于内科、妇科病的治疗。喜用"金匮方"，对湿温急证以及胃脘痛、崩漏等疑难杂症疗效显著。对《金匮要略》的研究，颇见功力，著述甚丰。以下是何任关于郁证的临床经验总结。

【验案】

患者，女，42岁，由其丈夫及女儿陪来，衣衫不整，表情淡漠。

主诉： 家人述说，患者一改其素来好洁状态，很少做家务，曾多次夜间单独外出，误入邻居屋中。本地精神病院诊为精神分裂症。患病以来，精神萎靡，形体消瘦，常独坐自语。患者已经接受过中医中药治疗，处方为逍遥散、四物汤、温胆汤等。

中医诊断： 何老观察患者两睛中有红丝隐现，皮肤干皱，且月经行期不准、色紫暗、腹痛多瘀块、便艰溲少，善忘，不寐，舌质黯、有瘀斑，舌下纹紫、苔厚，脉涩。此为气血凝滞，扰及神明。

处方： 桃仁24克　大腹皮10克　柴胡10克　制香附10克　木通6克　赤芍药15克　法半夏10克　陈皮6克　青皮6克　桑白皮10克　紫苏子10克　生甘草6克　生大黄4克

7剂，每日1剂，水煎服。

半个月后，患者由其女陪来复诊。自谓服上方7剂后，渐感头目清爽，较能安寐，大便畅下。又自行配服7剂，症情日渐好转。观舌瘀斑已少，舌下纹较淡、脉涩。乃于上方中去大腹皮，加淮小麦40克，红枣30克。再服14剂。

以后家属再来调方时说，患者服本方1个多月后，神情日渐正常。已自行整洁衣衫，原服西药药量减少，已恢复工作。

从何老调治本验案脉证可知，患者人到中年，脏腑退化、气血阴阳衰减，加之情志不畅，肝气郁结，致使气机不畅，气血失和，气滞血瘀，脑络瘀阻，清窍失养，神明失主。病位在脑，于肝、脾胃、肺关系密切。病机的关键在肝气郁结，气机不畅，瘀阻清窍。治宜疏肝解郁，调气活血，逐瘀通窍。故何老采取了以下治法。

1. 疏肝解郁，舒理情志

由于肝气郁结、情志不舒、气机不畅是其主要病因。因此，何老在方中首先选用了柴胡、青皮这两味药物。柴胡味苦辛，性微寒，归经肝胆、脾胃、三焦。本品一则体质轻清，气味俱薄，香气馥郁，性主升散，能和少阳、解郁热、散邪气、透肌表，尤以和解少阳为长；二则芳香疏泄，可升可散，能行滞气、散结气、疏肝郁、利胸胁、调胃肠，尤善疏肝解郁。《本经》云："主心腹肠胃中结气，饮食积聚，寒热邪气，推陈致新。"《本草正义》云，"约而言之，柴胡主治，止有二层：一为邪实，则为外邪之在半表半里者，引而出之，使达于表而外邪自散；一为正虚，则为清气之陷于阴分者，举而升之，使返其宅，而中气自振。此外则有肝络不疏之症，在上为胁肋诸痛，在下为脐腹膜胀，实皆阳气不宣，木失调达所达，于应用药中，少入柴胡，以为佐使而作向导，奏效甚捷"。青皮味辛苦，性温，归肝、胆、胃经。本品一则味苦而辛，性锐沉降，入肝胆气分，平下焦逆气，能疏肝破气，解郁除坚，通利止痛；二则气味俱厚，其性慓悍，能行气破积，削坚散症，开壅导滞，消痰除痞。《图经本草》云："主气滞、下食，破积结及膈气。"《本草纲目》云："青橘皮，其色青气烈，味苦而辛，治之以醋，所谓肝欲散，急食辛以散之，以酸泄之，以苦降之也。……青皮沉而降，入肝胆气分，一体二用，物理自然也。"二味相伍，柴胡为疏肝解郁，条达情志之要药；青皮为行气破积，开壅导滞之上品。且一辛寒，一辛温，取其中和条达，走窜畅利，以顺其升发条达之性。肝郁得舒，气滞得除，积结得消，其症自愈。

2. 降肺和胃，调畅气机

从脏腑关系来讲，肝本条达，可以疏泄脾土的壅滞，而脾胃为升降枢纽，脾升可以带动肝胆之气上升，胃降可以带动心火、肺气下降。脾胃升降失常，必然会影响肝的升发条达，以致土壅木郁。因此，何老在疏肝解郁的同时，又配用了清半夏、陈皮、桑白皮、紫苏子以降肺和胃，调畅气机，有利于肝气的升发条达。清半夏味辛，性温，归经脾、胃、肺。本品辛开苦降、和胃降逆，消痞散结。《本草纲目》云："脾无留湿不生痰，故脾为生痰之源，肺为贮痰之器。清半夏能主痰饮及腹胀者，为其体滑而味辛性温也，涎滑能润，辛温能散亦能润，故行湿而通大便，利窍而泄小便，所谓辛走气能化痰，辛以润之是也。"陈皮味辛苦，性温，归经脾、肺，本品一则苦能燥湿，温能散寒，气香质燥，入脾胃气分，能和中消胀，健脾升胃，消食导滞，温胃止呕；二则辛散温通，苦降而燥，上则泻肺邪、降逆气；中则燥脾湿、和中气；下则疏肝本，润肾燥，为利气消痰之要药。《本草纲目》云："橘皮，苦能泻能燥，辛能散，温能和。其治百病，总是取其理气燥湿之功，同补药则补，同泻药则泻，同升药则升，同降药则降。"桑白皮味甘性寒，归经脾、肺，本品甘寒降泻，长于泻肺，能清泄肺热，降气缓中，消痰散郁、止喘定嗽，且本品入肺走脾，可散可渗，可利肺气、泻肺水、通下窍、利小便、运脾气、降水湿、为治皮里膜外水气浮肿之要药。金元名医李东垣曰："桑白皮，甘以固元气之不足以补虚，辛以泻肺气之有余而止嗽。又桑皮泻肺，然性不纯良，不宜多用。"紫苏子味辛，性温，归经入肺、大肠。本品味辛气香，温而不燥，能散风邪、疏肺气、润心肺、消食积、降痰涎、定喘咳，为下气消痰之要药，且质地油润，辛散温行，能下气利膈，行滞润肠，通便除胀。《本经逢原》云："诸香皆燥，惟苏子独润，为虚劳咳嗽之专药。性能下气，故胸膈不利者宜之，与橘红同为除喘定嗽，消痰顺气之良剂。"《本草汇言》云："苏子，散气甚捷，最能清利上下诸气，定喘痰有功，并能通二便。"由此可见，四药相伍，上可降脾胃三气，中可畅脾胃壅滞，下可通二便之积，气降滞通，积散痞祛，气机调畅，上下和顺，其症自愈。

3. 活血化瘀，净心醒脑

心为五脏六腑之大主，为"君主之官"，脑为清窍，二者共主神明。由此气机不畅，气血失和，气滞血瘀，日久痰瘀互结，以致心脉痹阻，脑络梗塞，使心神失养，清窍被蒙。故证见心脑不主神明之象，症见精神萎靡，独坐自语，因瘀血内阻心脉，梗塞脑络，故伴见患者两睛中有红丝隐现，月经行期不准，色紫暗，腹痛多瘀块，舌质暗有瘀斑，舌下纹紫，脉涩等一派瘀血内阻之征。所以气血凝滞，扰及神明是其病机关键。王清任《医林改错》曰："癫狂一症，哭笑不休，骂詈歌唱，不避亲疏，许多恶态，乃气血凝滞，脑气与脏腑气不接，如同做梦一样。"因此，治宜在疏肝解郁，调畅气机的同时，辅以活血化瘀，疏心脉，通脑络，净心醒脑，故何老在方中又配用了桃仁、赤芍、香附这三味药物。桃仁味苦，性平，归经心、肝，本品善入血分，能善瘀血、攻蓄血、活死血、破症积、通心窍、凉血热，散而不收，有泻无补，为血结血闭之要药。且苦能泄滞，体润滑利，能开结通滞，润肠通便。《珍珠囊》曰："治血结、血秘、血燥、通润大便、破蓄血。"赤芍味苦，性微寒，归经入肝，本品苦主降泄，善入气分，能泻肝大、解热烦、凉血热、除内湿、利水道。且擅长化瘀，能散恶血、破坚积、行血滞、通血脉。《本草求真》曰："赤芍与白芍主治略同，但白则有敛阴益营之力，赤则止有散邪行血之意；白则能于土中泻木，赤则能于血中活滞。故凡腹痛坚积，血瘕疝痹，经闭目赤，因于积热而成者，用此则能凉血逐瘀，与白芍主补元泻，大相远耳。"香附味辛微苦，性平，归经肝、脾，本品辛散苦降，芳香性平，一则能疏肝气、解郁结、宽胸膈、调脾胃、降痞胀、进饮食，可上行胸膈，下走肝肾，散一切气，解一切郁；二则本品善走亦能守，善行气分亦入血分，能和血气、化凝血、去旧血、生新血。《本草纲目》曰："香附之气平而不寒，香而能窜、其味多辛能散，微苦能降，微甘能和。……利三焦，解六郁，清饮食积聚，痰饮痞满，跗肿、腹胀、脚气，止心腹、肢体、头、目、齿、耳诸痛，痛疽疮疡、吐血、下血、尿血、妇人崩漏带下，月候不调，胎前产后百病。"由此可见，三味相伍，可逐血瘀、破气滞、通心脉、清脑窍，活血化瘀，静心醒脑。心脑通利，心神得养，脑窍得充，神明有主，其症自愈。

4. 开门驱盗，通便调经

从本验案脉症可知，患者尚有肝气不舒，冲任失调，瘀阻胞宫之证，且病程日久，以致瘀血与气滞、积热、痰气等相互博结，形成症瘕积聚、沉疴痼疾。对此有形之邪，贵在驱邪外出，治宜开门驱盗，通便调经。所以何老在方中又配用了生大黄、木通这两味药。生大黄味苦，性寒，归经脾、胃、大肠、心包、肝经。本品气味重浊、直降下行、走而不守，一则可功积热、清心火、通胃腑、荡积垢、泻火毒；二则可入气分亦入血分，能解瘀滞、清恶血、攻症瘕、破积聚。《本草正义》曰："大黄，迅速善走，直达下焦，深入血分，无坚不破，荡涤积垢，有犁庭扫穴之功。"《药品化义》曰："大黄气味重浊，直降下行，走而不守，有斩关夺门之力，故号为将军。专攻心腹痞满，胸胃蓄热，积聚痰湿，便结瘀血，女人经闭。……如开门放贼，急须驱逐，宜以生用，则能速通胃肠，制熟以酒，性味俱减，仅能缓以润肠。"木通味苦，性寒，归经心、肺、小肠、膀胱，本品泻上导下，性善通利，善走血分。一则能泻心火、开关格、行血滞、除郁热、通窍闭、利小便；二则能通气滞、活血脉、去血瘀、利九窍，下能泄湿热、利小便，通大肠。宜木通以通心窍，则经络流行也。《药品化义》曰："木通，导脾胃积热下行，主治火泻，热泻，盖为利小肠火郁，行膀胱水闭，使水火分，则脾气自实也。"二味相伍，相辅相成，既可攻积导滞，驱邪由二便而出，又可活血化瘀，通脉调经。邪祛正安，瘀去络通，其症自愈。但生大黄、木通毕竟为攻逐之品，易伤正气，故何老在方中用量极轻，生大黄只用了4克，木通也只用了6克。何老用药之精，由此可见一斑。综上所述，可以看出，何老治疗此验案，辨证精准，用方中肯。针对肝气郁结，气血凝滞，扰及神明之病机，用王清任癫狂梦醒汤全方加大黄通便祛瘀。全方四法合用，攻中寓补，着重于通，用药精良，配伍得当，故疗效显著，如此之沉疴痼疾，月余即收奇功。

五、郭中元：自拟安神温胆汤诊治郁证心得

郭中元，1925年生，北京市密云县人，主任中医师。出身于中医世家，幼承庭训，潜心精读医典，汇通各家。对《黄帝内经》《温病条辨》《医宗金鉴》《脾胃论》等专著尤为精通。1950年取得医师资格，1953年就读于河北省中医进修学校，再次深造。先后在河北省省直机关中医门诊部、河北省中医研究所、河北省中医研究院、河北省保定地区中医医院等处历任科研组长、学术研究室负责人、内科主任等职务，兼任河北省中医学会理事。郭氏从事中医工作数十年，临床经验丰富，善治内科杂证，尤其对温病及肝肾疾病更为擅长，处方用药，喜依古人方义，结合自己经验，拟制新方，用后每获奇效。对一些疑难病证的理论研讨，亦常具有独到见解。主要著作有《中医捷径》《医学传心录》等，参与审订《祁州中药志》，曾发表过《清热利湿法的临床应用》《痹久入脏初探》《清热宣痹汤治疗急性痛风性关节炎》等多篇论文，为中医学事业的发展作出了贡献。以下是郭中元关于郁证的临床经验总结。

1. 郁证的发病机制

元代大医学家朱丹溪说过"气血冲和，百病不生，一有怫郁，诸病生焉"，郭老认为郁证发生的病因，主要是长期情志抑郁，思虑过度。这些情志因素虽是造成郁证的病因，但能否造成郁证，除与精神刺激的强度及持续时间长短有关外，还与患者的性格特点有密切关系。一般心胸狭窄、性格内向的人，遇到不快之事后，既不愿向外发泄，又爱耿耿于怀，长期不能自解，最易发生本病。从病位病机上讲，郁证初起，病在肝、脾，久之则波及心神，病在心、肝、脾三脏。《黄帝内经》云："怒则气上，……思则气结。"又云："怒伤肝，思伤脾。"盖因肝主疏泄，性喜条达，如果气恼忿怒，长期情志不快，精神紧张，则必导致肝失条达，气机郁滞，脾主运化，关联气机升降，倘若所愿不遂，思虑过度，使脾气郁结，影响运化。肝郁日久，则易化火，脾气郁结，日久则运化失常，湿聚痰生。痰火互结，则易内扰心舍，影响神志，诸症丛生，郁证成焉。肝郁气滞，气机不畅，则见胸膈

满闷，胁肋胀痛；痰火内扰心舍，则心烦意躁，少寐多梦；痰火上扰或湿浊上蒙清窍，则见头晕头沉；脾气郁结，不能替胃行其津液上养心神，兼以痰火内扰，意不归舍，则见心悸，健忘，胆怯易惊；心火偏亢，火热伤阴，则见低热，面色潮红，脉弦细而数；痰火内扰，心神失守，则见精神惑乱，哭笑无常，或幻听幻视；气为血帅，血为气母，气行则血行，气滞则血瘀，若气郁日久影响及血，致使血行迟滞，则发生血郁，可见胸胁胀痛（或刺痛），痛有定处，舌质紫黯，或有瘀斑、瘀点，脾郁日久，水湿运化失常，湿聚于内，形成湿郁，则兼见身重，脘腹胀满，纳呆，腹泻便溏等症状。总之，郭老认为郁证的病机虽然变化多端，但以心、肝、脾三脏的病理变化关系最为密切，病变以气郁为主，且以实证为多，并常夹杂痰火、血瘀、湿滞等证。

2. 标本兼顾，辨证施治

郭老针对郁证上述病机的认识，认为治疗应标本兼顾，辨证施治，以理气化痰、清热安神为主要治则，并在温胆汤的基础上化裁演变，自拟"安神温胆汤"。

处方：竹茹15克　陈皮10克　茯苓15克　制半夏10克　栀子15克　生龙骨15克　夜交藤30克　珍珠母20克　炒酸枣仁15克　香附15克　郁金10克　枳实10克　甘草10克

方中用茯苓等健脾祛湿，化痰安神，以绝生痰之源；陈皮、半夏化痰降气；香附、郁金、枳实理气疏郁；栀子、竹茹泻火除烦；生龙骨、炒酸枣仁、珍珠母宁心安神；夜交藤清热定志；甘草调和诸药，臣使五脏。诸药协和，可使肝气调达，脾复健运，痰火散除，心神得安，则郁证自除。若见湿盛者加佩兰、薏苡仁；气滞甚者加厚朴、紫苏梗；兼血痕者加红花、川芎、赤芍；脾气虚者加党参、白术；痰火上扰者加菖蒲、天麻、菊花；精神被扰、情绪不稳者加远志、合欢花；若热动肝风上犯者加磁石、蝉蜕；若肠腑热结者加酒大黄或生大黄。在用药物治疗的同时，郭老还特别强调调整患者的精神状态，注意心理治疗，常以善言安慰开导，使患者心情舒畅，精神愉快，进而与药物治疗产生协同作用。

3. 临床观察结果

近两年，按照郭老上述治疗郁证的经验，观察治疗了郁证患者42例，其中女性28例，男性14例；年龄最大54岁，最小17岁；病程2年以上5例，1~2年21例，1年以内16例；属神经官能症者29例，其中焦虑型17例，抑郁型5例，疑病型3例，其他型4例；属更年期综合征13例。全部患者在治疗前，都曾使用中西药物治疗，效果均不明显，病前都有不同程度的精神创伤史。治疗期间停用其他各种治疗。

治疗结果：治愈28例（主要症状消失，精神状态良好，经半年随访未复发）；显效9例（主要症状基本消失，精神状态尚可）；好转5例（主要症状有所改善，半年随访中有复发）。全部有效，其中显效及治愈占88%。

【验案】

杨某，男，19岁。1991年7月26日就诊。

主诉：患者因2次高考都落榜，情志不遂，而逐渐出现心烦躁动，坐卧不宁，多虑失眠，不能自制，言语增多，精力过胜，甚时开门出户，数日不归，自觉痛苦异常。曾在外院就治，诊为"焦虑型神经官能症"，给服谷维素、地西泮、奋乃静、健脑冲剂等，均无疗效。就诊时症见：纳食不佳，大便已三日未行，舌红，苔黄腻，脉弦滑。

治法：方用安神温胆汤加味。

竹茹15克　陈皮10克　制半夏10克　茯苓15克　枳实10克　栀子15克　香附15克　郁金10克　生龙骨15克　炒酸枣仁15克　夜交藤30克　佩兰15克　生大黄10克　甘草10克

药用6剂后，诸症减轻，精神略安，大便畅通，仍有情绪不稳，急躁易怒。原方减大黄，加远志、合欢花各10克，以后在此方的基础上稍有加减，治疗30余天，病得痊愈。半年后随访未见复发。

六、梁剑波：治郁经验拾零

梁剑波（1920—2003），岭南文化大师，中国近代奇才，全国著名中医药专家，国务院特殊津贴专家，中国医学"岭南派"创始人之一。梁老擅长伤寒、温病、杂病、妇儿等科，学贯中西，仁心仁术，蜚声东南亚一带，是港澳、省内、国内乃至东南亚颇具影响的老中医药专家。梁老生平著作等身，现有《医学津梁》《医述》《中医学讲义》《公众诊所》《儿科百例》《妇科菁萃》《内科临床实用治则荟萃》《中医学简明史》，文艺著作出版有《梁剑波散文集》《梁剑波诗词选》《梁剑波书画金石选集》等专著行世。以下是梁剑波关于郁证的临床经验总结。

郁证的产生，总由七情所伤导致肝气郁结，心神失常，脾运失健，脏腑阴阳气血失调，五脏失养而诸症乃出。病变多涉及肝、心、脾三脏，从脏腑阴阳失衡进而演变出气、血、痰、食、湿、火"六郁"之证。

郁证的治疗，历代医家立论颇多，足以取法。如《黄帝内经·素问》首先提出"木郁达之，火郁发之，土郁夺之，金郁泄之，水郁折之"的治则。《伤寒论》以四逆散治气郁手足冷，旋覆代赭汤治噫气不除。《金匮要略》以甘麦大枣汤治妇人脏躁，半夏厚朴汤治梅核气，百合为主药治百合病，至今仍具有临床指导意义。《和剂局方》的逍遥散，《丹溪心法》的越鞠丸，《医通》的左金丸，《柳州医话》的一贯煎等也都为后世医家所推崇。

郁证在从童年到老年的任何阶段都可发病，尤以青春期、孕期、产后、手术后、离别、亲人逝世时最多见。所以在诊断上必须全面诊察（包括了解患者的境遇），综合分析。在治疗上则应当分辨脏腑虚实。实证多见于郁证早期，可出现郁而聚热化火，生湿生痰，多病在肝、心、脾、肺四脏；虚证多见于郁证后期，可出现血虚、气虚，多病在心、肾两脏。此外，还有久郁致瘀的虚实夹杂证。根据前人经验和临床实践观察，郁证按脏腑虚实进行辨治，即使病情牵涉到多方面，处方用药也较中肯，其中，"舒肝理气，补益心脾"八字是治郁的基本法则。具体辨治方法如下。

（一）早期实证

1. 肝气郁结

因郁而肝气不舒，症见胸胁胀闷，甚或疼痛，头痛发胀，善太息，或不思饮食，时作呕吐，脉弦。可以遵"水郁达之"之理，用达郁汤为基础方治疗。处方：升麻、柴胡、川芎、香附、桑白皮、橘叶、白蒺藜。随症选加佛手、郁金、青皮以助解郁之功；或加白芍以养血柔肝；或加紫苏叶、法半夏、旋覆花以降呕逆；或加鸡内金、山楂、神曲以消导。

2. 心火上扰

因郁而心火内炽，症见口苦，心烦，不寐多梦，情绪急躁，大便秘结，小便短赤，脉细数。应仿"火郁发之"之理，用清心发郁汤治疗。处方：牡丹皮、柴胡、远志、石菖蒲、淡竹叶、黄连、麦冬、郁金、葱白、甘草。

3. 脾失健运

因郁所致脾失健运，常出现生湿生痰。生湿者症见头重如裹，脘满而闷，四肢困倦，胃呆纳少；生痰者症见头目眩晕，膈上痰多，胶固难解，甚或喉间如有物梗塞，咳之不出，咽之不下。脉多濡缓或弦滑。可据"土郁夺之"的原则，生湿者用理湿夺郁汤。处方：苍术、香附、陈皮、春砂仁、绿萼梅花、佩兰、枳壳、土茵陈、佛手、泽泻。

生痰者用祛痰夺郁汤。处方：法半夏、陈皮、茯苓、竹茹、苏子、沉香、全瓜蒌、胆南星、桔梗、甘草。

4. 肺气不宣

因郁而致肺气不宣，症见恶寒而不恶热，状如外感，即在夏天或春暖期间也多穿衣服，重裘厚被而仍有寒感，脉多紧弦。可遵"金郁泄之"之理，用宜肺泄郁汤。处方：紫苏叶、黄芪、白术、防风、细辛、淡豆豉、香附、麻黄、桔梗、炙甘草。

（二）后期虚证

1. 心营虚耗

因郁久而心营虚耗，症见精神恍惚不宁，悲忧不乐，自感心动过速，胸口绷紧，气短汗出，疲乏头晕，脉濡弱甚或结、代。治宜养心安神，调养气血，可用归脾汤化裁。如不寐多梦，可去当归加麦冬、五味子；心动过速，可加柏子仁、丹参、龙骨、牡蛎。如自觉五心烦热或低热，情绪变化日轻夜重，或入睡后时作恶梦，或虽能睡而早醒，醒后又复感焦虑紧张，可用天王补心丹。如症状多在下午加重，甚或号哭发作，特别是女性患者，治宜补益心气，用合欢皮汤。处方：合欢花或皮、党参、浮小麦、大枣、百合、益智仁、当归、石菖蒲、五味子、春砂仁、茯苓、甘草。

2. 肾阳不振

因郁而致肾阳不振，症见面目黧黑，四肢浮肿，小便短少，脉缓或虚弱。避"水郁折之"之理，用温肾折郁汤。处方：肉桂、丁香、白术、茯苓、猪苓、泽泻、木通、白豆蔻。

（三）虚实夹杂证

气郁血瘀：久病出现气郁血瘀之证多见于妇女，症见头痛，胸胁刺痛，甚或午后潮热，心悸，月经不调，舌紫暗或有瘀点瘀斑，脉涩。偏重于气郁的治疗宜疏肝解郁，用丹栀逍遥散加青皮、香附、延胡索；血瘀为主的治疗宜祛瘀通络，用旋覆花汤加味：旋覆花、新绛、生葱、当归、桃仁、丹参、郁金。使月经通畅后，病多缓解。

上述各证病情缓解之后，必须予以巩固治疗，可用养神补心丹。处方：党参、茯苓、远志、炒酸枣仁、五味子、炙甘草、石菖蒲、当归、黄连、柏子仁、珍珠母、川贝母、桔梗、煅龙齿、莲子肉。众药共为极细末，炼蜜为小丸如绿豆大，殊砂为衣。每次6～10克，开水送服。

此外，对郁证的治疗，辨证要准，然后守方长服则效果自见。同时除药物使用外，还应结合精神、心理上的治疗。

【验案一】

陆某，男，48岁，1986年9月12日初诊。

主诉：因借贷经营失利，债务难偿，忧恼成病。症见心烦易怒，胸胁胀满，夜寐乱梦纷纭，饮食不思，面红目赤，大便秘结，5日未行。舌红、苔黄厚而干，脉弦数有力。

中医诊断：辨为肝胆气郁化火，兼阳明腑实。

治则治法：治宜疏肝泻火，通下腑实，先施龙胆泻肝汤化裁。

处方：龙胆草、生地黄各15克　栀子、黄芩、柴胡、郁金、大黄（后下）、枳实各12克　甘草5克

每日1剂，连服3天。药后大便已通，胸胁胀满减轻，已思饮食，但觉口

苦，仍时发脾气，夜寐多梦，舌红、苔薄黄，脉弦有力。改用清心发郁汤。

处方：牡丹皮、麦冬、柴胡各12克　郁金15克　远志、石菖蒲各6克　黄连、柏子仁各10克　生甘草5克

再进5剂。精神安定，夜寐渐安，不复梦扰，胸胁已舒，舌红、苔白，脉左关仍弦。前方加龙齿（先煎）20克，白芍12克，服药15天，诸症悉除。1986年底随访未见再发。

【验案二】

王某，女，43岁，1987年7月16日初诊。

主诉：忧郁烦闷1年伴严重失眠4个月。患者为中学教师，因家庭不和渐致胸闷太息，精神恍惚，头晕气短，心悸自汗，近4个月来彻夜不寐，五心烦热，面容憔悴，悲甚欲哭，月事3月未行，被迫辍教求医。舌红瘦、苔薄白，脉细。

中医诊断：证属忧郁过度，心营虚耗。

治则治法：治宜疏肝解郁，养心安神，以合欢皮汤加减。

处方：合欢皮、太子参、炒酸枣仁、茯神、郁金各15克　浮小麦、大枣、珍珠母（先煎）各30克　百合20克　当归、石菖蒲各5克　益智仁、五味子各10克

每日1剂，服4天。

二诊：药后胸闷稍舒，心悸自汗减轻，其他症状仍在，舌脉如前。病属重损心营，非重剂难以为功。故于上方加柏子仁12克、丹参15克。

28剂分14天服，早晚各1剂。

三诊：精神转佳，胸胁舒畅，谓有如释重负感，烦热已消，每晚能睡3～4小时。按上方再服半月，并嘱隔天以猪瘦肉或鸡肉30克，西洋参10克炖服。

四诊：患者精神、饮食、睡眠、月经均已正常，前后判若两人，已返校任教，能出早操。嘱再服天王补心丹2瓶巩固疗效。

【验案三】

伍某，女，20岁，1988年4月7日初诊。

主诉：患者平素性格内向，寡欢少言。3个月前病起失恋，终日太息垂

泪，忧思过度，渐觉胸胁胀闷，茶饭不思，家人百劝不解。就诊时神情呆滞，面色萎黄，月经逾期未至，乳房胁肋胀痛，少腹刺痛。舌淡红，有瘀点，脉弦细。

中医诊断：病属情怀不遂，气郁血瘀，虚实夹杂。

治则治法：治宜祛瘀通经为先，用旋覆花汤加味。

处方：柴胡、旋覆花（包煎）、赤芍各12克　生葱10茎　桃仁、红花各6克　郁金、全瓜蒌各15克　益母草20克　炒穿山甲、当归各10克

服4剂。

二诊：服药3天经血已来，初则色暗涩少，少腹阵痛阵泄，经血排出胸胁乳房胀痛减轻，舌脉如前，嘱再服药4剂。

三诊：药后经行畅快，血色鲜红并已逐渐减少，胸胁痛楚也消，但仍精神萎顿不振，夜难成寐，思绪万千。瘀血一撤，郁证显露，改用丹栀逍遥散加味。

处方：牡丹皮、栀子、延胡索、柴胡、柏子仁、白芍各12克　甘草5克　素馨花、当归、白术各10克　郁金、茯苓各15克

以解郁调经兼顾，服4剂。

四诊：患者月经已净，夜能入睡，胃纳增多，间有头晕心悸，沉默少言，舌红、少苔，脉沉细。因病久心脾受累，故以归脾汤加郁金、延胡索、白芍、炒麦芽之属，调治2月告愈，随访至今未见复发。

七、董建华：诊治郁证经验

董建华（1918—2001），上海市青浦县人，中国工程院院士，中医内科学专家。在数十年理论研究和临床实践的基础上，对脾胃病的辨证论治提出了"通降论""气血论""虚实论"的学术观点，补充和完善了中医学脾胃病论治理论，对消化系统疾病及内科其他系统疾病的辨证和治疗具有重要的指导意义；在温热病的治疗上，提出"辨治方法"等学术观点，对温热病的深入研究起到了促进作用。以下是董建华关于郁证的临床经验总结。

【验案一】

杨某，女，35岁，工人，1984年4月9日初诊。

主诉：头晕头痛，血压偏高，性情急躁，夜寐不酣，胸闷气塞，心慌，口干口苦，大便干结，苔薄黄，舌有裂纹，脉细弦略数。

中医诊断：心肝火郁，肝阳上亢，耗伤心肾之阴。

治则治法：拟清肝育阴，镇心安神。

处方：夏枯草10克　生石决明20克　冬桑叶10克　菊花6克　钩藤10克　生地黄15克　栀子10克　酸枣仁10克　珍珠母24克　制川乌6克　郁金10克

二诊：服药6剂，烦躁、便结改善，夜寐好转，唯仍头痛头晕，胸闷心慌，生气后症状加重，苔脉如前。上方减清泄之品，加重疏解治郁。

处方：旋覆花（包煎）10克　郁金10克　香附10克　白芍10克　甘草5克　琥珀（冲服）3克　朱砂（冲服）0.9克　钩藤10克　生龙骨、生牡蛎各10克　地龙10克　蜈蚣2条

三诊：服药6剂。药后诸症皆除，偶因感情激动而发头痛、心悸、胸闷，舌质黯，苔薄黄，脉弦细，再以疏肝理气，镇心安神治之。

处方：旋覆花（包煎）10克　郁金10克　丹参10克　酸枣仁10克　菖蒲6克　远志6克　钩藤10克　生龙骨、生牡蛎各20克　柴胡5克　栀子6克　琥珀（冲服）3克

四诊：服药6剂。药后未再犯病，偶有心慌，疲乏无力，两腿酸软，舌苔薄，脉细弦。拟养心调肝，以图巩固。

处方：浮小麦15克　炙甘草5克　大枣5个　太子参10克　合欢皮10克　生龙骨、生牡蛎各15克　旋覆花（包煎）10克　郁金10克　陈皮6克　白芍10克

【验案二】

陈某，女，49岁，工人，1984年10月22日初诊。

主诉：头晕1月余，初为阵发性，近转为持续性头晕，伴恶心、呕吐，步态不稳，月经量少，口苦，舌尖红、苔薄黄，脉弦。

中医诊断：肝郁化火上逆，胃失和降，拟用清肝解郁和胃法。

处方：牡丹皮10克　栀子6克　当归10克　白芍10克　柴胡6克　茯苓12克　半夏10克　陈皮10克　枳壳10克　生姜3片　薄荷3克

二诊：服药6剂。药后病情有所改善，舌脉同前。原方去薄荷，加珍珠母20克。

三诊：服药6剂。头晕好转，情绪仍急躁，烦闷欲哭，夜间幻听喊叫，甚则夜游，舌黯，尖红苔灰，脉细弦。再以宽胸解郁，安神定志。

处方：旋覆花（包煎）10克　郁金10克　香附10克　浮小麦15克　炙甘草3克　生龙骨、生牡蛎各15克　远志6克　菖蒲6克　琥珀（冲服）3克　茯神10克　芦根20克

四诊：服药6剂。药后精神好转，走路平稳，夜间亦不喊叫，仍有头晕呕恶，但不著。月经将潮，当再疏肝解郁，理气通络，佐以益肾调经。

处方：柴胡9克　白芍10克　香附10克　当归10克　郁金10克　绿萼梅花10克　川芎6克　熟地黄10克　桑寄生10克　牛膝10克　生龙骨、生牡蛎各15克

五诊：服药6剂。药后精神已基本恢复正常，寐好，但食后欲呕，舌暗苔薄，脉细弦，再以疏肝通络安神，和胃降逆。

处方：柴胡6克　法半夏10克　黄芩10克　郁金10克　香附10克　丹参15克　当归6克　赤白芍6克　陈皮6克　绿萼梅花6克

服药6剂。药后症情平稳，上法稍作加减，调理至愈。

按：郁证以妇女多见，大多由于七情刺激，情志失调，而使肝气郁结，心气不舒进一步可导致气血阴阳失调。其中肝气郁结是最基本的病因病理和临床表现。病变脏腑以肝、心为主，还可涉及胆、脾、胃、肾、女子胞等，病理初在气机失调，或气郁化火，再由气及血，气血不畅，病久伤及心肾，甚至延成虚劳。正如清代林佩琴所说"七情内起之郁，始而伤气，继必及血，终乃成劳"。郁火扰动心神，心血亏耗，神失所养，尚可表现为"脏躁"。

上述两例，初起均以气郁化火为主要病理表现，经用夏枯草、牡丹皮、栀子、桑叶、大黄等清泄，郁火既清，则以肝郁气滞、心神失养为主要表现。董老一般多用旋覆花、郁金、香附、绿萼梅花、柴胡等疏肝解郁，以酸

枣仁、远志、菖蒲、茯苓、合欢皮等养心安神。若心神失养，多配甘麦大枣。心神不安常配珍珠母、生龙骨、生牡蛎、朱砂等重镇安神。病久入络，多加丹参、琥珀，影响冲任的，加当归、赤白芍、川芎等。药治以外，董老还很重视精神治疗，治病与治心结合，使患者怡情自乐，宽怀调养，以提高疗效。

八、陈苏生：自拟舒肝和络饮、柴胡龙牡煎治疗郁证

陈苏生（1909—1999），江苏省武进人，教授。曾任中国中医研究院研究员，是第一批全国老中医药专家学术经验继承工作指导老师。擅长哮喘、中风、肝胆疾病、心脏疾病、肾病等疑难病的诊治，创立了调气解郁、心病三治、肝病三治、温阳四法等治疗法则；发明了柴牡十味汤、二麻四仁汤、四煨汤、五白汤等有效验方。以下是陈苏生关于郁证的临床经验总结。

1. "舒肝和络饮"治疗郁证

【验案】

孙某，男，56岁。1985年10月28日初诊。

主诉：数年来，患者因有所怀，莫能解脱，而情绪急躁，多忧善虑，多言烦懊，面色呆滞，脉来沉弦。《景岳全书》云："下手脉沉，便知是气。"

治则治法：当开拓情怀，舒通气机，舒肝和络，宁心安神。以"舒肝和络饮"加味主之。

处方：柴胡、香附、乌药、郁金、苍术、石菖蒲、酸枣仁各9克 川朴6克 夜交藤15克 合欢皮24克 远志、甘草各4.5克 牡蛎（先煎）、淮小麦各30克 大枣7枚

患者叠进上方3个月，面部滞气消退，脉来渐畅，心宁神安。续以原方增损，以资巩固。

本例患者情怀不舒，积久成郁，宗《黄帝内经》"木郁达之"之意，拟舒通气机，宜畅气血为法。《丹溪心法》云："气血冲和，万病不生，一有怫郁，诸病生焉。"方中柴胡、牡蛎、香附、乌药、苍术、川朴、郁金、石

菖蒲调畅气机，宣通气血；酸枣仁、远志辛酸合用，养心宁神，解郁开结；夜交藤、合欢皮和血安神；淮小麦、甘草、大枣养心气，安心神。立法寓滋养气血于通导气血之中，不滋不腻，不峻不猛，旨在平调气血，使患者气血冲和，心宁神安，而证情日趋稳定，此稳中取胜之道也。

2. "柴胡龙牡煎"治郁证失寐

【验案】

胡某，男，48岁。1985年11月21日初诊。

主诉： 患者失眠4年余，久治不愈。长期情绪抑郁，或精神恍惚，困莫能支，或烦躁汗出。舌苔薄腻，脉沉细。常服镇静药，以求一时之安，此缘隐情曲意不伸，气血怫郁，神不内守之咎也。予"柴胡龙牡煎"加减治之。

处方： 柴胡、制半夏、酸枣仁各9克　牡蛎、龙骨、磁石（先煎）各30克　紫石英、夜交藤各15克　茯神、北秫米（包煎）各12克　合欢皮24克　甘草4.5克

上方服30余剂，多年失眠，竟得相安。

"柴胡龙牡煎"旨在舒通气机，解郁安神。方中牡蛎性降，合柴胡之升，一升一降，以调畅全身气机。《黄帝内经》曰："抑者散之，……，此治之大体也。"龙骨、磁石、紫石英以镇心宁神；远志辛开，酸枣仁酸收，辛开酸收相济，亦寓调和之意；合茯神、夜交藤、合欢皮宁心安神。由于考虑多种石药，其性沉降，易伤脾胃生生之气，故用半夏、北秫米以和胃气。此方治动静、升降、开阖于一炉，对因郁而致长期失寐，神不内守，烦躁汗出者，疗效尚属满意。

上述两案皆为神志中病，治疗以舒通气机、安神宁心同用，其中尤其着眼于一个"舒"字。盖神志中病，大凡多由乎郁。郁者，气血结聚而不得发越也，心气为之不畅，肝气为之抑遏，神志异常，魂不守舍，或精神恍惚，夜不安寐，或急躁忧郁，多言烦懊，一言蔽之，皆"气滞"之病也，故均着眼于一个"舒"字。所谓"抑者伸之""郁者解之"，其意不外宣畅气血而已。

九、谢兆丰：治疗五脏郁证经验

谢兆丰，1924年生，江苏姜堰人，大专学历，博士研究生导师，主任中医师，第四批全国老中医药专家学术经验继承工作指导老师，曾任中华医学会理事长，市科协副主席，江苏省劳动模范，扬州市劳动模范，江苏省第六届人大代表，扬州市第一、二届人大代表。擅长诊治肝炎、脂肪肝、胆囊炎、胆石症。主编《时方新用》一书，参编《中医基础》《经络学说简编》等书，发表医学论文120余篇，曾获《上海中医药杂志》论文三等奖、扬州市科技优秀论文奖，研制的"胆石冲剂"获姜堰市科技成果奖。以下是谢兆丰关于郁证的临床经验总结。

郁证是指因积滞蕴结而不得发越所致的病证。诸病皆起于郁，"气血冲和，万病不生，一有怫郁，诸病生焉。故人身诸病，多生于郁"（《丹溪心法·六郁》）。六气皆可致郁，如《临证指南医案》华氏按语述："六气著人，皆能郁而致病。"张景岳亦云："凡诸郁滞，如气、血、痰、食、风、湿、寒、热，或表或里，或脏或腑，一有滞逆，皆为之郁。"谢老治郁证从五脏入手，辨寒热虚实，分气血痰湿，经验独到，现分述如次。

1. 心郁

心为君主之官，藏神。人的精神意识和思维活动，虽分属于五脏，但总统于心，心气充足，则气机流畅，思维敏捷，精力充沛。若所愿不遂，心神抑郁，忧愁悲哀，则损伤心气，血行受阻而发为心郁。临床以心情郁闷，胸膺疼痛，心悸气短，神疲乏力，舌淡苔白，脉虚细为主要表现。治疗常予舒心宽胸，理气解郁之法。方用舒心解郁汤之类。若情志过极，思虑过度致心阴耗伤，心失所养而致心悸健忘，失眠多梦，五心烦热，盗汗，舌红少津，脉细数者，则予滋阴养血、补心安神之剂，如天王补心丹、二阴煎之属。若见神志恍惚，心神不宁，多疑易惊，悲忧喜哭，多系心神惑乱之证，《金匮要略》谓之脏躁，治予甘润缓急、养心安神之法，甘麦大枣汤加味。此外，心脏气郁化火，气虚血瘀常易兼挟，用药可酌加清心泻火、活血化瘀之品。

【验案】

王某，女，47岁。1989年3月6日诊。

主诉：患者3个月来因事不遂，常感胸部发闷，隐隐作痛，心悸气短，多疑善恐，记忆减退，神疲乏力。舌淡苔白，脉细。心电图检查正常。

治则治法：治以舒心解郁，理气宽胸。

处方：檀香10克　郁金10克　远志10克　桔梗10克　瓜蒌皮10克　太子参10克

服药3剂，疼痛减轻，精神好转，续服10剂，诸证悉除。

2. 肝郁

肝为刚藏，主疏泄，喜条达。精神乐观，心情舒畅，则疏泄功能正常，气血流通畅达。若精神抑郁，情志失调，致肝气郁结不伸，发为气郁之证。临床常见胸胁苦满、肋胁胀痛、脘闷纳呆、嗳气泛呕、苔白、脉弦等。治疗常以疏肝解郁为主，方用逍遥散或柴胡疏肝散之类。若气郁化火，加牡丹皮、栀子以清泄肝火；肝郁兼寒，予丁香、肉桂、延胡索、吴茱萸、橘叶等理气暖肝；肝气阻络，用路路通、丝瓜络、橘红、姜黄疏肝通络；肝虚气郁者，用当归、枸杞子、麦芽、甘草、大枣等养肝缓急；肝郁日久不解者，治宜宣理肺肝，药宜紫菀、杏仁、桔梗、陈皮、代赭石之属。谢老强调：凡治肝郁之品，多具轻宣疏利作用，故药物配伍应注意药物的升降之性，如柴胡合枳壳治肝郁气滞，桑叶合左金治肝郁化热等，以复肝之升降之能。

【验案】

某女，42岁。2008年4月23日初诊。

主诉：患者有慢性乙型肝炎病史6年，平时常精神郁闷，脘胁作胀，纳少，大便不调，多次肝功能检查显示：丙氨酸转氨酶（ALT）为60~100单位/升，谷草转氨酶（AST）基本正常，HBV表面抗原（HBsAg）为阳性，HBV核心抗体（HBcAb）也为阳性。近日自觉症状较前加重，遂来诊。查舌淡、边有瘀点，苔薄白稍腻，脉弦细。ALT为120单位/升，AST为56单位/升。

治则治法：治以行气化瘀。

处方：柴胡10克　枳壳10克　郁金15克　赤芍、白芍各15克　虎杖15

克　川芎15克　延胡索10克　生蒲黄15克　五灵脂15克　香附15克　板蓝根30克　茯苓15克

每日1剂，连服3周，胁腹胀痛明显减轻，食纳转增，大便转调，继服15剂后无明显不适，复查ALT为40单位/升。嘱其服逍遥丸以资巩固。

3. 脾郁

脾主运化，其气主升，脾气健运，则升降有常。如忧郁思虑，精神紧张，或长期伏案作业，以致脾气郁结，或肝气郁结横逆乘脾，均可导致脾失健运，使脾的消磨水谷及运化水湿的功能失常。若脾不能消磨水谷，必致食积不消，而成"食郁"；若不能运化水湿，水湿内停，而成"湿郁"。前者见胃脘胀满，嗳气口腻，便溏腹泻；后者见脘腹胀满，嗳气口腻，身重如围。若久郁伤脾，饮食减少，气血生化乏源，则可导致心脾两虚，证见心悸、失眠、健忘、头晕、纳呆、舌淡苔白、脉细。谢老拟醒脾开郁法理其实，养心健脾法益其虚，方用六郁、归脾之类。实者辨痰、湿、食之偏重，虚者分心脾之主次，多获良效。

【验案】

方某，男，45岁。1994年7月8日诊。

主诉：长期从事文秘工作，忧思伤脾，性情急躁，近日来胸膈痞闷，脘腹胀痛，吞酸泛恶，大便稀溏，甚则完谷不化。苔腻，脉弦缓。

治则治法：治以醒脾开郁。

处方：炒苍术10克　神曲15克　制半夏10克　陈皮10克　白豆蔻（后下）4克　枳壳10克

嘱其少食油腻之品，上药随证加减，连服2周而愈。

4. 肺郁

肺主气，主宣发肃降，肺气宜通不宜郁，宜降不宜升。若外邪犯肺，则宜肃失职，肺气郁闭，气机失常，发为肺郁之证。临床常表现为咳嗽、呼吸不利、胸痛、鼻塞或恶寒发热、苔薄白、脉浮等。邪气所乘而为郁者，此即明代所论外感之郁。如虞抟《医学正传》云："或七情之抑遏，或寒热之交错，故为九气拂郁之候。"治当祛邪为先，予疏风驱邪，宣肺解郁之法。如系风寒所乘，用杏苏散疏风散寒；风热所乘，用桑菊饮、银翘散疏风清热；风燥所乘，用桑杏汤疏风润燥。亦郁而不因所乘而本气自郁者。《经》云："诸气愤郁，皆属于肺。"此见于肺胀本虚或他脏及肺，如肺虚气郁，气虚（肺）血瘀（心），肺脾郁滞等，当明辨症状，治从调达气机入手。故不可见郁皆责之肝，偏执一端而贻误病情。

【验案】

陈某，男，26岁。1993年8月4日诊。

主诉：时值深秋，衣着不慎，恶寒无汗，头痛咳嗽，呼吸不利，鼻塞痰稀。苔白，脉弦。体温37.4摄氏度。胸部透视显示两肺纹理增粗增多。

治则治法：治以疏风散寒，宣肺解郁。

处方：杏仁10克　紫苏子10克　前胡10克　制半夏10克　炒枳壳10克　橘皮10克　甘草6克

服药3剂而愈，原方续服3剂，以巩固疗效。

5. 肾郁

肾藏精，主骨，肾精充足，不但精神抖擞，敏捷多智，而且筋骨强劲，动作有力，生殖发育健旺。若肾虚精亏，或寒湿、湿热瘀血阻肾，致肾气郁滞、经气运行不畅，而成肾郁之证。临床常表现为腰背酸楚、骨弱无力、头昏健忘、水肿腹胀、泄泻或少腹拘急、小便异常、舌淡苔白、脉细等症。治以益肾祛邪解郁，若肾阳虚者用金匮肾气汤，肾阴虚者用六味地黄汤；若寒湿或湿热阻滞，肾之开阖不利，致二便不通，或通而不畅，此治重在利湿，膀胱气化不利，小便不通者用五苓散，方中猪苓、泽泻通调水道，泻湿利水；白术燥湿利水，桂枝以助膀胱气化功能，用之多能收效。若小便淋涩不利，溺管闭塞，多用寒通汤加减，知母、黄柏清下焦湿热，利下窍通淋，滑石、芍药利水渗湿，和血止痛，共奏清化湿热，利水通淋之功。亦可用八正、石苇之类，清热利湿，化气解郁，湿化气复，其郁自解。

【验案】

卜某，男，72岁。1993年10月24日就诊。

主诉：患者3年来小便不畅，排出无力，少腹拘急，腰膝酸软，头昏健忘，畏寒肢冷，面色苍白。舌淡苔白，脉沉细。

中医诊断： 证系肾阳亏虚，肾气郁滞。

治则治法： 治以温肾解郁。

处方： 熟附片10克　桂枝10克　熟地黄20克　山药15克　山茱萸10克　淫羊藿10克　杜仲10克　茯苓10克　泽泻10克

服药1周，小便较前通畅，但仍排出无力，形寒肢冷。原方续服15剂，病情明显好转，后服金匮肾气丸，以资巩固。

十、张学文：从肝脾论治郁证经验

张学文，1935年生，陕西汉中人，出生于中医世家，1953年5月起从事中医临床工作，陕西中医学院第二附属医院中医科主任医师、教授，首届国医大师，中医急症高手，全国老中医药专家学术经验继承工作指导老师。他提出了"颅脑水瘀证"的新观点，认为中风病的六大发病因素为虚、火、痰、风、气、血，"瘀血阻滞脑络"为其病理关键环节。以下是张学文关于郁证的临床经验总结。

1. 肝郁化火，脾虚湿盛，湿热内蕴（怒郁）

【验案】

患者，男，71岁，离退人员。

主诉： 焦虑易怒4年余，加重1个月。一诊时，患者4年前因家中琐事受扰后出现精神焦虑、情绪不宁，大脑中有过电影感，独自一人时自觉害怕、担忧，未予重视。1个月前再次因家中事务刺激出现情绪波动不稳，时自言自语，急躁易怒；时叹息少言，目赤口苦；易反复思考并偏执于某一事物，常不自主联想到无中生有之事，过分担心、忧虑未发生之事。纳差，胃部嘈杂不适，口干口苦，不欲饮食。夜寐差，入睡困难，眠浅多梦。小便次数少，色黄味重，便秘，2~3天一行，舌暗淡，苔黄厚腻，有齿痕，脉弦滑。

西医诊断： 抑郁症、焦虑症。

中医诊断： 郁证，辨证属湿热内蕴。

治则治法：以疏肝解郁、清热除湿为治则，方予丹栀逍遥散化裁。

处方：牡丹皮15克　焦栀子15克　柴胡15克　炒白术12克　醋川楝子15克　醋青皮15克　厚朴10克　生龙骨30克　黄连8克　丹参30克　首乌藤30克　炒酸枣仁30克　肉苁蓉15克　炒火麻仁15克　炒山药20克　甘草6克

14剂，水煎服，早晚两次温服。

二诊：服药后自觉上述症状时好时坏，情绪仍不稳定，自觉后背部灼热，手掌样大小，发作不定时，休息后可缓解，纳差，睡眠有所改善。舌暗淡，苔黄厚，有齿痕，脉弦滑。继续服上方7剂。

三诊：服药后自诉精神焦虑、情绪不宁症状明显缓解，仍随环境、情绪激动后出现心烦、急躁，双下肢乏力，视物模糊。纳差，夜寐一般。舌根部黄厚腻，脉沉滑。调整方药：

炒白术12克　砂仁8克　炒薏苡仁20克　炒山药20克　陈皮10克　茯苓15克　木香10克　莲子肉15克　胆南星10克　白豆蔻10克　黄连8克　首乌藤30克　肉苁蓉15克　甘草6克

四诊：服上方7剂。患者自诉服药后上午感觉良好，情绪平稳、头脑清晰；午后两点逐渐烦躁不安，全身有难以描述之不适症状，至夜间1～3时尤甚。纳差，夜寐可，二便正常。舌暗，苔薄黄、水滑，脉弦。上方加焦栀子15克、当归25克、焦山楂15克、佩兰15克、炒鸡内金10克、炒枳实10克。7剂。

五诊：患者自诉情绪平稳，食欲不佳，夜寐可，二便正常。舌暗，舌尖红，苔薄黄，脉滑。上方加炒莱菔子10克、炒神曲12克。

张老认为"凡郁皆肝病也"，患者平素性格强势，肝气亢盛，又因家庭琐事纷扰，肝气不舒，气机郁滞，病久气郁化火，则生肝病，张老引《古今医统大全·郁证门》中的"郁为七情不舒，遂成郁结，既郁之久，变病多端"，治宜疏利肝气、清肝泻火，用以柴胡、厚朴、木香、青皮等疏肝解郁，以牡丹皮、焦栀子、川楝子、黄连、生龙骨等清泻肝火。张老着重强调应注意患者有无胃部嘈杂不适，口干口苦，不欲饮食，小便次数多，色黄味重，舌根部黄厚腻之表现，若有，则为脾虚湿盛、湿热内蕴之证，《金匮要略》云："见肝之病，知肝传脾，当先实脾，……故实脾则肝自愈，此治肝补脾之要妙也。"因肝病及脾，木郁乘土演化而来，故治应健脾和胃、清热祛湿，用以炒山药、砂仁、炒白术等健运脾胃，以黄连、焦栀子、胆南星、白豆蔻清利湿热。张老总结此病例，先期患者以肝气郁结化火为主要表现，故应根据病因辨证治疗，但切不可忽视患者的脾虚表现，若一味投入大量苦寒药物，伤及脾胃，则弄巧成拙，邪气内陷。

2. 脾虚痰阻，肝气郁结，痰气互结（思郁）

【验案】

患者，女，42岁，初中教师。2017年4月16日一诊。

主诉：精神抑郁2年，加重伴脘闷胁胀3月余。患者2年前因工作压力大，反复思虑后出现情绪不宁、抑郁寡欢，整日心中闷闷不乐，善叹息，转移注意力及心情舒畅时症状减轻，食纳差，失眠多梦。近3个月，上述症状加重，主诉心情抑郁、不愿多言、喜静独思、不欲见人，曾自杀未遂，伴记忆力严重下降、胸闷憋气、头脑不清晰、注意力不集中，影响正常生活。纳食极差，甚2～3天粒米未进，脘闷胁胀，夜寐差，甚时彻夜不眠，大便质黏。舌暗淡，苔白腻，边有齿痕，脉左沉弦，右沉滑。

西医诊断：中度焦虑症、抑郁症。

中医诊断：郁证，辨证属痰气互结。

治则治法：以理气疏肝、健脾化痰为治则，方予柴胡疏肝散合参苓白术散化裁。

处方：制远志12克　砂仁8克　炒白术12克　莲子心15克　茯神15克　茯苓15克　胆南星10克　石菖蒲12克　首乌藤30克　柴胡12克　薄荷8克　木香12克　郁金12克　陈皮12克　枳壳10克　合欢花15克　川芎12克　醋川楝子12克　生龙骨30克　甘草6克

14剂，水煎服，早晚两次温服。

二诊（2017年4月30日）：患者服药2周后，症状较初诊时明显减轻，诉精神状态趋于正常，言语增多，未再出现轻生念头。仍脘部作胀，不欲饮食，夜寐尚可，二便调。舌暗淡，苔白厚，边有齿痕，脉沉弦。上方去醋川楝子、胆南星、石菖蒲、首乌藤、生龙骨，加清半夏12克、香附12克、佩兰15克、葛根20克、焦山楂12克、炒神曲12克、炒薏苡仁15克。7剂。

　　三诊（2017年6月3日）：复诊时患者时面露笑容，诉精神抑郁症状明显好转，食欲转佳，胃部憋胀感消失，夜寐尚可，但仍时有全身困乏、气短等症状，舌暗，苔薄白，脉沉滑。调整方药为：

　　党参15克　黄芪30克　炒山药25克　砂仁8克　莲子心15克　炒薏苡仁15克　茯苓15克　川芎10克　当归20克　柴胡12克　郁金12克　陈皮12克　枳壳10克　合欢花15克　焦山楂12克　炒神曲12克　炒鸡内金10克

　　张老以《诸病源候论》中记载"结气病者，忧思所生也"为基础，指出患者因思虑太过，同气相求，伤及脾胃运化，痰湿内生，故出现纳食极差，脘闷胁胀，大便质黏，舌苔白腻，边有齿痕。治宜健运脾胃、行气化湿，用以砂仁、炒白术、山楂、神曲等健脾开胃，以木香、枳壳、胆南星、石菖蒲行气化湿。在分析疾病变化与转归时，张老阐述《素问·五脏生成篇第十》中记载有"脾，其主肝也……"一文，道"此处的'主'，实际上即是指制约，即相克，'制则生化'，脾主土，而制于肝木，故肝为脾之主"。若痰湿阻滞中焦，气机升降不利，久则气化失司，土壅侮木，脾病及肝，故见患者有抑郁寡欢、叹气少言、胸胁憋气等表现，治宜疏肝解郁、调畅气机，张老以《医方论·越鞠丸》中的"气得流通，郁于何有"为法，用以郁金、合欢花、柴胡以解郁除烦，以木香、川芎、香附、佩兰以行气舒肝。张老总结认为一方面患者因过思伤脾，脾虚为此病之本；另一方面肝之疏泄有赖于脾之健运，若脾失健运，就会影响肝之气机疏泄功能，从而引起肝气郁结。故治病求本，以健运脾胃为要，佐以疏肝解郁，双管齐下，方可药到病除。

3. 肝气不舒，脾虚失运，肝脾亏虚（忧郁）

　　女，16岁，高三学生。

　　主诉：心情不佳2月余。一诊时，患者因学习压力过大及休息不佳后出现情绪低沉，少言懒语，易胸闷气短，时时叹气，悲伤易哭，心悸胆怯，偶有精神恍惚、心神不宁、胡思乱想，甚至有自残、自杀倾向，下晚自习后自觉身后有人影追随，害怕音量大与晃动之物，伴记忆力及注意力下降，头部作胀、神疲气短。食欲差，有饭后呕欲感，夜寐差，二便一般，月经正常。舌质淡，舌体胖，苔白腻，脉沉弦细弱。汉密尔顿焦虑量表（HAMA）48分（中度焦虑）；汉密尔顿抑郁量表（HAMD）65分（重度抑郁）。

西医诊断：抑郁症。

中医诊断：郁证，辨证属肝脾亏虚。

治则治法：以行气解郁、益气健脾为治则，方予四君子汤化裁。

处方：党参15克 黄芪30克 桂枝10克 柴胡15克 薄荷8克 醋郁金12克 合欢花15克 炒白术12克 炒神曲15克 砂仁8克 盐巴戟天10克 淫羊藿10克 甘草6克

14剂，水煎服，早晚两次温服。

二诊：患者未再出现恶心欲吐，头部胀闷不适感明显减轻。仍悲忧善哭、不愿与他人交流，纳食差，眠浅易醒。舌淡，舌体胖，苔白腻，脉沉细。上方加陈皮10克、清半夏10克、炒苍术12克、生龙骨30克。7剂。

三诊：患者情绪稍有改善，仍间断性地情绪低落、绝望易哭，食欲差，夜寐一般，可休息6～7小时，二便正常，舌质红，苔稍黄腻，脉沉细滑。调整方药为：

党参15克 黄连8克 陈皮10克 清半夏10克 薄荷8克 瓜蒌12克 茯苓15克 炒白术12克 砂仁8克 厚朴10克 焦山楂15克 炒神曲15克 生龙骨30克 盐巴戟天10克 甘草6克

四诊：服上方14剂后，患者自诉情绪较前有所好转，绝望感、低落感、悲伤易哭症状均较前发作次数减少。食欲仍差，疲乏，夜寐可，二便正常。舌淡，苔白腻、水滑，脉沉滑。上方去黄连、薄荷，加醋青皮12克、枳实10克。

五诊：患者自诉无精神恍惚、心神不宁、胡思乱想、自残自杀倾向，记忆力及注意力改善明显，偶有胸闷气短，时时叹气。纳差，夜寐可，二便调。上方加首乌藤30克、莲子肉15克、佩兰15克。

张老引《景岳全书·郁证》中的"至若情志之郁，则总由乎心，此因郁而病也"以说明心与郁证关系密切。患者为高三学生，学习压力过大，复加情志不遂，肝郁抑脾，耗伤心气，营血渐耗，心失所养，神失所藏，即所谓忧郁伤神，而致心神不安，正如《灵枢·口问》云："悲哀愁忧则心动，心动则五脏六腑皆摇。"病位涉及肝、脾、心三脏，故治疗当以疏肝解郁、健脾祛湿、养心安神为根本大法，以柴胡、炒苍术、厚朴理气疏肝，以炒白术、陈皮、山楂、神曲等健运脾胃，以党参、莲子肉、首乌藤安心养神。张老道"心神得养，心神守护得当，情绪正常，不易为郁"，即正气存内，邪不可干。

十一、周绍华：注重疏肝解郁治验心得

周绍华，1937年生，中国中医科学院西苑医院神经科教授，主任医师，博士研究生导师，中国中医专家委员会委员，全国第二届及第三届名老中医师带徒导师，享受国务院政府特殊津贴。擅长治疗神经症（抑郁症、焦虑症）、睡眠障碍、脑血管病、癫痫、帕金森病、眩晕、偏头痛、多系统萎缩、多发性硬化，神经痛。以下是周绍华关于郁证的临床经验总结。

1. 注重养血安神，清心除烦

郁证多由心情抑郁，气机郁滞导致营血暗耗，心失所养，心神不宁，故症状多见心境低落、不愿交往、心悸、失眠、心烦易怒、妇女月经不调、舌质红、少苔或苔薄黄、脉细数或弦细数。治法以养血安神，清心除烦为主，佐以疏肝解郁。方以天王补心丹化裁。药物多用柏子仁、酸枣仁、天冬、麦冬、玄参、丹参、党参、当归、生地黄、远志、茯神、柴胡、郁金、炒栀子、莲子心、凌霄花、代代花、生龙齿、珍珠粉。方中重用生地黄滋肾补阴，以水制火，兼以养血；天冬、麦冬、玄参养阴清虚火；当归、丹参补血养血以定心悸；党参、茯神健脾益气以生血安神；酸枣仁、柏子仁、远志养心安神；炒栀子、莲子心清心安神；柴胡、郁金、凌霄花、代代花疏肝解郁，调节心情；生龙齿、珍珠粉镇惊安神。全方标本兼顾，既养阴血，安心神，又清心解郁除烦而郁证自除。

【验案】

孟某，女，68岁，2008年12月9日初诊。

主诉：既往有失眠病史40余年，干燥综合征病史16年。近期因情志不遂，出现心情抑郁，不愿交往，自觉活着没意思，心烦急躁，心悸恐惧，彻夜不眠，舌质暗红，苔少，脉结代。西药服佐匹克隆、氟哌噻吨美利曲新，症状无明显缓解。

中医诊断：观其舌脉，辨证为心阴不足，心神失养之郁证。

治则治法：治以养心安神，疏肝解郁。

处方：柏子仁10克　天冬15克　麦冬15克　郁金10克　元参10克　当归15克　生地黄30克　龟甲30克　炒酸枣仁30克　柴胡10克　凌霄花10克　代代花10克　合欢皮30克　丹参30克　茯神30克　炒栀子10克　莲子心5克　远志6克　生龙齿30克　珍珠粉（冲服）0.6克

服14剂后，上述症状均有减轻，加太子参12克，继服14剂。三诊病情平稳，西药逐渐减停，舌质淡，苔好转，减龟甲继服，治疗3个多月，病情稳定。

2. 善于调理心脾，解郁安神

郁证日久伤脾，饮食减少，生化乏源，则气血不足，心脾两虚。症状多见抑郁寡欢，多思善虑，神疲倦怠，面色萎黄，心悸胆小，失眠健忘，妇女月经不调，舌质淡，边有齿痕，苔薄白，脉沉细弱。治以调理心脾，益气养血为主，佐以疏肝解郁。方以归脾汤化裁。多用黄芪、茯神、党参、白术、当归、远志、木香、炒酸枣仁、阿胶、夜交藤、郁金、合欢皮、玫瑰花、凌霄花。其中黄芪、党参、白术健脾益气；当归、阿胶、夜交藤养血安神；郁金、合欢皮、玫瑰花、凌霄花解郁安神；木香理气醒脾，使补而不腻；脾虚多痰湿，故以远志化痰开窍安神。全方共奏益气补血，健脾养心，解郁安神之效。

【验案】

杨某，女，28岁，2008年10月28日初诊。

主诉：患产后抑郁症2年，西药服劳拉西泮、舍曲林。症见心情压抑，多虑委屈，紧张心慌，精神不振，面色不华，腹胀纳差，失眠健忘，舌质淡，苔薄白，脉沉细。

中医诊断：根据病史，产后气血不足，加之多思善虑，造成心脾两虚，心神失养。

治则治法：治以调理心脾，养心安神，疏肝解郁。

处方：生黄芪30克　炒白术12克　党参15克　当归15克　阿胶10克　茯神30克　远志6克　炒酸枣仁30克　夜交藤30克　合欢皮30克　柴胡10克　香附10克　木香10克　生龙齿30克　凌霄花10克

服14剂后心情好转，睡眠好转，仍时有心烦，前方加炒栀子10克，继服14剂。症状均有好转，西药减半。治疗4个月，西药全部停掉，病情平稳。

3. 重视清热化痰，破气开郁

肝旺之人，郁怒伤肝，肝郁及脾，脾失健运，蕴湿生痰，郁久化热，痰热阻滞气机，形成郁证。症状多见精神抑郁，急躁易怒，胸闷善太息，失眠焦虑、甚则多疑，情绪变化较大，舌质暗红，苔黄腻或白腻，脉弦或沉弦。治以清热化痰，破气开郁。方以温胆汤化裁，名为柴胡黄芩黄连当归温胆汤。药物有柴胡、黄芩、黄连、当归、半夏、竹茹、枳实、茯神、橘红、胆南星、沉香末、炒酸枣仁、远志、生龙齿、琥珀粉、郁金。其中柴胡、郁金疏肝解郁，黄芩、黄连清热燥湿，半夏、竹茹、胆南星燥湿化痰清热，枳实、沉香行气消痰，橘红、茯神理气燥湿，健脾安神，当归补血柔肝安神，远志、生龙齿、琥珀粉、炒酸枣仁镇静安神。全方使痰热得清，郁气得开，情绪自然平静。

【验案】

杨某，男，44岁，2009年7月3日初诊。

主诉：5年前开始出现失眠多虑，急躁易怒，紧张压抑，胸闷憋气，心慌委屈，周身不适，总怀疑自己患有重病，舌质红，苔黄厚，脉弦数。未服西药。

中医诊断：辨证为气滞痰郁。

治则治法：治以清热化痰，破气开郁。

处方：柴胡10克 黄芩10克 当归15克 姜半夏10克 橘红10克 枳实10克 竹茹10克 砂仁5克 炒白术12克 沉香末2克 茯神30克 香附10克 远志6克 炒酸枣仁30克 合欢皮30克 生龙齿30克 琥珀粉（冲服）1.5克

服14剂，症状有所改善，仍急躁易怒，前方去沉香，加炒栀子10克，郁金10克，继服。连续治疗2个月，睡眠基本正常，心情平静，已经能正常工作。

4. 疏肝解郁，贯穿始终

郁证的发生是由于情志所伤，肝气郁结，引起肝、脾、心多脏受累，以及气血失调，疏通气机是郁证总的治则。故周师治疗郁证，始终不离疏肝解郁。方中多加入柴胡、郁金、凌霄花、代代花、玫瑰花、合欢花或合欢皮。

十二、邱保国：治疗郁证心得

邱保国，1936年生，原河南省中医药研究院院长，全国名中医。行医五十余年来，遵循古训，博采众家之长，采用中医辨证思维，用中西医疗法治疗心脑血管病，如冠心病、高血压、高心病、心肌炎、风心病、甲亢、心律紊乱、心律失常、脑梗死、脑栓塞、痴呆及多种内科杂病。开发研究了清热解毒口服液、肝肾滋、不老丸、金砂消食口服液等药品和3项保健功能食品，其中国家准字号新药清热解毒口服液、参杞杜仲丸、金砂消食口服液、肝肾滋4种，国家准字功能食品1种。以下是邱保国关于郁证的临床经验总结。

【验案一】

患者，女，42岁，2010年6月13日初诊。

主诉：情绪低落、失眠年余，加重1周。

现病史：患者务农，性格内向，性格好强，1年前因与邻居发生口角受刺激后，情绪低落，心神不宁，睡眠差，常善太息，症状时轻时重。1周前再次与邻居发生口角，前述诸症状加重，曾在县医院诊为"抑郁症"，服西药效果不明显，患者无精神病家族史。现表情淡漠，精神恍惚，有时易怒善哭，常叹息，胸胁胀满，乏力，食减。回答问题合作。舌质淡，苔薄白，脉弦细。

西医诊断：抑郁症。

中医诊断：郁证，证属肝气郁结，气机不畅。

治则治法：治以疏肝解郁，行气化滞。方用自拟疏肝解郁汤加减。

处方：柴胡15克　白芍15克　当归15克　郁金20克　香附12克　枳壳12克　八月札10克　川芎10克　川楝子15克

7剂，水煎服，1日1剂。

二诊：胸胁胀满较前好转，心神不宁减轻，但情绪仍低沉，饮食差，舌质淡红，苔白腻，脉弦。上方加神曲10克、麦芽10克、鸡内金10克。7剂，水煎服，每日1剂。

三诊：胸胁胀满，叹气基本消失，食欲增加，精神好转，舌质红，苔白，脉弦，二便正常。效不更方，再守上方5剂，病愈。

《证治汇补》提出："郁病虽多，皆因气不周流，法当顺气为先。"这提示郁病与气机不调关系密切。本案以自拟疏肝解郁汤加减。柴胡功擅疏肝行气，疏泄郁结，香附长于疏肝理气，枳壳、八月札行气宽中除胀，以上4味药疏肝理气宽中。当归补血活血，川芎行血活血，与柴胡相互为用以行气活血，气为血帅，血为气母，行血以助气行。白芍养血柔肝、缓中止痛，郁金行气解郁，方中加川楝子善于行血止痛，以加强理气行血之效。患者不思饮食，乃肝气犯胃，胃失和降，脾胃功能失常所致，故加神曲、麦芽、鸡内金以健脾消食化滞。综观全方，用药精简，疏肝解郁，行气化滞而获效。

【验案二】

患者，女，47岁，2013年10月15日初诊。

主诉：自觉咽喉部有异物感3个月。

现病史：咽喉中如有物梗，咳之不出，吞之不下，不疼不痒，咳嗽无痰，随情绪波动而时轻时重。常伴有情绪低沉、善叹息、心烦不宁、多虑多疑、胁肋胀满等，有时困倦，纳呆，大小便如常，睡眠欠佳。咽无充血，扁桃腺不大。舌质黯淡，苔稍腻，脉弦。

西医诊断：慢性咽炎。

中医诊断：郁证（梅核气），证属气郁挟痰。

治则治法：治以行气开郁，化痰散结。方用自拟舒肝解郁汤合半夏厚朴汤。

处方：柴胡15克　白芍15克　当归12克　香附12克　枳壳12克　八月札10克　川芎10克　郁金15克　半夏15克　厚朴15克　紫苏叶10克　茯苓12克　生姜3片

7剂，水煎服，每日1剂。

二诊：咽喉部异物感明显减轻，胸胁胀满亦减，精神好转，如释重负，饮食量增加，舌质黯淡，苔白稍腻，脉弦滑。效不更方，续服7剂。

三诊：喉中异物感基本消失，精神改善明显，烦躁不宁消失，食欲改善，睡眠也较前变好。舌质暗红，苔白稍腻，脉弦。继续照上方服7剂，1日1剂，以巩固疗效。

四诊：喉中异物感、胸闷、两胁胀满消失，精神转正常，饮食正常。守上方5剂，以巩固疗效。

　　肝之经脉上行于咽喉，情志抑郁易伤肝，以致肝郁气滞，所以经络之气随经上逆，结于咽喉，故有异物感。表现为有其感无其形，咳之不出，咽之不下，但不碍饮食、吞咽。《直指方》云梅核气乃"七情气郁，结成痰涎，随气积聚"而成。本方用柴胡、香附、枳壳、八月札疏肝解郁，理气畅中。郁金调气解郁，川芎理气活血行血。芍药酸甘，柔肝缓急。半夏化痰开结，和胃降逆。厚朴行气开郁，下气除满。紫苏叶顺气宽胸，宣散郁结。茯苓渗湿健脾。生姜辛散温行，降逆和中。本案患者所属疾病正是《医宗金鉴》中提到的梅核气，治宜行气开郁，化痰散结，故用自拟舒肝解郁汤合半夏厚朴汤，共奏开郁行气，化痰散结之功效。

【验案三】

患者，女，50岁，2012年9月13日初诊。

主诉：头晕、烦躁、烘热汗出1年余。现病史：胁胸疼痛，心烦易怒，善叹息，阵发性面颈部烘热出汗，口干唇燥，失眠多梦，月经先后不定，经量少，五心烦热，腰腿酸软，大便干结。舌暗红，少苔，脉沉数。

西医诊断：更年期综合征。

中医诊断：郁证，证属肝郁气滞，肝肾不足，心神不宁。

治则治法：治以理气解郁，补益肝肾，平衡阴阳，安神宁心。方选柴胡疏肝散合二仙汤加减。

处方：白芍12克　柴胡12克　郁金12克　枳壳12克　香附10克　佛手10克　川芎10克　仙茅6克　淫羊藿6克　当归10克　巴戟天10克　黄柏6克　知母6克

5剂，水煎服，1日1剂。

二诊：头晕头胀，胸胁胀痛，烘热出汗改善明显，但仍五心烦热，口干唇燥，舌红少苔。故黄柏、知母各增量至10克，加枸杞子10克、桑寄生10克，以补益肝肾。

三诊：上方服7剂。头晕、烦躁、五心烦热、善太息均明显减轻。为巩固疗效，又以上方为基础加减调服半月，诸症皆除。

中医认为七七肾气衰，冲任虚少，天癸将竭，肾阴不足，阳失潜藏，以致脏腑经络失于滋养，而至脏腑功能失调，阴阳失于平衡。本案患者50岁，正值更年期，同时肝气郁结，肝失条达，抑郁多虑，情志不宁，又肾气渐衰，机体调节阴阳平衡的能力下降，故出现更年期综合征的症状。治疗当理气解郁，补益肝肾，平衡阴阳，安神宁心。先用柴胡疏肝散加佛手疏肝解郁宽中，理气柔肝，以治疗肝气郁滞。用二仙汤中的仙茅、淫羊藿、巴戟天温肾阳，补肾精。黄柏、知母泻相火而滋肾，当归温润养血而调冲任，以补益肾阴肾阳。加枸杞子、桑寄生以增强益肾阴，补肝肾之作用，肝气郁结得除，肾虚得补而病愈。

【验案四】

患者，女，36岁，2011年4月21日初诊。

主诉：情绪不宁，无故悲伤哭泣，不能自制十余日。现病史：心烦，郁闷失眠，或哭笑无常，每发作数小时，不犯病时如常人，但情绪低落，脘腹胀满，不思饮食，不愿与人交往。舌质红，苔薄白，脉微数。

西医诊断：癔病。

中医诊断：脏躁，证属阳郁厥逆，肝脾不和。

治则治法：治以透邪解郁，疏肝理脾，养心安神。方选四逆散合甘麦大枣汤。

处方：柴胡10克　芍药10克　枳实10克　炙甘草6克　淮小麦30克　白术15克　山药30克　炒酸枣仁30克　大枣15克

7剂，每日1剂，水煎服。

二诊：患者哭笑无常已不发作，焦虑郁闷减轻，睡眠改善。有时还感胸闷，常叹息，脘腹胀满。守上方加郁金10克，八月札10克，厚朴10克，陈皮10克，姜半夏10克。7剂，1日1剂，水煎服。

三诊：郁闷已解，胸宽闷解，脘腹不胀，纳食增加，舌质红，苔薄白，脉数。效不更方，再续服上方3剂，以巩固疗效。

妇女情志不宁，变幻不定，无故悲伤哭泣，或哭笑无常，不能自制，谓之"脏躁"。张仲景首论本病，《金匮要略》中谓："妇人脏躁，喜悲伤欲哭，有如非己所作，数欠伸，甘麦大枣汤主之。"《灵枢·本神第八》谓："肝藏血，血舍魂，肝气虚则恐，实则怒。""心主脉，脉舍神，心气虚则悲，实则笑不休。"妇女自青春期至老年期均有发病者，主要系七情所伤者发病，由肝郁至阳郁厥逆，肝脾不和，故治疗当以透邪解郁，疏肝理脾，养心安神。脏躁乃五脏俱亏，阴阳失调所致，心为五脏六腑之主，故治当养心，用甘麦大枣汤补心气，养心安神，和中补脾；用四逆散（柴胡、芍药、甘草、枳实），透邪解郁，疏肝理脾。本例为增宽胸理气之效，加用郁金、八月札，使解郁效果倍增，加用姜半夏、川朴和陈皮，行气以散消，除脘腹胀满。

【验案五】

患者，女，42岁，2012年6月5日初诊。

主诉：头昏、心烦、胸闷胀1年余。现病史：头重脚轻，身倦乏力，时时心悸，甚则汗出，右脚趾阵发性跳动，可自行缓解，纳少，睡眠差。曾做心电图、脑CT、血压检查、血脂检查，均无异常。舌质红，苔白，脉细。

西医诊断：神经官能症。

中医诊断：郁证，证属肝气郁滞，心脾两虚。

治则治法：治以疏肝解郁，潜肝阳，益心脾。方用自拟舒肝解郁汤加减。

处方：柴胡10克　白芍10克　香附15克　郁金15克　川芎10克　枳壳12克　八月札10克　龙骨30克（先煎）　牡蛎30克（先煎）　山药15克　神曲10克　鸡内金10克　酸枣仁30克

7剂，水煎服，1日1剂。

二诊：头晕、心烦、胸闷胀均有所好转，无汗出，脚趾跳动消失，但有时觉胸闷胀，气短，善太息，舌质红，苔薄白，脉细。将上方白芍、郁金、枳壳各加至20克，增合欢花15克，7剂，水煎服，每日1剂。

三诊：头晕头胀，头重脚轻，心烦，胸闷胀感均有明显好转，睡眠有改善。舌质红，苔薄白，脉细。效不更方，7剂。

四诊：不适症状已基本消失，唯易早醒。上方去龙骨、牡蛎，加远志10克，夜交藤20克。续服7剂，以巩固疗效。后患者来诊多次，按基本方略作加减。

本例情志不和，肝失条达，肝郁气滞，肝气抑郁不舒，郁而伤脾，心脾两虚，肝阳偏亢。西医诊查无阳性体征，诊断为神经官能症。中医辨证为肝气郁滞，心脾两虚，治疗肝、脾、心并顾。调畅情志，疏肝理气，采用自拟舒肝解郁汤清化舒郁。龙骨、牡蛎平肝潜阳，酸枣仁、远志、夜交藤养心安神，山药、神曲、鸡内金健脾养胃，行气化食。诸药合用共奏疏肝解郁、潜肝阳、益心脾之效。

十三、李德新：诊疗抑郁症思路

李德新，1935年生，自1964年在辽宁中医学院毕业后留校任教，从事中医教学、科研和医疗工作30余年，长期致力于中医藏象学说、气血学说、衰老学说和情志学说及其应用研究，中医学名词术语规范化研究，中医学理论体系研究，中医药防治牙健康研究等。努力继承和发扬中医药学的科学内涵，学术本质和特色优势，并积极应用现代科学特别是生命科学的知识、技术和方法，丰富和发展中医药理论，探索中医药理论的创新，推动中医药的现代化。独立撰写和主编了《实用中医基础学》和《中医基础理论》等学术专著和全国高校统编教材13部，发表学术论文60余篇，在国内外均享有较高声誉。以下是李德新关于郁证的临床经验总结。

（一）对抑郁症病因病机的认识

1. "病"与"郁"的辨证统一

李老认为，凡气不调而致病者皆可为郁，郁者滞而不通之谓。正如《诸病源候论》曰："结气病者，忧思所生也，心有所存，神有所止，气留而不行，故结于内。"这明确指出忧思会导致气机郁结。临证治疗郁病当分清因病致郁或因郁致病。因病致郁者是由于脏腑气血冲和而致情志失调，病为因而郁为果。因郁致病者，郁为因而病为果，"郁"作为一种特定的病理因素或病理状态，历代医家在长期的实践中总结出"郁生百病"的学术观点。如朱丹溪在《丹溪心法》中提出："气血冲和，万病不生，一有怫郁，诸病生焉。故人身诸病，多生于郁。"因病致郁与因郁致病是一个事物的两个方面，二者是辨证统一的关系，临证时当求共属分微甚，标本缓急以治之。

2. 诸郁以气郁为先

李老崇尚朱丹溪六郁之说，认为人身诸病多生于郁，气血冲和则方病不重。六郁常可相因为病，多有转化兼夹，其中以气郁、痰郁、血郁三者为要，朱丹溪尤强调以气郁为先。《素问·六微旨大论篇第六十八》云："出入废则神机化灭，升降息则气立孤危。"李老亦推崇"郁者结聚，而不得发越，当升者不得升，当降者不得降，当变化者不得变化，所以传化失常，而六郁之病见矣"之论，注重从气机升降失调的角度分析郁证的病机特点。肝失疏泄，气郁为先，其他诸郁均在气郁的基础上发生发展而来，气郁而湿滞，湿滞而化热，热郁而生痰，痰凝而血郁，血郁而食不化，继而发为湿郁、热郁、痰郁、血郁、食郁诸证，因此气郁是六郁的核心和前提。本病初起多属实证且多夹痰、夹瘀、夹湿，病久肝病及脾，气血生化之源，形成心脾两虚，或郁久化热耗伤阴血而致心肾阴虚，故多久病属虚证或虚实夹杂之候。

（二）治疗抑郁症诊疗策略分析

李老在治疗时善从调理脾胃入手而不单纯治郁，注重以理气为先，调脾胃更不拘于健脾燥湿，而从调理脾胃气血阴阳多方面综合治疗，使气血冲和，阴阳和谐，升降相因，燥湿相济，以蕴诸腑，以达调脾胃、安心神之旨。并且在疾病整个发展转归的过程中尤为注重肝阴与肝血的保护，从脏腑自身传变及五行生克制化角度综合考虑以调之。

1. 调脾胃治郁以安心神

李老崇尚后天之本，"以调脾胃安五脏"立论，注重调畅气机而辨证论治。朱丹溪在创立"六郁学说"的同时注重疾病病因病机的深刻分析，指出"凡郁，皆在中焦"，并创制越鞠丸来统治六郁，开创了治疗郁证专方的先河。方中苍术、川芎为核心药物，朱丹溪云："凡郁皆在中焦，以苍术、川芎开提其气以升之，假如食在气上，提其气则食自降矣，余皆仿此。"体现了"解郁以调气为先"以及"实脾土，燥脾湿"的学术思想。脾胃居中，心肺在上，肝肾在下，脾胃于中焦起到了总揽全局的统治地位，固有"四脏一有不平，则中气不得其和而先郁矣"之说。《景岳全书·卷十七》云："脾为土脏，灌溉四旁，是以五脏中皆有脾气，而脾胃中亦有五脏之气，此其互为相使，……故善治脾者，能调五脏，即所以治脾胃也。"这强调了脾胃在五脏中的重要作用以及调脾胃以解肝郁的可行性。

李东垣在《脾胃论》中指出："善治斯疾者，惟在调和脾胃，使心无凝滞，或生欢忻，或逢喜事，或天气暄和，居温和之处，或食滋味，或眼前见欲爱事，则慧然如无病矣。盖胃中元气得舒伸故也。"这明确指出了调脾胃对安心神的重要意义，脾胃气机调畅则心神宁静，再给予心理治疗疏导、精神安慰、饮食调摄、环境改善则心神疾病荡然可去。李老在调理脾胃时不是单纯地健脾燥湿、化痰祛瘀，而是从多个方面调理顾护脾胃。人之一身皆气血之所循行，气非血不和，血非气不运，气血冲和则水谷精微运化有常，以温煦濡养全身。又因"太阴湿土，得阳始运，阳明燥土，得阴自安"，在治疗时要根据脾与胃的阴阳属性及不同的生理特征，辨清寒热虚实及主次关系，使脾胃阴阳协调、燥湿相济，脾胃的功能方能正常运行。正如《临证指南医案·卷三·脾胃》所述："所谓胃宜降则和者，非用辛开苦降，亦非用苦寒下夺以损胃气，不过甘平或甘凉濡润以养胃阴，则津液来复，使之通降而已矣。"心主神明，五志过极或七情内伤都能影响脏腑气机，进而气血不和、诸病生焉，而脾胃是气机升降的枢纽，因此调理脾胃气机使其升降相宜，以安心神。

2. 畅肝脾理气以行气血

临证时李老尤为注重五行生克制化之间的关系，他提出"土得木而达，治木必先理气"的观点。郁病的发生始于肝失疏泄、气失条达，肝气郁滞日久即出现肝郁侮脾之势。正如《血证论·脏腑病机论》所言："木之性主于疏泄，食气入胃，全赖肝木之气以疏泄之，而水谷乃化；设肝之清阳不升，则不能疏泄水谷，渗泄中满之证，在所不免。"此时患者易出现食少、腹胀、便溏等脾虚表现。脾虚日久则水谷运化失常，痰湿内生。气行则血行，气滞则血停，气机不畅日久则瘀浊阻滞。正如《丹溪心法》云："气顺则一身之津液亦随气而顺矣。"这充分说明了调畅气机在治疗中的重要性。

在临床治疗各种疑难杂病的过程中，李老注重气机的调畅，对于气机升降学说也有独到的见解，认为人体脏腑的生理功能总归升其清阳而降其浊阴，摄其所需而排其所弃。由于抑郁症的发病始于肝失条达、气机不畅，故在治疗本病时尤为注重调畅气机，善从肝脾两脏入手调畅气机，以助全身气机的恢复。故在治疗上常用枳壳、桔梗、青皮、陈皮、木香、砂仁、香橼、佛手等理气之品，使气行则血行，气血通畅则郁自开。

3. 权肝之体用以顾后天

肝体阴而用阳，因肝主藏血而司疏泄，以血为体，以气为用。血属阴为物质基础，充养肝体；气属阳为功能活动，是肝之用。根据肝脏本身先天的生理特性，阳常有余而阴常不足，若在治疗时不注重肝阴肝血的保护，不仅可以表现出阴血亏虚、肝失所养的症状，甚至会出现阴虚不能制阳、阳亢于上，形成上盛下虚的阴虚阳亢证而致肝用失常。协调肝之体用，落实到中医学的治疗中，其实就是疏肝与和肝的关系，更直接地说就是协调肝气与肝血之间的关系。李老在治疗抑郁症时虽以理气为先，但因理气药性多香燥，故必配伍养血柔肝之品以保护肝阴。从脏腑自身的功能与生理特性角度出发，权衡阴阳体用以治之，才能达到预期的治疗效果。

【验案】

王某，女，49岁，2014年5月8日初诊。

主诉：情志抑郁、心烦数月。患者平素性格内向，喜生闷气，近期因与邻居发生争吵后出现急躁易怒、心情烦闷，口服药物（具体不详）未见明显好转，遂前来就诊。症见情志抑郁，胸闷心烦，胁肋胀痛，胃脘痞闷，月经不调时汗出，舌质淡，苔黄白而薄，脉弦细。

中医诊断：郁证，证属肝气郁结、气郁化火。

处方：当归20克　赤芍15克　焦白术15克　茯苓15克　陈皮10克　香附15克　郁金15克　生龙骨20克　生牡蛎20克　淡豆豉20克　焦栀子15克　甘草10克

7剂，水煎服，每日1剂，分3次服。

二诊（2014年5月15日）：自觉咽中梗塞，时乳房胀痛，偶有脘腹痞闷不舒，舌质淡，苔薄白，脉弦细。在原方基础上去焦白术、茯苓、陈皮、淡豆豉、焦栀子、生牡蛎，加柴胡10克、丹参20克、桃仁10克、红花15克、桔梗10克、夏枯草15克。

三诊（2013年5月22日）：药后诸症悉减，饮食二便如常，舌质淡，苔薄白，脉弦细。在上方基础上去桔梗、丹参，加茯苓15克、鸡内金15克。随访半年未见复发。

本病例患者属肝气郁结、气郁化火型，李老推崇朱丹溪之"六郁相因"，即"气郁则生湿，湿郁则成热，热郁则成痰，痰郁则血不行，血郁则食不化"的理论及脏腑相关理论，以疏肝解郁，养血健脾，清热凉血为治疗原则，给予丹栀逍遥散加减治疗。方中当归养血活血，赤芍滋阴柔肝，两药合用养肝体以助肝用。李老认为治郁之法多以调中为要，若情志不遂、忧思郁怒易伤脾气，脾失健运更加重气机郁滞，加之素体虚弱或脾虚日久不能充养先天，治宜鼓舞中州、健运脾胃则郁证不攻自解。茯苓、焦白术、甘草健脾益气，使运化有权，营血生化有源。一诊时以理气为要，陈皮、香附、郁金疏肝理气解郁；淡豆豉、焦栀子清热泻火除烦；生龙骨、生牡蛎软坚散结、镇静安神。二诊时则以理气加活血为主，加入丹参、桃仁、红花以增活血之功，血行则郁自开。三诊时患者诸症悉减，故从顾护后天预防传变的角度出发，加入鸡内金以健脾消食。在整个治疗过程中注重保护肝阴，从气血、阴阳、升降、燥湿各个方面权衡用药，诸药合用疏肝解郁、理气健脾，使气血冲和、阴阳协调、诸腑得蕴、心神得安。

十四、陈镜合：治疗郁证经验

陈镜合，1937年生，籍贯广州，无党派人士。1964年毕业于广州中医学院中医系六年制本科，国家级重点学科中医内科学、心血管方向学术带头人；全国中医急症诊疗中心主任；中华中医药学会内科分会常委、广东省中医药学会常委、广东省中医药学会内科专业委员会主任；是国家级具有接受学术继承人资格的名中医，广东省人民政府参事。以下是陈镜合关于郁证的临床经验总结。

（一）病因病机

1. 情志内伤是郁证常见的致病原因

陈老认为：郁证的发生，因郁怒，悲哀，忧愁七情所伤，导致肝失疏泄、脾失运化、心神失养、脏腑阴阳、气血失调而成。初病以气滞为主，兼血瘀、化火、痰浊、食滞等，多属实证。久病由气及血，由实变虚，形成心脾肝肾亏虚的虚证。如《类证治裁·郁证》云："心情内起之郁，始而伤气不可免，继必及血，终乃成劳。"

2. 脏气虚弱是郁证发病的内在原因

陈老认为：情志因素引起郁证，与机体本身的状态有极为密切的关系。如《杂病源流犀浊·诸郁源流》谓："诸郁，脏气病也，其原本于思虑过深，更兼脏气弱。"说明"脏气弱"是发病的内在因素。

（二）辨证论治

1. 疏肝解郁，调理气机为治郁大法

郁证的基本病机是气机郁滞，治应"木郁达之"。陈老在治疗郁证时，常以理气开郁作为基本大法，根据病机变化，在理气解郁的同时兼用降火、活血、化痰、除湿，消食之法。临床上常选用柴胡疏肝汤、逍遥散为主方，酌情加素馨花、合欢皮、郁金、川楝子以加强疏肝理气之力。肝郁化火见心烦、口苦者，加牡丹皮、栀子；气滞血瘀见身痛、瘀斑者，加三七、桃仁、红花；痰郁阻滞加温胆汤或二陈汤；湿浊苔腻加茵陈、生薏苡仁、芡实；夹食滞加陈皮、神曲、鸡内金；月经不调加桃仁、红花、益母草。同时，陈老根据多年的临床经验，以越鞠丸为主方研发了中药制剂开心散，现广泛应用于治疗郁证，与中药汤剂配合使用，相得益彰。

2. 抑肝扶脾，健运脾胃尤为重要

《血证论》曰："木之性主于疏泄，食气入胃，全赖肝木之气以疏泄之，而水谷乃化。设肝之清阳不升，则不能疏泄水谷，渗泻中满之证在所不免。"这叙述了肝与脾在生理上的相互关系及在病理上的相互影响。郁证患者除了胸胁胀满，急躁易怒等肝气郁结的症状外，常兼见胃气不降的嗳气、呕恶，脾气不升的腹胀、腹泻等症状，此乃"肝气犯胃""肝脾不和"。更甚者，因脾胃运化失职、痰浊内生、阻塞经络、上蒙清窍、扰乱心神，则会出现周身疼痛无定处、喜怒无常、神志恍惚、失眠多梦等症；脾虚气血生化不足致心脾两虚可见头晕神疲、面色少华、心悸胆怯、少寐健忘、食欲不振等症；脾虚气陷常见便意频频、欲溺不出、脱肛阴挺等症。陈老在治疗郁证时，谨守病机，见肝之病当先实脾，肝脾同治。常用的柴胡疏肝汤、逍遥散实为疏肝理气、培补脾土、抑木侮脾的代表方，临证时随证加减。腹胀甚加槟榔、厚朴、陈皮理气消滞；嗳气呃逆加丁香、柿蒂降逆止呃；胃痛泛酸加乌贼骨、浙贝母制酸止痛；痰热扰心合黄连温胆汤加减；心脾两虚合归脾丸加减；中气不足合补中益气汤加减。《脾胃论》中指出："百病皆由脾胃衰而生。"郁证的发病也不例外，脏气虚弱是郁证发病的内因。所以陈老在治疗郁证时非常注重脾胃的调理，实为治病求本之意。脾胃健旺有助于脏腑气

血的恢复，可促病愈。

3. 甘润缓急，养心安神必不可少

临床上，许多郁证患者常伴失眠多梦、心神不宁、坐立不安、悲伤欲哭等症状，此因情志失调、心失所养、神不守舍所致。陈老用《金匮要略》治疗"脏躁"的甘麦大枣汤和治疗"百合病"的百合地黄汤治疗郁证，屡屡见效。临床上可两方合用，也可在疏肝健脾的方中酌情加入两方。《素问·藏气法时篇第二十二》曰："肝苦急，急食甘以缓之。"甘麦大枣汤具有甘缓滋补、柔肝缓急、宁心安神之功，故肝郁心虚、心神不宁之郁证使用甘麦大枣汤正中病机，疗效明显。本草中记载："百合入心肺经，有治邪气、清心安神之功，与他药配合可有益气解郁之效，故郁证心神不宁者，不论虚实，陈老均喜配百合，常用量为30克。"失眠甚者加夜交藤、酸枣仁；心悸者加龙骨、牡蛎、桂枝、甘草。

4. 中老年郁证需补肝肾

现代医学认为：更年期抑郁症或老年抑郁症是由体内性激素水平下降，内分泌功能失调，自主神经功能紊乱所致。中医认为，人到中老年后，身体日衰，肾精渐耗，加之情志不遂、肝气郁滞或久思伤脾、脾失健忘、思虑过度、暗耗心血，使气血精气耗损，脑神、心神失养导致本病的发生，此时多属虚证。陈老在治疗中老年郁证时，常在辨证的基础上加杜仲、桑寄生、川续断、枸杞子补益肝肾，或者选用一贯煎、六味地黄丸、金匮肾气丸为主方加减。阳萎者加淫羊藿、龟甲、鹿角胶、锁阳；遗精者加益智仁、金樱子、芡实；心肾不交、心神不宁者合用甘麦大枣汤或百合地黄汤滋阴补肾、宁心安神。通过补益肾精，滋养肝木，达到阴阳平衡，神有所归，心有所养，气血畅然，滞散郁解，病可自愈。

5. 调治结合，事半功倍

郁证的病情，常随着情绪波动时有起伏。陈老认为在郁证的治疗中，除重视药物治疗外，根据患者病情，重视调治结合，使患者解除顾虑，增强信心，对疾病的恢复可起到事半功倍的良好效果。其中情志护理最为重要，正如《类证治裁·郁证》曰："然以情病者，当以理遣以命安，若不能怡情

放怀，至积郁成劳，草木无能为挽矣。"所以陈老主张以诚恳、同情、关怀、耐心的态度对待患者，教育患者正确对待客观事物，树立乐观主义精神和战胜疾病的信心，适应社会，处理好人际关系，主动配合医生，争取早日康复。其次在饮食调理上，陈老以为郁证患者常因肝郁寡欢气滞，影响脾胃运化，易引起食滞不消。日常饮食宜选营养丰富、清淡、易消化之食品，如瘦肉、鲜鱼、鸡蛋、青菜、鲜瓜果等。鼓励患者适度参加体力劳动和体育锻炼，有助于稳定情绪，改善睡眠。郁证患者常有惊恐不安、心神不宁，其所处环境宜安静，通风良好，光线充足。以上各种措施相结合，有益于患者身心恢复。现代医学治疗本病，多采用药物、心理疗法，在一定程度上缓解症状、控制病情。但相当一部分郁证患者，病程长、症状多，表现如鬼神所作，西药治疗无效或效果不明显。此时，中医中药辨证灵活、随证处方的特点正为现代医学所不及。如郁证表现为喘憋者以四磨汤施治有效；身体各部感觉异常者按痰瘀辨证好转。用中医中药治疗郁证，可调节气机，调和阴阳，最终使机体趋于稳态，阴阳平衡，病则痊愈。

【验案】

周某，女，50岁。2007年3月12日初诊。

主诉：自诉胸闷反复发作1年，加重1个月。患者1年来常出现胸闷、心烦、夜寐易醒多梦，汗多，情绪低落，喜叹息，一直未就诊。近1个月来症状加重，紧张焦虑，疑患绝症，让其子带来求医。就诊时症见：胸闷，时有胸痛、游走不定、连胁涉腹，嗳气，叹气后舒，入睡困难，夜汗多，疲乏，心烦易怒，胃胀，纳差，大小便正常。近半年来月经紊乱。面色萎黄，忧郁面容，语声低怯，舌质淡，苔薄白，脉弦细。

辅助检查：24小时心电图显示窦性心律，心率快时T波低平。胸片显示心肺膈正常。经颅多普勒超声检查显示右侧颈动脉血流速度偏慢。乳腺扫描显示乳腺囊肿。胃镜显示胃息肉，慢性胃炎。

西医诊断：更年期综合征。

中医诊断：郁证（肝郁脾虚）。

治则治法：治以疏肝解郁，健脾益气，养心安神。予逍遥散和归脾汤加减。

处方：白芍10克　甘草6克　黄芪30克　当归15克　白术10克　党参30克　远志15克　柴胡10克　鸡血藤30克　砂仁（后下）10克　厚朴10克

7剂，水煎服，每日1剂。

二诊（2007年3月19日）：症状改善不明显，左胁疼，手指麻木，汗出后怕风恶寒，舌质淡，苔薄白，脉沉细，治法不变，以归脾汤和附桂理中汤健脾温中，益气固表，养心安神。

处方：白术10克　远志15克　桂枝15克　熟附子（先煎）10克　黄芪15克　茯苓10克　党参15克　炙甘草6克　木香（后下）10克　龙眼肉15克　白芍10克　酸枣仁20克

7剂，水煎服，每日1剂。

三诊（2007年3月26日）：胸闷稍好转，出汗稍少，身疼走窜，夜寐不安，胃脘不适，心情不佳，心烦，月经推迟、量少，舌质淡红，苔白，脉弦细。效不更方，原方加糯稻根收敛止汗，白术10克，黄芪30克，茯苓10克，党参20克，龙眼肉20克，远志10克，木香（后下）6克，炙甘草6克，酸枣仁20克，当归15克，白芍10克，郁金15克，糯稻根30克。

14剂，水煎服，每日1剂。药后复诊，胸闷消失，情绪稳定，睡眠改善。

妇女七七天癸绝，肝肾失养，冲任失调，故月经紊乱。肝肾不足，肝脉失养，肝气不舒，郁而乘脾，脾气受损，气血生化不足，以致心失所养，心神不安，发为郁证。症见胸闷、胁痛、心烦少寐等。汗为心液，心气虚固摄不利，心阴虚，虚火迫津，均可致汗多；汗出之后，气随汗泻，故见身凉畏寒，疲乏；肝气犯胃，胃失和降，则胃纳差、胃脘不适。本病总病机为肝郁脾虚，心失所养，阴阳失调。故以逍遥散合归脾汤、附桂理中汤疏肝健脾、益气固表、养心安神，以后天养先天，使木郁得达，气血冲和，郁病自愈。

十五、王立忠：诊治郁证体会

王立忠，1940年生，河南省太康人，主任医师，教授，硕士研究生导师。出生于中医世家，1964年毕业于河南中医学院，现就职于河南省中医院。第四批全国老中医药专家学术经验继承工作指导老师。擅长治疗内科杂病，如胸痹、喘证、水肿、痹证、发热、胃脘痛、泄泻、便秘、遗溺等。研制"定眩丸"治疗眩晕（梅尼埃病）、"蠲痛丸"治疗顽固性头痛、"神衰胶囊"治疗神经衰弱（失眠）等。以下是王立忠关于郁证的临床经验总结。

【验案一】

患者，男，22岁，学生，三门峡市人。2013年5月12日就诊。

主诉：情绪低落、焦虑、失眠1年。

现病史：患者1年前因失恋后出现情绪低落、心烦、胆怯、焦虑，反复想一件事，失眠多梦，曾多方诊治，在精神病院被诊断为"双向情感障碍"，口服丙戊酸钠治疗症状改善不明显。舌质红，苔薄白，脉细数。

中医诊断：郁证。证属阴虚内热，心神惑乱。

治则治法：滋阴清热，养心安神。予甘麦大枣汤和百合地黄汤加减。

处方：甘草15克　生地黄12克　大枣8枚　陈小麦30克　酸枣仁30克　茯神20克　百合30克　桑椹30克　黑芝麻20克　竹茹10克　合欢皮30克　生白芍12克　枸杞子12克　夜交藤30克

10剂，水煎服，每日1剂，分2次温服。

二诊：服上方10剂，失眠症状好转，仍心烦，多梦少寐，余症好转。舌脉同前。守上方加莲子心3克、灯心草6克、磁石30克，以清心、镇惊、安神。10剂，水煎服。随访诸症消失。

患者因失恋情志不舒，日久郁结化火，消灼阴液，心神失养而发本病。方中陈小麦、酸枣仁、夜交藤、茯神、合欢皮养心益肝，除烦安神；百合、地黄养阴清心，宁心安神；竹茹清热除烦；桑椹、黑芝麻、枸杞子滋补肝肾；甘草、大枣益气和中，甘润缓急；复诊加莲子心、灯心草、磁石以增清心、镇惊、安神之功。诸药合用阴液得滋，心清神安。

【验案二】

患者，女，52岁，郑州市人。于2013年2月18日就诊。

主诉：心烦易怒、夜寐不安、盗汗半年余。现病史：患者近半年来常头昏目眩，心烦眠差，潮热盗汗，耳鸣心悸，烦躁易怒，伴手足末梢发凉，腰膝酸软乏力，舌质红，苔少，脉沉弦细。

中医诊断：郁证。辨证为肾精亏虚，阴阳失调。

治则治法：温肾阳，滋肾阴，泻肾火，调整阴阳。予二仙汤、二至丸加减。

处方：仙茅12克　淫羊藿12克　巴戟天12克　当归10克　知母10克　黄柏6克　女贞子12克　旱莲草20克　紫石英20克

7剂，水煎服，每日1剂，分2次温服。

二诊：服上药后情绪较前稳定，盗汗减少，睡眠好转，舌脉同首诊。效不更方，仍按上方继服14剂。2个月后随访病愈。

王教授认为妇女即将经断之年，先天肾气渐衰，任脉虚，太冲脉衰，天癸将竭，导致机体阴阳失调而出现一系列脏腑功能紊乱的证候；或肾阴不足，阳失潜藏；或肾阳虚衰，经脉失于温养。因此在治疗时，以温肾阳，滋肾阴，调整阴阳为主要方法。仙茅、仙灵脾、巴戟天、紫石英温肾助阳，镇心安神；女贞子、旱莲草滋补肝肾，养阴益精；当归养血和血；知母、黄柏滋阴泻火。全方调和阴阳，使阴平阳秘，故情绪稳定，寐安汗止。

随着社会的发展，生活节奏的加快，情志性疾病的发病率日益增高。诊治此类病症时需要根据病情轻重缓急及临床表现不同，详细辨证，审证求因，认清病情，确立恰当的治则治法，选择合适的方药加减化裁，灵活配伍，方能药到病除，切不可拘泥于一方一药。王老认为凡因情志而导致的疾病，多与心、肝、肾功能失调有关。因肝主情志，心主神明，肾主脑，常见的更年期综合征、脏躁、神经衰弱、失眠等，治疗采取调畅情志、养心安神、补肾健脑等方法，每获良效。由于郁证多由情志所伤，临证时，除上述药物治疗外，精神治疗亦极为重要，正如《临证指南医案·郁》中所说："郁证全在病者能移情易性。"因此，医者应从患者的角度体会患者疾苦，要用诚恳、同情、关怀和耐心的态度对待患者，善于说理，帮助患者解除其思想苦闷，使患者能心情舒畅，思想开朗，精神愉快；此外，适当的运动锻炼有助于缓解抑郁情绪，练气功、打太极拳、游泳、散步等有氧运动都是舒缓情绪的有效运动方式，身心共调，可达事半功倍之效。

十六、马智：自拟解郁汤治疗郁证

马智，辽宁省义县人，1940年生，现任主任医师、教授，1965年毕业于辽宁中医学院，现就职于辽宁中医药大学附属医院。第三、第四、第五批全国老中医药专家学术经验继承工作指导老师，享受国务院政府特殊津贴。擅长治疗眩晕头痛、神经衰弱、失眠、高血压、高血脂、中风后遗症、急慢性气管炎、肺炎、支气管扩张、胃炎、结肠炎等疑难杂症。临证强调整体观念，辨证施治，中西诊断，中药治疗，诊疗特色突出，总结出一整套中医对临床各科疑难杂症行之有效的方法，健全了中医理、法、方、药较为完整的治疗体系。临床不仅擅长内科，而且涉猎妇、儿、五官科各家学说，对呼吸系统疾病、神经系统疾病、消化系统疑难杂症的治疗有独到见解，潜心研究了"清肺消炎饮""清肺微丸""眩得康""安神解郁汤"等。以下是马智关于郁证的临床经验总结。

马老认为郁证早期多为肝气郁滞，日久可化热，可生痰生瘀，耗气伤阴，因此常用疏肝解郁法作为贯穿治疗情志疾病始终的方法。如实证者，以疏肝理气为主，再根据辨证分别施以清热、化痰、消食、活血等法；虚证者，仍以疏肝理气为主，再根据病情配以益气养血、滋阴扶正等法。故在郁证的治疗上，马老多从气血入手，效果颇佳。根据多年临床经验，马老自制"解郁汤"，由柴胡、白芍、当归、川楝子、香附、郁金六味药组成，具有疏肝气，调肝血，解肝郁之功效。柴胡味苦辛，性凉，入肝胆，疏肝解郁；川楝子、郁金味苦，性寒，疏肝理气。中医认为肝郁气滞，气有余便是火，因此选用此3味药还可达到清肝热的目的。香附疏肝理气止痛。肝体阴而用阳，故调理肝气必兼顾理肝血，所以又加白芍养血敛阴、柔肝止痛，加当归养血活血、行气止痛。总之，"解郁汤"主要用于情志不遂所致的情绪不宁，肝气郁滞的郁证患者，是马老辨证治疗各型郁证的基础方剂。

临床上治疗郁证时可随证加减：气郁化火者加龙胆草清肝火；如兼有便秘加大黄、厚朴、枳实通腑泻热；兼有目赤、头痛等肝火上炎加菊花、钩藤以平肝清热；兼有舌红少苔、脉细数等阴虚火旺加玄参、生地黄、麦冬以滋阴降火。气郁夹痰者加姜半夏、厚朴化痰散结、下气除满；如兼有胸闷加瓜蒌、薤白；痰郁化热加黄连温胆汤。气郁夹食者加砂仁温脾化湿，鸡内金、焦山楂、炒麦芽健脾消食化滞，莱菔子行气消食除胀，炙甘草和中调诸药，如兼有腹胀、腹泻者加木香行气止泻，兼有脘腹胀满、舌苔厚腻者加苍术、厚朴、陈皮健脾行气燥湿。气滞血瘀者加红花、赤芍、桃仁、丹参活血化瘀，如兼有失眠者加远志、夜交藤、磁石养心安神，龙齿、琥珀重镇安神；经络不通者加路路通活血通络。气郁兼气虚者加甘草补中益气，浮小麦补心养肝，大枣健脾和中。气郁兼血虚者加归脾汤益气养血，补养心脾。气郁兼阴虚者加六味地黄汤滋补肾阴，或加天王补心丹滋心阴，或加一贯煎以养肝阴。

【验案】

方某，女，42岁，2013年5月30日初诊。

主诉：患者以心烦易怒5年，加重1年为主诉来诊。患者5年前因家庭矛盾出现心情烦躁易怒，两胁部胀闷不舒，善太息，近1年来上述症状加重，易心悸惊恐，失眠健忘，疲乏无力，面色无华，食少纳呆，舌淡红，边有齿痕，苔薄白，脉弦细。

中医诊断：郁证，证属肝郁血虚。

治则治法：治以疏肝解郁，健脾养心，补益气血。

处方：予解郁汤加党参20克，白术15克，黄芪30克，陈皮20克，甘草10克，远志15克，茯神15克，当归20克，酸枣仁25克，龙眼肉15克，大枣15克，夜交藤30克。

7剂，水煎服，每日1剂。并嘱其畅情志，调饮食，加强锻炼。

二诊：患者心烦易怒缓解，心悸易惊恐减轻，仍失眠乏力，舌淡红，边有齿痕，苔薄白，脉弦细。此为肝郁得解，心脾两虚得补，上方加生龙齿10克，琥珀10克重镇安神，继服2周。

三诊：心烦易怒基本痊愈，心悸易惊恐消失，夜寐5~6小时，面色红润，稍有疲乏无力，舌淡红齿痕苔薄白，脉弦细。为巩固疗效又继续服药2周，嘱其避免不良精神刺激，保持心情愉快。随访1年，未再复发。

十七、韩明向：诊治郁证经验举隅

韩明向，1940年生，安徽省合肥人。主任医师，教授，硕士研究生导师，博士研究生导师。毕业于安徽中医学院（现安徽中医药大学），先后任安徽中医药大学第一附属医院中医内科主任、中医内科教研室主任、大内科主任、院长。第二、第四、第五、第六批全国老中医药专家学术经验继承工作指导老师，享受国务院政府特殊津贴。擅长治疗呼吸系统疾病、老年病及内科杂病。以下是韩明向关于郁证的临床经验总结。

韩老治疗郁证强调理气解郁之大法，以疏肝理气药贯穿始终。根据其临床表现，常采用下述4种方法加以治疗。疏肝理气药物常用柴胡、香附、郁金、川楝子、川芎等；如有脾虚症状，佐以健脾运脾药物，常用白术、苍术、陈皮等；如有气郁化火，则重用栀子，可用至20～30克；郁火伤阴，则加生地黄、知母等；如有痰湿，则加化痰除湿之品，如竹茹、苍术、黄连、黄芩等；痰热互结者，以上述2组药物选择应用。韩老认为，肝为刚脏，体阴而用阳，肝肾阴虚者，在理气、降火同时，勿忘滋阴柔肝之治，可用一贯煎加减，只有肝脏柔和才能疏泄正常而气机调畅。

1. 疏肝解郁法

郁证多由情志所伤，肝气郁结，逐渐引起肝、脾、胃、心、肾等气机不和，以及气血失调所致。肝脏其性刚强，喜条达而恶抑郁；郁怒不畅，使肝失条达，气失疏泄，而致肝气郁结。证见精神抑郁，情绪不宁，胸部满闷，胁肋胀痛，舌淡红，苔薄腻，脉弦。治宜疏肝解郁，常采用柴胡疏肝散加减治疗。

【验案】

患者，女，45岁，2008年12月18日初诊。

主诉：胸闷不舒2个月，伴精神不佳，情绪不宁，胁肋胀痛，脘闷嗳气，不思饮食，大便不调，舌淡红，苔薄腻，脉弦。

中医诊断：辨证属肝气郁结证。

治则治法：方用柴胡疏肝散加减。

处方：柴胡10克　香附10克　枳壳10克　陈皮10克　法半夏10克　郁金10克　青皮10克　紫苏梗10克　合欢皮15克　川芎10克　白芍10克　苍术、白术各10克　厚朴10克　焦神曲15克　茯苓15克　炒薏苡仁10克　炙甘草8克

14剂，水煎服，每日1剂。

二诊（2009年1月9日）：诸症好转，纳食增加，大便正常，舌淡红，苔薄白，脉弦。因肝气乘脾、脾失健运的症状好转，故守上方去苍术、炒薏苡仁，继服14剂。

《丹溪心法·六郁》首创"六郁"之说，即气郁、血郁、痰郁、火郁、湿郁、食郁，其中以气郁为先，然后才有诸郁的形成。胸闷不舒、精神抑郁、情绪不宁、胁肋胀痛、痛无定处均为肝气郁结之气郁表现；肝气犯胃，胃失和降，则见脘闷嗳气；肝气乘脾，则见不思饮食、大便不调。韩老强调气郁是病机关键，故治以疏肝解郁为基本方法。本案在柴胡疏肝散的基础上加厚朴、焦神曲消食化滞；加苍术、白术、茯苓、炒薏苡仁健脾化湿。

2. 清火解郁法

郁证的病因是情志内伤。肝喜条达，若情怀抑郁，则肝气不舒；气郁常是诸郁的先导，气郁日久化火，又可形成火郁。证见急躁易怒，胸胁胀痛，口干而苦，溲黄便干，嘈杂吞酸，舌质红，苔黄，脉弦数。治宜清肝泻火、理气解郁，常用丹栀逍遥散为主方。

【验案】

患者，女，53岁，2009年2月19日初诊。因家庭问题而心烦胸闷2月余，伴头晕神疲，口苦而干，善太息，失眠多梦，有时入睡易醒，有时彻夜不眠，舌红，苔薄，脉沉细。

中医诊断：辨证为气郁化火证。

治则治法：方用丹栀逍遥散加减。

处方：牡丹皮10克　炒栀子10克　柴胡10克　全当归10克　炒白芍10克　茯苓15克　炒白术10克　薄荷6克　甘松10克　浮小麦10克　茯神15克　炙远志10克　灵芝15克　珍珠母（先煎）20克　牡蛎（先煎）20克　大枣10克　炙甘草8克

14剂，水煎服，每日1剂。

二诊（2009年3月10日）：心烦胸闷好转，头晕消失，神疲乏力减轻，失眠改善，有时入睡易醒，仍口苦而干，纳少，舌红，苔腻，脉沉细。此乃肝气郁结，肝木乘脾，致脾胃受损，故守前方去珍珠母、牡蛎，加用健脾祛湿之品苍术10克、炒薏苡仁10克，继服14剂。

本案患者由于家庭问题，郁闷不舒，烦躁易怒，系肝气郁结，日久气郁化火，心神被扰，韩老以丹栀逍遥散加减治疗。丹栀逍遥散具有疏肝解郁清热之功效，是在逍遥散的基础上加牡丹皮、栀子而成，又称"八味逍遥散"。因肝郁血虚日久，则生热化火，此时逍遥散已不足以平其火热，故加牡丹皮以清血中之伏火；炒栀子善清肝热，并导热下行；甘松具有理气止痛、醒脾健胃之功效，为韩老常用疏肝理气药；患者失眠多梦乃心神被扰证候，故选用茯神、炙远志、灵芝、珍珠母以安神定志。

3. 养心解郁法

情志不遂，肝郁抑脾，耗伤心气，营血渐耗，心失所养，即所谓忧郁伤神，可致心神不宁。若久郁伤脾，饮食减少，则生化乏源，以致气血不足，心脾两虚。证见多思善疑，头晕神疲，心悸胆怯，失眠健忘，纳差，大便不调，面色不华，舌淡红，苔薄白，脉细。治以健脾养心、补益气血。常用归脾汤加减。

【验案】

患者，女，43岁，2009年3月17日初诊。

主诉：患者平素心情抑郁。现失眠半年，每晚服抗抑郁药及安定后方可入睡2~3小时，多梦，易焦虑，心神不宁，悲忧善哭，倦怠乏力，纳少，大便时秘结，时有腹胀，舌淡，苔薄，脉沉细。

中医诊断：辨证为心脾失养证。

治则治法：方用丹栀逍遥散合归脾汤加减。

处方：柴胡10克　全当归10克　炒白芍10克　茯苓15克　苍术、白术各10克　牡丹皮10克　炒栀子10克　浮小麦30克　茯神20克　大枣10克　炙甘草10克　夜交藤15克　合欢皮15克　酸枣仁10克　党参15克　陈皮10克　炒

薏苡仁15克

水煎服，每日1剂。患者服药14剂后，诸症减轻，睡眠大有好转，守方继服14剂，诸症痊愈。

本案患者平素心情抑郁、焦虑，肝气郁结致气郁化火；火郁伤阴致心失所养；肝木乘脾致脾胃虚弱。《金匮要略·妇人杂病》篇提出了"脏躁"证，表现为"喜悲伤欲哭，数欠伸，象如神灵所作"；其病变在心，即心阴血亏乏而躁动不安。张仲景用甘缓养心补脾的甘麦大枣汤治疗，所载述的治法方药沿用至今。这表明脏躁实质上亦是郁证之一。韩老在治疗郁证的方药中，疏肝理气药贯穿始终，结合仲景的甘麦大枣汤，并根据本案患者有倦怠乏力、纳少、腹胀脾虚的症状，佐以健脾运脾药物；有失眠、多梦、易焦虑的症状，佐以养心安神之品。故采用丹栀逍遥散合归脾汤加减治疗。方中苍术、党参、陈皮、炒薏苡仁以健脾运脾；茯神、夜交藤、合欢皮以养心安神。

4. 滋阴解郁法

郁证患者若素体阴虚，或肝郁日久化火，火郁伤阴，肾阴被耗，可出现阴虚火旺或肝肾阴虚之证。证见情绪不宁，失眠，盗汗，五心烦热，口咽干燥，腰酸，舌红少津，脉弦数。治宜滋肾养肝，常采用一贯煎加减治疗。

【验案】

患者，女，52岁，2009年4月7日初诊。

主诉：胸闷，头昏月余，午后潮热，盗汗时作，夜间寐少，每日3~4小时，平素心情抑郁，月经失调1年余，倦怠乏力，舌红，苔薄，脉沉细弦。

中医诊断：辨证为肝肾两虚。

治则治法：方用一贯煎加味。

处方：浮小麦30克　茺蔚子10克　豨莶草15克　生地黄20克　北沙参15克　枸杞子10克　麦冬10克　知母15克　炒黄柏10克　川楝子10克　巴戟天10克　淫羊藿10克　菟丝子10克　茯神15克　酸枣仁15克　地骨皮10克　秦艽15克

水煎服，每日1剂。患者服14剂而愈。

　　患者年龄正处于更年期，肾气不足，故有月经失调、倦怠乏力；又情志抑郁，阴虚而燥热，故见胸闷、头昏、潮热、盗汗、寐少。治疗本案，韩老以一贯煎为基础加补阳益气之品巴戟天、淫羊藿、菟丝子、浮小麦等，并加养阴之品知母、酸枣仁、地骨皮以加重滋阴养血之功，结果取得明显疗效。一贯煎具有滋阴疏肝之功用。方中重用生地黄为君，滋阴养血、补益肝肾；北沙参、麦冬、当归、枸杞子为臣，益阴养血柔肝，配合君药以补肝体，育阴而涵阳；并佐以少量川楝子，疏肝泄热、理气止痛，遂肝木条达之性，其药味苦性寒，但与大量甘寒滋阴养血药配伍，则无苦燥伤阴之弊。诸药合用，使肝体得以濡养，肝气得以条畅，胸闷等症可以解除。

十八、袁海波：治疗郁证心得

　　袁海波，1940年生，1967年毕业于河南中医学院中医系。河南中医药大学第一附属医院教授、主任医师。国家级有突出贡献专家，河南省优秀专家，全国老中医药专家学术经验继承工作指导老师。擅长运用中医药方法、针灸推拿技术、精神饮食调养、体育运动等综合措施，对内科心血管疾病中的冠心病、心绞痛、心肌梗死、心力衰竭、心律失常、风心病、高血压病、心肌炎、高脂血症、单纯性肥胖症、神经衰弱、干燥综合征等疾病具有独到的学术见解和治疗方法。以下是袁海波关于郁证的临床经验总结。

1. 首伤肝脾，病成于心

　　袁老认为：郁证是各种情志刺激或慢性疾病导致情志怫郁、气机不畅、五志不和、脏腑气血阴阳虚弱或功能失调的一类病证，症状多而复杂，实为全身综合性疾病；七情变化异常，可伤及五脏而致郁证，其中与肝、脾、心三脏关系最为密切；因心藏神，而七情皆由心神所统，故凡属情志所伤的郁证均可引起心气怫郁、五志不和。

　　郁于肝：长期情志失调，七情不遂，可首先导致肝气郁结，气机不畅，气机紊乱，而发胁肋胀痛之症。若祛除病因，复加疏导，症状可消失痊愈而不发病；反之，情志抑郁，善郁多思，导致肝失调达，疏泄失常，气机紊乱，肝气郁滞不通。临床症见精神抑郁，胁肋胀痛，头晕头痛，失眠多梦，或咽中如有异物梗塞，乳房胀痛，月经不调，善郁多怒，或烦躁易怒、难以化解，舌红，苔少，脉弦细等。

郁于脾：多因思虑过度，曲运神机，伤脾而暗耗气血。若及时调整，则不会发为郁证；若长期思虑过度，则损伤脾脏。忧思气结，中焦阻滞或肝郁气滞，横逆脾胃，导致肝脾失和，气机阻滞，升降失常，则脾失健运，胃纳壅滞。临床症见精神不振，神疲倦怠，少气乏力，懒言寡语，脘腹胀满，嘈杂吞酸，嗳气呕恶，食欲减退，食少纳呆，大便涩滞不爽或溏泻，舌体胖大、边有齿痕，苔白、厚腻，脉濡弱或弦滑等。

郁于心：多因强烈精神刺激，导致气机逆乱，直接扰乱心神；或因其他脏腑疾病长期不愈，导致心脏气血、阴阳受损。时时忧愁，思虑不绝，曲意难伸，不得舒解，五志不和，导致气机结聚，气血紊乱，日久不解，则损及心脏气血、阴阳，引起心神动荡不安，发为全身的复杂症状。《素问·灵兰秘典论篇第八》曰："心者，君主之官，神明出焉。"又曰："主不明则十二官危。"《景岳全书》云："凡五气之郁，则诸病皆有，此因病而郁也；至若情志之郁，则总由乎心，此因郁而病也。"临床症见精神倦怠，思维迟钝，善思多虑，心神不宁，善太息，心慌气短，胸中憋闷，时有隐痛，或烦躁失眠，或悲伤欲哭，舌红，苔少，脉细、弦数等。

袁老认为：郁证发病，初期损肝，中期伤脾，日久动心。肝气郁结日久，则木不生火，导致心气郁滞，使心推动血液运行无力，血液营运迟缓，经脉壅塞不通，正如《寿世保元》所言"气有一息之不运，则血有一息之不行"；或因脾失运化，导致气血生化乏源，子盗母气，损伤心气心血，心气无力帅血，使血流迟滞；心血不能安养心神，心藏神功能受损，正如《杂病源流犀烛》所载"血盛则神明湛一，血衰则神气昏蒙"。袁老指出：该病病机为肝气郁而不疏，脾气郁而结聚，心气怫郁，五志不和。

2. 养心为要，疏运兼顾

袁老强调：郁证的治疗应以养心解郁为主，佐以运脾疏肝。

养心注重调和气血、阴阳。心主藏神的功能依赖于心之气血、阴阳的调和，心气血充足，血脉通畅，输布全身，气血充盛，心血濡养，则意识清晰、精力充沛；养心阳使心血得以温煦，则思维敏捷；心脉得畅通，则善太息、胸中憋闷之症得解；心阴得长，则心神充足；养心阴使心阳得生，心阳不躁，心神得安，则烦躁、失眠、心悸、怔忡等症得以消除。

脾主运化，为气血生化之源，升降为用。运脾之法先祛其湿，取消积、燥湿、渗水之法，以解脾困，复理其气，使升降有常，则脘腹胀满、食少纳呆、大便涩滞不爽或溏泻之症可解；气血生化有源，气血充足，则精神不振、神疲倦怠、少气乏力之症可愈。

肝主疏泄，条达为常，为气之枢纽。疏肝之法重在和畅，使气机上下通达，而去其滞涩，则胁肋胀痛可解；养肝之阴血以制其亢盛，则头晕、头痛可消；清其郁热，以畅其道，调达机畅，出入有序，则郁怒不生。

袁老指出郁证的治疗要把握3个环节：一是补养心肝阴血，心血得养则心神得安，肝血得养，以柔制刚；二是舒达心肝之气，心气舒达则怫郁消散，肝气疏达则气机调畅；三是活血清热，血活则瘀化，血脉通利，燥热得清，可避免伤阴耗津，以保五脏润泽。此外，还要注意健脾运脾，健脾以生化气血，运脾使气机升降有常。

3. 君臣有序，佐使共助

袁老治疗郁证组方常用太子参清补肺脾，益心气，养阴生津；党参补中益气，促脾运生化血源；黄芪补益中气，益气固表；黄精养阴生气，健脾补虚；当归、白芍养血活血，柔肝敛阴；龙眼肉入心、脾二经，补气养血，益心脾，安神定志；炙甘草增益元气，阴阳并调；麦冬、五味子补心气，滋肾阴，润肺燥，敛阴生津。以上诸药根据病情多用为君药，益气助阳，使阴血得以气化蒸腾，则血可活、瘀可化；滋心阴，补气血，心有所养则心血充足、神安志定。

取炒酸枣仁宁心安神，和胃健脾，平肝理气；夜交藤养血活血，宁神敛汗；合欢皮入心、肝二经，解郁宁心，《神农本草经》载其有"主安五脏，利心志，令人欢乐无忧"之功效；郁金行气解郁，凉血破瘀；生龙骨、生牡蛎收敛固涩，潜阳镇静，益肾安神；石菖蒲入心、肝、脾三经，化痰开窍，安神醒脑，行气开胃。以上诸药常为臣辅，行气活血，安神醒脑，使心神清明、神志安定。

黄连、栀子、莲子心、竹叶等药可入心经，清心经火热，宁心除烦；丹参凉血活血，行气散瘀，安神止痛；当归补血活血，行气散瘀；香附、柴胡可入肝经，散肝气之郁结，理气调中；薄荷散肝经热，行气辟秽，清利头目；赤芍入肝、脾经，柔肝散瘀，清血中之瘀；茯苓、白术健脾益气，利湿安神；山楂健脾消积，行气散瘀。以上诸药遣为佐助，清心安神、疏肝健脾同用，使心热可清、心神安宁、心脉通达、气机调畅、生化有源。

川芎走而不守，辛散通达，既行气分又入血分，为血中之气药；木香行气调中，为三焦气分之要药，诸气升降皆出于此。以上诸药用为使药，以达病所。

【验案】

患者，女，44岁，2015年2月4日初诊。

主诉： 发作性心慌、气短半年。患者平素思虑较多，情绪不稳，急躁易怒，郁闷，半年前因琐事烦扰而出现心慌、胸闷、气短，后每遇情绪波动则症状明显加重，持续不能缓解，心电图检查呈心肌缺血性改变，自行服用药物（具体不详）疗效欠佳，现症见心慌，胸闷，气短，口干苦，常有口腔溃疡，口臭，睡眠差，多梦，饮食一般，大便干，面色稍暗红，神态倦怠，形态适中，声音清晰，舌质暗、稍红，舌体偏小，苔薄白，脉细弦无力。

西医诊断： 抑郁症。

中医诊断： 郁证，辨证为心气郁滞、瘀热内阻。

治则治法： 治宜养心解郁，清心安神，行气活血。给予自拟中药汤剂。

处方： 太子参15克　黄精20克　茯苓20克　白术20克　当归15克　柴胡12克　炒酸枣仁20克　合欢皮20克　龙眼肉20克　白芍20克　郁金12克　香附20克　黄连12克　炒枳壳15克　生龙骨、生牡蛎各15克　炙甘草6克

每日1剂，水煎，早晚饭后温服。服药7剂，患者症状明显减轻。继服7剂，以巩固疗效。同时嘱患者畅情志，勿劳累，勿思虑，勿抑郁，适当运动，合理饮食，提高抗病能力，防止病情反复。

患者平素情绪不稳,思虑较多,导致心气不舒,气机不畅,心气郁闭,郁闷不解,胸气不展,故常胸闷、气短;心气怫郁,郁久不解,生热化火,故口干、口苦、口腔溃疡、大便干、面色暗红;平素善郁多怒,导致肝失条达,气机紊乱,气血不行,血脉瘀阻,心失血养,心神不安,故心慌、睡眠差、舌质暗红、脉细弦无力。袁老根据患者心气郁滞、瘀热内阻的病机,治以养心解郁、清心安神、行气活血之法。方中太子参、龙眼肉补益心脾,益气养血;黄精养阴生津,补虚固本,使气血生化有源、输布有力、运行有序。以上2味药共为君药。炒酸枣仁、合欢皮、郁金养血平肝,解郁安神,清热行气;炒枳壳疏肝和中,理气宽胸;生龙骨、生牡蛎养血平肝,镇惊安神。以上6味药共为臣药。黄连、柴胡清泻心肝之火,条达肝气,辛散解郁;当归补血活血;茯苓、白术健脾益气,养心安神。以上5味共为佐药。香附理气活血,通达十二经脉,引药达所;炙甘草补益心、脾、肺之气,并能调和诸药。此2味共为使药。诸药合用,共奏养心解郁、疏肝健脾、清心安神之效。

十九、李发枝:运用归脾汤治疗抑郁症经验

李发枝,河南中医药大学教授,河南省中医药防治艾滋病专家组组长。河南省专业技术学科带头人。从事中医临床、科研工作,擅长运用中医辨证施治方法治疗艾滋病等,是最早进入中医药治疗艾滋病领域的专家之一。以下是李发枝关于郁证的临床经验总结。

【验案一】

患者,女,28岁,2014年1月20日初诊。

主诉:患者2年前因生气而出现心烦,忧郁不畅,易怒,情绪低落,时悲伤欲哭,对周围人群和事物丧失兴趣,甚则卧床不欲见人,悲观绝望,有自杀倾向。在当地某医院精神科诊断为抑郁症,服用氯硝西泮后症状稍减,但近来服药后胃部不适。现症见患者抑郁,心烦,失眠,多梦,时头痛,时或悲伤欲哭,厌世,月经延后,大便时干时稀,舌质淡红,苔白腻,脉细涩。

西医诊断：抑郁症。

中医诊断：郁证，证属心脾两虚兼有郁热。

治则治法：治宜养血安神，补益心脾兼清虚热。

处方：党参15克　炒白术12克　炙黄芪40克　当归12克　云茯苓15克　制远志10克　炒酸枣仁12克　广木香6克　龙眼肉12克　淮小麦30克　夜交藤30克　栀子10克　淡豆豉15克　炙甘草15克　大枣（为引）5枚

10剂，每日1剂，水煎服。

二诊（2014年2月26日）：患者诸症均有减轻，但近来胆小易惊。继服15剂，患者自诉心情渐佳，抑郁心烦、失眠多梦等症状全部消失。

本病属中医"郁证"范畴，郁证成因主要为情志内伤，欲而不遂，忧思过度。患者初因生气致情志不遂、忧思过度，长期忧思伤及心脾，气郁而化热，因脾伤气血生化不足，心伤则神不能主，出现失眠、心烦、头痛、悲伤欲哭等症状。而其病机关键在于思虑过度，心脾劳伤，证属心脾两虚兼有郁热，方拟归脾汤、栀子豉汤合甘麦大枣汤加减，以养血安神，补益心脾兼清虚热，初诊治疗后症状减少，效不更方，继服上方，上述症状痊愈。

【验案二】

患者，女，38岁，2014年5月20日初诊。

主诉：患者2年前因生气而情志抑郁，悲伤欲哭，不思饮食而致倦怠乏力，少气懒言，头晕耳鸣。1年前被当地医院确诊为抑郁症，服用氟哌噻吨美利曲辛半年余，症状不减。现症见抑郁心烦，喜静，闻声易惊，眠差多梦易惊醒，倦怠乏力，少气懒言，头晕耳鸣，喜悲伤欲哭，头皮紧，纳差，舌质淡红，苔薄白，脉沉。

西医诊断：抑郁症。

中医诊断：郁证，证属心脾气血两虚。

治则治法：治宜养血安神，补益心脾。

处方：党参15克　炒白术12克　炙黄芪40克　当归12克　云茯苓15克　制远志10克　炒酸枣仁12克　广木香10克　龙眼肉12克　淮小麦30克　夜交藤30克　葛根20克　泽泻20克　炙甘草12克　大枣（为引）5枚

12剂，每日1剂，水煎服。

二诊（2014年6月9日）：患者诸症均有减轻，但近来时干呕，头冷。继服上方，葛根、泽泻加至30克，另加清半夏20克，继服20剂。患者自诉心情舒畅，抑郁心烦、少气懒言等症状已全部消失。

【验案三】

患者，女，40岁，2014年7月9日初诊。

主诉：患者1年前产后出现上腹冷，甚或全身恶风，背困紧或背热如被火炉烤，头目不清，倦怠乏力，抑郁，喜静恶动。在河南某省级医院住院诊断为抑郁症、神经官能症。经治疗效不佳。现症见自觉上腹冷，致全身恶风寒，心烦，抑郁，头目不清，倦怠乏力，月经延后，经期失眠头痛，舌质淡红，苔薄白，脉沉细。

西医诊断：抑郁症，神经官能症。

中医诊断：郁证，证属心脾两虚。

治则治法：治宜养血安神，补益心脾。

处方：党参20克　炒白术15克　炙黄芪40克　当归15克　茯苓15克　制远志10克　炒酸枣仁12克　广木香10克　龙眼肉12克　淮小麦30克　夜交藤30克　炙甘草12克　生姜10克　大枣（为引）5枚

7剂，每日1剂，水煎服。

二诊（2014年7月24日）：患者诸症均大减。继服上方，加桂枝10克，10剂，煎服同首诊。患者自诉腹冷、全身恶风寒、心烦等症状全部消失。

患者因产后气血两虚，长期调养不当，致心脾气血两虚，脏腑长期失于气血温煦濡养则出现腹冷、头目不清等症；血虚则心神失养，而致心神不宁，出现心烦、失眠、头痛、抑郁等症；属心脾两虚之郁证，方拟归脾汤、合甘麦大枣汤加减，以补养气血，宁心益脾，加葛根、泽泻以升清阳、健脾气，加清半夏以止呕散寒。患者经治疗诸症均减，二诊时则将原方中加桂枝以温经散寒，续服20剂诸症消除。

二十、陈树真：治疗梅核气经验

陈树真，回族，河北省邢台人。主任医师。师承于名老中医贾朴斋，现就职于邢台市人民医院。第五批全国老中医药专家学术经验继承工作指导老师。擅长治疗肾病综合征、肺性脑病、血栓性脉管炎等多种疑难杂症。以下是陈树真关于郁证的临床经验总结。

1. 病机探讨

陈老认为梅核气又称"癔球症"，属于现代医学的功能性食管疾病，以咽部有异物感为特征，咯之不出，吞之不下，但不妨碍饮食，患者可伴有胁胀、烦躁不安、多梦等。症状与情绪变化有关，愉快时可毫无所苦，生气后明显加重，是临床常见病、多发病，也是临床疑难病，症状时轻时重、反复发作。现代西医学没有有效药物治疗，中医中药治疗本病有一定优势。

陈老在多年临床中体会到：痰气交阻为梅核气的基本病机。在本病的形成过程中，他特别强调脾胃升降失常的重要性，因"脾为生痰之源，肺为贮痰之器""咽喉为肺胃之门户"，脾以升为健，胃以降为和，脾气不升，胃气不降，水湿运化失职，湿聚成痰；气机升降在人体中无处不有，脾胃为人体气机升降之枢纽，脾胃升降失常，影响人体整个气机的升降协调，容易形成气滞。咽喉为气机运行之要道，故痰与气更容易互结于此，致咽喉不爽，气机不利，表现为咽部不适、似有物堵等症状。男女均可发病，一般多见于女性患者，可能与女性更易因情绪变化、精神抑郁、肝失疏泄导致肝脾（胃）不和，脾胃升降失司，痰气郁结于咽喉有关。本病初起为痰气交阻，久则郁而化火，形成痰热互结之证；或因久用香燥理气之品而伤阴，形成阴虚加痰之证；或气滞日久，影响血运，形成气滞血瘀之证。

2. 治疗方法

陈老认为治疗本病应标本兼治，健运脾胃，复其升降之职以治本；化痰理气，顺畅气机以治标。肝气不畅明显者酌加疏肝之品。方剂选用旋覆代赭汤合半夏厚朴汤加减，常用药物：旋覆花、赭石、生姜、法半夏、厚朴、紫苏叶、茯苓、党参、大枣、炙甘草、百合、合欢花等，咽干者可加麦冬、玉竹、北沙参等；胸胁胀满，肝气不舒者加醋柴胡、佛手、香橼、川楝子等；胸膺刺痛，舌暗，有瘀斑者加炒桃仁、丹参、泽兰、茜草等；苔腻者加广藿香、佩兰、石菖蒲、炒苍术；便溏者加炒白术、炒山药、薏苡仁等；胸闷者加郁金、炒枳壳等；寐差者加首乌藤、炒酸枣仁等；气郁化火致头晕、面赤、烦躁者加夏枯草、炒白芍等。方中旋覆代赭汤出自《伤寒论》，是治疗脾胃虚弱，痰气上逆之证的良方；半夏厚朴汤是治疗"咽中如有炙脔"的名方，二方合在一起加减应用，于本病病机甚为合拍。陈老特别强调本病与患者情绪波动有密切关系，故即使无明显精神症状，方中亦重用百合、合欢花等宽胸理气之品，协助脾胃的升降，有利于疾病之康复。

【验案】

潘某，女，45岁，县某局职工。2010年7月13日就诊。

主诉：患者自觉喉中有物，吞之不下，吐之不出，作咯吐状后略觉舒畅，业已3年，近1个月来有加重倾向。曾往西医院五官科诊治，行钡餐、透视等检查无异常发现，有慢性胃炎史，服化痰及消炎药无效，后转来中医科诊治。现症见自觉喉中有痰，吞之不下，吐之不出，喜叹息，胸闷，脘痞，纳差，舌红、苔薄，脉细略数。

中医诊断：梅核气。脾胃升降失常，土壅木郁，肝气郁结上冲于喉，化火生为无形之痰，痰气交阻。

治则治法：健运脾胃，疏肝解郁。予旋覆代赭汤合半夏厚朴汤加减。

处方：旋覆花（包煎）10克　赭石（先煎30分钟）20克　厚朴10克　法半夏10克　茯苓15克　柿蒂10克　紫苏叶6克　醋柴胡6克　郁金10克　百合30克　合欢花30克　炙甘草6克　大枣5枚　生姜5片

每日1剂，先服5剂，嘱其心情开朗，进行有益身心的活动，并多找朋友谈心。

二诊：病情缓解，按原方略做加减，续服10剂。

三诊：症状基本消失，继进5剂，以巩固疗效。2个月后随访，未见初诊症状，并心情开朗，告愈。

二十一、李妍怡：中西医结合治疗郁证临床经验撷要

李妍怡，山东省泰安人，主任医师，教授，博士研究生导师。1983年毕业于甘肃中医学院（现甘肃中医药大学），先后师从著名中西医结合专家夏永潮主任医师、裴正学教授。毕业后分配至甘肃省中医院工作至今，现任甘肃省中医院脑病科主任。第六批全国老中医药专家学术经验继承工作指导老师。擅长治疗脑血管疾病、脑外伤、痴呆、眩晕、高血压病、高血压心脏病、面瘫、脑瘫、神经系统变性疾病等神经系统疾病及心血管疾病。以下是李妍怡关于郁证的临床经验总结。

1. 紧扣病机，调和阴阳，兼化瘀滞

失眠伴抑郁、焦虑状态属中医"不寐病""郁证"等范畴。传统中医认为失眠的病因病机主要包括饮食不节，胃气不和；劳倦思虑，伤及心脾；情志不和，肝失条达；心肾不交，水火失济；阴虚火旺，扰动心神；心虚胆怯，心神不安等。抑郁、焦虑状态则多由思虑悲哀过度，耗伤阴血，心肝失养，神魂不安所致。李老认为此二者病因病机虽纷繁复杂，但其病理变化不外乎阳不入阴，阴阳失交，而致心神不宁。故在治疗中，以调和阴阳、养心安神为则。此外，李老师承夏永潮之学术思想，认为临床诸证多伴瘀滞，在临床实践中常加入大剂量活血化瘀之品治疗此病，疗效颇佳。

2. 仿古不拘古，创立专方

对于郁证，汉代张仲景就有关于此病的论述，《金匮要略·妇人杂病脉证并治第二十二》曰："妇人藏躁，喜悲伤欲哭，象如神灵所作，数欠伸，甘麦大枣汤主之。"李老善用经方，认为本方描述之症，与现代疾病抑郁、焦虑状态之症颇为相似，故将本方应用于本病的治疗。此外，在失眠伴抑郁、焦虑状态的患者中，多伴有烦热难眠、胸中窒闷等热郁胸膈证，李老认为栀子豉汤既可用于外感热病之热郁胸膈所致虚烦，亦可用于其他病机为无形邪热扰于胸膈的内伤杂病。据前理论及用药经验，李老总结出治疗失眠伴抑郁焦虑状态专方：佛手安神除烦汤。方药组成：岷当归、川芎、丹参、玄参、太子参、麦冬、天冬、远志、柏子仁、夜交藤、珍珠母、五味子、生

地黄、炙甘草、浮小麦、大枣、栀子、淡豆豉。方中当归、川芎活血化瘀，养血补血；生地黄滋阴养血，兼清虚热；天冬、麦冬、玄参滋阴清热；柏子仁、远志养心安神；太子参益气健脾，生津润肺；石决明平肝潜阳，五味子敛心安神；炙甘草、浮小麦、大枣养心安神，和中缓急；栀子、淡豆豉清热除烦。诸药并用，共奏安神解郁、养血活血、清热除烦之功。

3. 善用西药，协同增效

失眠伴抑郁、焦虑状态的患者，其病情受情绪因素影响较大，且此类患者急躁易怒，情绪消极。若药效较慢或不明显，容易加重患者的心理负担，致病情恶化。故李老认为在疾病治疗中应根据病情需要，中西医结合，增强疗效。在长期临床实践中发现，据医院焦虑抑郁量表（HADS）、焦虑自评量表（SAS）、抑郁自评量表（SDS）、HAMA综合评价结果显示：若为轻至中度焦虑/抑郁状态，单纯使用中药治疗即可奏效；但若病情较重，临床诊断中至重度的抑郁/焦虑状态，则单纯使用中药治疗效力不足，这时应立即配合西药治疗方可收到事半功倍之效。在临床中，李老发现氟哌噻吨美利曲辛在治疗本病方面疗效好，起效快，且副作用小，安全性高，配合中药治疗，更能取长补短，协同增效。氟哌噻吨美利曲辛为复方制剂，临床作用表现为两种成分在不良反应的拮抗效应和治疗作用方面的协同效应。氟哌噻吨美利曲辛属于硫杂蒽类药物，小剂量主要作用于突触前膜多巴胺自身调节受体（D_2受体），促进DA的合成和释放，使突触间隙中DA的含量增加；美利曲辛属于新型环类药物，作用于突触前膜，抑制NE和5-HT再摄取，提高突触间隙5-HT和NE的含量。两种成分同时发挥作用，能够同时作用与焦虑抑郁相关的3种神经递质。在治疗本病中，李老一般只给予维持量，即每日早晨10点钟前服用1片，连服1年，在患者病情好转且无反复时逐渐减为半片，服用1个月，如无不适，即可停药。

4. 注重医患沟通，正性心理疏导

失眠伴抑郁、焦虑状态属于精神心理疾病范畴，患者因长期身心压力导致抑郁症状及焦虑症状的出现。而李老在临床实践中十分注意与患者的沟通，明确告诉患者此病的病情特点及发生、发展规律及中西医药物治疗的具

体措施。使患者对病情及治疗方法有详细了解，提高患者依存性，并善于给予患者关于疾病预后良好的暗示，以减轻患者心理负担，增加其安全感，从而有效地降低抑郁程度。此外，嘱患者注重自身心理调护，多与人交流，适当增加户外运动，可进行打太极拳、瑜伽等运动，忌练气功，以免引发歇斯底里症状。在患者复诊时对其症状及精神的改善给予正面的赞扬和肯定，为患者树立信心，提供早日治愈的希望。

【验案】

李某，女，38岁，教师，2012年2月18日首诊，因"反复发作性失眠伴烦躁易怒2月余"就诊。

主诉：患者诉于2个月前因与家人发生口角后出现失眠，入睡困难，每日睡眠时间不足3小时，睡后多梦易醒，且伴抑郁、焦虑，易激惹、烦躁不安，易怒易哭等症状，曾服用地西泮，停药后症状未见明显好转，门诊查医院焦虑抑郁量表显示该患者为中至重度抑郁，中度焦虑。舌红，苔少，脉细数。

西医诊断：失眠伴抑郁焦虑状态。

治则治法：中药给予佛手安神除烦汤。

处方：当归30克　川芎20克　丹参10克　玄参15克　太子参15克　麦冬10克　天冬10克　远志15克　柏子仁10克　夜交藤30克　珍珠母（先煎）30克　五味子15克　生地黄10克　炙甘草15克　浮小麦30克　大枣6枚　栀子10克　淡豆豉10克

上方水煎服，每日1剂，共7剂。西药给予氟哌噻吨美利曲辛1片，口服，晨起十点前服用。另给予患者正性心理疏导。

二诊（2012年2月26日）：患者自诉睡眠好转，每日可睡5小时，但仍多梦，烦躁不安、易哭等症状稍减轻，舌质红，苔白，脉细略数。守上方加桃仁10克、酸枣仁10克，继服7剂，继续服用西药氟哌噻吨美利曲辛。

三诊（2012年3月4日）：患者精神状态好转，睡眠质量明显提高，每日睡六七个小时，多梦症状减轻，抑郁、焦虑症状较前明显好转。嘱患者继服上方14剂后停中药，单服氟哌噻吨美利曲辛，1年后若抑郁、焦虑症状消失则氟哌噻吨美利曲辛减量至半片，期间若有病情反复或不舒，立即来院就诊。

随诊1年，患者痊愈，再未复发，嘱患者停服氟哌噻吨美利曲辛，调饮食，畅情志。

二十二、曲艳津：运用柴胡桂枝汤治疗郁证

曲艳津，主任医师，硕士研究生导师。1984年毕业于天津中医药大学，现就职于天津市中医药研究院附属医院脑病科，兼任天津康复医学会老年病专业委员会副主任委员、天津中医药学会青年工作委员会委员。擅长用中药及针灸治疗心脑血管病、三叉神经痛、顽固性头痛、癫痫、老年性痴呆，以及各种精神疾病。以下是曲艳津关于郁证的临床经验总结。

【验案】

王某，男，47岁，2011年12月12日初诊。

主诉：患者以心情抑郁、头昏沉3个月，加重1个月为主诉，由家属陪同，寻医诊治。其于3个月前因家庭纠纷，气急恼怒而出现巅顶部头痛，自服龙胆泻肝丸、复方羊角颗粒各3盒，头痛基本消失，但自此之后便觉头昏沉、食欲不振，并渐感疲劳乏力、反应迟钝、工作时精力难以集中，后渐见失眠，懒于起床，常因工作频频出错而自责内疚，对周围事物失去兴趣。至此次就诊时已近1月不能正常工作及料理家务。现症见双眉紧锁，愁容满面，端坐少动，自诉头昏沉，畏寒肢冷，左侧肢体时感麻木，常欲捶胸痛哭。脉左寸关虚弱，右脉弦缓，舌淡暗，苔白微腻。头颅CT未见明显异常改变。

中医诊断：郁证，辨证为胆阳虚弱，气机失调。

治则治法：方用柴胡桂枝汤加减。

处方：柴胡12克　黄芩9克　白芍9克　半夏9克　党参9克　黄芪15克　吴茱萸6克　桂枝9克　干姜6克　川芎6克　炙甘草6克　浮小麦30克　生姜5片　大枣7枚

4剂，水煎分2次服，每日1剂。

二诊（2011年12月16日）：头昏沉略有减轻，食欲较前有所改善，疲乏感缓解，心情仍抑郁，畏寒肢冷，左侧肢体时感麻木。脉左寸关虚弱，右脉

弦缓，舌淡暗，苔白、微腻。守上方增黄芪至30克，加附子9克、知母12克，其余不变，继进4剂。

三诊（2011年12月20日）：头昏沉、疲乏感较前减轻，心情抑郁有所改善，左侧肢体麻木感减轻，畏寒肢冷略减，食欲明显好转。脉左寸关虚弦，右脉缓，舌淡暗，苔白、微腻。守上方继服7剂。

在患者随后的就诊过程中，曲老始终以柴胡桂枝汤为主方随症加减，前后调理共2月余，病情已基本得到控制。患者精神状态良好，情绪稳定，已能正常工作及处理家务，食欲可，无先前之疲劳乏力感，左侧肢体麻木基本消失，唯觉手足微发凉畏寒，劳累时略感头昏沉。曲老嘱其保暖避寒，适度运动，尤其要学会调畅情志，避免不良情绪的刺激，进行自我减压，保持平和的心态与积极的人生观。如此怡情易性，维持脏腑气机条达，方可利于疾病之康复，更可预防疾病之复发。随访至今，患者病情稳定。

二十三、高树中：针药并举治疗郁证验案

高树中，1962年5月生，山东临朐人，在职研究生学历，医学硕士学位，中共党员，山东中医药大学校长、二级教授、博士研究生导师、首届岐黄学者，全国名中医，山东省名中医药专家，国家中医药管理局高水平中医药重点学科中医外治学学科带头人，中国针灸学会首席科普专家，山东省五级中医药师承教育指导老师，山东省"富民兴鲁"劳动奖章获得者，首批山东省医药卫生中青年重点科技人才，山东省首批"1020工程"入选的中医工作者，为山东省中医适宜技术推广应用先进个人，全国中医、中药学专业学位研究生教育指导委员会委员。临床擅长应用单穴治疗疾病，倡导针药并用，内外合治，长于胃肠疾病、男性病、颈肩腰腿痛、时间性病症，以及各种疑难杂症的治疗。以下是高树中关于郁证的临床经验总结。

历代医家对郁证均有不同认识，中医学的郁证学说包括七情、病邪、药物等因素作用于机体后出现的一系列郁滞状态，涉及脏腑功能、气血津液等诸多因素，包括脏气郁、病气郁、客气郁、情志郁、药郁等。高师认为，郁

证涉及多个脏腑，治疗上采用通关解郁、调畅气血之法，临证时随病机变化或兼夹不同辨证施治。

传统辨证一味采取疏肝解郁之法，方选逍遥散。而高师认为，多数郁证无明显脏腑靶向，然逍遥散重在调理肝脾，并不适用于多数郁证，宜从六经辨证的角度选择合剂以通调脏腑气血，方选柴胡桂枝汤。柴胡桂枝汤出自《伤寒论·太阳病篇》："伤寒六七日，发热微恶寒，支节烦疼，微呕，心下支结，外证未去者，柴胡桂枝汤主之。"该方是小柴胡汤、桂枝汤各用半量的合方，主治太阳少阳二经合病，为双解之剂。在临床中，可因其寒热不同，适当改变桂枝、黄芩用量，配伍郁金、石菖蒲行气解郁、豁痰开窍，龙骨、牡蛎安神定志，琥珀粉活血化瘀，牛黄、麝香开窍醒神。足三阴经、足三阳经循行均过足，服药后药渣泡脚不仅可以温通经脉气血，还能提高药物的使用效率，减少药材浪费。高师临床主张针药并用，在服药的同时配合针刺进一步疏通气血。取四神聪、神庭、神门益气调神，印堂安神定志，脐边四针通调脐关，合谷、太冲开四关。

【验案一】

于某，男，15岁，2012年3月3日初诊。

主诉：患者9岁时因经常与同学争执吵架出现精神紧张，脑兴奋异常，经常出现幻听、幻视，夜不能寐，彻夜难眠，后逐渐出现疲劳乏力，且上述症状持续未见好转，前年出现全身瘫软，不能站立，一直卧床8个月，行电针、中药治疗，未见明显好转，曾诊断为神经衰弱、癔症、强迫症等。现症见全身瘫软无力，极度疲劳，少气懒言，不能站立，出汗多，怕冷，眠差多梦，稍有声音易被惊醒。手足冰凉，腹部脐上、下时有疼痛，腹温拒按。大便稀，偶有便秘，小便频，纳多，容易饥饿，时有低血糖发作，平素体质差，易感冒。舌红，苔薄白，脉细弱。

中医诊断：阳气郁闭型郁证。

治疗方法：

（1）针灸：四神聪、百会、神庭、印堂、鸠尾、中脘、脐边四针、大横、天枢、合谷、太冲，双取留针30分钟。

（2）内服中药：

柴胡25克　黄芩12克　人参6克　半夏9克　桂枝10克　赤芍12克　郁金12克　石菖蒲12克　川芎10克　生龙骨、生牡蛎各30克　茯苓10克　天然牛黄（冲服）0.1克　生甘草6克　天然麝香（冲服）0.05克　生姜5片　大枣5枚

7剂，水煎服，1日1剂，药渣泡脚。

（3）脐疗：麝香少许，贴脐，2日1换。

二诊（2012年3月10日）：自述症状改善不甚明显，但来时坐的时间较前长，仍感疲劳，不能独自站立，精神焦虑，睡眠差，舌脉未变。继续针灸、脐疗，中药人参改为9克，加丹参10克、茯苓10克，其余不变，继服7剂。

三诊（2012年3月17日）：自觉腹痛致明显疲劳感，精神面貌较前稍改善，睡眠时间较前稍长，出汗较前减少。舌淡胖，苔薄，脉细。继续针灸、脐疗，中药茯苓改为20克，加莲子肉10克、白芷6克、防风6克。

在患者随后的就诊过程中，高师始终以柴胡桂枝汤为主方随症加减，前后连续调理3个月余，病情已基本得到控制，现已行走无碍。高师嘱其调畅情志，适度劳作方可利于疾病的恢复。随访至今，病情基本稳定。

高师临床重视望闻问切四诊合参，强调查明堂对诊疗疾病的意义。患者就诊时，全身瘫软无力，但鼻部发亮。《灵枢·五阅五使》曰："五官已辨，阙庭必张。""脉出于气口，色见于明堂。"《灵枢·五色》载："明堂骨高以起，平以直，五脏次于中央，六腑挟其两侧，首面上于阙庭。"可知患者病在气血而非脏腑，手足冰凉而腹温拒按，此为阳气郁闭，不得宣散，日久气血郁滞不通所致，气血不通，则四肢不得濡养，而导致全身瘫软无力，故治疗宜通不宜补，处方以疏通气血为主。高师临床善以脐疗外治之法通调脐关。此病主在脐关不通，阳气郁闭，故用脐疗外治法通关调气。神阙（脐）属于任脉而与十二经脉相连，进而与五脏六腑和全身相通。麝香，味辛，性温，通行十二经。《雷公炮制药性解·禽兽部》将麝香列为诸香之首："麝香为诸香之最，其气透入骨髓，故于经络无所不入。"《本经逢原·兽部》曰："麝香辛温芳烈，为通关利窍之专药。凡邪气着人，淹伏不起，则关窍闭塞，辛香走窜，自内达外，则毫毛骨节俱开，从此而出。"以

麝香贴脐，可增强其通关之功。

【验案二】

王某，男，26岁，2013年9月17日初诊。

主诉：患者因家庭琐事致情志不畅，后逐渐出现头晕、昏沉、精神萎靡不振等症状，时心慌，淡漠，对任何事无兴趣，心中苦闷，少气懒言，乏力，健忘眠差，晨起头及四肢发麻，甚则僵不能动，偶现幻觉，如入不真实境。近来自觉性欲低下，自服药物无效，多食易饥，二便调。五心烦热，舌体胖大、暗红，苔薄，左脉寸、尺弱，左关大，右脉弦细。

治疗方法：

（1）针灸：四神聪、神庭、印堂、五心穴、神门、丰隆、阴陵泉、水沟，双取留针30分钟。

（2）中药：

柴胡25克　黄芩10克　人参10克　半夏9克　桂枝9克　赤芍9克　郁金12克　石菖蒲12克　生龙骨、生牡蛎各30克　百合30克　人工牛黄（冲服）0.3克　琥珀粉（冲服）2克　炙甘草10克　生姜5片　大枣5枚

7剂，水煎服，1日1剂，先熏后喝，药渣泡脚。

患者在针刺过程中眼球湿润，但疼痛感受不明显，因其回上海工作，嘱其在当地中医院行针灸治疗，配合中药内服与心理疏导以解郁调神。

高师认为，临床许多郁证患者的病因不能局限在脏腑气血郁滞，部分抑郁症、焦虑症、心理障碍重症当从精气神辨证的角度考虑，则其病位在神，所谓精神不进，志意不治，故病不可愈。单纯服药针刺并不能起到良好的效果，须重视心理对生理病理的影响，强调人的精神心理对健康的影响，加强心理诱导和心理暗示，针刺时重行五心穴（巨阙或鸠尾、涌泉、劳宫）及水沟，以眼球湿润为度，针刺人中时向鼻中隔方向斜刺，配合相应心理暗示。此类患者多在针刺过程中行重手法仍泰然自若，即所谓神而不明，随着治疗的进展，大多逐渐恢复自身感觉功能。

二十四、张忠德：疏肝理气法治疗郁证

张忠德，1964年生，医学硕士，主任医师，教授，全国名中医，广东省名中医，广州中医药大学博士研究生导师，"长江学者奖励计划"特岗学者，国家中医药领军人才支持计划——岐黄学者，享受国务院特殊津贴专家，国家中医药管理局重点学科中医传染病学学科带头人、国家中医药管理局中医急诊学重点学科学科带头人。2020年获第十二届"中国医师奖"。以下是张忠德关于郁证的临床经验总结。

张忠德教授为甄氏流派传人，遵先贤之意，结合自身临床体会，认为郁证主要是以气郁为基础，气机郁滞引起气滞、痰结、食积、火郁乃至脏腑功能不和等一系列病证。因此，在气郁基础上，张忠德教授把常见郁证病机归纳为3个阶段。

第一阶段，郁证初期多为脏气弱，结合清代《杂病源流犀烛·诸郁源流》中"诸郁，脏气病也，其源本于思虑过深，更兼脏气弱，故六郁之病生焉"的观点，认为脏气虚弱常为发病之因，尤以肝脏气虚，肝郁气结至气机不畅。肝经"环阴器，抵小腹，夹胃，属肝，络胆，上贯膈，布胁肋，循喉咙之后，上入颃颡，连目系，上出额，与督脉会于巅"。肝气郁结，则上述部位及脏器出现相关症状，如便秘尿赤、腹痛、腹泻、咳嗽、气喘、胸痛、盗汗、潮热、腰酸、心悸、失眠、健忘、头晕、目眩、烦躁多怒、口苦咽干、舌偏红、苔薄白、脉弦细等。此类郁证病程一般较长，注意用药不宜过猛，缓治而不及于强补的原则。以疏肝理气为治疗之法。用药方面，遵循甄氏郁证验方及张忠德教授多年治疗郁证的经验，基本方由柴胡、白芍、法半夏、厚朴、炒黄连等药物组成。若烦躁多怒者，加玄参、牡丹皮等退虚火之品；若心悸失眠者，加合欢花、首乌藤等养心安神；若口苦咽干、便秘者加麦冬、熟地黄、沙参能养血敛阴止汗之品。其中，柴胡配白芍，柴胡性辛散，归肝、胆经，有条达肝气、疏肝解郁、和肝之效；白芍性酸收，补养阴血，有柔肝平肝之效，两者配伍，一散一收，疏肝郁而不伤肝阴，补肝阴而不郁阻气机。现代研究表明，柴芍配伍后具有解痉作用与镇痛作用。

　　第二阶段，郁证初期不治，继续加重，木郁不达出现克脾胃之证，脾气不升，胃气不降，此为肝脾不和之象。在初期临床症状的基础上，出现纳少、呃逆、嗳气、食后腹胀满、脘痛隐隐、舌淡红、苔白腻、舌体胖大、边有齿印、脉弦滑等症状。治疗上以疏肝健脾、培土荣木为法。基本方由柴胡、郁金、香附、白芍、陈皮、厚朴、茯苓、白术、太子参、枳壳等药物组成。若气虚湿重者，加炒扁豆、广藿香等化湿之品；若心烦、反酸者，加炒黄连舒肝和胃止呕。疏肝解郁方面常选用柴胡、香附、白芍、郁金配伍，香附疏肝理气止痛，白芍柔肝缓急止痛，郁金行气解郁、活血止痛。柴胡与郁金、香附相伍，其疏肝解郁之功更显著；白芍与郁金、香附同用，其止痛之效更强，四药配伍加强疏肝解郁、行气止痛之效。培土荣木方面则常重用茯苓、白术、党参等补脾益气之品，体现补益脾胃后天之本以滋肝行气之意。现代研究证明，疏肝健脾、培土荣木的中药可用于治疗慢性胃炎、胃及十二指肠溃疡、慢性胆囊炎、慢性病毒性肝炎等肝胆脾胃疾病。

　　第三阶段为郁证久病不治或不愈，气虚、气滞加重，至经脉不通则津液聚而生痰，精血聚而为瘀，痰瘀互生互结，可化火伤阴，可上逆耗神，可伤精耗气血而伤心、脾、肺等各脏器功能。临床常见面色不华、头昏、心悸心烦、失眠易怒、健忘、夜梦纷纭，或胸胁胀痛或刺痛，或胸肋痞闷不舒，口干咽干，腰酸膝软，潮热盗汗等症状，舌暗红或淡红，苔白腻或黄腻，脉弦细或沉细。治疗上以疏肝理气、补血安神为法。选药时注意运用甄氏"理气而不耗气，活血而不伤血，清热而不败胃，祛痰而不伤正，补益心脾而不宜过燥，滋养肝肾而不宜过腻"的原则。基本方为柴胡、郁金、白芍、煅龙骨、煅牡蛎、鸡血藤、熟地黄、五味子、黄芪、麦冬等。女性患者肝伤及肾者加旱莲草、女贞子滋阴、补益肝肾；脾虚者加茯苓、白术、党参等健脾之品；肾虚者加杜仲、牛膝、续断等补肾之品；偏重于心悸、失眠、失神者加合欢花、黑枣等养心安神之品。常用煅龙骨配煅牡蛎：龙骨味甘、涩，性平，归心、肝、肾经，《本草从新》曰："能收敛浮越之正气，涩肠，益肾，安魂镇惊。"牡蛎味咸，性微寒，归肝、胆、肾经，《海药本草》载："补肾正气，止盗汗，去烦热，……，能补养安神。"两者煅制后收敛固涩、安神潜阳、制酸护胃止痛之效更强；现代研究表明两者相配伍，具有能加速创伤组织愈合，增加机体抗感染的能力。鸡血藤味苦、微甘，性温，归肝、肾经，《本草纲目拾遗》云："能生血，和血，补血，破血；又能通七窍，走五脏，宣筋络。"配白芍、麦冬、熟地黄、五味子加强养血、敛阴、止汗之功；现代药理研究表明，鸡血藤具有改善造血系统、调节免疫、抗病毒、抗肿瘤等多种药物作用。

在这3个阶段的中医治疗过程中，结合《临证指南医案·郁证》中"郁证全在病者能移情易性"的观点，慢慢改善患者的生活习惯及情志，积极融入社会团体活动，鼓励患者参加跳舞、爬山等社会活动，转移患者注意力，加强与家属沟通，忌青菜汤、丝瓜汤等性凉之品。同时从患者的精神、起居、饮食、药物及运动等层面进行调理，效果更为显著。

【验案】

韩某，女，51岁，2012年8月7日因反复胸闷、自汗2年余就诊。

主诉：自诉2年前开始无明显诱因反复出现胸闷，自汗出，时自觉一过性发热，微恶寒，性情急躁，情绪极易受外界干扰，睡眠差，体重减至90斤，胃纳欠佳，健忘，多梦，二便尚调，舌淡红，苔薄白，脉沉细。查体：精神疲乏，面色白，其余查体未见异常。既往无其他疾病情况，绝经近1年。辅助检查显示：1年内于外院分别行全身PET-CT、常规抽血检查等均未见明显异常。多家医院中西医治疗无效。患者讲述病情时喜怒无常，言语混乱，情志消沉，拒绝再行影像学及抽血检查。

中医诊断：郁证；辨证为肝郁气滞，兼有心脾两虚。

治则治法：治以疏肝理气、补血安神为法。

处方：柴胡、郁金、白芍、熟地黄、麦冬、旱莲草、女贞子各15克 鸡血藤20克 五味子10克 煅龙骨、煅牡蛎、浮小麦各30克

共7剂，水煎服，每天1剂。嘱咐患者加强与家属交流，早睡早起，情志豁达，思想积极乐观，积极参加跳舞、做义工、爬山之类的群体活动。

二诊（2012年8月14日）：患者诉服用上方后胸闷、咳嗽明显好转，出汗、睡眠状况改善，恶寒消失，诉病情时言语流畅，情绪稳定，出现口干

症状。

处方：煅龙骨、煅牡蛎、醋鳖甲、浮小麦各30克　麦冬、白芍、郁金、女贞子、白术、续断、生地黄、牛膝各15克

共5剂，水煎服，其余治疗均同前。

服用上方后偶感少许头晕，自觉头胀不适，纳眠明显改善，于上方减麦冬、白芍，改生地黄为熟地黄15克，共7剂。

服用后患者整体症状继续好转，期间出现咽干、口淡、大便偏烂等症状，对症予上方加减。至五诊时上述症状全部消失，体重从90斤增加至95斤。随访半年未见复发。

二十五、王亚丽：从肝心论治抑郁症经验

王亚丽，1966年生，医学博士学位，三级教授，中医内科主任医师。硕士研究生导师，第三批"全国优秀中医临床人才"荣誉称号获得者，国家中医药管理局脑病重点学科后备学科带头人，陕西中医药大学"百名人才工程"学术带头人。毕业于北京中医药大学中医内科脑病专业，师从全国知名中医大家、首届国医大师张学文教授，从事脑血管病的中西医结合临床、科研及教学工作20余年。现任陕西中医药大学附属医院党委书记、第一临床医学院党委书记。兼任中华中医药学会脑病分会常务委员，中华医学会陕西分会医学伦理学委员会委员，陕西省中医药学会常务理事，陕西省中医脑病专业委员会副主任委员，国家自然科学基金项目同行评议专家，陕西省高校职称评审专家，《陕西中医药大学学报》《现代中医药》等杂志审稿专家。以下是王亚丽关于郁证的临床经验总结。

1. 病因病机

《素问·举痛论篇第三十九》曰："怒则气上，喜则气缓，悲则气消，恐则气下，……惊则气乱，……思则气结。"其指出七情皆可引起气机运行失常。五脏合五志，故肝、心、脾、肺、肾均可引起情志之变化。郁者，以气郁为先，郁久则引起血郁、痰郁、湿郁、食郁、火郁相互夹杂。

　　王亚丽教授认为：郁者，未有不伤肝者。肝与情志，通常双向调节。一则七情之郁，自内而生，当今社会压力较大，且部分人群易受情绪因素影响，如《柳洲医话》所言"七情之病，必由肝起"。七情过激，扰乱脏腑气机，首伤于肝，一有怫郁，则肝失疏泄，气郁于内，日久致郁。另一方面，如《灵枢·平人绝谷》所言"血脉和利，精神乃居"，若气机通畅，气血调达，则情志活动正常。否则疏泄不及，气血运行不畅或气血亏虚，使肝调节情志的功能失司，机体对情志刺激的适应调节能力下降，七情稍激，则生抑郁。所谓"百病生于气也"，郁证始于气也。

　　除肝气郁结外，心神失调也是郁证的重要病机。王亚丽教授认为肝心为母子脏腑。一则肝心各司神魂，相互协同，共调情志；二则肝主藏血，心主血脉，心肝协同，共助血行，气血调达，则情志舒畅。七情之郁，自肝而起，日久波及五脏，主要涉及于心，因五脏皆通于心，一有不平，心即应之。正如《明医杂著·医论》所言："肝气通则心气和，肝气滞则心气乏。"故王亚丽教授强调治在郁以疏肝理气为要的同时，应兼顾调养心神，以防"母病及子"之患产生。

2. 辨证论治

　　王亚丽教授在郁证的辨证中强调分清虚实主次，认为肝气郁结为始发因素并贯穿抑郁症始终。气、火、痰、瘀相互交结皆因肝郁而致，心神受扰常为发病之标，常为病进之征，常见情绪不宁、急躁易怒、胸胁满闷等症，故治疗时应注重宁心安神。若肝郁日久，母病及子，气血亏虚，神失所养，常见神志恍惚、闷闷不乐、悲忧善哭、神疲乏力等症，则治疗时需注重养血安神。

（一）经方合用的配伍观

　　王亚丽教授临证擅长运用经方合用治疗抑郁症，强调"三定一合"的配伍观，即定主症、定主病、定主方、用合方。经方合用，诸法同施，灵活加减，可达速效。

1. 常用主方

　　若抑郁症患者以忧郁不畅、情绪低落为主症，则病机为肝气郁结，病位在肝。王亚丽教授常选用柴胡加龙骨牡蛎汤为主方。柴胡为升肝之要药，升肝之力甚大，易将下降之胃气提之上逆，而龙骨、牡蛎等重镇降逆，既可以防止柴胡升肝太过，又可以平息心神，且龙骨、牡蛎为收敛之品，敛正气而不敛邪气。见肝之病，知肝传脾，应先实脾，故以半夏、生姜和胃降逆，茯苓健脾宁心。七情之郁，损耗心神，人参、大枣养血安神。人参用于升散药中，正既无伤，而郁又易解之。气郁常化火，故选用大黄清泻里热。诸药合用，使气机升降有度，心神得以调养。

2. 常用合方

若兼见肝郁火热，热扰心神，症见急躁易怒，心中烦闷，辗转难眠，王亚丽教授常合用栀子豉汤。《本草经疏》曰："清少阴之热，则五内邪气自去，胃中热气亦除。"栀子既能入心胸清透郁热而除烦，又可导火下行而除热；豆豉既能宣泄胸中郁热而除烦，又能开壅散结而合胃。两药合用，共奏走表透热除烦之效。

若兼见气郁痰阻，痰阻于咽，症见精神抑郁，胸脘痞闷，咽中如有炙脔，王亚丽教授常合用半夏厚朴汤。《仁斋直指方》言："气结则生痰，痰盛则气愈结，故调气必先豁痰。"故以半夏降浊，厚朴降气，茯苓化痰，生姜、紫苏叶宣通气化。

若兼见胆郁痰扰，症见胆怯易惊，心烦不眠，夜多异梦，王亚丽教授常合用温胆汤。半夏与竹茹，一温一凉，共奏燥湿化痰、清热除烦之功；陈皮与枳实，亦一温一凉，共增理气化痰之效；茯苓杜生痰之源；大枣、生姜、甘草调和脾胃。

若兼见痰浊上扰，症见情绪低沉，默默不语，记忆力下降，王亚丽教授常合用开心散。《本草正义》言："远志，味苦入心，气温行血，而芳香清冽，又能通行气分。其专主心经者，心本血之总汇，辛温以通利之，宜其振作心阳而益人智慧矣。"远志、石菖蒲、茯苓、人参合用，共奏祛湿化浊、开窍醒神、安神益智之效。

若兼见病久耗伤气血，虚热内扰，症见心惊胆怯、虚烦失眠、心悸不安等，王亚丽教授常合用酸枣仁汤。方中酸枣仁养血补肝，宁心安神，为君药；知母苦寒，清热润燥，茯苓宁心安神，两药助酸枣仁行安神除烦之功；

川芎行气活血，与酸枣仁相合，共行养血调肝之效。

若兼见火热耗伤营阴，症见心悸怔忡、气短、心惊胆怯等，王亚丽教授常合用自拟四参养心汤。方中太子参、丹参、玄参、苦参同用，清热透营，益气养阴，活血凉血，宁心安神。

若兼气血亏虚、心神失养者，症见精神恍惚、多疑易惊、悲忧善哭等，王亚丽教授常合用甘麦大枣汤。方中小麦养肝气以止燥，甘草、大枣缓气之苦急。

（二）专病专药的协同观

徐灵胎言："欲治病者，必先识病之名，一病必有主方，一方必有主药。"由于抑郁症病情病程的不断变化，王亚丽教授根据其相应的病因病机，擅用相应的主方主药、专病专药，效果突出。

1. 常用药对

王亚丽教授引经据典，在以病机为本的基础上，常选用相契合的药对，既能增强药效，又可降低偏性。此外，王亚丽教授根据气、血、食、湿、火、痰六郁致病分郁辨治。

气郁者，王亚丽教授常用郁金配枳壳、青皮配枳壳、佛手配香橼等药对。郁金配枳壳，气血同调。郁金既入血分，又入气分，善疏肝理血；枳壳入气分，重在理气宽中。两药共奏气血同调之效。青皮配枳壳，肝脾同调。青皮偏行肝胆之气，枳壳善疏脾胃之气。两药同用，肝脾同调，共疏全身气机之升降。佛手配香橼，功效相近，相须为用，增强疏肝理气之效。

血郁者，王亚丽教授常用当归配川芎、赤芍配白芍、玄参配丹参等药对。当归配川芎，补疏相宜。川芎重在行气活血，当归偏于补血活血。两药合用，共奏行气活血、养血调肝之效。赤芍配白芍，收散相济。白芍味酸收敛，敛阴柔肝；赤芍凉血活血。两药并用，共增"体阴"之效。玄参配丹参，苦寒相使，共奏祛瘀生新、清热除烦、凉血活血之功。

食郁者，王亚丽教授常用生麦芽配炒麦芽、陈皮配青皮、山楂配木香等药对。生麦芽配炒麦芽，肝胃同治。生麦芽既疏肝行气，又健脾消食，与炒麦芽同用，轻升少阳之气而不伤正，健脾消食以化食积。陈皮配青皮，相须为用，共奏行气除胀、消积化滞之效。山楂配木香，行散相济，两药均可消食行气，共增消积除满之效。

湿郁者，王亚丽教授常用防风配赤小豆、苍术配白术、茯苓配砂仁等药对。防风配赤小豆，内外通治，祛外湿兼利内湿。苍术配白术，补燥并兼，祛邪而不伤正。茯苓配砂仁，温补并施，补益脾胃兼以温化湿邪，标本兼顾。

火郁者，王亚丽教授常用栀子配牡丹皮、连翘配灯心草、黄连配生地黄等药对。栀子配牡丹皮，营卫同清。牡丹皮透营转气，栀子清气分之热。两药合用，共奏清热除烦、凉血活血之功。连翘配灯心草，相须为用，共奏清心除热之功。黄连配生地黄，润燥并济。两药合用，使黄连清热燥湿而不伤阴，生地黄养阴凉血而不滋腻。

痰郁者，王亚丽教授常用陈皮配竹茹、半夏配石菖蒲等药对。陈皮配竹茹，温清相兼，两药相配，以消寒热错杂之痰。半夏配石菖蒲，豁痰开窍，相使为用，半夏助石菖蒲化痰之功。

2. 喜用花药

花类药大多质轻芳香，轻清宣畅，善走上焦，且令人心神愉悦，故能解郁。王亚丽教授常用合欢花、百合花、玫瑰花等药。"合欢蠲怒，萱草忘忧。"合欢能安五脏、和心志、悦颜色。《医宗金鉴》曰："百合花叶皆四向，故能通达上下四旁。"百合花味甘性寒，善于清心安神而解郁。玫瑰花，气味甘平，香而不散，可理气解郁。

3. 善用升药

王亚丽教授认为，升散之药大多为风药，而风气通于肝，与肝同气相求，可助肝之升长、升发之性。王亚丽教授常用柴胡、升麻、川芎、白芷、防风等药。柴胡善升少阳之气，升麻、白芷可复脾胃下陷之气，川芎可升散全身之气而走九窍，防风发散兼以疏郁。

【验案】

患者，男，60岁，2021年5月11日初诊。

主诉： 情绪低落，伴脑鸣1年余。患者1年前因家中琐事引起情绪低落，急躁易怒，情绪不宁，心惊胆怯，伴脑鸣，呈电流样，时断时续，期间反复发作，休息后可缓解。平素四肢乏力，晨轻暮重，体重减轻5千克，记忆力明显下降，纳食欠佳，不欲饮食，夜眠差，入睡困难，易醒多梦，二便正常。舌质淡暗，苔薄白，中部偏腻，脉滑细，尺脉沉无力。HAMD评分为24分。

西医诊断：抑郁症。

中医诊断：郁证，辨证为肝郁气滞，心肾不交。

治则治法：疏肝解郁，交通心肾，安神定志。拟方柴胡加龙骨牡蛎汤合酸枣仁汤加减。

处方：柴胡12克　龙骨（先煎）30克　牡蛎（先煎）30克　茯神10克　炒酸枣仁30克　川芎10克　白芍18克　防风10克　延胡索15克　佛手12克　青皮10克　陈皮10克　蝉蜕10克　磁石（先煎）10克　郁金10克　全瓜蒌30克　珍珠母（先煎）30克　灯心草3克　首乌藤30克　合欢花30克

7剂，每日1剂，水煎服，每日2次，早晚饭后温服。

二诊（2021年5月18日）：患者诉情绪较前好转，脑鸣次数减少，夜眠稍改善。舌淡红，苔白厚腻，脉滑。

处方：在原方的基础上去磁石、防风、瓜蒌、陈皮、川芎，加乌梅15克，麦冬30克，远志12克，浮小麦30克，柏子仁15克，莲子12克。7剂，每日1剂，水煎服，每日2次，早晚饭后温服。

患者在此方基础上连服2个月余，情绪稳定，脑鸣次数及程度较前好转，夜眠改善。2个月后随访，病症痊愈。

本案患者因家中琐事，情志过激，肝气上逆，风邪内动，上扰巅顶，引起脑鸣，而后脏腑气机逆乱，肝失疏泄，气机郁滞，且情志过激，损伤心神，又因气机郁滞，血不能行，最终导致气血亏虚，心神失养，故见情绪低落，急躁易怒，情绪不宁，心惊胆怯。且患者年过六旬，肾气渐亏，肝郁日久化火伤阴，导致肾阴亏虚，不能上济于心，心火不能下济于肾，引起心肾不交，故诊断为郁证（肝郁气滞，心肾不交）。方中柴胡疏肝解郁，配以佛手、青皮疏肝而不燥，陈皮、瓜蒌疏导胸中之气，白芍养血柔肝，延胡索、郁金行气活血。川芎辛温芳香，走窜肝胆，为血中之气药，既可活血祛瘀，以治血郁，又可助郁金行气解郁，祛除瘀滞之热。患者肝气上逆，邪风内动则脑鸣，故选用蝉蜕、防风疏风散邪，灯心草清心除烦，磁石、珍珠母、龙骨、牡蛎重镇安神，合用酸枣仁、夜交藤、茯神养心安神，合欢花解郁安神。诸药合用，肝心同调，形神兼顾。二诊时患者情绪、脑鸣较前好转，去防风、磁石、瓜蒌、陈皮、川芎，加乌梅、远志、麦冬、浮小麦、柏子仁以补肾宁心，养心安神，清心除烦。诸药合用，正对病机，病症痊愈。

二十六、夏永良：运用血府逐瘀汤治疗郁证经验

夏永良，出生于辽宁新民"天一堂"五代中医世家，副主任中医师，兼职副教授，中医内科学博士，先后师从著名中医基础理论家、辽宁中医药大学李德新教授，原浙江省中医院院长宋康教授，北京中日友好医院晁恩祥教授。2008年5月被批准为第四批全国老中医药专家（原浙江省中医院中医内科主任陈意教授）学术经验继承工作继承人。擅长中医内科疑难杂症诊治及养生保健，如慢性咳嗽、慢性胃炎、失眠、习惯性便秘、偏头痛、眩晕症、冠心病、颈椎病、腰腿痛、月经不调、痛经、黄褐斑、荨麻疹等及膏方调理。主持、参与科研课题十余项，发表学术论文四十余篇。以下是夏永良关于郁证的临床经验总结。

在众多活血化瘀的方剂中，夏医生尤善于应用血府逐瘀汤，随症加减，效果显著。血府逐瘀汤出自王清任所著《医林改错》："立血府逐瘀汤，治胸中血府血瘀证。"书中列举了头痛、胸痛、胸不任物、胸任重物、天亮出汗、食自胸后下、心里热（名曰灯笼病）、瞀闷、急躁、夜梦多、呃逆、饮水即呛、不眠、小儿夜啼、心悸心烦、夜不安、肝气病、干呕、晚发阵热共19种病证。夏医生认为血府逐瘀汤对于头痛、胸部不适、睡眠障碍、心理疾病等均有一定效果。此方治在胸中血府，而心之血脉藏于其中，心神又藏于心，故血府气血不流通会出现心神受扰的情志病，其中也可见郁证。血府逐瘀汤所主诸症中心里热为身外凉；瞀闷为小事不能舒展；肝气病为无故爱生气；急躁、夜梦多、不眠、心跳心烦、夜不安、晚发阵热等表现均可出现在郁病的症候中，或因肝气郁结，热不外达，或气机阻滞，瘀扰神明。孙文军

等指出血府逐瘀汤除活血化瘀、行气止痛外，理气开郁是本方区别于其他活血化瘀诸方的重要特征，其主治病症包括精神与躯体症状，其与焦虑症十分相似，故其主治病症也包括焦虑症。王琦教授在治疗一则瘀血阻滞脉道而致营卫失和、阳不入阴的不寐中，治以活血化瘀，方用血府逐瘀汤以助阳入阴改善睡眠。

血府逐瘀汤以四逆散合桃红四物汤加减而成，药有柴胡、枳壳、赤芍、炙甘草、桃仁、红花、当归、川芎、生地黄、牛膝、桔梗，其组方配伍，气血兼顾、活中寓养、升降同用。"气有一息不行，则血有一息之不行"，故方中有四逆散调畅气机，桃红四物汤活血化瘀兼以养血，加上动药与静药配伍，柴胡、桔梗上提，牛膝通血脉，引瘀血下行，升降有常，而且枳壳配伍桔梗有取"枳桔汤"之意，旨在宽胸中之大气，故全身之气血皆能流通。

其中将四逆散里面的枳实易枳壳，夏医生认为并不一定要用枳壳，《药性赋》云："宽中下气，枳壳缓而枳实速也。"枳实下气之力更强，升降调气机，对于素体本实，气滞较重之人可用枳实。现代应用血府逐瘀汤多拘泥于表现出瘀血之象，用方必兼有刺痛固定不移，腹部肿块，肌肤甲错，面色青紫，舌质黯有瘀点，脉涩等症。但夏医生认为血府逐瘀汤的应用更为广泛，不必悉具诸症，对于妇人症见面部晦暗，诸多黄斑，情绪抑郁，悲观易哭，或烦躁失眠，经血不调等均可应用，虽其人表现出的症状并无血瘀，但气血不流通是必定存在的。人之气血运行周身，全身气血得以流通，怫郁生焉？

【验案】

金某，女，35岁，2016年6月就诊。

主诉：情绪低落半年余，初来就诊时情绪低落，自诉工作压力大，情绪不宁，喜悲易哭，喜叹息，形体偏盛，面色偏暗，眼角黄斑，时有胸胁胀满，易感乏力，夜不能寐，入睡困难，口唇欠润，月经来潮多见血块，量少而色暗，胃纳一般，二便尚调。

查体：形体偏盛，面色黯而多黄斑，舌淡红，苔薄白，脉弦。

中医诊断：郁证。

　　治则治法：活血祛瘀，理气解郁，拟用血府逐瘀汤加减。

　　处方：柴胡、枳壳、桃仁、红花各10克　当归12克　川芎10克　生地黄15克　桔梗10克　桂枝6克　炒酸枣仁12克　茯苓15克　牡丹皮10克　龙骨（先煎）、牡蛎（先煎）各30克

　　共7剂，1日1剂，分2次煎服。

　　二诊：患者药后精神好转，夜眠转好，胸胁胀满改善，舌淡红苔薄白，脉弦，酌加玫瑰花6克，守原方再进7贴。

　　《丹溪心法·六郁》云："人身诸病，多生于郁。"患者平素精神抑郁，气机阻滞，周身气血失于运行，故属郁证之候。思虑则气结，血流不畅，神明失于濡养，故见情绪不宁，喜悲易哭；气结则血凝，故见面色晦暗无华，眼角多生褐斑；气血不得运行，积郁胸胁，人时感乏力，胸胁胀满；血郁于窍，阴阳失于交合，故见夜不安寐；妇人血病，则经血失常，故月经有血块而色暗。方以血府逐瘀汤加减，意在行气活血，理周身之气血，解胸中之郁结，则诸症可愈。其中柴胡、枳壳以疏肝理气，桔梗在其中不仅可引药上行，也配伍枳壳取"枳桔散"理胸中大气之意；桃仁、红花、当归、川芎、生地黄活血祛瘀；桂枝，味辛，入肝经，有活血通脉之效，也可疏肝；炒酸枣仁入心，有宁心安神之妙；加上龙骨、牡蛎取其重镇安神之意；茯苓健脾利水，因肝郁以健脾土为先；牡丹皮清热消瘀。方中药物气血兼顾，则周身气血得以流畅，胸中郁结可解。

二十七、王新志：分期论治郁证经验

　　王新志，河南省郑州人，主任医师，教授，博士研究生导师，1983年毕业于河南中医学院，曾任河南中医学院中医急症研究所所长，现就职于河南中医药大学第一附属医院。第五批全国老中医药专家学术经验继承工作指导老师，享受国务院特殊津贴。擅长治疗脑梗死、脑出血、各种瘫痪等神经内科疾病，以及高血压病、眩晕、头痛、失眠、痴呆等。以下是王新志关于郁证的临床经验总结。

王新志以脏腑辨证为基础，将郁证总结为肝期、肝脾期、心肝期、肝肾期共四期六型，并总结出相对应的治法及常用有效方药，其中甘麦大枣汤及百合的使用贯穿始终以养心安神，甘草、小麦多用30～40克，大枣6～10枚，百合用量在40～60克，甘草还能疗诸虚、和解诸药。而《本草再新》中记载小麦为"养心，益肾，和血，健脾"，适用于本病的4个不同阶段，百合在清心安神的基础上还可养素体之阴，防治阴血暗耗，分期用药具体如下。

1. 肝期：肝郁气滞治以疏肝行气

《黄帝内经》曰："怒伤肝。"《杂病源流犀烛》曰："又有失志之人，抑郁伤肝，肝木不能疏达。"《类证治裁》曰："病发心脾，不得隐曲，思想无穷，所愿不得，皆情志之郁也。"疾病早期多以情志不遂起病，包括大怒、失志、所思不得等导致肝郁气滞，表现为腹部走窜不适、烦躁、易怒等，治以疏肝行气，以柴胡疏肝散加减，常加入小剂量的桔梗、牛膝，一升一降使气机上下通调，加入枳实使气下出于后阴。

2. 肝脾期：肝郁乘脾、脾胃虚弱治以疏肝行气、理脾建中

随病情发展转变为肝脾期，主要有两种情况。一是《难经》曰："见肝之病，则知肝当传之于脾。"肝郁气滞传于脾土，以脾土受侮于肝木症状为主，表现为纳呆、口干、腹痛作泻、泻后痛减等，治以疏肝理脾，以逍遥散或四逆散为主，有腹痛作泻、泻后痛减者合用痛泻要方；二是《黄帝内经》曰："脾在志为思。""思伤脾。"所思久而不得，脾脏损伤，以脾脏虚弱为主，主要为腹胀、纳呆、腹部隐痛等，以四逆散合小建中汤加减，多加入石菖蒲、远志，以小建中汤培护中焦，以石菖蒲、远志防脾虚生痰而导致病变进一步发展。

3. 心肝期：心肝火旺、心血不足治以清肝泻火、滋养心血

再者为心肝期，本期又可分为两种不同状况，其一为肝气久郁化热，母病及子，触及心火，导致心肝火旺，表现为急躁易怒、腹部灼热、口苦、失眠等，即"脏躁"，多用龙胆泻肝汤，有失眠者酌情合用朱砂安神丸；其二以肝克于脾，脾脏损伤，清气不升，营血失养，致心血不足，而易惊、惕惕不能止、失眠等，多以小柴胡汤加酸枣仁汤治疗，配合朱砂、龙齿等镇静安神。

4．肝肾期：肝肾阴虚治以补阴助阳兼以疏肝

《医医偶录》曰："怒气泄，则肝血必大伤；怒气郁，则肝血又暗损。怒者，血之贼也。"可见肝气久郁更甚，可耗伤肝血，肝肾同源导致肾亦亏损；思虑日久，久耗阴血，脾、心等脏俱虚，最终均可导致肾阴耗伤；此处多以肝肾阴虚症状为主（少腹按压隐痛、右上腹隐痛等），此期治疗非独疏肝以治标，同时应补肝肾以治本。多以小柴胡汤或四逆散疏解肝经，配合使用六味地黄汤、二至丸等补肝肾之阴，使用六味地黄汤时多去除泽泻、山茱萸，以除温燥之性，加上肉苁蓉、五加皮、楮实子等增强补肝肾之阴的功能。并常加入温肾阳之药，如巴戟天、淫羊藿起到鼓舞肾气，进而以肾阳激化全身脏腑之阳气，以达散各种郁滞的目的。

【验案一】

宋某，男，29岁，2018年6月29日就诊。

主诉：以"头部昏蒙不适半年，失眠2周"为主诉，患者半年前因情绪激动后出现头部昏蒙不适，头部如扣帽感，伴有头晕，症状呈持续性，情绪激动时加重，烦躁，白天偶有低热，体温不超过37.8℃，腹胀，纳可，小便正常，大便质稀，每日约2~3行，2周前在上述症状的基础上出现失眠多梦，易惊醒，舌淡苔白，脉细，既往体健，查体上腹部稍有压痛。

西医诊断：躯体化障碍。

中医诊断：郁证（辨证属肝郁脾虚、心血不足）。

治则治法：予小柴胡汤加酸枣仁汤加减。

处方：北柴胡12克　清半夏9克　黄芩12克　党参20克　甘草10克　大枣5枚　酸枣仁30克　茯神18克　龙齿20克　制远志18克　小麦30克　百合40克　山药30克　麸炒薏苡仁20克

7剂，水煎服，每日1剂，分早晚2次饭后40分钟温服。

二诊（2018年7月9日）：患者症状皆明显好转，守上方再进7剂。

患者病位主要表现在头部，实则以郁证为病因，表现于躯体之头，是为躯体化；以头部症状表现为主，多使医者忽略病本之肝，为隐匿化；昏蒙不适，不可具体描述痛苦之状，为莫可名状；具体不适表现为扣帽感且有低

热，符合"十二状"之昏、懵、晕、热及裤头顶，所谓"裤头顶"为通俗之语，是如衣裤置于头顶之感，为患者自诉之状。患者因情绪不畅起病，导致肝气不舒，随足厥阴经上行导致头部不适；肝气久不条达，郁而克土，为肝脾期，出现腹胀、大便稀薄等；该情况持续半年之久，脾脏虚弱、清气不足导致与肺吸入之气合成宗气减少，且不能入营充盈血脉，最后导致影响心血不足再损伤至心，出现失眠、多梦易惊等。病邪由肝入里至脾、心，不能单纯治以泄肝之法，应顾护他脏，小柴胡汤能使邪气缓缓而和，其中党参、甘草还可顾及脾脏，配合山药、麸炒薏苡仁健脾养中，便溏加入茯神、制远志化中焦之湿，茯神易茯苓尚可配合酸枣仁汤安神。该患者大便稀薄，去除酸枣仁汤中苦寒之知母、温燥走窜之川芎，防止阴血更为耗伤，加入龙齿重镇安神以治标，同时与百合共除烦热，百合及甘麦大枣汤亦可与酸枣仁等养心安神。

【验案二】

柴某，男，49岁，2018年6月11日。

主诉：以"自觉头部发紧2个月"为主诉，患者2个月前无明显诱因出现头皮发紧，视物模糊，善太息，表情淡漠，烦躁，食欲差，舌红，苔薄白，脉弦。既往有2型糖尿病史3年，高血压病史5年，脑梗死病史3个月。查体无明显阳性体征。

西医诊断：焦虑、抑郁状态，2型糖尿病史，高血压病，脑梗死。

中医诊断：郁证（辨证属肝郁气滞，肝肾阴虚）。

处方：北柴胡12克　麸炒枳壳12克　白芍炭10克　甘草6克　川牛膝10克　桔梗6克　酒女贞子15克　墨旱莲15克　巴戟天15克　菊花12克　钩藤30克　谷精草10克　烫水蛭6克

二诊（2018年6月20日）：头部不适好转，舌红少津，脉弦。守上方，墨旱莲改为20克。

三诊（2018年7月2日）：诸症好转，守2018年6月20日方。

四诊（2018年7月13日）：头部不适消失，舌淡、苔白、脉细。守2018年6月20日方，墨旱莲加至30克，服毕停药。

　　此病案躯体化症状表现在头部，符合临床表现"十二状"之"紧"，无明显阳性体征故难以以其他疾病解释。综合以上两案可以看出，郁证的表现多种多样且千奇百怪，符合临床表现"九的"之五花八门的、千奇百怪的、莫可名状的、千变万化的。高血压、糖尿病、脑梗死分别属于中医眩晕、消渴、中风病范畴，根本病因皆为肝肾亏虚于下，可推断该患者素体阴虚，加之3个月前体检时发现脑梗死，造成患者精神压力增加，情志失常，合而为病。此郁证发展看似病程较短，但因体质原因，阴血稍有耗伤即可见肾阴损伤之候，直接进入肝肾期，治疗以疏肝、补肝肾。以药用四逆散为基础疏肝透邪解郁，以怀牛膝、桔梗调节全身气机，二至丸补肝肾之阴，同时配合谷精草、菊花、钩藤，既能清肝明目，又能防止肝气疏泄失常，导致肝阳再次亢盛于上重新引发中风、眩晕等。复诊过程中，保持所用方药基本未变，因体质之形成非一朝一夕之功，慢病守方、效不更方，在认识病因并经临床验证有效后，逐渐加大墨旱莲用量，以达快速治本之效。

参 考 文 献

［1］过伟峰，曹晓岚，盛蕾，等.抑郁症中西医结合诊疗专家共识[J].中国中西医结合杂志，2020，40（2）：141-148.

［2］王娟.郁证和抑郁症中西医治疗进展综述[J].中西医结合心血管病电子杂志，2020，8（27）：182+185.

［3］杨思敏.运用近现代医案探究郁证中医药治疗规律[J].国医论坛，2020，35（1）：29-31.

［4］成扬，杨雪丽，蒋健.中医药治疗郁证的研究进展[J].中国中医药现代远程教育，2021，19（6）：193-196.

［5］许凤全，郑瑀，许琳洁，等.女性更年期抑郁症与下丘脑-垂体-卵巢轴关系的研究述评[J].精神医学杂志，2016，29（1）：69-72.

［6］熊辉.围绝经期抑郁症的研究进展[J].实用临床医学，2006，7（4）：155-156.

［7］王化猛.徐恕甫舒解情志医案[J].浙江中医杂志，2001，46（8）：337.

［8］张杰，胡国俊.王肃明老中医治疗肝郁验案五则[J].安徽中医药大学学报，1983，3（2）：28-30.

［9］吴中云.老中医吴兆祥治疗郁证医案三则[J].光明中医，1997，13（1）：28-30.

［10］高尚社.国医大师何任教授治疗抑郁症验案赏析[J].中国中医药现代远程教育，2013，11（4）：5-8.

［11］朱纬，张波.郭中元治疗郁证的经验[J].河北中医，1993，15（5）：40-41.

［12］陈锐.梁剑波郁证治验[J].中国社区医师，2012，28（41）：20.

［13］江杨清.著名中医教授董建华治郁证两案[J].中医药研究杂志，1985（Z1）：20-21.

[14]陈玲娣. 陈苏生治疗郁证的经验[J]. 上海中医药杂志，1990，36（2）：31.

[15]王世宏. 谢兆丰老中医治疗五脏郁证的经验[J]. 江苏中医，1996，41（1）：7-8.

[16]张潇尹，张学文. 国医大师张学文从肝脾论治郁证经验探析[J]. 山东中医杂志，2019，38（6）：569-572.

[17]张会莲. 周绍华治疗郁证经验[J]. 光明中医，2010，25（9）：1567-1568.

[18]庆慧. 全国名老中医邱保国治疗郁证经验[J]. 中医研究，2015，28（6）：53-55.

[19]孙明月，海英. 李德新治疗抑郁症诊疗思路探析[J]. 中国中医基础医学杂志，2016，22（5）：708-709+714.

[20]李俐. 陈镜合治疗郁证经验[J]. 辽宁中医杂志，2009，36（3）：346-347.

[21]赵润杨. 全国老中医药专家王立忠教授论郁证辨治的经验总结[J]. 时珍国医国药，2015，26（5）：1230-1231.

[22]王玲，马智. 马智教授治疗郁证临床经验[J]. 光明中医，2015，30（8）：1626-1627.

[23]余惠平. 韩明向诊治郁证经验[J]. 中国中医药信息杂志，2011，18（6）：89-90.

[24]马冀，袁智宇. 袁海波教授辨治郁证经验[J]. 中医研究，2016，29（5）：40-42.

[25]吴明阳，孙华妤，张国海，等. 李发枝运用归脾汤治疗抑郁症经验[J]. 中华中医药杂志，2016，31（1）：124-126.

[26]米庆海. 浅谈陈树真主任医师治疗梅核气经验[J]. 中国中医药现代远程教育，2011，9（5）：13-14.

[27]冯芸梅，李妍怡. 李妍怡中西医结合治疗失眠伴抑郁焦虑状态临床经验撷要[J]. 光明中医，2013，28（12）：2504-2505.

［28］李怀阔，曲艳津.曲艳津运用柴胡桂枝汤治疗郁证经验[J].长春中医药大学学报，2013，29（2）：221-222.

［29］丁蕾，马玉侠，高树中，等.高树中教授治疗郁证验案二则[J].中医外治杂志，2014，23（2）：61-62.

［30］高峰，叶家荣，张曈，等.岭南甄氏流派传人张忠德运用疏肝理气法治疗郁证经验介绍[J].新中医，2018，50（5）：250-251.

［31］李冬春，王亚丽，梁新，等.王亚丽从肝心论治抑郁症经验[J].中医药导报，2022，28（6）：130-132.

［32］叶影，王德龙，夏永良.夏永良运用血府逐瘀汤治疗郁证经验[J].浙江中西医结合杂志，2018，28（2）：157-159.

［33］孙永康，杨海燕，王新志.王新志分期论治郁证经验[J].中国中医基础医学杂志，2020，26（1）：132-134.